暨南大学高水平大学建设经费资助丛书

2011年教育部人文社科基金《唐代佛教医学研究》
（项目批准号：11YJA770010）结项成果

暨南史学丛书

唐代佛教医学研究

勾利军　等著

中国社会科学出版社

图书在版编目（CIP）数据

唐代佛教医学研究／勾利军等著 . —北京：中国社会科学出版社，2019.1
ISBN 978 - 7 - 5203 - 2331 - 4

Ⅰ.①唐…　Ⅱ.①勾…　Ⅲ.①佛教—中医学—研究—唐代　Ⅳ.①R2

中国版本图书馆 CIP 数据核字（2018）第 073300 号

出 版 人　赵剑英
责任编辑　刘　芳
责任校对　季　静
责任印制　李寡寡

出　　　版　中国社会科学出版社
社　　　址　北京鼓楼西大街甲 158 号
邮　　　编　100720
网　　　址　http://www.csspw.cn
发 行 部　010 - 84083685
门 市 部　010 - 84029450
经　　　销　新华书店及其他书店

印　　　刷　北京明恒达印务有限公司
装　　　订　廊坊市广阳区广增装订厂
版　　　次　2019 年 1 月第 1 版
印　　　次　2019 年 1 月第 1 次印刷

开　　　本　710×1000　1/16
印　　　张　27
插　　　页　2
字　　　数　416 千字
定　　　价　99.00 元

前　　言

　　佛教医学以古印度"医方明"为基础，以佛学理论为指导，吸取和借鉴中国传统医药学的理论和诊疗技术，从而形成了独具特色的医药学体系。佛教医学对中国传统医学有较大影响，故对佛教医学的探讨有利于对中国传统医学进行更加深入、具体的研究。佛教医学随佛教传入中国的过程，也是佛教中国化的过程，研究佛教医学可加深对中国文化的认识。佛教医学在不同时期有着不同的历史特点，而唐代是佛教医学的转型期，故有独特的研究价值。

　　20世纪初，陈寅恪先生在《三国志曹冲华佗传与佛教故事》（《寒柳堂集》，生活·读书·新知三联书店2001年版）一文中指出，印度佛教医术在三国时已传入中国，在《崔浩与寇谦之》（《金明馆丛稿初编》，生活·读书·新知三联书店2001年版）一文中，他又进一步论述了佛教医术传入中国初期对我国医学的影响。30年代，何健民的《隋唐时代西域人华化考》（中华书局1939年版）认为，古印度医学处在当时世界的最高水平，佛教传入中国时佛教医学也同时传入。之后，佛教医学的研究由于众所周知的原因一度沉寂。从目前来看，佛教医学的研究成果主要集中在四个方面：第一，关于印度佛教医学研究。陈明的《印度佛教医学概说》（《宗教学研究》1999年第1期）与《印度古代医典中的耆婆方》（《中华医史杂志》2001年第4期）两篇论文做了相关论述。第二，印度佛教对中国本土医学的影响。薛克翘的论文《印度佛教与中国古代汉地医药学》（《佛学研究》1997年第6期）、申俊龙的论文《佛教四大说对传统医学的影响》（《南京大学学报》2001年第3期）也进行了这方面的探讨。第三，关于佛教医学本身的研究。肖雨的论文《佛教医学概论》（《五台山研究》2000 年第 1 期)、刘怡等的论文《〈大藏经〉中的医药学》(《天津中医学院学报》2000 年第 1 期)、范家伟的论文《晋隋佛教疾疫观》(《佛学研究》1997 年第 00 期)、日本学者大日方大乘的著作《佛教医学的研究》(风间书房 1965 年版)、难波恒雄等的著作《探索佛教医学之道》等都做了相关探讨。第四,佛教与社会的关系。李应存、史正刚在《从敦煌佛书中的医学内容谈佛教的世俗化》(《敦煌学辑刊》2007 年第 4 期)一文中指出,敦煌遗书中,医学卷子的有一百余种,反映了佛教的世俗化问题。陈明的论文《沙门黄散:唐代佛教医事与社会生活》(载荣新江主编《唐代宗教信仰与社会》,上海辞书出版社 2003 年版)是这方面研究的力作。

从上述整体研究趋势来看,佛教医学的研究正在不断地深入与细化,但仍然存在两个方面的缺陷:第一,从通史角度讨论佛教医学者多,断代研究尤其是唐代研究不够。佛教医学在不同历史阶段均有不同特点,唐代是佛教医学的转型期,与其他历史时期有鲜明的区别。第二,一些重大问题的研究有待深入。如许多学者探讨佛教医学对本土医学的具体影响,却忽视了当时本土接受佛教医学的基础。佛教医籍是研究佛教医学的基础,唐代到底存在哪些佛教医籍,却未见研究。此外,医僧队伍的构成及特点,医僧当时能治哪些病,佛家医术从魏晋南北朝到隋唐有什么变化等,都值得深入研究。我们拟以此为起点,从历史学、医药学、宗教学、社会学等角度对佛教医学及相关问题进行研究。

目　录

第一章　唐代佛医著述概论

佛教医学著作即医籍是我们研究佛教医学的基础，但唐代佛教医籍的相关论述却很少。李良松的《佛教医籍总目提要》一书，① 从几个方面统计了历代的佛教医籍。但由于此书并非断代，又属于目录性质，故未对佛教医籍进行分析论述，且此书统计的取舍标准也与笔者差异较大。还有一些并非关于唐代佛教医籍的专论，在涉及唐代佛教医籍问题时，往往采用《旧唐书·经籍志》与《新唐书·艺文志》收录的佛医书进行论述。上述两志是官修史书，由于各种原因在收录时存在选择性与片面性，录入的佛教医籍既少又片面，且论者由于选题方向等原因，对两志也往往并未细检。若以此为依据，会影响到我们对佛教医籍的解读和判断，难以对唐代佛教医籍进行客观与深入的研究。故笔者依据现存史料，对唐代的佛医著述进行重新统计，并对这些医籍的特点进行分析、论述。以期以此为基点，对唐代佛教医学有新的认识。当然，佛教典籍中并没有真正意义上的医学著述，主要是涉医著述。本书的佛教医籍主要指在唐朝存在并流传的僧人及佛教徒所翻译、注释、撰写的涉及医事的著述。

第一节　唐代佛医著述概况

了解唐代著述情况最便捷的方法，就是翻检《旧唐书·经籍志》与《新唐书·艺文志》。为了行文简便，文中分别简称为《旧志》与《新志》。

---

① 李良松：《佛教医籍总目提要》，鹭江出版社 1997 年版。

《旧志》是后晋时官修史书《旧唐书》的史志目录。其总序说，"今录开元盛时四部诸书"，《经籍志》按四部分类法，分为经史子集四类。因四类中的小目中没设释教类，故佛医书当收在"子部"下的"明堂经脉类"和"医术类"。笔者在"明堂经脉类"未见佛医相关著述，在"医术类"见如下佛医书（见表1-1）：

表1-1

书名	作者	卷数	出处
诸药异名	释行智	10	《旧志下》医术类
调气方	释鸾	1	《旧志下》医术类
僧深集方	释僧深	30	《旧志下》医术类

《旧志》以毋煚《古今书录》为蓝本。而《古今书录》录开元时四部诸书，开元以后的著述，则由于"在开元四部之外，不欲杂其本部"，该录未收，《旧志》也未收。故表中的几部佛教医籍当属唐前期。那么，了解开元天宝以后的佛教医籍，还需翻检《新志》，《新志》虽也以《古今书录》为基础，却收录了大量天宝以后的唐人作品，据清人沈炳震《新旧唐书合钞》统计：《新志》在经部中增录17部130卷；史部中增录137部2188卷；子部中增录154部1451卷；集部中增录15部129卷。共增录图书323部3898卷。《新志》的佛教医籍当收在"子部"下的"明堂经脉类"和"医术类"，"明堂经脉类"未见相关著述，"医术类"与佛医相关著作检出的3部，与《旧志》大体相同，只是《旧志》的《僧深集方》在《新志》中记为《集方》，僧深乃作者名，故二者为同一书。则，《新志》所载佛医书与《旧志》竟然完全相同，均为唐开元以前书籍。其原因容笔者后述。

关于佛教医籍，在《旧志》与《新志》中除医术类外，释书类也应有载。《旧志》据毋煚的《古今书录》，《古今书录》本有《释道目》，并有小序及注撰人姓氏，但《旧志》因其卷轴繁多，只记篇部，释类书的具体书名则不收录。《新志三》的丙部子录下有十七类，"一曰儒家类；二曰道家类……"没有释类，佛书附于道家类后，检出与佛医相关的著述有以下几种（见表1-2）：

表1-2

著作	作者	卷数	出处
十诵私记	慧旻①	13	《新志三》道家类
涅槃义疏	灵润	13	《新志三》道家类
四分律疏	慧满	20	《新志三》道家类
四分律疏	法砺	10	《新志三》道家类
四分律僧尼讨要略	—	5	《新志三》道家类

佛教"三藏"之一的律藏，在释迦牟尼死后，相继分裂为五部，因把60卷《律藏》分为四部分，称《四分律》；《律藏》因分10次诵出，称《十诵律》。《四分律》《十诵律》都有涉医内容，翻译介绍得比较多。隋末唐初，由于道宣等人的提倡，《四分律》压倒其他诸律。《新唐书·艺文志》收录释类书时，侧重本土僧人著述，故上述5部都是对佛家经典的注疏解释类著述。

可见，《旧志》与《新志》收录佛医著述时，无论是医术类还是释教类，其选择性与片面性显而易见，反映的是官修史书的指导思想。研究唐代的佛医著述，不能用这些残缺不全的材料来揣想，这会影响到我们对史事的解读和判断，甚至会造成过于简化的论述。要较详尽地了解唐代的佛医著述，还需从佛教类目录书中寻找线索。李良松《佛教医籍总目提要》一书列举了历代佛教医籍，有论医佛经85部，涉医佛经370部，历代僧医著作52部，历代居士医著342部，历代史志书目中的佛医著作25部。这与笔者分析研究佛医著述的取舍不同。我们以为，研究唐代的佛教医籍，需注意两个方面：一方面，应是经过翻译的佛教医籍。由于唐代的佛教医籍主要是来自印度的佛经，但印度佛医经典不等于唐代本土的佛教医籍，必须是经过翻译、注疏等工作，才可能在当时流传，才是本书研究范围。另一方面，应该是唐朝存在的佛医著述，不管是唐人翻译的还是唐以前人翻

---

① 《续高僧传》有《慧旻传》，其书卷22载，慧旻为隋末唐初人。

译的。因为只有是当时存在的佛教医籍，才可能是流传并产生影响的。故有必要对唐代佛医著述重新进行分析统计。

我们选择《开元释教录》《贞元新定释教目录》《大唐保大乙巳岁续贞元释教录》三部有关佛教典籍的目录书进行统计分析。《开元释教录》主要记载从东汉永平七年（64）到开元十八年（730）的佛家经典；《贞元新定释教目录》主要记载从东汉孝明帝永平十年（67）至贞元十六年（789）的佛家经典；《大唐保大乙巳岁续贞元释教录》则主要记载从贞元十年（794）到南唐保大二年（945）的佛家经典。这三部书记载的时间也大体衔接，有助于我们了解唐代佛教医籍的大概情况。在这三部佛书目录中，我们以《开元释教录》为主来统计唐代的佛医著述。第一，此录是经录中集大成的著作，长期以来评价甚高。该书二十卷，长安西崇福寺智升撰，收录了自东汉永平十年（67）至唐开元十八年（730）六百余年中176名译经僧所译的大小乘经律论。体例完善，条理清晰，分类细致，考证精详，为经录中集大成的著作。长期以来，颇受好评，如陈垣、宿白等先生都曾高度评价。① 第二，《开元释教录》本身的优点多，又完成于唐代盛世，得到了统治者的大力支持，影响很大。"《开元释教录》完成以后，全国各地寺院建立的佛籍，就都基本上以它作为根据了。于是全国佛籍出现了一个大一统的时期。它的这个作用，可以说在我国佛籍历史上是独一无二的。"② 所以，《开元释教录》中的佛家典籍在当时流传、产生影响的可能性大。由于考虑到《开元释教录》只收录到开元十八年，以后的佛医著述在这个录中看不到，故辅以《贞元新定释教目录》和《大唐保大乙巳岁续贞元释教录》。我们统计时，注意以下问题：

1. 主要收录唐代存在的佛教医籍。因为只有当时存在的佛教医籍，才可能是流传并产生影响的医籍。《开元释教录》分类编撰，

---

① 陈垣先生在《〈开元释教录〉之得失特色》中说："集诸家之成，而补其阙漏，定其讹误。有旧录以为失译而并未失译者，有旧录未详时代而今已知其时代者，有旧录译人误而今特正之者，可称后来居上。"（参见陈垣《中国佛教史籍概论》卷一）宿白先生的《汉文佛籍目录》一书中说："智升撰《开元释教录》是下了功夫的。他既熟读佛籍，又对其前的佛籍目录进行了钻研，《宋高僧传》说此书'最为精要。'"

② 宿白：《汉文佛籍目录》，文物出版社2009年版，第66页。

一是有译有本录，二是有译无本录，三是支派别行录，四是删略繁重录，五是补阙拾遗录，六是疑惑再详录，七是伪妄乱真录等。其中第11—13卷是"有译有本录"，智升勘定众经后，把内容无误确属真经，译人、译时已经考证，且目睹的现有经本，依大小乘、经律论、贤圣集传等子目分类后，归入此录。① 所以，我们考察唐代的佛教医籍以《开元释教录》的这三卷为基础，参考其他卷。如卷1的《大安般守意经》，全书只有此处记载，故收录表中。再如第16卷是"支派别行录"类，都是从一些大部中抄出别行的典籍，也是当时存在的，故可为参考。

2. 若当时不存的佛教医籍，则不收录表中。如第14卷与第15卷属"有译无本录"，当时不存，不收。如《禅秘要经》，"鸠摩罗什第二译，三译二缺"，由于优婆塞支谦译本已不存，故收鸠摩罗什译本。如第1卷竺昙摩罗察译的《温室洗浴众僧经》，注为"阙本"，但卷12有安世高所译此经，注云："亦直云《温室经》，拾遗编入第一译，前后两译一本阙。"故表中录入12卷所载此经。第14卷、第15卷收录的都是当时不存的佛书，如《药咒经》《咒时气病经》《咒小儿经》《咒齿经》《咒牙痛经》《咒眼痛经》《耆域术经》等，虽为医书，由于当时不存，故不收。智升认为，18卷中的经籍，有的是"伪经"，有的则"真假难辨"，故笔者对此卷区别对待。如《老子教人服药修常住经》《去恶除病经》注为伪经，本表不收，《药草经》真假难辨，姑且收之。

3. 尽可能客观反映当时存在的佛教医籍。如《龙树菩萨和香方》，智升将其收录第6卷，但又说，"凡五十法，今以非三藏教，故不录之"。考虑龙树菩萨乃僧人，其方属于佛医范畴，《隋书·经籍志》也将其列入医典，故录于表中。另外，卷16的《人民疾疫受三师经》，第11—13卷未录，但也是当时存在的经文，故录。

4. 删去重复收录者。第1卷的《药王药上二菩萨观经》与第12卷记载重复，故只收录12卷。卷1的《婆罗门避死经》与17卷重

① 方广锠：《佛教大藏经史（八—十世纪）》，中国社会科学出版社1991年版，第14—16页。

复，收 17 卷。《医王经》与《人民疾疫受三归经》在第 2 卷与第 16 卷皆有载，收 16 卷。

5. 关于修禅、纳息类佛医著述，各收一部作为代表。关于修禅、纳息类的佛医书很多，如鸠摩罗什等译的《禅秘要经》《坐禅三昧经》《禅法要解》，昙摩蜜多译的《五门禅经要用法》，玄奘译的《阿毗达磨发智论》《阿毗达磨大毗婆沙论》等，都是佛教养生、纳息之法的重要典籍，有利于人的心理、生理健康。但由于此类书甚多，虽与医学相关，关系又不甚密切，故每类只收一部作为代表。表 1－3 中的《治禅病秘要经》与《阿毗达磨发智论》，分别为两类佛医著述的代表。

6. 因录中多无作者，故表中只标译者，不标作者。

依据上述原则，该录中检出佛教医籍如下（见表 1－3）：

表 1－3

书名	译者	翻译朝代	卷数	出处	备注
大安般守意经	安世高	东汉	2	开元释教录卷 13	亦云《大安般经》
温室洗浴众僧经	安世高	东汉	1	开元释教录卷 12	亦直云《温室经》
奈女祇域因缘经	安世高	东汉	1	开元释教录卷 13	或直云《奈女经》
道地经	安世高	东汉	1	开元释教录卷 13	第二译
婆罗门避死经	安世高	东汉	1	开元释教录卷 17	—
木枪刺脚因缘经	康孟详	东汉	1	开元释教录卷 16	出《兴起行经》
行疾三品风经	支娄迦谶	东汉	1	开元释教录卷 16	出《杂譬喻经》
佛医经	竺律炎等	吴	1	开元释教录卷 13	亦云《佛医王经》
胞胎经	竺法护	西晋	1	开元释教录卷 11	—
修行道地经	竺法护	西晋	6	开元释教录卷 13	第三译
比丘疾病经	竺法护	西晋	1	开元释教录卷 16	出《生经》
毒草喻经	竺法护	西晋	1	开元释教录卷 16	出《生经》
人身八十种虫经	竺法护	西晋	1	开元释教录卷 16	出《修行道地经》
人身四百四病经	竺法护	西晋	1	开元释教录卷 16	出《修行道地经》
人病医不能治经	竺法护	西晋	1	开元释教录卷 16	出《修行道地经》
胎藏经	竺法护	西晋	1	开元释教录卷 17	与《无垢贤女经》文同名异

续表

书名	译者	翻译朝代	卷数	出处	备注
摩诃僧祇律	法显等	东晋	40	开元释教录卷13	或云三十卷
药师琉璃光经	帛尸梨密多罗	东晋	1	开元释教录卷16	亦云《灌顶拔除过罪生死得度经》
（佛说）五王经	—	—	1	开元释教录卷13	失译，今附东晋录
菩萨处胎经	竺佛念	前秦	5	开元释教录卷12	《胎经》，或八卷
禅秘要经	鸠摩罗什	姚秦	3	开元释教录卷13	或云《禅秘要法》
十诵律	罗什等	姚秦	61	开元释教录卷13	—
四分律	佛陀耶舍	姚秦	60	开元释教录卷13	或四十五、七十卷
无病第一利经	竺佛念	姚秦	1	开元释教录卷16	出《出曜经》
除恐灾患经	释圣坚	乞伏秦	1	开元释教录卷12	—
大般涅槃经	昙无谶	北凉	40	开元释教录卷11	或三十六卷
杂宝藏经	吉迦夜共昙曜	元魏	8	开元释教录卷11	—
观药王药上二菩萨经	畺良耶舍	刘宋	1	开元释教录卷12	第一译
治禅病秘要经	沮渠京声	刘宋	1	开元释教录卷13	或云《法无经字》
五分律	佛陀什等	刘宋	30	开元释教录卷13	亦云《弥沙塞律》
差摩比丘喻重病经	求那跋陀罗	刘宋	1	开元释教录卷16	出《杂阿含经》
医王经	求那跋陀罗	刘宋	1	开元释教录卷16	出《杂阿含经》
人民疾疫受三归经	—		1	开元释教录卷16	—
药草经	—	萧齐	1	开元释教录卷18	—
立世阿毗昙论	真谛	陈	10	开元释教录卷13	或无"论"字
龙树菩萨和香方	—	—	1	开元释教录卷6	非三藏教
药师如来本愿经	达摩笈多	隋	1	开元释教录卷11	第二译
金光明经	宝贵	隋	8	开元释教录卷11	第四译

续表

书名	译者	翻译朝代	卷数	出处	备注
不空胃索神咒心经	玄奘	唐	1	开元释教录卷12	第二译
阿毗达磨发智论	玄奘	唐	20	开元释教录卷13	第二译
说无垢称经	玄奘	唐	1	开元释教录卷11	第七译
药师琉璃光如来本愿功德经	玄奘	唐	1	开元释教录卷11	第三译，同本异译
瑜伽师地论	玄奘	唐	100	开元释教录卷12	单本重合译
千手千眼观世音菩萨广大圆满无碍大悲心陀罗尼经	伽梵达摩	唐	1	开元释教录卷12	拾遗编单本
观世音菩萨秘密藏神咒经	实叉难陀	唐		开元释教录卷12	新编入录
佛为阿难说处胎会	菩提流志	唐	1	开元释教录卷11	第二译
不空胃索神变真言经	菩提流志	唐	30	开元释教录卷12	第四译
观世音菩萨如意摩尼陀罗尼经	宝思惟	唐	1	开元释教录卷12	新编入录，第二译
疗痔病经	义净	唐	1	开元释教录卷13	亦云《痔瘘》，非重译也
金光明最胜王经	义净	唐	10	开元释教录卷11	新编入录，第五译
佛说入胎藏会	义净	唐	2	开元释教录卷11	—
观自在菩萨如意心陀罗尼咒经	义净	唐	1	开元释教录卷12	新编入录，第三译

书名	译者	翻译朝代	卷数	出处	备注
曼殊室利菩萨咒藏中一字咒王经	义净	唐	1	开元释教录卷12	新编入录，第二译
大唐南海寄归内法传	义净	唐	4	开元释教录卷13	新编入录
根本说一切有部百一羯磨经	义净	唐	10	开元释教录卷17	——
医罗钵龙王业报因缘经	义净	唐	1	开元释教录卷16	出《根本说一切有部毗奈耶杂事》
大药善巧方便经	义净	唐	2	开元释教录卷17	出《根本说一切有部毗奈耶杂事》
根本说一切有部毗奈耶药事	义净	唐	20	大唐保大乙巳岁续贞元释教录	（内元欠二卷）开元目中遗编者
苏婆呼童子经	输波伽罗	唐	3	开元释教录卷12	输波迦罗即善无畏
苏悉地羯罗经	输波迦罗	唐	2	开元释教录卷12	新编入录
大药叉女欢喜母并爱子成就法	不空	唐	1	贞元新定释教目录19	亦云诃哩底母法
除一切疾病陀罗尼经	不空	唐	1	贞元新定释教目录19	——
能净一切眼陀罗尼经	不空	唐	1	贞元新定释教目录19	——
速疾立验摩醯首罗天说迦娄罗阿尾奢法	不空	唐	1	贞元新定释教目录19	贞元新入目录

从表1-3统计来看，唐代的佛教医籍共64种，而《旧志》与《新志》的医术类还是释教类合计只有8种。《旧志》与《新志》受官修史书的指导思想的束缚，具有选择性与片面性，《开元释教录》

等的收录更客观，也更接近唐代佛教医籍的原貌。

第二节　唐代佛医著述的特点

从前面对唐代佛教医籍的分析统计来看，佛教医籍的特点有许多，如唐朝佛教医籍重译现象较多，唐前期佛教医籍少于后期，唐后期佛教医籍中密宗的著述较多等。我们择其要者罗列于下：

首先，唐代的佛教医籍少于魏晋南北朝时期，且不少是前代流传下来的。一般认为唐朝是佛教大发展时期，"佛经的翻译达到了极高的标准，质与量都是空前绝后的"①。但具体到唐代佛医著述却未必如此。将同样是官修史书的《旧志》《新志》与《隋书·经籍志》（以下简称《隋志》）收录的佛医著述做一对比，就会发现这一特点十分突出。《隋志》是唐代官修的综合性图书目录，公认学术价值较高。《隋书》修于贞观年间，原无志。于志宁等合梁、陈、齐、周、隋的记载，辑成《五代史志》，后将此志编入《隋书》的《经籍志》。故《隋志》所录的是魏晋南北朝至隋的书籍。若不计亡佚，其与佛医相关著述如下（见表1-4）：

表1-4

书名	作者	卷数	出处
释僧深药方	—	30	《隋志三》
支法存申苏方	支法存	5	《隋志三》
诸药异名	沙门行矩撰	8	《隋志三》
单複要验方	释莫满撰	2	《隋志三》
释道洪方	—	1	《隋志三》
疗百病杂丸方	释昙鸾撰	3	《隋志三》
议论备豫方	于法开撰	1	《隋志三》
论气治疗方	释昙鸾撰	1	《隋志三》
释僧匡针灸经	—	1	《隋志三》

---

① 任继愈：《佛经的翻译》，《现代佛学》第1卷第7期，1951年3月号。

书名	作者	卷数	出处
龙树菩萨药方	—	4	《隋志三》
西域诸仙所说药方	—	23	《隋志三》
西域波罗仙人方	—	3	《隋志三》
西域名医所集要方	—	4	《隋志三》
婆罗门诸仙药方	—	20	《隋志三》
婆罗门药方	—	5	《隋志三》
龙树菩萨养性方	—	1	《隋志三》
耆婆所述仙人命论方	—	2	《隋志三》
乾陀利治鬼方	—	10	《隋志三》
新录乾陀利治鬼方	—	4	《隋志三》
龙树菩萨和香法	—	2	《隋志三》
寒食散对疗	释道洪	1	《隋志三》
解寒食散方	释智斌	2	《隋志三》

从表1-4可见，《隋志》中的佛医著述计22部。前已述及，《旧志》《新志》的医术类所载相同，有3部佛医著述，《新志》的释教类又有5部佛医著述，《旧志》《新志》总和是8部。但是，《旧志》与《新志》相同的这3部佛医书，都是因袭前朝，"《旧唐书·经籍志》与《新唐书·艺文志》所记录的医僧著作有：僧行智撰《诸药异名》10卷、僧鸾撰《调气方》1卷、僧深撰《僧深集方》30卷，其三部著作实袭自《隋书·经籍志》，不属于唐代医僧范围"①。只有《新志》中5部佛医书籍未见《隋志》记载，即慧满的《四分律疏》、法砺的《四分律疏》、灵润的《涅槃义疏》、慧旻的《十诵私记》与《四分律僧尼讨要略》。将《旧志》《新志》与《隋志》比较，《旧志》《新志》所录的唐朝佛医著述若按8部算，比东汉魏晋南北朝时期少14部；若按5部算，则少17部。可见，《旧志》《新志》中的佛教医籍远远少于《隋志》。也就是说，唐朝的佛教医籍少于东汉魏

---

① 陈明：《沙门黄散：唐代佛教医事与社会生活》，荣新江：《唐代宗教信仰与社会》，上海辞书出版社2003年版，第60页。

晋南北朝时期。

表1-3已经将《开元释教录》等佛教目录书收录的东汉魏晋南北朝时期的佛医著述进行了统计。从表1-3可见，东汉魏晋南北朝时期的佛教医籍著述共计36部。前已述及，唐朝佛医著述以同样标准统计，则是26部。且唐朝的26部中，有12部是二译、三译甚至六译、七译的佛医典籍。若除去这12部，唐朝的佛医著述只有14部，也大大少于魏晋南北朝时期的36部。需要说明的是，我们统计的魏晋南北朝时的佛医著述，仅限于在唐代仍然存在的。如果算上已佚的佛医著述，唐代和东汉魏晋南北朝的差距就更大了。

唐代的佛医著述之所以少于魏晋南北朝时期，首先是因为从印度、西域传入的佛教经典，其传译于此前已经基本完成，译经事业进入消沉时期。据任继愈先生研究，三国时就有佛经的翻译。从三国到南北朝，佛经中的重要的经典，差不多都有了中文译本。但由于翻经佛经的僧人多是西域人，不精通中文，故翻译水平不高，影响了翻译的质量。隋唐以后的佛经翻译达到了极高水准，如玄奘不仅中文造诣高，而且精通梵文。① 所以，由于不满前代译本，不少唐代的翻译家开始对佛经重新翻译。从表1-4可见，佛医著述出现了二译、三译甚至六译、七译的情况。如《开元释教录》中，《佛为阿难说处胎会》唐菩提流志是第二译；《不空胃索神咒心经》唐玄奘是第二译；《不空胃索神变真言经》唐菩提流志是第四译；《说无垢称经》唐玄奘是第七译。这种情况在东汉魏晋南北朝时十分少见，出现重译的只有两次，译次最多的《修行道地经》也只是第三译。其次，从佛与医的关系看，无论在印度还是中国，医法从属于佛法。印度原始佛教中包含医术，但佛教对于医术的一般观念是，"道法为重，医术为次"。所以，"但学医术，无求道意"就是犯戒。医术只是对印度僧人要求的一部分。《摩诃僧祇律》卷38中，有几处文字与此相关："若比丘尼作医师活命，波夜提。比丘尼者如上说。医者持根药、叶药、果药治病。复有医咒、蛇咒、毒咒乃至咒火、咒星宿日月。""若比丘尼授俗人外道医方者，波夜提。比丘尼者如上说。俗人者在家人。外道者

---

① 任继愈：《佛经的翻译》，《现代佛学》第1卷第7期，1951年3月号。

出家外道。"这里明确规定，不可以以医为生，不可以以医谋求供养，否则，就是犯戒。① 唐代义净在印度求法时"于此医明，已用功学，由非正业，遂乃弃之"②。可见，医方明不是印度佛教僧尼的正业。尽管作为"借医弘道"的手段，医学对佛教的在华早期传播起到了很大作用。但随着佛教的本土化，佛理和教义得到我国各宗派僧人们的不断阐发和诠释。随着禅宗的出现，佛教便专意朝"修心"的方向发展，"修身"就不再受到重视。这时，色身患病和如何医治的问题，便非"经院佛教"关怀的重点。南朝梁僧祐的《弘明集》卷6曾批评一些僧人："至于营求孜伋无暂宁息，或垦殖田圃，与农夫齐流；或商旅博易，与众人竞利；或矜恃医道，轻作寒暑；或机巧异端，以济生业；或占相孤虚，妄论吉凶；或诡道假权，要射时意；或聚畜委积，颐养有余；或抵掌空谈，坐食百姓。斯皆德不称服，行多违法。虽暂有一善，亦何足以标高胜之美哉。"③ 就是指责僧人"矜恃医道，轻作寒暑；或机巧异端，以济生业"。在智升编集的《开元释教录·元魏录》中，对《龙树菩萨和香方》这部印度医方明著述，即附加小注曰："凡十五法，今以非三藏，故不录之。"《酉阳杂俎》续集卷7载，唐贞元中，荆州天崇寺僧智灯常持《金刚经》，遇疾死，弟子启手足犹热，不即入木，经七日却活。云初见冥中若王者，以念经故，合掌降阶。因问讯，言更容上人十年在世，勉出生死。又问人间众僧中后食薏苡仁及药，食此大违本教。灯报云："律中有开遮条，如何？"云："此后人加之，非佛意也。"荆州僧众中，后无饮药者。④现存为数庞大的藏经中虽并不乏关于医理、医论、疗疾禁咒、卫生、医德等典籍，但由于佛教在社会上传讲的内容偏向"内明"，许多非内明的外四明的著作，往往在论列藏经的讨论后被剔除《三藏》外，因此，这类的经典往往不被刻版印制，甚至在后世的动乱中渐次失

① 陈明：《古印度佛教医学教育略论》，《法音》2000年第4期，第24页。

② （唐）义净著，王邦维校注：《南海寄归内法传校注》卷3《先体病源》，中华书局1995年版，第152页。

③ （南朝梁）僧佑：《弘明集》卷6《释驳论》，见《文津阁四库全书》子部释家类，商务印书馆2005年影印版，第26页。

④ （唐）段成式撰，方南生点校：《酉阳杂俎》续集卷7《金刚经鸠异》，中华书局1981年点校本，第267页。

佚。最后，随着佛教的传入，各地都有僧俗之间的学习和交流，大量佛医的理论及其医术为俗家吸收。如唐孙思邈所说的治风冷痰饮症的"芫花散"就是来自僧人医疗家的传承，该方在隋初由自定州僧人惠通传给李孝隆，因为在临床使用中效果非常好，而深得好评。孙思邈后来从僧人静智处得到这个方子。① 所以，许多治病手段不再是佛家的独门绝技，佛教医学在佛教传播中的作用大打折扣。

其次，唐代佛医著述大多在前期。从官修史书看，《旧志》收录的医书共 109 种，均为开元以前的著述。《新志》收医术类著述 198 种。将《新志》与《旧志》中收录的著述比较，我们发现其中的 104 部书名完全相同，只有少数书的卷数《旧志》与《新志》不合。卷数不合可能是因为有些卷遗失，有些卷进行了拆分或合并，故这 104 部当是《新志》从《旧志》中收录的著述。此外，《旧志》有《本草集经》7 卷，陶弘景撰，《新志》则录为《陶弘景集注神农本草》7 卷，也是陶弘景撰。虽书名略不同，但意同，且作者、卷数相合，当是同一书。《旧志》有《解寒食散方》13 卷，徐叔和撰，而《新志》为《徐叔向解寒食方》20 卷，据《旧志》校勘记（八）云："《隋志》、《新志》'和'作'向'。"可见徐叔和、徐叔向是同一人。② 故《旧志》的《解寒食散方》和《新志》的《徐叔向解寒食方》也应是同一书，只是卷数有异。比较麻烦的是《旧志》有《少小方》10 卷、《少小杂方》20 卷，而《新志》则将其录为《少女方》10 卷、《少女杂方》20 卷，"少小"均作"少女"；还有《经籍志》有俞宝撰《少小节疗方》1 卷，《新志》则作《俞宝小女节疗方》1 卷，俞宝是作者，"少小"作"小女"，卷数、作者同。关于这一问题，许多医学史研究者都承认《新志》的质量更好，收录的书更全面，但涉及这一问题，却往往只提及《旧志》中的"少小"为儿科，回避《新志》将"少小"记为"少女"的问题。关于"少小"，《说文》云："少，不多也。"段注曰："不多则小，故古少小互训通用。"《新

---

① （唐）孙思邈著，李景荣等校释：《备急千金要方校释》卷 12《胆腑》，人民出版社 1998 年版，第 273—275 页。

② 《旧唐书》卷 47《经籍下》，中华书局 1975 年点校本，第 2049 页。

唐书·百官志三》："医博士一人，正八品上；助教一人，从九品上。掌教授诸生以《本草》、《甲乙》、《脉经》，分而为业：一曰体疗，二曰疮肿，三曰少小，四曰耳目口齿，五曰角法。"① 可见，"少小"这里指的是儿科。关于"小女"与"少女"的问题，在这里的"女"是柔、弱的意思。故"少女""小女"意思相近，书的作者与卷数相同，故《少小方》与《少女方》、《少小杂方》与《少女杂方》、《少小节疗方》与《俞宝小女节疗方》是同书。可见，《新志》将《旧志》的109种医学著述全部收录。故《旧志》记载的三部佛医著述，《新志》也照收不误。问题是《新志》是为了弥补《旧志》的不足而编撰的，增加了唐开元以后的著作，并标明"不著录"部分。《新志》新增开元后医书89部，却未见增加佛医书籍。故《新志》《旧志》所有佛医著述都为前期作品。《旧志》的书籍来源《古今书录》成书于开元年间，所以，开元后的书籍此录未收。《新志》虽也据《古今书录》纂集，却增加了唐开元以后的著作。但是，两志"医术类"所收的佛教医籍却是一样的，都是3部。主要原因就是唐后期佛经的翻译基本停止了，所以《新志》没有收录。从前列《开元释教录》等3部佛教目录书的统计表可见，表中出现最晚的译者是不空，他生活于玄宗、肃宗、代宗三朝。也就是说这个表中的人物基本上属于唐代前期和中期，没有唐代后期的人物。

这一现象出现的原因，当然是由于唐代前期政治、军事的强大和经济、文化的繁荣，为僧人的宗教活动提供了坚固的物质基础和有利的社会环境。尤其是唐朝借击破突厥之机，一举控制西域各国，新修了唐玉门关，再度开放沿途各关隘，丝绸之路再度繁荣起来。安史之乱以后，战乱频仍，对佛经翻译不利，尤其是唐朝因为战乱失去对中亚的控制，阿拔斯王朝又开始扩张战争并勾结吐蕃打击唐朝势力范围，丝绸之路中亚段的通行受阻。唐代佛教医籍基本是翻译、注疏外来的佛书。这些书籍不外两个途径，一是西域僧人东来，带来了佛经及南亚的医药学知识；二是大量本土僧人西去，带回大量佛经同时也将医药学知识介绍进来。而唐代后期，由于中外交流的阻隔，东来西

---

① 《新唐书》卷48《百官三》，中华书局1975年点校本，第1245页。

去的僧人大减。据释东初《中印佛教交通史》统计：唐代东来之译经师共27人，其中开元年间以前为20人，①开元后7人；西行求法诸师共17人，开元年间以前为13人，开元后仅1人。②此外，当时的佛经主要来自印度，7世纪以后印度佛教逐渐衰落。

再次，官修史书的指导思想直接影响了《旧志》与《新志》对唐代佛教医籍的收录。从前面对《旧志》与《新志》的统计可见，两志对佛教医籍的收录是非常不完整的。这与修两《唐书》的指导思想密切相关。《旧唐书》成书于后晋，其《旧志》不收佛教典籍。《旧志》的书籍主要来源是毋煚《古今书录》；但《古今书录》将"释氏经律论疏，道家经戒符箓，凡二千五百余部，九千五百余卷。亦具翻释名氏，序述指归，又勒成目录十卷，名曰《开元内外经录》"③。《旧志》却以其"卷轴繁多，今并略之，但纪篇部，以表我朝文物之大"④。五代时期，北方不停息的战乱，给佛教寺院设施和寺院经济以严重破坏，也使更多的丁壮和人口加入僧侣队伍，这影响了朝廷的兵源及财力。因此，北方各朝对佛教普遍采取限制赏赐名僧和度僧人数的政策。后晋高祖虽然曾赐紫衣师号并寺院名额，但对僧尼的管理则比较严格，禁止私度僧人，禁建新的寺院。《新唐书》是北宋欧阳修、宋祁所修。《新志》所录释氏类书籍"凡释氏二十五家，四十部，三百九十五卷。失姓名一家，玄琬以下不著录七十四家，九百四十一卷"。这些释氏类著作均为本土僧人、居士或士人所著。异域传来的佛经典籍，《新志》均不录。《新志》也据《古今书录》纂集而成，且增加了唐开元以后的著作，并标明为"不著录"部分。《旧唐书》十一个志，新唐书十三个志，《十七史商榷》说《新唐书》书的志和表在全书中最佳，因为它不是在旧书的基础上修修补补，而是全部另起炉灶。其中内容和旧书出入最大的就是艺文志，旧志只记到开元时，新书艺文志则记到唐末，因此查考唐人的著

---

① 作者统计时将玄奘单列，玄奘也为开元前西去求法之人，故开元前应为21人。
② 释东初：《中印佛教交通史》，（台北）东初出版社1985年版，第204—233页。
③ 《旧唐书》卷46《经籍志上》，第1965页。
④ 同上书，第1966页。

作主要用艺文志。① 但是，两志"医术类"所收的佛教医籍却是一样的，都是 3 部。《旧志》的"道家类"后附有释类书，《新志》的"道家类"后也附有释类书，收有 5 部佛教医籍。唐前期人们华夷之防的观念淡薄，唐太宗自谓在这方面超迈前古："自古皆贵中华，贱夷、狄，朕独爱之如一，故其种落皆依朕如父母。"② 其实，以父母子女类比，已经暴露了华夷之间的不对等，但能声称对夷狄也"爱之如一"，在古代也算得上开明了。《隋书》成书于贞观年间，《经籍志》收录大量外来胡人的书籍，其中包括外来的佛教书籍，也含有不少医书。唐初的开放风气，在武则天唐玄宗时期继续保持。但唐中期以后，吐蕃入寇，回纥勒索，使得唐人的夷夏之也随之转严，对异族文化渐有防范歧视之意。宋人复尚科举，形成文人政治，又因遭契丹、女真之侵略，夷夏之防益严。故《新志》中的佛医著作均为本土僧人、居士或士人所著，都是对佛医典籍的注释和解释。

最后，"医咒合一"现象及其在唐代的变化。医教合一，是许多宗教的共同特点。佛典中始终没有一部纯粹、专门的医学著述。印度原始佛教中包含医术，随着佛教的东传，其医学也是杂糅在佛教典籍之中的。佛教著述中，医术与咒语并存、医方与咒语并存的现象为数不少。魏晋南北朝时的《咒龋齿咒》《咒牙痛咒》《咒眼痛咒》《咒时气病经》《咒小儿经》《咒齿经》《咒眼痛经》等都如此。不过，到唐朝智升撰《开元释教录》时，这些咒书大都已经不存在了，表 1－3统计的东汉魏晋南北朝时的佛医著述就看不到这些书。敦煌文书中也有医方与咒术结合在一起的情况，如藏于法国巴黎国立图书馆的2665，载有目病、耳病及腰脚痛四方，各方治病以药物治疗和佛家咒语同时并用。到了唐朝开元年间，医咒合一虽然仍是佛教著述的特点，但是有了变化：一是开元时医咒书的数量增加，如义净翻译的《观自在菩萨如意心陀罗尼咒经》《曼殊室利菩萨咒藏中一字咒王经》；不空的《除一切疾病陀罗尼经》《能净一切眼陀罗尼经》等都出现在这一时期，这和开元中期密教传入有直接关系。密教在印度佛

---

① 黄永年：《唐史史料学》，上海书店出版社 2002 年版，第 24 页。
② 《资治通鉴》卷 198 贞观二十一年，中华书局 1976 年点校本，第 6247 页。

教的最后时期盛行，教理上以大乘中观派和瑜伽行派的思想为其理论前提，实践上则以咒术、礼仪为其特征。开元四年（716），印度密宗高僧善无畏携带梵本经西域来到长安，深受玄宗礼遇，被尊为"国师"。此后，善无畏、金刚智、不空等翻译了大量密教经典。从表1－3唐代的佛医典籍可见，唐代的佛医著述中，开元以后的有6部，全部是开元三大士中善无畏与不空翻译的。二是医咒著述的内容发生了变化，魏晋南北朝时期的医咒佛籍的内容往往是具体的、针对某些常见病的，如失传的《咒齲齿咒》《咒眼痛咒》《咒时气病经》《咒小儿经》等。而唐朝的医咒则是泛泛的，如不空的《除一切疾病陀罗尼经》《能净一切眼陀罗尼经》等。佛教本认为，在佛法与医术的关系中，佛法是医法、医法从属于佛法。唐朝这一精神得到了更充分的体现。若从医学的角度看，其科学的因素则减少了。

　　《旧志》与《新志》收录佛医著述时，无论是医术类还是释教类，其选择性与片面性显而易见，反映的是官修史书的指导思想。

第二章　关于佛教医学病因认识的分析

唐朝佛教医学的病因学说较多，主要包括四大不调说、三体液说、脏腑及五行说等。本章重点对以上三种病因说进行探讨，也对其他病因说进行一些分析。

第一节　唐译佛经中四大不调病因说的变化

学术界对佛教四大不调病因说的关注较多，如顾家栋所著《佛教医学思想研究》一书中，指出佛教医学的这种朴素思想与中医五行学说基本相似。[①] 范家伟的《大医精诚——唐代国家、信仰与医学》一书，从中医学与佛教医学交流的角度对病因说进行了分析，认为佛教医学的四大不调病因说在唐以后的中医籍中逐渐褪色，乃至踪迹全无。[②] 但上述研究并没有对造成此情况的原因进行深入探讨，学界对佛教医学病因说的研究也多为整体性研究，对唐朝该理论的发展变化情况关注不足，故笔者进行一些这方面的分析。

四大不调病因说在唐朝仍是佛教医学病因说的重要理论之一，但此时对该学说的解释已突破原始佛教中"四大不调而成四百四病"的基本内涵，融入了佛教的其他思想，如十恶道、空、感恩佛菩萨等。

首先，将四百四病与十恶道相联系。唐朝僧人窥基的《说无垢称经疏》载：

---

① 顾家栋：《佛教医学思想研究》，科学出版社 2014 年版，第58—60 页。
② 李建民主编，范家伟著：《大医精诚——唐代国家、信仰与医学》，东大图书股份有限公司 2007 年版，第 192 页。

四百四病者：一大不调，一百一病生。四大不调，故有尔病。一大为本，所起为百。此据总数，上多至百，下至一故。或由十十恶业道因，感此四大所起果身，故各成百。十十恶业道者，返其百福庄严身故，一自作十恶、二教他作、三赞难作、四庆慰作、五少分作、六多分作、七全分作、八少时作、九长时作、十尽形作十恶业道。故得果时，有此四大，及四大所生，各一百病，合名四百四病。①

窥基在解释玄奘所译《大般若波罗蜜多经》中提到"是身多病"时，不仅依从原始佛教中有关四大不调说的解释，同时引入了十恶道思想，将四百四病与十恶道联系在了一起，认为十恶道之果报也会引起四大不调，进而得四百四病。这实际上是将佛教业报思想融入四大不调病因说的解释，与原始佛教中地、水、火、风四元素不协调引起疾病的解释有较大的不同。

其次，将"空"的概念以及"感恩佛菩萨"等思想与"四大不调，四百四病"相联系，如澄观所著《大方广佛华严经疏》中记载：

八四大乖违成病，知空则永无所乖。于佛菩萨能知恩德者，诸佛菩萨，始自发心，普缘众生，难行苦行不顾自身，垂形六道随逐众生，见其造恶如割支体。迄成正觉，隐其胜德，以贫所乐法，诱摄拯救，见其憍恣示迹涅槃，留余福教以济危苦。故自顶至足，从生至死，皆佛之荫。斯之恩德何可报耶？得人小恩常怀大报，不知恩者，多遭横死……故修行为报佛恩耳。②

上文将四大不调与佛教"空"的概念及"感知佛菩萨恩德"等思想联系起来，笔者认为这与密宗思想有密切关系。密教在地、水、

---

① （唐）窥基：《说无垢称经疏》卷3，载财团法人佛陀教育基金会印《大正新修大藏经》第38册，1994年影印版，第1040页上。（本书引用的佛经均出自财团法人佛陀教育基金会于1994年所印的《大正新修大藏经》，后文不再标注出版社。）
② （唐）澄观：《大方广佛华严经疏》卷15，《大正新修大藏经》第35册，第616页下—617页上。

火、风四大元素的基础上，增加了"空"的概念，形成了五大，将原始佛教基本哲学思想的四大元素变为五大元素。有的密宗典籍中还增加了"识大"而成为六大元素。随着开元三大士善无畏、不空、金刚智的到来，密宗经典被大量翻译，五大元素理论也日益兴盛。在对病因进行分析时，也相应地融入了"空"的概念和理论，由原来的"四大不调而成四百四病"变成了地、水、火、风、空五大元素相互影响而导致疾病。此外，文中还将感知佛菩萨之恩荫等思想与四大不调病因说相联系，使该病因说的宗教色彩愈加浓厚。

最后，四大不调病因说在唐朝中后期的地位有所下降。唐前期的高僧似乎对该理论颇为重视，如在玄奘、窥基、义净等高僧所著或所译的佛经中该理论频繁出现，而且道世所著《法苑珠林》、义净所著《南海寄归内法传》等唐前期的佛教经典中对四大不调病因说有较为详尽的解释。但是随着开元三大士的到来，大量密宗经典被翻译，在这些密宗经典中对于四大不调病因说提及相对较少，即使有所提及也少见对其内容的详尽解释。

第二节 唐译佛经中三体液说的发展

三体液学说是印度生命吠陀的重要理论。该学说认为人体是由风、黄（胆汁）、痰三种元素构成，当这三种元素失去平衡时人便会患病。这个原因导致的疾病属于内病，与外伤合成了全部疾病。该病因说随着佛经的翻译传入我国。魏晋时期的佛教经典中已经出现了三体液学说的相关内容，如竺法护所译《贤劫经》、昙无谶所译《金光明经》等。鸠摩罗什还注意到了印度三体液学说与佛教四大不调病因说的不同，认为"外道经书惟知有三大，不知地大"。

陈明在其著作中对印度生命吠陀理论和佛教医学的病因学说进行了比较，对于探究该病因说在唐朝的发展奠定了较好的基础，接下来我们在陈明研究的基础上，进一步探究三体液学说在唐朝佛教医学中的使用与发展情况。

第一，三体液学说在唐朝佛教经典中使用广泛。在唐译佛经中，三体液病因说常被用来代指诸多疾病，如玄奘所译的《大般若波罗蜜多经》将疾病分为风病、热病、痰病或三杂病，在其所译《瑜伽师地论》中又一次提出疾病乃是由于风、热、痰频频发动所致。不空所译《佛母大孔雀明王经》将风、热、痰所导致的疾病与四百四病同列，在其所译的《大乘密严经》中也对风、黄、痰病进行了论述。敦煌遗书俄藏Д× 18173虽多有缺失，但从残存文字中可看出对风、黄、痰三体液病因说的介绍。① 此类记载在唐译佛经中不胜枚举，由此可见三体液病因说使用广泛。

第二，唐朝僧人与魏晋僧人都批评三液体病因说，但唐代僧人的态度较为客观和缓。印度生命吠陀理论的三体液病因说与四大不调病因说在其内涵上有本质区别，三体液病因说只关注风、黄、痰三种致病元素。魏晋时期的僧人鸠摩罗什不仅注意到这一不同之处，并明确指出这是"外道经书"的记载，只知道三大而不知道地大。鸠摩罗什对三体液学说表现出明显的排斥和批评的态度，陈明认为这体现了佛教与婆罗门教之间的斗争。② 唐朝僧人义净的《南海寄归内法传》中也对三体液病因说进行了介绍：

> 若依俗论，病乃有其三种，谓风、热、癊，重则与癊体同，不别彰其地大。③

义净认为三体液致病学说是印度"依俗论病"的学说，并且客观地指出该病因说并没有关注四大不调病因说中的"地大"。笔者认为，义净较鸠摩罗什而言，对三体液学说的态度相对和缓，只是客观地对印度这一病因理论进行介绍，并没有过多的批评和抨击的意思。

第三，部分唐朝僧人对三体液学说的翻译用词更准确。义净在其所译《金光明最胜王经》中对三体液理论进行了介绍，其内容为：

> 春中痰癊动，夏内风病生；秋时黄热增，冬节三俱起……风

① 李应存、李金田、史正刚：《俄罗斯藏敦煌医药文献释要》，甘肃科学技术出版社2008年版，第100—103页。

② 陈明：《中古医疗与外来文化》，北京大学出版社2013年版，第6—33页。

③ （唐）义净著，王邦维校注：《南海寄归内法传》卷3《进药方法》，第157页。

病服油腻，患热利为良；癔病应变吐，总集须三药……①

在该经中将风、黄、痰所形成的疾病译为风病、热病、癔病，又将三者共同造成的病称为总集，与印度三体液学说的理论的用词基本一致。陈明在对印度生命吠陀病因理论与佛教医学病因理论进行比较时，已经注意到不同经书中对该学说的不同翻译用词，并且指出义净的翻译更为贴合原意。唐朝僧人般若所翻译的经书中，直接将其翻译为风病、黄病、痰癔病，用词也是非常准确的。相比于唐朝僧人义净、般若的翻译，同样是对《金光明经》进行翻译的北凉法师昙无谶却将痰癔病翻译为肺病，与印度三体液学说的原意相差较大。

第四，唐朝僧人义净对三体液学说含义的理解与原意更为接近。印度生命吠陀理论认为三体液不调是内病的主要原因，其所造成的疾病与外伤等原因造成的疾病构成了全部的病。唐朝僧人义净在其翻译的《根本说一切有部毗奈耶杂事》中对三体液学说的翻译为：

> 复有百一风病，百一黄病，百一痰癔病，百一总集病，总有四百四病，从内而生。②

文中将风、黄、痰造成的疾病译为风病、热病、痰癔病，将三者相互作用形成的疾病称为总集病，并且称其"从内而生"。可见，义净认为三体液不调所导致的疾病应是内病，与印度生命吠陀理论中的三体液学说含义相同。

第三节 唐代佛教医学对中医学脏腑说及五行说的吸收

脏腑说及五行说是中医学的重要理论，它植根于中国传统文化。

---

① （唐）义净译：《金光明最胜王经》卷9，《大正新修大藏经》第16册，第448页上—448页中。

② （唐）义净译：《根本说一切有部毗奈耶杂事》卷12，《大正新修大藏经》第24册，第257页中。

佛教医学传入中土后，不断吸收中医理论。如密宗将中医脏腑说及五行说、五色说等吸收成为佛教医学的基本理论即五大归纳法，与佛教医学的四大不调说相提并论。佛教医学的五大归纳法是把地、水、火、风、空五大元素与人体的心、肝、脾、肺、肾以及五色、五官、味道等相关联，来说明人与人体各部组织和周围环境的相互关系。学术界对五大归纳法的研究主要集中在其内容和对应关系上，如肖雨的《佛教医学概论》一文主要关注了五大归纳法的主要内容和对应关系。①

笔者认为，五大归纳法是在唐朝中后期随着密宗经典的传入和翻译而形成的，其主要特点是将中医脏腑说以及五行说、五色说与密宗的哲学理论相联系，是中医理论以及中国传统文化被密宗吸收的结果。开元僧人善五畏所译《三种悉地破地狱转业障出三界秘密陀罗尼法》可作为典型代表，现摘取该经书中解释阿字部真言的部分内容：

> 佛言阿字金刚部主肝……今肝主魂，魂神气为东及木，木是色空也。木主春其色青，青色从木生，木从水生。肝从青气及肾生，其形如立莲花叶，其中间著间珠，间肉在胸左也。肝出为眼主筋，筋穷为爪也。今以五字门主五脏六腑故，内外交杂明此而已，又酸味多入肝，增肝损脾。若脾中无魂多惛惛，肺害肝成病。若如金克木，肺强肝弱，当止心于肺，以青气摄取白气，肝病则差……肺从白气及脾生，辛味多入肺，增肺损肝。若肺中无魄恐怖癫病，心害肺成病。若如火克金，心强肺弱，当止心于心，以白气摄取赤气，肺病则差……火主夏其色赤，赤色从火生，火从木生……又主耳转鼻喉鼻梁额颐等。苦味多入心，增心损肺。若心中无神，多忘失前后。肾害心成病，若如水克火，肾强心弱，当止心于肾，以赤气摄取黑气，心病则差。赤气者字也……五藏者，肝、肺、心、脾、肾也。胃者六腑一名也……水主冬其色黑……肾从黑气及肺生，主耳肾出为骨主髓。髓穷为耳乳，骨穷为齿。咸味多入肾，增肾损心。若肾中无志多悲哭，脾

---

① 肖雨：《佛教医学概论》，《五台山研究》2000 年第 1 期。

害肾成病……以黑气摄取黄气，肾病则差……脾主意，为中央及土。土主季夏，其色黄也……甘味多入脾，增脾损肾……以黄气摄取青气，脾病则差也……①

　　该经书在对阿字真言进行解释时，吸收了中医脏腑学说以及中国传统的五行、五色理论，与佛教五佛、五大元素相配，是中国本土文化与佛教医学理论相融合的结果。密宗将空与地、水、火、风合称为"五大"。佛教传入后就开始吸收中国本土文化对佛经内容进行解释，有关病因的探讨也是如此。但是早期的吸收只是形式上的吸收，将中医理论生硬地与其相结合，例如隋朝智顗在《摩诃止观》中就以中国脏腑以及五行学说解释禅病的病因。在唐中后期密宗经典中记载的病因理论不仅在形式上吸收了中医的理论，而且还将该理论与其哲学观相融合，并融入了佛教的五佛、五音等理论，形成一种区别于四大不调的新的学说，这就是佛教医学基础理论之一的五大归纳法。该理论随着密宗经典的大量翻译而日益兴盛，并且对后世产生了深刻的影响。

第四节　其他病因说概述

　　除了以上三种病因说外，唐译佛经中还记载了其他几种病因理论，如虫食说、星宿星象说等。

一　虫食致病说

　　虫食致病说是佛教医学中的重要病因说之一，也是唐朝佛教经典中记载的重要病因理论。该病因说认为人体中存在八万多只虫子，寄生于人体的不同部位，各种虫子会蚕食人体从而导致人体虚弱、容颜憔悴以及种种疾病。西晋时期翻译的《佛说胞胎经》中就已经记载了该病因说，至唐朝仍然沿用，并且内容没有出现明显的变化，故不详

---

　　①　（唐）善无畏：《三种悉地破地狱转业障出三界秘密陀罗尼法》，《大正新修大藏经》第18册，第909页下—910页中。

述。虫食致病说与现代寄生虫学、微生物学的理论有相似之处，该病因说在中国的传播有利于我国寄生虫学和微生物学的发展。

二　星宿命理风水病因说

唐朝中后期的多部密宗经典中都出现了星宿占卜的相关内容，如不空所述《文殊师利菩萨及诸仙所说吉凶时日善恶宿曜经》、金俱吒所作《七曜攘灾决》等。这些经书专门介绍了中国之历法、星宿等内容，并且提出人因为出生年、月、日的不同会决定一个人的气势、命运以及健康状态等，如不空所述的《文殊师利菩萨及诸仙所说吉凶时日善恶宿曜经》中载："……第四氐一足，房四足，心四足，荧惑位焉。其神如蝎，故名蝎宫，主多病克禁分身之事。若人生属此宫者，法合饶病薄相恶心妒忌，合掌病患之任。"① 金俱吒所作《七曜攘灾决》也记载了星宿风水对人体健康的影响。星宿命理风水说与中国易经文化、道教关系密切，唐朝僧人对该学说重视程度的增加，也反映出唐朝佛教医学对中国本土思想文化的接受和吸收。第五章将进一步讨论此问题。

三　恶鬼致病说

恶鬼致病说常见于密宗经典中，如密宗僧人一行所作《七曜星辰别行法》记载了受二十八星宿管辖的三十行病鬼，不同鬼会引起不同疾病，如受昴星管辖的黑林尼鬼在路侧打人，使摔倒者失音不能语言；受毕日星管辖的多知蔡鬼会令人心中闷热如火，烦乱转动；伏应参鬼令人忽然恶心翻吐不止或感到寒冷、闷热；万松石鬼使人不得行走或寒冷不定；阿舍国鬼使人忽言忽语；行音风鬼易使小儿生病等。伽梵达摩所译《千手千眼观世音菩萨广大圆满无碍大慈悲心陀罗尼经》中认为女人难产是邪魔遮障故，热病侵害是恶龙疫鬼行毒气的缘故，痈疮脓血痛苦不堪是因为龙鬼流行毒肿。不空在《供养十二大威德天报恩品》中将一切众生所患疾病归为两个原因，一个是四大转

---

① （唐）不空译：《文殊师利菩萨及诸仙所说吉凶时日善恶宿曜经》卷上，《大正新修大藏经》第 21 册，第 387 页中。

变，另一个就是鬼魔所为。澄观所著《大方广佛华严经疏》中将一切恶趣、一切烦恼都称为身病原因。此外，毗那夜迦即障碍神入侵会使念诵人生病等。

可见，唐朝佛教病因说不仅限于佛教医学的传统病因说，包括印度医学的三体液学说和四大不调说、虫食说等，还不断吸收中国本土文化中的病因理论，如脏腑及五行说、星宿星象说等。这体现了唐朝佛教医学与中医学、道教医学和本土文化的交流与融合。

第三章　唐代佛教医学对于疾病的认识与诊疗

史学界对佛教医学中疾病的诊疗情况关注较多，但对具体疾病的诊断和治疗方法缺少更详尽的研究和分析。因此，本章结合具体病例对唐代佛教医学关于疾病的诊疗情况进行论述。

第一节　内科

唐朝佛教医学对内科疾病的分类主要包括风癫、疫病、风疾、各种中毒情况以及迦摩罗病等。下面我们将结合现代医学对诸多疾病进行分析。

一　风癫（疠病）

风癫是指麻风一类病症。据《云笈七签》卷119记载："居人范彦通忽患风癫，疮痍既甚，眉须渐落。"[①] 体表肿溃、眉须脱落正是麻风病的主要病症表现。该病古称疠风，《黄帝内经》中称其为大风，《千金要方》将该病称为恶疾，《肘后方》称为癫病，《太平圣惠方》称其为大风癫疾，《医学入门》则称为天刑，直到《医宗金鉴》始载为大麻风，并沿用至今。[②]

麻风病是由麻风分枝杆菌引起的一种慢性接触性传染病，主要侵犯皮肤、周围的神经。按照临床类型大致可分为结核型麻风病和瘤型

---

① 张君房纂、蒋力生等校注：《云笈七签》卷119《道教灵验记部·西王母塑像救疾验（三将军附）》，华夏出版社1996年点校本，第748页。
② 有关麻风病的名称及由来，学术界已有所研究，参见许尚文《中医对麻风病的认识和治疗》，《江西中医药》1955年第8期。

麻风病两种。人感染麻风杆菌后不会立刻发病，而是有一定的潜伏期，短者数月，长者十多年，平均潜伏期为2—5年。该病的传播途径有两个：一是直接接触患者传播；二是间接接触患者传播。麻风病患者若及早接受治疗可完全康复，但是若治疗不及时，可累及深部组织和内脏器官，甚至造成严重的残废。① 因为人体对麻风杆菌免疫力强弱不等，因此发病后的临床表现形式也多种多样，包括皮肤患癣、眉毛脱落、手足无故起水疱、长期不愈的溃疡、指或趾骨缩短等。

　　学术界对麻风病的关注较多，一些研究者关注我国古代对麻风病的治疗情况，对唐朝医籍中有关治疗麻风病的记载进行了探讨，比如安贺军的《孙思邈对麻风病的临床实践》一文研究了孙思邈治疗麻风病的情况，② 乔文彪、张亚密则探讨了《外台秘要》中记载的相关内容。③ 此外，还有学者对麻风病的文献记载进行考证，如李牧、艾儒棣等人就考证了唐朝以前有关麻风病的历史文献，而此前通常认为唐以前缺乏麻风病的文献记载。④ 还有学者从医僧医德的角度，对僧人照顾麻风病患者的情况进行了研究。⑤ 梁其姿的研究从社会史方面入手，其所著《麻风——一种疾病的医疗社会史》一书的第二章，从宗教角度对麻风病进行研究，关注了中国古代道教与佛教对麻风病的认识和治疗情况，指出道教、佛教将麻风病归于救赎。⑥ 马振友、张建中、郑怀林等人主编的《中国皮肤科学史》也专门列出"中国麻风

---

　　① 瓮小满：《麻风分枝杆菌与宿主的相互作用》，载冯长根《新观点新学说学术沙龙文集43：传染病的遗传易感性》，中国科学技术出版社2010年版，第60—61页。

　　② 安贺军：《孙思邈对麻风病的临床实践》，《中医文献杂志》2003年第3期。

　　③ 乔文彪、张亚密：《〈外台秘要〉对麻风病的认识》，《陕西中医学院学报》2005年第2期。

　　④ 参见李牧《云梦秦简麻风律考》，《浙江中医学院学报》1980年第3期；艾儒棣、方明、艾华《云梦秦简及唐以前关于疠疡（麻风病）的资料记载对中医外科学的意义》，《成都中医药大学学报》2013年第2期。

　　⑤ 从医僧医德角度对麻风病进行探讨的论著可参见李清《中国古代佛门医家成就研究》，博士学位论文，上海中医药大学，2009年；黄珊《魏晋南北朝时期佛教僧人慈善行为研究》，硕士学位论文，西北大学，2012年。从病人坊的建立讨论佛教医学对麻风救治的文章可参见［日］道瑞良秀《中国仏教社会事业の一问题——养病坊つしっ》，《印度学仏教学研究》1970年第2期；孙永如《唐代"病坊"考》，《中国史研究》1987年第4期；王卫平《唐宋时期慈善事业概说》，《史学月刊》2000年第3期；等等。

　　⑥ 梁其姿：《麻风——一种疾病的医疗社会史》，朱慧颖译，商务印书馆2013年版。

病史"一章，该章介绍了我国古代对麻风病的认识，并指出僧人收治麻风病人是佛教慈悲精神的折射。① 但是两本专著都没对唐代僧人治疗麻风病的具体案例进行分析。以下是笔者对唐代僧人治疗麻风病的具体案例进行的分析。

案例一：

> 唐长沙人姓吴，征蛮卒夫也，平生以捕猎渔钓为业。常得白龟，羹而食之，乃遍身患疮，悉皆溃烂，痛苦号叫，斯须不可忍，眉鬓、手足指皆堕落。未即死，遂乞于安南市中。有僧见而哀之，谓曰："尔可回心念大悲真言，吾当口授，若能精进，必获善报。"卒依其言受之，一心念诵，后疮痍渐复，手足指皆生，以至平愈。遂削发为僧，号智益，于伏波将军旧宅基建立精舍。住持泉州开元寺。通慧大德楚彤亲识智益，常语之。②

案例二：

> 唐强伯达，元和九年，家于房州，世传恶疾，子孙少小，便患风癫之病，二百年矣。伯达才冠便患，嘱于父兄："疾必不起，虑贻后患，请送山中。"父兄裹粮送之岩下，泣涕而去。绝食无几，忽有僧过，伤之曰："汝可念《金刚经》内一四句偈，或脱斯苦。"伯达既念，数日不绝。方昼，有虎来，伯达惧甚，但瞑目至诚念偈。虎乃遍舐其疮，唯觉凉冷，如傅上药，了无他苦，良久自看，其疮悉已干合。明旦，僧复至，伯达具说。僧即于山边，抬青草一握以授，曰："可以洗疮，但归家，煎此以浴。"乃鸣咽拜谢，僧抚背而别。及到家，父母大惊异，因启本末。浴讫，身体鲜白，都无疮疾。从此相传之疾遂止，念偈终身。③

---

① 马振友、张建中、郑怀林等主编：《中国皮肤科学史》，北京科学技术出版社 2015 年版。
② 《太平广记》卷 112《长沙人》引《报应录》，中华书局 1961 年点校本，第 780 页。
③ 《太平广记》卷 107《强伯达》引《报应记》，第 725 页。

案例三：

绛州大德沙门释僧彻，少而精练，于孤山西阿造立堂宇，多树林木，颇得山居形胜。僧彻尝出行，山间土穴中，见一癞病人，疮痍臭秽，从彻乞食。彻悯之，呼出与归，于精舍旁为造土穴，给衣食，教令诵《法华经》。此人不识文字，性又顽鄙，彻句句授之，殊费功力，然终不懈倦。此人诵经向半，便梦有人教之，自后稍聪寤，至得五六卷，渐觉疮愈。比诵一部毕，须眉平复，肥体如常，而能为疗疾。①

案例四：

（释智岩）贞观十七年还归建业，依山结草，性度果决，不以形骸为累，出处随机。请法僧众百有余人，所在施化，多以现事责核究之，心用通故，俗闻者毛竖零泪。多在白马寺，后往石头城疠人坊住，为其说法，吮脓洗濯，无所不为。永徽五年二月二十七日终于疠所，颜色不变，伸屈如恒，室有异香经旬，年七十八矣。②

案例五：

释道积，蜀人，住益州福成寺。诵通涅槃，生常恒业。凡有宣述，必洗涤身秽，净衣法座，然后开之。立性沉审，慈仁总务。诸有疠疾洞烂者，其气弥复郁勃，众咸掩鼻，而积与之供给，身心无贰，或同器食，或为补浣。时有问者，积云："清净臭处，心憎爱也。吾岂一其神虑耶，寄此陶练耳。"皆慕其为行

---

① （唐）唐临撰，方诗铭辑校：《冥报记》卷上《唐释僧彻》，中华书局 1992 年点校本，第 6 页。

② （唐）道宣撰，郭绍林点校：《续高僧传》卷 21《唐丹阳沙门释智岩传》，中华书局 2014 年点校本，第 793—794 页。

也，而患已不能及之。①

　　案例一中病人"遍身患疮，悉皆溃烂"说明患者皮肤受损面大，遍及全身。"眉鬓、手足指皆堕落"则反映出病人存在眉睫脱落、手指脚趾脱落等症状，这符合瘤型麻风病的临床表现。瘤型麻风病是麻风病的一种，该型病情重、传染性强，其临床特点为眉睫脱落、皮肤损害面积大。由此可推测，案例一中患者应患有瘤型麻风病，并且已经到了晚期。引文中将病因归结为烹食白龟所得的恶报，这是僧人面对恶疾无法解释其病因时的常见说法。② 僧人要求患者口诵大悲真言是利用佛教咒语的神奇力量对疾病进行治疗。廖育群先生曾作《中国古代咒禁疗法研究》一文，从现代医学"心理治疗"的概念出发，认为中国古代咒术不包含任何现代医学所说的"心理治疗"成分。但笔者认为念诵咒语对患者产生的影响与现代心理治疗法，特别是他人暗示法的影响相同或相似。如材料中僧人告知患者口诵大悲真言"若能精进，必获善报"，才有患者"一心念诵"的行为。僧医通过麻风病患者对他以及佛教咒语的依赖和信任给予暗示，从而改变了患者的心理状况，使其对疾病的痊愈有了新的希望，有一定的治疗作用。当然，对麻风病的治疗必须要清除体内的麻风杆菌，本案例中病人已是瘤型麻风病晚期，仅靠念大悲真言就达到"疮痍渐复，手足指皆生，以至平愈"的治疗效果是不可想象的。

　　案例二是一个家族性麻风病例。材料中记载强伯达患有"风癞之病"，正如前文所说，他应是患有麻风一类的病症。强伯达患病后身体生疮与麻风病的临床表现相符，送入山中隔离也符合麻风病的治疗原则。但是，案例中对强伯达患病后的临床表现描述较少，因此不能判断其患有哪种类型的麻风病。强伯达家族"世传恶疾，子孙少小，

---

① （唐）道宣撰，郭绍林点校：《续高僧传》卷29《唐益州福成寺释道积传》，第1178—1179 页。

② 范家伟在《晋隋佛教疾疫观》一文中曾列举两个僧人对麻风病患者的认识和医治情况，说明佛教徒认为恶行可招恶疾。本医案中对麻风病人患病原因的描述可证明这种情况在唐朝依然存在。参见范家伟《晋隋佛教疾疫观》，《佛学研究》1997 年第 00 期，第263—268 页。

便患风癫之病"已经延续二百年之久，这与家族成员之间的密切接触有关。家族病史长达百年，而且患病者众多，因此推测可能其家族成员中患有传染性较强的瘤型麻风病的人较多。根据材料可知，强伯达患病后向其父兄嘱托"疾必不起，虑贻后患，请送山中"，说明他对麻风病的传染性有所认识，送往山中隔离是强伯达自己的意愿。特意嘱托也说明这种隔离也许不是其家族常用的方法，强伯达家族可能对麻风病患者的隔离意识并不强。

本案中还记载了一个神奇现象，患者通过"闭目念偈"招来老虎为其舐疮，后来"疮悉已干合"。科学实验证明，哺乳动物的唾液中含有唾液淀粉酶、溶菌酶、氨基酸等多种物质，并且含有钠、钾等微量元素。这些物质具有一定的抑菌和杀菌作用。此外，唾液中还含有上皮生长因子，可以促进表皮组织的生长。① 因此，动物唾液对疮疡应有治疗作用。《高僧传》卷13 也记载了一位僧人利用动物唾液治疗皮肤病的故事，其内容如下：

> 释昙颖，会稽人……颖尝患癣疮，积治不除，房内恒供养一观世音像，晨夕礼拜，求差此疾。异时忽见一蛇从像后缘壁上屋，须臾有一鼠子从屋脱地，涎唾沐身，状如已死。颖候之，犹似可活，即取竹刮除涎唾。又闻蛇所吞鼠，能疗疮疾，即刮取涎唾，以傅癣上。所傅既遍，鼠亦还活。信宿之间，疮瘢顿尽。方悟蛇之与鼠，皆是祈请所致。于是精勤化导，励节弥坚。宋太宰江夏王义恭最所知重。后卒于所住，年八十一。②

此案中的僧人听说"蛇所吞鼠，能疗疮疾"，就将蛇留在老鼠身上的唾液涂抹于患处，最终"疮瘢顿尽"。可见，魏晋南北朝时期的僧人就已经了解到动物唾液对皮肤病的治疗功效。强伯达案例中有关老虎舐

① 有关动物唾液功效的论文较多，可参见金冬航、顾宪锐《动物唾液的神奇医疗功效》，《中国民间治法》2007 年第 15 卷第 3 期；沈尔安《尽显神奇的动物唾液》，《科学 24 小时》2002 年第 9 期；等等。

② （梁）释慧皎著，汤用彤校注：《高僧传》卷 13《宋长干寺释昙颖》，中华书局1992 年点校本，第 511 页。

疮的记载，应该是僧人将其了解到的动物唾液的医疗功效与弘扬佛法神奇力量相联系的结果。山中僧对强伯达的治疗主要包括药浴治疗和心理治疗。僧人"拾青草一握以授"并嘱托患者"可以洗疮，但归家，煎此以浴"，这是采用药浴的方法对该病进行治疗。药浴可使药物直接作用于患处，可加强新陈代谢，促进血液循环，有舒筋活血、消淤止痛、祛腐生肌等功效。案例中没有对该草药进行描写，我们无法得知僧人所使用的药物名称，所以无法对该药物的医疗功效进行分析。但是从治疗结果来看，僧人所采集的草药应该对麻风病导致的表皮受损有治疗作用。药浴是佛教医学常用的治疗方法，据《佛说温室洗浴众僧经》记载："澡浴之法，当用七物除去七病，得七福报……何谓除去七病？一者四大安稳，二者除风病，三者除湿痹，四者除寒冰，五者除热气，六者除垢秽，七者身体轻便、眼目精明，是为除去众僧七病。"① 义净所译《曼殊室利菩萨咒藏中一字咒王经》中记载了洗浴配合咒语可治疗癫病，其内容如下："若有人患癫病、瘦病者，应洗浴洁净于闲静处，常诵此咒，悉皆除愈。"② 虽然中医也重视药浴治疗，但是在早期成书的医籍中并没有以药浴治疗麻风病的记载。唐以前的医籍中更重视口服用药和针灸治疗麻风病，如汉朝成书的《五十二方》中使用食盐和鲜鱼外敷治疗该病；《黄帝内经》中则使用针刺方法治疗；《补辑肘后方》中记载以酒泡苦参根皮服用治疗白癞、乌癞。但在唐朝成书的《千金翼方》中记载了一个药浴治疗麻风病的医方，其载于"耆婆治恶病"条目。该条目中不仅记载了麻风病的致病原因，而且还记载了 11 个药方，其中致病原因和部分药方都体现了浓厚的佛教医学色彩和印度医学色彩。以药浴治疗癫病的方子虽然采用的药物是桃、柳、莨菪、藜芦、乌头等中草药，但是它的出现也可能是受到了佛教医学中香浴、药浴的影响。

　　案例三是唐朝僧人释僧彻对癫病患者进行治疗的记载。文中释僧彻"见一癫病人，疮痍臭秽"，为其造土穴、供给衣食并且教他诵念《法

---

　　① （东汉）安世高：《佛说温室洗浴众僧经》，《大正新修大藏经》第 16 册，第 802 页下—803 页上。

　　② （唐）义净译：《曼殊室利菩萨咒藏中一字咒王经》，《大正新修大藏经》第 20 册，第 782 页上。

华经》，而后病人"须眉平复，肥体如常"。由此可知，病人在患病期间应出现了体表溃烂、眉睫脱落的症状。僧人建造土房收治该病人在客观上起到了隔离作用。因此判断，该患者应患有瘤型麻风病。除了隔离外，释僧彻还为患者供应衣食，体现了僧人对患者的照顾。于志刚认为本案中僧人为患者提供的"食"是指的食物和药物两种。① 笔者认为从材料中看不出僧人给予患者任何药物，案例中更强调以诵念经书的方式对麻风病患者进行治疗。患者诵念佛经就能使得麻风病痊愈，是对佛法的神化，这种治疗方法不能以科学理论来解释。

案例四记载的是僧人释智岩在疠人坊对患者的治疗和照顾。文中没有对患者病情的详细描述，所以笔者不能确定这些病人患有何种疾病。但是僧人在疠人坊进行救治，可见这些病患接受了隔离治疗。又根据僧人采取"吮脓洗濯"的治疗方法推测，病人们或患有麻风病，而且出现了疮疡。僧人对患者的治疗和照顾符合疮疡的治疗原则，不过直接以口吸脓有感染麻风病的可能。

案例五中僧人释道积照顾了诸多疠疾患者。引文中疠疾患者出现了"洞烂"的症状，而且患者的溃烂处还散发着恶臭，使得"众咸掩鼻"，说明患者病情严重，皮肤溃烂比较深。由此推测，这些人可能患有麻风病。正如马振友等人所指出的，僧人释道积对这些患者的照顾是佛门慈悲精神的表现。

以上案例中唐朝僧人多对麻风病患者采取了隔离措施并对其进行治疗。学术界普遍认为北齐僧人那连提黎耶舍"又收养疠疾，男女别坊，四事供承，务令周给"②，这是我国最早建立的专门收治麻风病患者的隔离机构。但也有不同观点，有的学者根据秦简中有关麻风病的记载认为秦朝设立的疠迁所是专门治疗麻风病的机构。1975 年出土的秦简中记载了三条有关麻风病的律文，引起了学术界的关注。1980 年李牧发表于《浙江中医学院学报》的《云梦秦简麻风律考》对此进行了研究，文中列举了《秦律》中有关麻风病记载的三条律

① 于志刚：《唐代的僧人、寺院与社会生活——以〈太平广记〉为中心》，硕士学位论文，郑州大学，2013 年。

② （唐）道宣撰，郭绍林点校：《续高僧传》卷 2《隋西京大兴善寺北天竺沙门那连提黎耶舍传》，第 35 页。

文，第一条为"疠者有（罪），定杀。定杀可（何）如？生定杀水中之谓殹（也）；或约生埋，生埋之异事殹（也）"。第二条为"甲有完城旦辠（罪），未断，今甲疠，问甲可（何）以论？当（迁）疠所处之，或曰当（迁）（迁）所定杀"。第三条为"城旦、鬼薪疠，可（何）论？当（迁）疠（迁）所"。李牧认为这三条律法针对的对象是患麻风病的犯人，并且认为秦朝建立的"疠迁所"形式上就是后来僧人建立的"疠人坊"，但性质上又有不同，因为它是针对刑徒并且具有强制性。① 2013 年由艾儒棣等人所作的《云梦秦简及唐以前关于疠疡（麻风病）的资料记载对中医外科学的意义》一文再次关注了这三条秦律，文中同样认为这三条律文针对的是犯罪的麻风病人，这些人都被处以死刑。此外，文中还指出疠迁所是秦朝设立的专门治疗麻风病的机构。②

笔者不完全赞同上述两篇论文的观点。两文对第一条律法的解读大体认为，在秦朝犯罪的麻风病人会被处死。笔者认为在秦朝所有麻风病患者都会被处以死刑。此外，疠迁所应是处死麻风病患者的场所，而非治疗场所。

睡虎地秦简《封诊式》中也有一个与麻风病相关的记载，其内容为：

> 爰书：某里典甲诣里人士五（伍）丙，告曰："疑疠（疠），来诣。"讯丙，辞曰："以三岁时病疕，麋（眉）突，不可智（知）其可（何）病，毋（无）它坐。"令医丁诊之，丁言曰："丙毋（无）麋（眉），艮本绝，鼻腔坏。刺其鼻不嚏（嚏）。肘郄（膝）□□□到□两下奇（踦），溃一所。其手毋胈。令澬（号），其音气败。疠（疠）也。"③

上述材料是一份爰书即司法审判书，文中"来诣""讯"等字眼

---

① 李牧：《云梦秦简麻风律考》，《浙江中医学院学报》1980 年第 3 期。

② 艾儒棣、方明、艾华：《云梦秦简及唐以前关于疠疡（麻风病）的资料记载对中医外科学的意义》，《成都中医药大学学报》2013 年第 2 期。

③ 睡虎地秦墓竹简整理小组编：《睡虎地秦墓竹简》，文物出版社 1978 年版，第 156 页。

的使用同样说明这是一个告辞。原告为某里的里典甲，被告为士伍丙，被告原因是怀疑士伍丙患有麻风病，结果医生诊断丙确实患有麻风病。秦朝的士伍不同于汉朝的士伍，秦朝的士伍不是指罪犯，一般认为其是对无爵男性成丁的称呼。郑友国根据秦简中士伍的记载研究指出，秦朝士伍是无爵的"耕战之士"，这些人具有士民的身份，又受军队编伍的组织约束。① 因此，从材料中审讯士伍丙的行为可以推知，在秦朝，平民患麻风病应是一种犯罪。结合秦律第一条"疠者有罪，定杀"的记载我们可以做如下推测：在秦朝，凡是患有麻风病的人皆被处死。根据第二条"甲有完城旦辠（罪）"和第三条"城旦、鬼薪疠"的记载可知，患有麻风病的罪犯会迁往疠迁坊"定杀"，此处并没有体现出对这些患者的治疗。又根据"疠者有罪"一条的记载可以推测，这些迁往疠迁所的麻风病人最终都会被处死。因此，笔者认为秦朝建立的疠迁所与魏晋时期僧人建立的"疠人坊"有本质的区别，前者是处死麻风病患者的场所，后者是治疗麻风病患者的场所。不过，秦律的记载体现出当时政府对麻风病人有一定的隔离意识。因此，笔者认同学术界多数人的观点，认为北齐僧人那连提黎耶舍建立的疠疾坊是最早的专门治疗麻风病的隔离机构。

魏晋南北朝时期僧人建立的疠疾坊对后世产生了深刻的影响，隋朝沙门法智居士也曾设坊收治麻风病患者，在唐朝疠人坊的设立更为普遍。这是佛教医学对我国治疗麻风病作出的巨大贡献。

二　疫病

疫病应是一切外感病的总称，包含多种疾病，又多称为伤寒、时行病、时气病等。学术界对于我国古代疫病的研究颇多。有关注中国古代医籍中有关疫病发病机理和治疗的研究，如姚伟所作《晋唐和明清时期瘟疫预防方药及方法的整理研究》②、李董男和潘桂娟的论文《晋隋唐时期疫病病因病机探讨》③、陶西凯的毕业论文《中医疫病源

---

① 郑有国：《秦简"士伍"的身份及特征》，《福建论坛》1991 年第 6 期。

② 姚伟：《晋唐和明清时期瘟疫预防方药及方法的整理研究》，硕士学位论文，成都中医药大学，2009 年。

③ 李董男、潘桂娟：《晋隋唐时期疫病病因病机探讨》，《中医杂志》2013 年第 3 期。

流及证治研究》①等。顾植山所著《疫病钩沉——从运气学说论疫病的发生规律》，通过对历代文献中疫病资料的探讨，着重从运气学说探讨了不同时代疫病的不同特点。②还有关注疫病与社会生活之间的关系的研究，如薛瑞泽所著《六朝时期疫病流行及社会救助》③、《魏晋北朝疫病流行及救助》④对魏晋时期疫病流行的特点以及社会各阶层的救助措施进行了论述。王飞所作《3—6世纪中国北方地区的疫病与社会》对这一时期北方发生的各种疫病进行了讨论，并且分析了此时社会各界对疫病的反应。⑤但是，薛瑞泽的文章并没有对唐朝僧人的救治行为进行探讨，王飞的论文因为时限和地域限制也没有详细探究唐朝僧人对疫病的救治情况。郑秋实在其论文《唐代疫灾防治研究》中探讨了佛教信仰对唐朝民众防治疫灾的影响。通过对《新菩萨经》《劝善经》相关内容的分析，郑秋实关注到僧人以抄写经书的方式对患者进行救治，但是他的视角集中在僧医与政府之间的关系，对唐朝僧人救治疫病的具体案例并没有进行分析。⑥下面我们将对史料中记载的有关唐朝僧人医治疫病的具体案例进行分析，并探究其治疗的科学性。

案例一：

> （释僧定）尝遇伤寒，通身蒸热，如常跏坐，断食三日。沙门保恭，道场上首，定之徒也，亲喻令食，答曰："疾势将陵，命非可保，应以法援，何用食焉！"便闭口静坐，七日既满，所苦顿瘥。⑦

---

① 陶西凯：《中医疫病源流及证治研究》，硕士学位论文，南京中医药大学，2010年。
② 顾植山：《疫病钩沉——从运气学说论疫病的发生规律》，中国医药科技出版社2003年版。
③ 薛瑞泽：《六朝时期疫病流行及社会救助》，《江苏社会科学》2004年第2期。
④ 薛瑞泽：《魏晋北朝疫病流行及救助》，《山西师范大学学报》（社会科学版）2005年第5期。
⑤ 王飞：《3—6世纪中国北方地区的疫病与社会》，博士学位论文，吉林大学，2011年。
⑥ 郑秋实：《唐代疫灾防治研究》，硕士学位论文，中央民族大学，2012年。
⑦ （唐）道宣撰，郭绍林点校：《续高僧传》卷19《唐京师大庄严寺释僧定传》，第696页。

案例二:

> 释玄鉴,俗姓焦,泽州高平人也……又遇疫气,死亡非一,皆投心乞命,鉴为忏悔,令断酒肉,病者痊复,时大重之。①

案例一中记载僧人释僧定患有伤寒,最终通过断食和静坐痊愈。不过,西医伤寒与中医伤寒的概念并不完全相同。西医的伤寒是指由伤寒杆菌引起的急性肠道传染病。中医伤寒有广义和狭义之分,广义的伤寒指一切外感热病,狭义的伤寒指外感风寒引起的外感疾病。可见,中医伤寒比西医伤寒的范围大。本案例中僧人所患伤寒是否为现代医学中的伤寒仍然需要探讨。材料中"通身蒸热"的记载说明僧人已经出现了全身发热的症状,但是引文缺少其他病症的描写,仅以案例中"通身蒸热"的病症不足以确认此僧人患有现代意义上的伤寒。但是,我们可以根据其采取的治疗方法和治疗效果的记载做进一步分析。僧定患病后"断食三日"并且"闭口静坐",七日后痊愈。可见,僧人采用的治疗方法为断食法和禅定法,符合伤寒的治疗原则。

伤寒杆菌对肠道的伤害很大,进入消化道后如未被胃酸消灭,即进入小肠(回肠)肠壁淋巴组织生长繁殖,会引起局部肠壁溃疡或坏死。因此,伤寒患者需要特别注意饮食,即使在现代的医疗条件下也要严格控制饮食,以免促发肠出血或穿孔。② 断食可避免食物对胃肠的刺激,减轻胃肠的负担,使肠道功能得以修复,并且可以使体内移动性或固定性吞噬细胞吞噬细菌的能力超过平常 10 倍以上,因此更有利于清除体内的病菌,改善肠道的菌群状态,从而达到对伤寒的治疗目的。此外,断食还可帮助宿便的排泄,缓解伤寒前期出现的便秘症状,并且把存于肠道内的病菌排出体外。③ 断食法是佛教医学的重要治疗方法之一,唐朝僧人义净在《南海寄归内法传》中盛赞断食

---

① (唐)道宣撰,郭绍林点校:《续高僧传》卷15《唐泽州清化寺释玄鉴传》,第523—524页。

② 王树坤、姚颖波:《伤寒和副伤寒的流行、诊断、治疗和预防》,《中国微生态学杂志》2009年第1期。

③ 许晓霞编译:《断食健康疗法》,《日本医学介绍》1989年第8期。

法，认为"片有病起，咸需断食"①。佛教断食法的医疗功效与张仲景在《伤寒论》中提出的"保胃气，存津液"的治疗原则相符。禅定法可起到镇定作用，改变患者的心理状态，有利于疾病的恢复。综上可知，本案中记载的患者应该是患有现代意义上的伤寒，而僧人所采用的断食法对伤寒的治疗科学合理，禅定法的使用也对疾病的治疗有所帮助。

案例二是唐朝僧人对疫病治疗的记载。文中对疫病的病症没有任何描述，但根据"死亡非一，皆投心乞命"的描写可推断，当时的疫病为一种传染性很强的疾病，疫情惨烈，似乎没有有效的治疗方法，百姓多向佛门求助。从"令断酒肉，病者痊复"的记载，可推测该病或为消化系统疾病。断酒肉避免了对胃肠的刺激，对疾病的恢复起到了很好的促进作用。

三 痢病

痢病即痢疾，是由痢疾杆菌引起的肠道传染病，其临床表现是腹痛、腹泻、脓血便以及里急后重，起病时伴有畏寒、发热等全身症状。该病以儿童和青壮年为多见，好发于夏秋季节。

我国佛教医学很早就对痢疾有所认识。《外台秘要》《医心方》中收录了八个魏晋南北朝医僧深师所写的治疗痢疾的医方。唐朝僧人义净所著的《南海寄归内法传》中记载，将诃梨勒皮与干姜捣碎，加入水和砂糖，使其融化后制成药丸，此药丸对痢疾的治疗非常有效。诃梨勒是佛教医学治疗痢疾的常用药物，《证类本草》收《集验方》记载："蜀沙门传水痢。以诃梨勒三颗，面裹炮赤去面，取诃梨勒皮捣为末，饭和为丸。米饮空腹下三七丸，已百人见效。"② 该方以诃梨勒为主药。现代医学实验证明，诃梨勒中含有很多抗菌活性物质，可以通过乙醚、乙醇的提取和盐酸的酸化作用获得。这些抗菌活性物

---

① （唐）义净著，王邦维校注：《南海寄归内法传校注》卷3《进药方法》，第157—160页。

② （宋）唐慎微撰，尚志钧校点：《证类本草：重修政和经史证类备用本草》卷14《诃梨勒》，华夏出版社1993年点校本，第405—406页。

质对葡萄球菌、伤寒杆菌、大肠杆菌和痢疾杆菌都有很强的抑制作用。① 杨德全曾以仲景四逆散结合诃梨勒散成功医治一位慢性细菌性痢疾患者。② 敦煌遗书中也有两个以诃梨勒治疗痢疾的药方。学术界对这两个敦煌医方有所关注，如李应存所作《浅谈敦煌医学卷子中的诃梨勒组方》一文就对这两个药方进行了分析，认为诃梨勒的使用起到了理气、涩肠止痢的功效。③ 干姜是我国中医常用的治疗消化系统疾病的药物，中医认为干姜具有温中散寒等功效，可治疗里寒水泄、下痢肠澼、霍乱、久疟等。因此，义净所传医方对痢疾的治疗具有相当的科学性。

僧传中也有唐朝僧人对痢疾治疗的记载，据《续高僧传》卷 13《唐同州大兴国寺释法祥传》中载：

> （释法祥）或患痢病，有加药者，乃曰："痢者水也，不进自除。"便啖干饭，数日便差。④

案例中僧人法祥患痢疾后采用的治疗方法是断水，这种治疗方法并不科学。因为痢疾患者会因呕吐、腹泻导致脱水，所以病人在病情初期应注意补水。唐僧释法祥患有痢疾后采用了断水的方法进行治疗，与现代医学对痢疾患者的治疗原则相悖。

四　疟疾

疟疾是由疟原虫引起的，经按蚊传播的传染性疾病，其临床表现为周期性发作的寒战、高热、出汗退热三个阶段以及脾脏肿大、贫血等。病情严重者寒战时全身发抖，持续 10 分钟到 2 个小时。寒战后会出现高热，可达 40 度。这种高热能持续 2—6 个小时，随后会大汗

---

① 杨永康、格桑索朗、吴家坤：《诃子、毛诃子和余甘子的植物分类研究和药学特性综述》，《中国医学生物技术应用杂志》2004 年第 1 期。

② 杨德全：《以仲景四逆散结合诃梨勒散保留灌肠治疗重症久泻气利验案 3 则》，《贵阳中医学院学报》2010 年第 1 期。

③ 李应存：《浅谈敦煌医学卷子中的诃梨勒组方》，《中医药通报》2005 年第 3 期。

④ （唐）道宣撰，郭绍林点校：《续高僧传》卷 13《唐同州大兴国寺释法祥传》，第 435 页。

淋漓。中医文献中关于疟疾病因的记载纷繁复杂，但主要是归于寒、邪入侵，遭受瘴气、时毒以及体质素亏等原因。① 敦煌文书发现多本《菩萨经》《劝善经》都将疟疾列为重病，可见唐朝僧人认为疟疾是威胁人类生命的一大疾病。因此，疟疾是当时佛教医学所认识和医治的重要疾病之一。

《续高僧传》卷22《唐京师胜光寺释智保传》载：

> （释智保）又尝患疟，寒则水淋，热则火炙，渴急盐塞其口，痢则绝食取差。②

可能因为记载简单，本案未引起学界重视，目前尚未见从医学角度对这一案例进行分析的论述。智保患病后出现"寒、热、渴"的病症表现与疟疾的临床特点相吻合。根据引文可知，僧医采取了"寒则水淋，热则火炙"的方法治疗，这是我国中医的"从治法"，即以热治热，以寒治寒。这种治疗方法多用于危重的病人。因为有时危重患者表现出的临床症状是一种假象，真热假寒，真寒假热，所以需要根据其临床表现采用此法治疗。文中"渴则急盐塞其口"符合疟疾的治疗原则。首先，疟疾病人在出汗阶段会丢失大量的水分和盐分，因此病人会感到口渴，此时需要补充大量的水和盐来缓解症状。其次，中医认为盐有补肾的作用。病人在疟疾大发作后体力消耗很大，身体虚弱，同时会有肾虚的症状出现，所以补充盐分也符合中医的辨证施治。"痢则绝食取差"，是指感染疟疾后病人有呕吐现象。僧人则以断食的方法进行治疗，减轻了胃肠的负担，起到保护胃肠的作用。

五 风疾

风疾在我国古医籍中并没有明确的概念界定，是多种疾病的统称，很难将它与现代医学中的疾病一一对应。安家琪对唐朝史书中有

---

① 石敏：《疟疾概谈》，《江西医药杂志》1965年第5期。
② （唐）道宣撰，郭绍林点校：《续高僧传》卷22《唐京师胜光寺释智保传》，第847页。

关"风疾"的记载进行研究，认为唐朝风疾的使用有广义、狭义之分。广义的风疾常被用来代指"中风""风痹""风眩"等，而狭义的风疾类似于"中风"。①

由多本《新菩萨经》《劝善经》中有关风病的记载可以看出，唐朝僧人认为风病是当时威胁人类生命的主要疾病之一。于赓哲先生通过对以上两部经书中病名的探究，认为风病很可能是中风，并且认为此病高发人群有限，多见于皇室、贵族和士大夫，有浓厚的贵族病色彩。② 另外，史料中也有唐朝僧人患有风疾的记载。安家琪在其所作《唐代"风疾"考论》中对唐朝患风者进行了统计，其中包括僧人患病的情况，不过不够全面，笔者在安家琪统计的基础上增加了新的病例，见表 3 - 1。

表 3 - 1

患者	主要出处	病症
法琳	《全唐文》卷 900《与尚书右仆射蔡国公书》③	风缠滕理
怀恽	《全唐文》卷 916《实际寺故寺主怀恽奉敕赠隆阐大法师碑铭（并序）》④	忽婴风瘵
怀素	《唐文拾遗》卷 49《律公贴》⑤	脚气诸风疾兼
吉藏	《全唐文》卷 916《上元宗遗表》⑥	风气暴增
慧能	《全唐文补编》卷 26《辞疾表》⑦	年迈风疾

　　① 安家琪：《唐代"风疾"考论》，载杜文玉主编《唐史论丛》第 19 辑，三秦出版社 1996 年版，第 275—307 页。

　　② 于赓哲：《〈新菩萨经〉、〈劝善经〉背后的疾病恐慌——试论唐五代主要的疾病种类》，《南开学报》（哲学社会科学版）2006 年第 5 期。

　　③ 《全唐文》卷 903《与尚书右仆射蔡国公书》，中华书局 1983 年影印本，第 9419 页。

　　④ 《全唐文》卷 916《实际寺故寺主怀恽奉敕赠隆阐大法师碑铭（并序）》，第 9535—9537 页。

　　⑤ 《唐文拾遗》卷 49《律公贴》，《续修四库全书》，上海古籍出版社 2002 年影印本，第 1651 册，第 647 页。

　　⑥ 《全唐文》卷 916《上元宗遗表》，第 9538 页。

　　⑦ 《全唐文补编》卷 26《辞疾表》，中华书局 2005 年影印本，第 320 页。

患者	主要出处	病症
正言	《全唐文》卷920《病中上寺主疏》①	身婴风疾
法澄	《唐代墓志汇编》开元300《大唐故兴圣寺主尼法澄塔铭并序》②	风疾
僧定	《续高僧传》卷19《唐京师大庄严寺释僧定传》③	便感风疠
单道琮	《续高僧传》卷27《隋京师凝观寺释法庆传十九（单道琮）》④	患风
悟真	《英藏敦煌遗书》斯00930⑤	风疾相兼，动静往来，半身不遂

由表3-1可见，唐朝僧人患风疾并不少见，这与他们的生活习惯有一定的关系。僧人闻钟而起、闻鼓而眠、闻板上堂、闻梆过堂，每天诵经、打坐时间很长，缺少运动。这会使血流缓慢，血液黏稠度增加，容易形成动脉血管硬化，导致脑血栓或脑溢血等病症，即所谓风疾。

学界对唐朝僧人患风疾情况的讨论较少，可能与史料记载太过简单有关。不过，敦煌文书中有悟真患风疾的详细记载：

> 河西都僧统赐紫沙门 悟真年逾七十，风疾相兼，动静往来，半身不遂。恩（思）忆一生所作，有为实事，难竟寸阴；无为理中，功行阙少；犹被习气，系在轮回。自责身心，裁诗十首。虽非往（佳）妙，狂简斐然。散虑摅怀，暂时解闷，鉴识君子，矜勿诮焉。⑥

---

① 《全唐文》卷920《病中上寺主疏》，第9588页。

② 周绍良、赵超：《唐代墓志汇编》开元300《大唐故兴圣寺主尼法澄塔铭并序》，上海古籍出版社1992年影印版，第1362页。

③ （唐）道宣撰，郭绍林点校：《续高僧传》卷19《唐京师大庄严寺释僧定传》，第695页。

④ （唐）道宣撰，郭绍林点校：《续高僧传》卷27《隋京师凝观寺释法庆传十九（单道琮）》，第1060页。

⑤ 《英藏敦煌文献》第16册斯00930，广西师范大学出版社2001年版，第46页。

⑥ 同上。

这是悟真回首往事、追忆一生而写。悟真年逾七十，患病后半身不遂，其所患"风疾"应为脑血管疾病，脑出血或脑梗塞，中医称之为脑中风。此类病多发于中老年，主要症状包括猝然晕厥、不省人事、口角歪斜、半身不遂等。病情有轻有重，悟真患病后仍然能够写诗，可见其所患脑血管病没有影响记忆神经，因此推知，悟真病情较轻或预后较好。

面对风疾，有些人也会寻求佛教帮助。诗人白居易晚年患有风疾，李维秀根据白居易《病中诗序》中提到"体瘼目眩，左足不支"的临床表现，推测其患有脑动脉血栓之类引起的中风偏瘫。① 白居易患病后曾寻求佛教的帮助，并且确定了先禅观后顺医治的原则。

六　中毒

外界有毒物质进入人体后，与人体组织发生反应，引起人体发生暂时或持久性损害的过程称为中毒。在医疗条件相对较差的古代，毒是人体生命的一大威胁，解毒成为古代医学的重要门类。孙思邈在《千金要方》卷 24 章中将毒分为食毒、百药毒、五石毒、蛊毒四种。现代学者对我国古代毒物的研究也较多，如卜风贤等所撰《中国古代毒物概说》将中国古代诸多毒物分为植物源毒物、动物源毒物、矿物源毒物三种进行探讨；② 霍斌特别对中古时期的诸多毒物进行了探究。③ 但是这些研究的关注点均放在探讨古代主要毒物上，而忽略了对古人治疗中毒案例的分析，更缺乏对唐朝僧人治疗中毒案例的研究。

唐朝僧人或为自我修持，或为寻访名师经常需要四处游行，在旅途中也比较容易受到毒物的侵害，因而史料中不乏僧人中毒的案例，医术高超的僧人也会为他人解毒。现笔者参照卜风贤对毒物的分类，

---

① 李维秀、吴刚：《白居易禅院疗中风刍议》，载刘建忠、李良松《中华医药文化论丛》第 1 辑，第 74 页。

② 卜风贤、樊志明、张瑞明：《中国古代毒物概说》，《毒理学史研究文集》第 7 集，2007 年。

③ 霍斌：《"毒"与中古社会》，硕士学位论文，陕西师范大学，2012 年。

对唐朝僧人食物源中毒和矿物源中毒的不同案例进行分析。

（一）食物源中毒

唐朝僧人食物中毒的案例主要有两个。

案例一：

> 璪又因事出往会稽，路由剡县孝行村乞食，主人误煮毒蕈，设璪食竟，进趣前途。主人于后啖此余残，并皆吐痢，若死等苦。邻人见之，即持药追璪，十里方及，见璪快行无恙。问曰："何故见寻？"具陈上事，便笑而答曰："贫道无他，可弃药反踪，不须见逐。"验之道力所熏，故毒不能伤也。①

案例二：

> 又祝融峰禅者（亡名），为人抗直，不事威仪，每一举扬，善标宗要，道俗归之若市。尝饮酒遇毒，当时吐下，透落腐衣裂石，体中无恼。②

案例一记载了僧人释智璪误食毒蕈中毒，未治自愈。毒蕈即毒菌，中国古代医书中多有毒菌中毒的记载。霍斌在其论文中对隋唐时期医书中有关毒菌中毒的情况进行了研究。③ 但是其主要关注的是诸多毒物，并没有对唐朝僧人误服毒菌中毒的情况进行讨论。芦笛的论文《自然、宗教和隐喻：汉地佛教文化中的菌类》分析了汉地佛教视野下的毒菌与解毒方法，并特别关注了本案释智璪误食毒菌后不治自愈的情况，认为这个故事是否可信并不重要，这取决于读者对佛法

---

① （唐）道宣撰，郭绍林点校：《续高僧传》卷19《唐天台山国清寺释智璪传》，第722页。

② （宋）赞宁撰，范祥雍点校：《宋高僧传》卷30《唐幽州南瓦窑亡名传（祝融峰禅者）》，中华书局1987年点校本，第746页。

③ 霍斌在论文中对中古时期各种"毒"都进行了探讨，在"饮食与毒物"一节中专门探讨了中古时期的毒果蔬，而毒菌是其中的重要组成部分。文中介绍了中古时期多部医书对毒菌中毒的记载，促进了我们对此时期毒菌中毒情况的了解。参见霍斌《"毒"与中古社会》，硕士学位论文，陕西师范大学，2012年。

和僧人神奇能力的信仰。① 正是基于这种认识，作者没对释智璪的中毒情况及解毒原理进行详细分析。笔者试分析如下。

食用毒蕈导致中毒属于菌类中毒，严重者可致多脏器损害，甚至死亡。毒蕈中毒一般分为四型：胃肠炎型、神经精神型、溶血型以及中毒性肝炎型。其中胃肠炎型中毒主要的临床表现为恶心、呕吐、腹泻等，严重者可导致脱水，四肢痉挛，甚至死亡。不过该型较其他三种为轻，死亡率也低，经对症处理后中毒者可恢复健康，轻微的胃肠炎型中毒甚至可不治自愈。② 案例一中的主人误食毒蕈出现了呕吐、腹痛、腹泻的中毒症状，而僧人释智璪在误食后并没有明显的反应。根据主人的临床症状分析，应该是轻微的胃肠炎型毒蕈中毒。僧人"乞食"可能食用毒蕈较少，身体只吸收了少量的毒素，之后又随着"快行"加速代谢使毒素排出体外，所以能安然无恙。

与此相类似的还有唐朝僧人灵默中毒之事，其内容如下：

> 释灵默，俗姓宣，毗陵人也……后游东白山，俄然中毒，而不求医，闭关宴坐。未几，毒化流汗而滴，乃复常矣。③

引文中没有交代僧人因何中毒，但据僧人以"闭关宴坐"的方式，最终使毒素随着汗液排出而痊愈，推测该僧是轻中度中毒，故灵默僧人流出大量汗液后，使体内的毒素随汗液排出体外，从而缓解了中毒症状。

案例二记载的是唐朝僧人饮酒中毒。隋唐时期，随着僧侣的世俗化，戒律日渐松弛，僧人饮酒现象普遍，特别是敦煌地区僧团之中。学术界对唐朝僧人饮酒问题的研究颇多，④ 但鲜有对僧人饮酒中毒问

---

① 芦笛：《自然、宗教和隐喻：汉地佛教文化中的菌类》，《云南社会科学》2016 年第 1 期。

② 任成山、高全杰等：《毒蕈中毒临床类型及特征分析》，《中国急救医学》2005 年第 11 期。

③ （宋）赞宁撰，范祥雍点校：《宋高僧传》卷 10《唐婺州五泄山灵默传》，第 230 页。

④ 有关唐朝僧侣饮酒问题的探讨，学术界已经取得丰硕的成果，参见李正宇《晚唐至北宋敦煌僧尼普听饮酒——敦煌世俗佛家系列研究之二》，《敦煌研究》2005 年第 3 期；冯培红《唐五代敦煌地区酒行、酒户和酒司》，《青海社会科学》2001 年第 1 期；等等。

题的讨论。如对案例二的分析研究至今未见。霍斌在《"毒"与中古社会》一文中认为"酒毒"并不同于"毒酒",饮酒中毒指醉酒的状态,并非一般意义上的毒。① 但笔者认为本案中僧人吐出酒后"透落腐衣裂石"的现象更像喝了毒酒。法力高强的僧人在喝了毒酒或毒药后,毒会随着呕吐或者尿液排出体外。如《续高僧传》中就记载了类似情况:

> 释童进,姓李,绵州人。昔周出家,不拘礼度,唯乐饮酒,谓人曰:"此可以灌等身也。"来去酣醉,遗尿臭秽,众共非之。有远识者曰:"此贤愚难识。"会周武东征,云须毒药,敕泸州营造。置监吏力科獠采药蝮头、铁猩、蠿根、大蜂、野葛、鸩羽等数十种,酿以铁瓮。药成,著皮衣,琉璃障眼,方得近之,不尔气冲成疮致死。药著人畜,肉穿便死。童进闻之,往彼监所,官人弄曰:"能饮一杯,岂非酒士?"进曰:"得一升解醒亦要。"官曰:"任饮多少,何论一升!"便取铁杓,于药瓮中取一杓饮之,言谑自若,都不为患。道士等闻,皆来看,进又举一杓以劝之,皆远走避。或曰:"此乃故杀人,何得无罪?"进曰:"无所苦,药进自饮,有谁相劝?"乃噫曰:"今日得一醉!"卧方石上,俄尔遗尿,所著石皆碎,良久睡觉,精爽如常。尔后饮酒更多,食亦逾倍。隋初得度,配等行寺,抱疾月余而终,年九十余。弟子、檀越等终后检校衣服、床褥皆香,绝无酒气。②

引文中以蝮头、鸩羽等酿造的毒酒毒性剧烈。僧人释童进饮毒酒后在石头上睡觉,醒来"精爽如常"。"卧方石上,俄尔遗尿,所著石皆碎",是毒酒通过尿液排出体外并且腐蚀石头。这与案例二中僧人吐出的毒酒"透落腐衣裂石"现象相近。当然,这两个僧人喝毒酒的案例带有一定夸张成分,当是为显示僧人的神奇法力。

---

① 霍斌:《"毒"与中古社会》,硕士学位论文,陕西师范大学,2012年。
② (唐)道宣撰,郭绍林点校:《续高僧传》卷27《隋泸州等行寺释童进传》,第1051—1052页。

（二）矿物源中毒

矿物源中毒《续高僧传》中主要记载的是服用金石中毒。

案例一：

> 及其（释法侃）少服紫石，老遂苦之，医诊云："须以猪肉用压药势。"侃曰："终须一谢，岂得啖他！"因纵疾取终。①

案例二：

> 护善外书，好道术，约己薄食，解衣赡寒，结带终岁，不饰容貌，而贵胜所重，通方咸萃。先服石散大发，数日闷乱。门人悼惶，夜投饼滓，诡言他药。后闻，正色曰："吾之见欺，当自责耳。然陷师于非道，是何理耶？"遂不与言。②

案例一中释法侃所服用的紫石就是紫石英，是五石散中的一味药。紫石具有安神镇定，降逆气等疗效，可用于治疗虚劳惊悸、咳逆上气等。过多服用会对人的牙齿、骨骼、神经系统、肾、心脏以及甲状腺等造成损害。③ 僧人老年患病，可能因"少服紫石"而导致蓄积中毒，老年病发。引文中医者用猪肉进行治疗，其原理尚不好解释。

案例二中僧人是因服用五石散而导致中毒。五石散又名寒食散，其以矿石药为主要成分。学界研究认为该方的组成主要有石钟乳、白石英、紫石英、石硫磺、赤石脂等。周益新、张芙蓉认为魏晋时人们服用的五石散成分不一，其毒副作用是因为组方中含有礜石。④ 我国古代文献中明确记载了服用五石散中毒的临床表现，如《诸病源候论》中记载，初期少量服用该药可起到加强消化机能的作用，但也会

---

① （唐）道宣撰，郭绍林点校：《续高僧传》卷11《唐京师大兴善寺释法侃传》，第391页。

② （唐）道宣撰，郭绍林点校：《续高僧传》卷13《唐东都天宫寺释法护传》，第467页。

③ 杨文慧、巩江、贾旭、高昂等：《紫英石与养生》，《宁夏农林科技》2011年第4期。

④ 周益新、张芙蓉：《五石散之治疗作用及毒副作用刍议》，《中华医史杂志》1999年第4期。

出现一些中毒症状，如"头面瘙痒""策策恶风""厌厌欲寐"①。长期服用，则会出现严重的中毒症状，如"舌缩入喉""痈疮陷背""头痛入裂"等，严重者甚至死亡。② 案例二中"数日闷乱"应是僧人食用五石散后出现的胸闷憋气、烦躁不安的临床表现。

　　魏晋南北朝时期，无论是王侯将相还是文化名流都争相服用五石散，认为该药有美容、壮阳、延年益寿、全身避祸等神奇功效。僧人也受到了这股潮流的影响，如僧人释慧义就盛赞五石散为"上药之流"③。同时，僧人也对过度服用五石散会导致矿物中毒有所认识。释道洪作《寒食散对疗》1卷，释智斌曾撰《解寒食散方》《解寒食散论》各两卷，释慧义作《寒食解杂论》7卷，解石药中毒是上述著述中的主要内容。以上两个案例说明唐朝僧人受魏晋时期食用五石散的影响。唐朝僧人梅彪著《石药尔雅》一书，不仅表现出唐朝时期僧人对石药的重视，同时也反映出此时解石药之毒依然是佛教医学的重要内容。

　　此外，隋唐时期受道教外丹术和追求长生不老社会风气的影响，出现了大量僧人炼制丹药以及服用丹药的现象。唐太宗、武则天等多位皇帝都曾服用僧人炼制的神丹以求长生不老。《太平广记》中也记载了多个僧人服用、炼制丹药或以丹药救治他人疾病的故事，例如唐朝僧人陈惠虚曾从张老处获大还丹，长期服用后不仅重病得以痊愈，而且获得了精妙的道术，于大中十二年（858）飞升上天。④《岳麓僧》中，唐朝官员孙光宪从岳麓寺得到的知命丹可预知死亡。⑤《张武》中的张武曾从一老僧手中得到十丸药以延长寿命。⑥ 从以上故事中的记载可以看出，僧人炼制的丹药功效很多，可治疗疾病、起死回生、帮助修行、助其成仙等。这些故事均缺少对病患具体临床表现的

① （隋）巢元方等编纂，南京中医学院校释：《诸病源候论校释》卷6《解散病诸候》，人民卫生出版社1980年版，第158—159页。

② 同上书，第172页。

③ ［日］丹波康赖撰，高文柱校对：《医心方》卷19《服石节度第一》，华夏出版社2011年版，第395页。

④ 《太平广记》卷45《陈惠虚》引《仙传拾遗》，第305页。

⑤ 《太平广记》卷80《岳麓僧》引《北梦琐言》，第508页。

⑥ 《太平广记》卷85《张武》引《稽神录》，第555页。

描写，用各种丹药进行的治疗也大都带有神奇色彩，但均体现了唐朝佛教医学受到道教的深刻影响。

七　虚劳症

虚劳症是指现代医学中的疲劳综合征（CFS）。该病多因身体虚弱，或烦恼过度，或饮食不节，或久病、大病失于调理所致。该病的主要临床表现为心情郁闷、焦虑不安、脾气暴躁、注意力不集中、容颜早衰等。虚劳症自古至今都是常见疾病，中医的主要治疗原则是补气、养血、滋阴。

笔者共发现两个唐朝佛教医学对该病的治疗案例。

案例一：

> 律法师道宣，京兆钱氏……永徽元年（650）复居纻麻，心劳疾发，忽毗沙门天王授以补心之方（今和剂局方，有天王补心圆）。（《佛祖统纪》卷30）①

英藏敦煌文献第八册记载了"天王补心丹"的药方，"天王补心丹"当是案例一中的"天王补心圆"。马继兴等人将其编入《敦煌医药文献辑校》，内容为：

> 1—24（原佛经，从略）
> 25 佛说加句灵验尊胜陀罗尼神妙
> 26 章句真言曰：
> 27 毗沙门天王奉宣和尚神妙补心丹方：
> 28 干薯蓣 干地黄 杜仲 百节　防风
> 29 人参 丹参 茯苓 茯神 贝母 乳
> 30 糖 五味子 石菖蒲 麦门冬去心
> 31 甘草炮过。远志 柏子仁 右

---

① （宋）志磐著，释道法校注：《佛祖统纪校注》卷30，上海古籍出版社2012年版，第666—667页。

32 件药十七味，细挫，洗去尘，干焙

33 为末，炼白粉蜜为丸，如弹子

34 大，每日空心含一丸，徐徐咽津，

35 去滓，细嚼咽下，服十日二十日□

36 清雅，三十日骨健身安，不惊疑，

37 开心益智，补髓久□驻颜□□□

38 大不可述。

39 （自此行以下原佛经，从略。）①

案例二：

　　未逾岁时，代宗皇帝以万方为心，忧劳兴疾，梦寐之际，遂见吾师、奉献神膏，未逾翌日，厥疾乃瘳，遂赐院额号医王寺，令将军段公等就寺为师设千僧会。其夜昏后，寺中圣容忽见，毫相直照莹门，卷而又舒，凡廿四度。②

　　由于敦煌遗书中载有完整的天王补心丹的组方，故学术界多有关注。田甜、肖相的《天王补心丹源流探讨》③，院建生的《天王补心丹治疗习惯性便秘》④，朱振华的《天王补心丹治疗失眠 50 例》⑤，杨弋、聂友源的《天王补心丹在妇科疾病中的应用》⑥ 等，均对天王补心丹的源流及功效进行了详细的论证，有关这方面的内容笔者不再赘述。但本方除糖、乳外的十三味药，均为常见中药，可见唐朝佛教医学受到了中医学的深刻影响。药糖和乳的使用，则是佛教医学食物用

---

　　① 马继兴、王淑民等辑校：《敦煌医药文献辑校》第 68《佛家医方第二种残卷（斯5598）》，江苏古籍出版社 1998 年版，第 754—755 页。

　　② 周绍良、赵超：《唐代墓志汇编》元和 012《大唐荷恩寺故大德法律禅师塔铭并序》，第 1957 页。

　　③ 田甜、肖相：《天王补心丹源流探讨》，《吉林中医药》2010 年第 3 期。

　　④ 院建生：《天王补心丹治疗习惯性便秘》，《河南中医》2014 年第 2 期。

　　⑤ 朱振华：《天王补心丹治疗失眠 50 例》，《陕西中医》2013 年第 2 期。

　　⑥ 杨弋、聂友源：《天王补心丹在妇科疾病中的应用》，《中国中医基础医学杂志》2013 年第 1 期。

药特点的反映。案例一中的僧人释道宣"心劳疾发",其应患有虚劳症。天王补心丹中的茯苓、人参、丹参等对虚劳症有很好治疗效果,故服用得愈。案例二中代宗"忧劳兴疾",也应是虚劳症患者。至于梦中得和尚授药,可能因病失眠多梦,更可能是皇家将得药治愈的过程罩上了神幻色彩。

八 呕血

呕血不是一种疾病,而是一些疾病的症状。呕血指患者呕吐血液,大多是由于上消化道急性出血所致,如胃、十二指肠消化性溃疡;食管或胃底静脉曲张破裂出血;应激性溃疡所导致的急性胃黏膜出血等。笔者在《释门自镜录》中发现一例唐朝僧人呕血的案例,内容如下:

> 孝赟俗姓窦,华国公诞之子也。弱而笃志经戒,驰心释教。贞观二十三年出家,住胜光寺。寺既密迩廛闹,兄弟亲姻往来颇剧。赟数以寺果啖之,无几得呕血之疾,发便仅死。气息绵绵,哀叫酸楚,见者莫不股栗。少间苏而血止,自说云:"辄欲吐血前,睹赤衣使者。将赟往黑林中。扇大风吹赟肢节,使令分散。俄顷复引赟,向一明处。台观闲敞上有人,仪容可畏。厉声谓赟曰:'何乃以寺家果饲亲等耶?'"言已而失,如此经月以为常候。显庆五季六月二十四卒于寺。春秋二十一。①

从上文可知,僧人贞观二十三年(649)出家,显庆五年(660)去世时年21岁,出家时应为10岁。僧人入寺后多次以寺院中的果实招待亲朋,不久便患呕血之症。据此推测,年幼的僧人应是陪同客人一起食用了果实,若食用的果实为酸性或对胃肠伤害性较大,则可能导致消化道溃疡合并出血,如治疗不当会导致出血反复发作。僧人呕血后"气息绵绵,哀叫酸楚"。可见僧人当时有濒死感,且气息奄

① (唐)怀信:《释门自镜录》卷下《唐西京胜光寺孝赟取果啖亲得报事(新录)》,《大正新修大藏经》第51册,第822页中—822页下。

奄，非常痛苦，使"见者莫不股栗"。"少间苏而血止"的记载，则说明病人时而昏迷，时而清醒，上述症状符合出血性休克的临床表现。又，僧人贞观二十三年（649）出家，不久便得呕血之疾，且"经月以为常候"，直到显庆五年（660）去世，可见僧人呕血反复发作达十一年之久。由此推之，僧人或患有上消化道溃疡。上消化道溃疡主要指胃和十二指肠溃疡，其临床特点起病多缓慢，病史可长达几年甚至几十年，发作期和缓解期交替出现，溃疡严重时可大量出血。僧人有长达十一年的病史，大量呕血、非常痛苦，较符合上消化道溃疡合并大出血的临床表现。材料中将发病原因归结为吃寺庙中之果而遭到的恶报，固然是渲染因果报应学说，同时也说明当时僧人对该病的病因认识不清。

第二节　外科

　　唐朝佛教医学对外科疾病的诊疗多集中在外科手术、外伤、皮肤病、肛裂、肠结等方面。

一　外科手术

（一）印度佛教医学外科手术水平管窥

　　我们可以《奈女祇域因缘经》中所记载的三例外科手术为例，分析印度佛教医学外科手术的水平。《奈女祇域因缘经》是东汉时安息的安世高所译。祇域又译为只域、耆域，是奈女之子，母子二人都是天竺一代神医。这部佛经记载了祇域所做的三例外科手术，这几例手术若按现代医学来分类，分别是肠梗阻手术、肝脏手术和脑部寄生虫清除手术。就手术本身的难度来看，即使在科学发达的今天，也属于比较大的手术，故其真实性一直受到学界的关注。陈寅恪先生认为，祇域医案与华佗医案相似，"夫华佗之为历史上真实人物，自不容不信。然断肠剖腹，数日即差，揆以学术进化之史迹，当时恐难臻此"①。这也就是

---

　　① 陈寅恪：《三国志曹冲华佗传与佛教故事》，《寒柳堂集》，生活·读书·新知三联书店 2001 年版，第 179 页。

说，他对当时能否进行这类手术，是表示怀疑的。另外，也有不少学者认为，这类手术记载是可信的。如王青就指出，这些医案说明"印度古代的外科手术达到了一个很高的水平"[1]；司呈泉则说，华佗代表了这一时期外科学的成就。[2]

学界对此的讨论具有重要意义，这三个医案的真实与否，不仅涉及对印度佛教医学的外科手术水平的评价，也涉及对中国古代医学外科手术水平的评价。然而，无论以往的研究者对此持何种观点，却很少注意从医学科学的角度对医案进行分析。笔者试从这几例手术的病因病症，实施手术的必要性，手术过程中的麻醉消毒止血问题，以及手术水平与手术风险等方面做出分析，并由此探究其存在的真实性。

医案一："尔时拘睒弥国，有长者子，轮上嬉戏，肠结腹内。食饮不消，亦不得出。彼国无能治者……祇域始至，长者子已死……祇域善能分别一切音声，即言语使回还，此非死人，语已即便回还。时祇域即下车，取利刀破腹，披肠结处，示其父母诸亲语言。此是轮上嬉戏，使肠结如是，食饮不消，非是死也。即为解腹，还复本处，缝皮肉合，以好药涂之。疮即愈毛还生，与无疮处不异。"这是一例肠梗阻手术。

医案二："国中复有迦罗越家男儿，好学武事，作一木马，高七尺余，日日学习，骗上初学，适得上马。久久益习，忽过去失据，落地而死。祇域闻之，便往以药王照视腹中见其肝，反戾向后，气结不通故死。复以金刀破腹，手探料理，还肝向前毕。以三种神膏涂之，一种补手所获持之处，一种通利气息，一种生合刀疮。毕嘱语父曰：慎莫令惊，三日当愈。父承教敕，寂静养视，至于三日儿便吐气而寤，状如卧觉即便起坐。"这一医案的记载不够详细，只能做大致判断。患者"好学武事，作一木马，高七尺余，日日学习"，"忽过去失据，落地而死"，应该是高处跌落导致的外伤肝破裂。肝脏是腹腔

① 王青：《中古叙事作品中所反映的西域医术》，《西域研究》2006 年第 1 期。
② 司呈泉：《中国古代的人体解剖与外科手术》，《中国中西医结合外科杂志》1997 年第 2 期。

内最大的实质性脏器，质地脆弱，容易受伤。但是从"药王照视腹中见其肝，反戾向后，气结不通故死"，祇域"手探料理，还肝向前毕"等记载看，又不像是肝脏破裂手术的技法，似乎是在复位。所以，笔者笼统将这例手术称为肝脏手术。

医案三："尔时国中有迦罗越家女年十五临当嫁日，忽头痛而死。祇域闻之往至其家，问女父曰：此女常有何病，乃致夭亡。父曰：女小有头痛，日月增甚。今朝发作，尤甚于常，以致绝命。祇域便进以药王照视头中，见有刺虫，大小相生乃数百枚，钻食其脑，脑尽故死。便以金刀披破其头，悉出诸虫。封着罌中。以三种神膏涂疮，一种者补虫所食骨间之疮，一种生脑，一种治外刀疮。告女父曰。好令安静，慎莫使惊，十日当愈平复如故……七日晨明女便吐气而寤，如从卧觉。曰：我今者了不复头痛，身体皆安。谁护我者？使得如是。父曰：汝前已死。医王祇域故来护汝，破头出虫以得更生。便开罌出虫示之。"这是一个开颅清除脑寄生虫手术。①

1. 病因病症分析

医案一是一个肠梗阻手术。肠梗阻是肠内容物通过障碍的统称，也是常见的外科急腹症之一。"轮上嬉戏，肠结腹内。食饮不消，亦不得出"，说明孩子是饱餐后剧烈活动引起的急性肠梗阻，故祇域说："此是轮上嬉戏，使肠结如是，食饮不消。""肠结"是中医病名，指肠梗阻。可见，祇域对肠梗阻病因的认识十分清晰，且和现代医学是一致的。医案二因记载不够详尽，患儿从"高七尺余"的木马上落地，可能导致肝脏受伤，大致判断是一例肝脏手术。医案三是一次脑外科开颅清除寄生虫的手术。患者是一位 15 岁女子，因头痛不断加剧而昏迷，祇域诊断脑中有寄生虫，然后开颅清除。脑寄生虫病主要是感染人体的寄生虫幼虫移行至颅内，通过阻塞、压迫、破坏等致病作用，引起脑炎、脑膜脑炎或占位性病变，有时病原体排出的毒物或代谢产物可加重病情。该病起病缓慢，临床表现多样，后果往往较严重。在各种医学检查手段发达的今天，脑寄生虫病首次就诊的误诊率

---

① 以上三例医案均出自《奈女祇域因缘经》，《大正新修大藏经》第 14 册，第 898 页。

仍可高达 46.1％ ，① 祇域在当时能做出如此准确的诊断，实属不易。当然，三个医案中的有些记载很神奇，如医案二"药王照视腹中见其肝"，医案三"进以药王照视头中，见有刺虫"，这已经类似今天 X 光、B 超、核磁共振一类仪器的检查结果，当然不足为信，不过是宣传佛教医僧而已。事实上，这应该是祇域在询问病史、观察患者症状后做出的准确诊断。

2. 手术治疗的必要性

这三个医案的患者是不是属于手术适应症？医案一从当时"长者子已死"，后被祇域救活的情况看，患者当时已经是肠梗阻伴有昏迷，若错过手术时机，必然危及生命。肠梗阻在今天现代医学如此发达的情况下，仍是一种病情危重、发展迅猛的常见急腹症，单纯性肠梗阻如发展为绞窄性肠梗阻，死亡率达 30％ 左右。② 医案二记载"忽过去失据，落地而死"。说明患者自高处摔落时已经神志不清，不及时手术有生命危险。医案三的患者是一位 15 岁女子，最明显的症状就是不断加剧的头痛，以至"头痛而死"。从祇域在女子脑中取虫的情况看，这个女子感染了脑寄生虫病。脑寄生虫病可引起多种神经系统损害，还可产生程度不同的头痛。这个女子严重头痛并深度昏迷，只有手术才可能挽救她的生命。以上三个医案中的患者都已经休克甚至昏迷，病情危重，都有立即实施手术的必要性。

3. 手术过程中的麻醉、止血、消毒问题

无论古代还是今天，外科手术过程中的麻醉、止血、消毒问题都至关重要，上述三个医案又处理得如何呢？三医案均无麻醉记载，这可能与三案中的患者均已休克甚至昏迷有关。不过，古代印度成书于公元前 1 世纪左右的《妙闻集》（*Susruta Samhita*）中，提到应用一种挥发性的麻醉剂。早在奴隶制时代，印度医生应用大麻叶、曼陀罗花根的浸出液和鸦片做麻醉剂。③ 所以，祇域应该是能够进行手术麻醉的。"止血"是手术过程中自始至终经常碰到并需立即处理的操作。

① 王淑梅等：《78 例脑寄生虫病病例分析》，《中国寄生虫学与寄生虫病杂志》2009 年第 3 期。

② 参见黄洁夫《腹部外科学》，人民卫生出版社 2001 年版。

③ 参见彼得罗夫等《医学史》，人民卫生出版社 1957 年版。

现代外科主要使用三种方法：一是"压迫止血法"。其原理是以一定的压力使血管破口缩小或闭合，继之由于血流减慢形成血栓，使出血停止，如可用纱布进行压迫。二是"结扎止血法"。在手术操作过程中，对可能出血的部位或已见的出血血管进行结扎。三是"电凝止血法"①。止血法在上述三医案中也无记载，第一种和第二种方法并非难度很高，应该都是可能掌握的。至于"电凝止血法"，古人用烧热的金属用具烙灼出血部位，与此法相类。"消毒"在三案中都有记载，医案一记载，手术后"缝皮肉合，以好药涂之"，是手术切口缝合之后涂的药，虽然记载不具体也不清楚，应该是消炎一类的药。医案二记载手术后"以三种神膏涂之。一种补手所获持之处，一种通利气息，一种生合刀疮"。"手所获持之处"指的是手接触过部位的消毒，"生合刀疮"应指使用了消炎生肌作用的药。医案三手术后"以三种神膏涂疮，一种者补虫所食骨间之疮，一种生脑，一种治外刀疮"。"治外刀疮"指的也是手术切口的消炎。可见，三医案的消毒水平虽然简陋，但毕竟有较为基本的消毒程序，可降低手术风险。

4. 手术水平与手术风险

通过上述分析可见，此三个医案基本真实可信，与此相类的华佗手术也是可信的。在当时的医疗条件下，能做这样的手术，且考虑得这样周全，术后效果这样好，可以说是水平非常高的手术。可是，手术的水平很高不等于手术风险很小。细检这三个病案，我们会发现一个共同点，就是三个患者都是在休克甚至昏迷、生命垂危的情况下进行的手术。换句话说，是在不手术肯定丧命，做手术还有一线希望的情况下选择做手术的。这恰恰说明，在人体解剖知识极不完善、消毒抗菌问题难以很好解决的情况下，做这种外科大手术的风险是极高的。即使侥幸通过手术保住性命，还可能要忍受手术后遗症的折磨。天竺人佛图澄，永嘉四年（310）来洛阳，他"腹旁有一孔，常以絮塞之，每夜读书，则拔絮，孔中出光，照于一室。又尝斋时，平旦至流水侧，从腹旁孔中引出五脏六腑洗之，讫，还内腹中"②。这应该

① 全志伟等：《外科止血技术的变迁及进展》，《中国实用外科杂志》2005 年第 1 期。
② 《晋书》卷 95《佛图澄传》，中华书局 1974 年点校本，第 2485 页。

是肠外瘘的症状。肠外瘘主要发生在腹部手术后，是术后出现的一种严重并发症，腹腔严重感染医源性损伤或技术上失误是其主要原因。佛图澄的"腹旁有一孔"，当是"肠外瘘"形成的经久不愈的感染性窦道。由于窦道口通常有肠液、胆汁、气体、粪便或食物等流出，所以需要经常清洗，故佛图澄"平旦至流水侧，从腹旁孔中引出五脏六腑洗之"。严重的肠外瘘可直接在创面观察到破裂的肠管和外翻的肠黏膜，可能被旁观者误认为是"引出五脏六腑洗之"。至于"孔中出光，照于一室"，则是对佛和医僧的神化罢了。由于当时外科手术的高风险和高死亡率，即使是被称为"医圣"的华佗，他在进行这类手术时是相当谨慎的。他曾对一个患病士大夫说："君病深，当破腹取，然君寿亦不过十年，病不能杀君，忍病十岁，寿俱当尽，不足故自刳裂。"①

通过上述现代医学角度的考察，可以认为《柰女祇域因缘经》中记载的三例外科大手术是基本可信的。这三个手术从术前诊断、术中操作、术后效果等方面看，都是当时条件下高水平的大手术，反映了印度古代佛教外科学的发达。同时，这种高水平的大手术也存在着高风险、高死亡率和严重的术后并发症。由此类推，与这类手术相似的华佗手术当然也存在这样的问题，所以唐宋以后很难看到开腹、开颅之类的大手术了，其原因当然有多种，但手术带来的高风险无疑是这类大手术难以持续的直接和主要的原因。

（二）印度佛教医学外科手术对隋唐佛医的影响

与隋唐佛教医学相关的外科手术记载不多，一是胸部的解剖探查术，一是鼻息肉的切除术。

《太平广记》卷220《异疾·绛州僧》载：

> 永徽中，绛州有一僧病噎，都不下食。如此数年，临命终，告其弟子云："吾气绝之后，便可开吾胸喉，视有何物，欲知其根本。"言终而卒。弟子依其言开视，胸中得一物，形似鱼而有两头，遍体悉是肉鳞。弟子致钵中，跳跃不止。戏以诸味致钵

---

① 《三国志》卷29《华佗传》，中华书局1959年点校本，第799页。

中，虽不见食，须臾，悉化成水。又以诸毒药内之，皆随销化。时夏中蓝熟，寺众于水次作靛，有一僧往，因以少靛致钵中，此虫恇惧，绕钵驰走，须臾化成水。世传以靛水疗噎疾。①

虽然这是一次对遗体进行的解剖探查，但无疑具有医学意义。“永徽”是唐高宗李治年号。既然称为“绛州僧”，当是绛州本地的僧人而非西域外来。从这个僧人的症状看，他是一个食道癌患者。食管癌是常见的消化道肿瘤，典型的症状为进行性咽下困难，先是难咽干的食物，继而是半流质食物，最后水和唾液也不能咽下。引文中僧人“病噎”“不下食”，应是食道肿瘤导致的食道咽下困难。食管肿瘤良性少见，且症状较轻或无症状，所以僧人所患应是恶性肿瘤。僧人胸中取出的“形似鱼而有两头，遍体悉是肉鳞”之物，当是食道癌中的蕈伞型。食道癌肿主要有四种类型，即髓质型、蕈伞型、溃疡型、缩窄型等。蕈伞型瘤体呈卵圆形扁平肿块，突向食道腔内，与鱼形有些类似。唐代是佛教的大发展时期，各地行医的僧人不少，这位僧人临终前要求弟子“开吾胸喉，视有何物，欲知其根本”。说明他不仅具有相当的医学知识，而且具有解剖学意识，很可能是位医僧。解剖学是医学的基础学科，早在汉末王莽就组织太医尚方解剖人体，唐代的《千金方》有类似记载，宋代进行过两次较大规模的尸体解剖。但针对食道癌进行的人体解剖，这是笔者见到的首例。

引文中的“蓝”指蓝草，可制成染料蓝靛。“靛水疗噎疾”的说法可能是当时人认识或者体验到了蓝靛的两种作用：一是蓝靛的消炎作用。《丹溪治法心要》卷8《小儿科》就说：“治小儿丹毒，以蓝靛敷之。”② 丹毒是主要由A组β溶血性链球菌引起的急性真皮细菌感染而导致的炎症，当时人认为用蓝靛外敷有消炎作用。此书作者朱震亨虽是元朝人，但蓝靛作为染料在古代使用时间悠久，其消炎作用唐人可能通过实践总结出来。现代科学也证明，蓝靛提取物可以明显

① 《太平广记》卷220《绛州僧》引《广五行记》，第1687页。

② 朱震亨：《丹溪治法心要》，人民卫生出版社2001年版，第682页。

地抑制被 FMLP 激活的人类中性粒细胞中超氧阴离子的生成及弹性蛋白酶的装配，发挥消炎作用。① 二是蓝靛的抗癌作用。现代科学研究证明，蓝靛可提取一种名为靛玉红的生物碱，而靛玉红通过竞争性抑制周期蛋白依赖性激酶（cyclin-dependent kinase，CDK）的 ATP 结合位点，可发挥其抗白血病作用。② 靛玉红的一种衍生物甲异靛，可通过多种途径，包括抑制 DNA 生物合成、抑制微管装配、介导细胞分化以及降低 c-myb 基因表达量等形式，发挥明显的抗癌作用。③ 所以，当时人很可能应该已经发现或者体验到了蓝靛的消炎和抗癌作用，所以才有"靛水疗噎疾"说法。至于"跳跃不止""绕钵驰走"等神奇说法，不过是神化了这种作用。可见，当时人对食道癌的症状、肿瘤的形状及蓝靛的消炎、抗癌作用是有了解的。

关于鼻息肉的记载可见两例，《续高僧传》卷 21《唐京师西明寺释静之传》载：

> （释静之）小时鼻患肉塞，百方无验，有僧令诵般若多心万遍，恰至五千，肉铃便落。④

《酉阳杂俎》前集卷一《天咫》载：

> 永贞年，东市百姓王布，知书，藏镪千万，商旅多宾之。有女年十四五，艳丽聪悟。鼻两孔各垂息肉如皂荚子，其根如麻线，长寸许，触之痛心髓。其父破钱数百万，治之不差忍。一日，有梵僧乞食，因问布："知君女有异疾，可一见，吾能止之。"布被问大喜，即见其女。僧乃取药，色正白，吹其鼻中，

① Lin YinKu et al., "Anti-inflammatory Effects of the Extract of Indigo Naturalis in Human Neutrophils", *Journal of Ethnopharmacology*, Vol. 125, Issue 1, Aug. 2009, pp. 51 – 58.

② Xiao Zhijian et al., "Indirubin and Meisoindigo in the Treatment of Chronic Myelogenous Leukemia in China", *Leukemia & Lymphoma*, Vol. 43, Issue 9, Sep. 2002, pp. 1763 – 1768.

③ Zuo Mingxin et al., "The Antitumor Activity of Meisoindigo Against Human Colorectal Cancer HT – 29 Cells in Vitro and in Vivo", *Journal of Chemotherapy*, Vol. 20, Issue 6, Dec. 2008, pp. 728 – 733.

④ （唐）道宣撰，郭绍林点校：《续高僧传》卷 21《唐京师西明寺释静之传》，第 791 页。

少顷，摘去之，出少黄水，都无所苦。布赏之白金。梵僧曰："吾修道之人，不受厚施。唯乞此息肉。"遂珍重而去，行疾如飞。布亦意其贤圣也。计僧去五六坊，复有一少年，美如冠玉，骑白马，遂扣门曰："适有胡僧到无？"布遽延入，具述胡僧事。其人吁嗟不悦的："马小蹄足竟后此僧！"布惊异，诘其故？曰："上帝失乐神二人，近知藏于君女鼻中，我天人也，奉帝命来取，不意此僧先取之。吾当获谴矣！"布方作礼，举首而失。①

上述两个案例患者都生有鼻息肉。鼻息肉是鼻科的常见疾病，可发生于一侧或两侧鼻腔，是由于鼻腔和鼻窦黏膜极度水肿，受重力作用而逐渐下垂所形成的肿物，属非真性肿瘤，可通过外科手术治疗。这两例鼻息肉处理的方法却不同，《续高僧传》中"僧令诵般若多心万遍，恰至五千，肉铃便落"。文中的"僧"应是中土僧。"般若多心"即《般若波罗蜜多心经》，简称《心经》，是佛教大乘教典中的一部，中土僧要患者念此经五千遍息肉便脱落了，目的是弘扬佛法。《酉阳杂俎》记载"（梵）僧乃取药，色正白，吹其鼻中，少顷，摘去之，出少黄水，都无所苦"。梵僧采取的方法是手术摘除，他吹入女子鼻孔的白色药物应是麻醉药，所以片刻麻醉便生效，手术摘去息肉时，女子不觉痛苦。女子"鼻两孔各垂息肉，其根细如麻线，长寸许"说明患者是双侧鼻腔都患有鼻息肉，其蒂细长，息肉已经突出于前鼻孔。皂荚子的比喻说明患者息肉的颜色较深且较硬，可能是毛细血管较多的纤维型或血管型或混合型鼻息肉，属于手术适应症。梵僧手术处理更具科学性。两例鼻息肉处理的不同，从一个侧面反映了印度佛教医学的外科手术传入中国后的衰落。

（三）印度佛教医学外科手术对隋唐医界的影响

隋唐佛教医家进行外科手术的案例虽然不多，但一般医家的外科手术案例的记载相对较多。这些手术和前述《奈女祇域因缘经》中的外科手术十分相像，显然是受印度佛教医学外科手术的影响。

从史料记载看，隋唐时期的外科大手术，主要有断肠吻合术、大

---

①（唐）段成式撰，方南生点校：《酉阳杂俎》前集卷1《天咫》，第10页。

网膜切除术、开颅除虫术、剖腹修复术等。下面逐一说明：

1. 断肠吻合术

《诸病源候论》卷36《金疮肠断候》载：

> 夫金疮肠断者，视病深浅，各有死生。肠一头见者，不可连也。若腹痛短气，不得饮食者，大肠一日半死，小肠三日死。肠两头见者，可速续之。先以针缕如法，连续断肠，便取鸡血涂其际，勿令气泄，即推内之。肠但出不断者，当作大麦粥，取其汁持洗肠，以水渍内之，当作研米粥饮之。二十余日，稍作强糜食之，百日后乃可进饭耳，饱食者，令人肠痛决漏，常服钱屑散。①

《诸病源候论》是隋朝太医博士巢元方所编，又名《诸病源候总论》《巢氏病源》，计50卷。"金疮肠断"，指兵器造成的外伤断肠，引文指出了"断肠"的三种情况及处理意见：一是"肠一头见者，不可连也"，若只有断肠的一个头显露，不可连接。二是"肠两头见者，可速续之"，如果断肠的两个头都露出来，就可立即接好。先用针按法缝合断肠，随即以鸡血涂在伤口缝合处，不让缝合的断肠气泄，然后把缝合好的肠子推入腹中。"取鸡血涂其际，勿令气泄"，似乎不可思议。这大概是因为需要一种既无菌又有一定黏稠度的东西涂在断肠缝合处，以"勿令气泄"，当时条件下只有动物的血才符合这样的要求，而鸡血则是比较易得的动物血。三是"肠但出不断者"，肠子只是露出体外并没有断的，用手扶肠以大麦粥的汁洗涤，然后水浸一下将断肠推入腹腔内。

2. 大网膜切除术

前引《诸病源候论》卷36《金疮肠断候》载：

> 若肠腹册从疮出，有死者，有生者，但视病取之，各有吉凶。册出如手，其下牢核，烦满短气，发作有时，不过三日必

---

① （隋）巢元方等编纂，南京中医学院校释：《诸病源候论校释》卷36《金疮肠断候》，第1015页。

死。册下不留，安定不烦，喘息如故，但疮痛者，当以生丝缕系绝其血脉，当令一宿，乃可截之，勿闭其口，膏稍导之。①

这段引文是大网膜切除术的概括。大网膜是胃背部肠系膜（胃系膜）从胃与肠之间向前膨出，在肠的前方下垂形成的皱襞。引文中的"册"应指肠系膜。如果肠系膜从伤口流出，有死有活，根据病情治疗，有能治好的有治不好的。如果肠系膜流出很多，肠系膜的下部结成"牢核"样硬块，病人烦闷气短，定时发作，不出三天必死。"册下不留……当以生丝缕系绝其血脉，当令一宿，乃可截之"，是说如果肠系膜流出后并不粘连，病人情绪安定不烦躁，呼吸正常，只是创口还痛的可切除大网膜，也就是要求在病人状况良好时进行手术。手术时先用生丝线结扎血管，过一夜后再切除大网膜，避免出血。"勿闭其口，膏稍导之"，是说不封闭切口，涂上药膏慢慢疏导，使之愈合。

3. 剖腹修复术

《旧唐书》卷 187《安金藏传》载：

> 安金藏，京兆长安人，初为太常工人。载初年，则天称制，睿宗号为皇嗣。少府监裴匪躬、内侍范云仙并以私谒皇嗣腰斩。自此公卿已下，并不得见之，唯金藏等工人得在左右。或有诬告皇嗣潜有异谋者，则天令来俊臣穷鞫其状，左右不胜楚毒，皆欲自诬，唯金藏确然无辞，大呼谓俊臣曰："公不信金藏之言，请剖心以明皇嗣不反。"即引佩刀自剖其胸，五藏并出，流血被地，因气绝而仆。则天闻之，令舆入官中，遣医人却纳五藏，以桑白皮为线缝合，傅之药，经宿，金藏始苏……开元二十年，又特封代国公……竟以寿终。②

---

① （隋）巢元方等编纂，南京中医学院校释：《诸病源候论校释》卷 36《金疮肠断候》，第 1015 页。

② 《旧唐书》卷 187 上《安金藏传》，第 4885 页。

需要说明的是，虽然引文中说安金藏"引佩刀自剖其胸"，但其所剖部位应该是腹部而非胸部。原因有二：一是开胸手术要从胸部正中锯开胸骨，安金藏自己挥刀不可能将自己的胸骨剖开。故引文中虽云"剖其胸"，其实他自剖的是腹部，古人的胸腹观念并不严格。二是开胸后，胸腔的密闭性被打破，胸内原来的负压消失，术后必须重建胸膜腔内的负压，才能正常呼吸。负压的重建需要专门的仪器，对于古人来说几乎是不可能的，史料中也未见到与重建胸腔负压相关的记载，故当时不可能进行开胸手术。这例手术的主要工作是清创、脏器复位与缝合等，属于腹部外伤修复手术。安金藏手术后"竟以寿终"，至开元二十年（732）他已经术后存活了42年。可见，这次手术是成功的。

4. 脑寄生虫清除术

《太平广记》卷219《高骈》引《玉堂闲话》：

> 高骈镇维扬之岁，有术士之家延火，烧数千户，主者录之，即付于法，临刃，谓监刑者曰："某之愆尤，一死何以塞责，然某有薄技，可以传授一人，俾其救济后人，死无所恨矣。"时骈延待方术之士，恒如饥渴，监刑者即缓之，驰白于骈。骈召入，亲问之，曰："某无他术，唯善医大风。"骈曰："可以核之?"对曰："但于福田院选一最剧者，可以试之。"遂如言，乃置患者于密室中，饮以乳香酒数升，则懵然无知，以利刀开其脑缝，挑出虫可盈掬，长仅二寸，然以膏药封其疮，别与药服之，而更节其饮食动息之候，旬余，疮尽愈。才一月，眉须已生，肌肉光净，如不患者。骈礼术士为上客。①

关于这一记载，王吉民先生说："大风可畏之传染病，古来中西名医无治法，岂区区术士能治之耶。且其致病之细菌，俗眼不可见，所谓挑出虫可盈掬，长仅二寸，全属附会之谈耳。"② "大风"即麻风

---

① 《太平广记》卷219《高骈》引《玉堂闲话》，第1679页。
② 王吉民：《中华医史研究》，广东人民出版社2011年版，第493页。

病，是一种细菌性传染病，其病原体为麻风杆菌，与引文中记载的病原体"虫"显然不符。但大风在当时较为流行且危害较大，很可能成为严重疾病的象征被古人假借。笔者以为，这是一例开颅清除脑寄生虫的病例。"开脑出虫"之事唐代史料中有载，如《新唐书》卷221下《拂菻传》：大秦"有善医能开脑出虫"者，[1]《文献通考》卷339《大秦》亦云：大秦"或未病先见，或开脑出虫"[2]。脑寄生虫病主要是感染人体的寄生虫幼虫移行至颅内，通过阻塞、压迫、破坏等致病作用，引起脑炎、脑膜脑炎或占位性病变。该病起病缓慢，临床表现多样，后果往往较严重。在各种医学检查手段发达的今天，脑寄生虫病首次就诊的误诊率仍可高达46.1%。[3] 当时的医者能判断出患者脑中有寄生虫，是难能可贵的。

唐代做这样的手术是有基础的。如前述，天竺僧医祇域就成功进行了一次开颅清除寄生虫的手术。[4] 晋惠之末祇域到洛阳，其手术方法应传到中国，并为医家所掌握。从上述引文看，手术的步骤十分清晰，麻醉、开颅、除虫、缝合，"以膏药封其疮，别与药服之"，当是消炎生肌药的内服外用。若不是实际操作，手术过程不会这样有条理，故手术是可信的。

关于寄生虫的病因，古人是有认识的。中国食用生鱼片的历史很久远，《礼记·内则》就有"鱼脍芥酱"的记载。隋唐时是食用鱼脍即生鱼片的高峰期，鱼脍多用生活于淡水的鱼类如鲤鱼，也用生活于咸水和淡水中的鱼如鲈鱼。鱼脍味道虽美，却容易感染寄生虫病，关于这一点古人已有认识，如华佗为人看病时说："'府君胃中有虫数升，欲成肉疽，食腥物所为也。'即作汤二升，先服一升，斯须尽服之。食顷，吐出三升许虫，赤头皆动，半身犹是生鱼脍也。"[5] 唐开

---

① 《新唐书》卷221下《拂菻传》，第6261页。
② 《文献通考》卷339《大秦》，中华书局1986年点校本，第2659页。
③ 王淑梅、杨飞飞等：《78例脑寄生虫病病例分析》，《中国寄生虫学与寄生虫病杂志》2009年第3期。
④ （东汉）安世高译：《奈女祇域因缘经》，《大正新修大藏经》第14册，第898页。
⑤ 《三国志》卷29《华佗传》，第799页。

元（713—741）中，和璞谓房琯曰："君殁之时，必因食鱼脍。"① 说明当时人已经意识到食用生鱼会感染疾病甚至致死。

（四）隋唐医家手术评价

我们从手术适应症、手术步骤、术后护理、手术风险及手术过程中的麻醉、止血、消毒问题等方面，对上述手术进行分析。

1. 手术适应症

从手术适应症的角度看，上述手术中，断肠吻合术、大网膜切除术针对的都是兵器所致的腹部外伤患者，剖腹修复术中的安金藏已经"五藏并出"，故这些手术是抢救型的；开颅手术的患者则是福田院中病情最重的病人，也需要立即手术以挽救生命。所以，除尸体解剖外，其余进行手术的都属手术适应症。更可贵的是，《诸病源候论》还对手术适应症进行了具体分析。《诸病源候论》在断肠吻合术中指出，"肠一头见者，不可连也……肠两头见者，可速续之"，如果只有断肠的一个头显露，需要扩大手术视野即扩展创口去寻找另一头，手术的难度和危险性都大大增加，手术的时间也势必延长，手术成功的把握也就不大，还徒增患者痛苦，故选择放弃，即引文中所说"不可连也"；"肠两头见者，可速续之"，断肠的两个头都露出来，就要抓紧时间立即接好，以降低手术的危险。《诸病源候论》在分析大网膜切除术的手术适应症时说："册出如手，其下牢核，烦满短气，发作有时，不过三日必死"，这种情况做手术意义不大，只有"安定不烦，喘息如故，但疮痛者"，才是手术适应症，这种情况下进行手术，成功的把握才比较大。

2. 手术步骤

开颅除虫术的手术步骤记载最清晰，可分为五步：第一步先让患者"饮以乳香酒数升"，使"则懵然无知"，达到全身麻醉的效果；第二步"以利刀开其脑缝"，即开颅；第三步"挑出虫可盈掬"，即除虫；第四步"以膏药封其疮，别与药服之"，即患者的手术切口上涂"膏药"，同时服用内服药，这是外用药与内服药的联合使用。当

---

① （唐）郑处诲著，田廷柱点校：《明皇杂录》卷上《和璞预言房琯之卒》，中华书局 1994 年点校本，第 11 页。

然，无论外用药还是内服药，大概都具有消炎生肌的功能；第五步"节其饮食动息之候"，是指术后护理，说明医者注意患者的饮食与起居情况，以保证手术的成功。大网膜切除术中，要求先用生丝线结扎大网膜外伤坏死部位的血管，以"绝其血脉"，然后观察一夜，"乃可截之"。安金藏剖腹修复术中先"纳五藏"，使脏器复位；然后以桑白皮为线缝合，桑白皮线作为缝合伤口材料在先秦时已开始使用，有消炎消肿作用；再"傅之药"，应是创口上涂消炎生肌的药。可见，这些手术的步骤，都是比较有章法的。

3. 手术过程中的麻醉、止血、消毒问题

无论古代还是今天，外科手术过程中的麻醉、止血、消毒问题都至关重要。麻醉在中国有悠久的历史，东汉末年的华佗已经使用"麻沸散"进行全麻手术。前述开颅除虫术，先让患者"饮以乳香酒数升，则懵然无知"，就是进行全身麻醉的情况。其余断肠吻合术、大网膜切除术、剖腹修复术与此时间相去不远，虽无麻醉记载，估计应能进行全身麻醉。"止血"是手术过程中自始至终经常碰到并需立即处理的操作。前述现代外科主要使用三种方法：一是"压迫止血法"，二是"结扎止血法"，三是"电凝止血法"。东晋时葛洪的《肘后备急方》载，"忽乱伤舌下青脉，血出不止便煞人方，可烧纺铁以灼此脉令焦"。这种用金属器具烙灼伤口止血的方法，与"电凝止血法"相类。其他两种止血方法都不难掌握，大网膜切除术中，"以生丝缕系绝其血脉"，就是指术前结扎坏死部位血管，使用了"结扎止血法"。"消毒"在几个手术中都有记载，肠系膜切除术要求"勿闭其口，膏稍导之"；开颅术"以膏药封其疮口，别与药服之"，内服外用结合，消炎效果会有所增加；安金藏创口缝合后，"傅之药"。这些"膏""药"，都应是具有消炎生肌作用的。尽管当时医者的消毒手法简陋，但消炎意识是比较强的，这对降低手术风险有利。

4. 术后护理

外科手术之后，护理至关重要，它直接关系到手术的预后效果，对术后患者的康复具有重要意义。隋唐时期对术后护理比较重视，如断肠吻合术后，"当作研米粥饮之。二十余日，稍作强糜食之，百日后乃可进饭耳，饱食者，令人肠痛决漏，常服钱屑散"。手术后，患者先喝流质状的米糊，二十多天后做较稠的粥给病人吃，百天后才可吃一般饮食。过于饱食会使大肠膨胀裂开渗液，要经常服用中药钱屑散。开颅术后，"更节其饮食动息之候"，是说手术后要注意饮食起居的护理。

5. 手术水平

从手术本身的水平看，《诸病源候论》中关于断肠吻合术、大网膜切除术的记载，是对这两类手术的总结性说明，虽然没有关于预后效果的详细记载，但从手术适应症、手术步骤及手术过程中的麻醉、消毒、止血等方面看，这两类手术已经是比较成熟的手术了。剖腹修复术和开颅除虫术两例手术都非常成功，在当时的条件下，能够进行如此难度的手术，并取得了良好的预后效果，毫无疑问，这些手术代表了隋唐时期中国外科的最高水平。

6. 在外科手术史上的地位

从中国古代外科手术发展史看，宋代以后外科大手术基本绝迹，东汉末年的华佗无疑代表着隋唐以前外科手术的最高水平。华佗事迹主要见于《后汉书·方术列传下》《三国志·方技传》及《华佗别传》。"若病结积在内，针药所不能及，当须刳割者，便饮其麻沸散，须臾便如醉死无所知，因破取。病若在肠中，便断肠湔洗，缝腹膏摩，四五日差，不痛，人亦不自寤。一月之间，即平复矣。"[1] "又有人病腹中半切痛，十余日中，须眉坠落。佗曰：'是脾半腐，可刳腹养疗也。'佗便饮药令卧，破腹视，脾半腐坏，刮去恶肉，以膏傅创，饮之药，百日平复也。"[2] 说明华佗做过的手术应是腹腔的断肠湔洗、肠切除吻合、脾切除等。从外科手术的水平看，隋唐时期的手术与华佗没有太大的差距。从手术记载看，华佗和隋朝的两个手术，对病症、手术步骤、术后护理的记载清晰、具体、准确；而唐代的记载奇异模糊，如食道癌的解剖探查有"此虫怙惧，绕钵驰走，须臾化成水"之说，脑寄生虫清除术的记载又与大风病掺杂在一起。可见，唐代手术记载的科学性已经下降了。

① 《三国志》卷29《华佗传》，第799页。

② 《后汉书》卷82下《华佗传》，中华书局1965年点校本，第2737页。

7. 手术风险

手术水平很高不等于手术风险很小，断肠吻合术、大网膜切除术在《诸病源候论》中都列在"金疮肠断候"部分，也就是说都是由于兵器所致的断肠和大网膜坏死，不立即手术有性命之忧。剖腹修复术中的患者安金藏已经"五藏并出"，开颅手术的患者也是福田院中病情最重的病人，都需要马上手术以挽救生命。联系到前述《奈女祇域因缘经》中的手术也是如此，印度医僧祇域所做的肠梗阻手术、肝脏手术和脑部寄生虫清除等三个外科手术，三个患者都是在休克甚至昏迷、生命垂危的情况下进行的手术。也就是说，古代社会都是在不手术肯定保不住性命，做手术还有一线希望的情况下选择手术的。这恰恰说明，在人体解剖知识极不完善、消毒抗菌问题难以很好解决的情况下，做这种外科大手术的风险是极高的。即使侥幸手术保住性命，还可能要忍受手术后遗症的折磨。前述天竺人佛图澄"肠外瘘"形成的经久不愈的感染性窦道就是证明。正因这类手术风险极高，唐代大医学家孙思邈的《千金要方》中，涉及外科方面的只是疮疡、肛门病、皮肤病、瘿瘤、癞、肠痈、烧伤、金创等，对大型外科手术则采取消极抵制的态度，认为"我道纯正，不述剖腹易心之异"①。宋代以后，随着中医内科学的发展，这样的大手术难以持续了。《太平广记》卷105《崔宁》曰："唐崔宁，大历初镇西蜀。时会杨林反，健儿张国英与战，射中腹，镞没不出。医曰：'一夕必死。'家人将备葬具，与同伍泣别。国英常持《金刚经》，至夜，梦胡僧与一丸药。至旦，泻箭镞出，疮便合瘥。"②这是唐朝胡僧治疗腹部中箭的案例。从材料中梦见胡僧赐丸药而病除来看，一方面体现了隋唐时期佛家对胡僧的近乎崇拜的信赖；另一方面对于腹部中箭的金创，梦中的胡僧所采取的治疗方法并不是其得意的外科手术，而是"与一丸药"的内科手法，收获了"泻箭镞出"的内科疗效，体现了在唐中后期，随着中医内科学的不断发展，外科学走向衰落的时代特色。

---

① （唐）孙思邈著，李景荣等校释：《备急千金要方校释》序，第10页。
② 《太平广记》卷105《崔宁》引《报应记》，第713页。

综上，隋唐时期的外科大手术，从手术适应症、手术步骤、术后护理、手术风险及手术过程中的麻醉止血消毒问题等方面分析，与前述《奈女祇域因缘经》中的手术较相似，应是受印度佛教医学的影响。虽然汉地佛教医学大手术的资料不多，但根据印度佛教医学外科大手术对隋唐医界的影响，可以推测唐代佛教医界一定也深受印度佛教外科手术的影响，应该是能够进行大手术的。但是在唐朝中后期，随着中医内科学的发展，外科学式微，唐朝佛教医学也受到了影响。

二 外伤

外伤是指机械暴力、烧烫、冷冻、虫兽叮咬、化学物品、电击等意外因素所致的形体组织损伤。唐朝佛教医学的外伤主要有箭镞、剑等武器造成的金创，虫蛇咬伤以及烫伤等。史料中未见有关烫伤的具体个案，但唐朝佛经中发现多个治疗烫伤的医方，这部分内容将在第四章论述。本节重点分析机械暴力所致外伤以及虫蛇咬伤。

（一）机械性外伤

笔者在史料中发现了四例有关唐朝佛教医学治疗机械性外伤的记载。其中，《太平广记》所记崔宁腹部中箭的案例已在前文"外科手术"部分进行了分析，在此不赘述。此外，《集异记》与《南部新书》均记载了唐朝僧人为河朔将军邢曹进拔出箭镞之事。两处记载的中箭部位不同，一处是肩部，另一处是眼部。《集异记》中记载较为详细可信，故笔者引用。

案例一：

> 唐故赠工部尚书邢曹进，至德已来，河朔之健将也。守职魏郡，因为田承嗣所縻。曾因讨叛，飞矢中肩，左右与之拔箭，而镞留于骨，微露其末焉。即以铁钳，遣有力者拔而出之，其镞坚然不可动。曹进痛楚，计无所施。妻孥辈但为广修佛事，用希慈荫。不数日，则以索缚身于床，复命出之，而特牢如故。曹进呻吟忍耐，俟死而已。忽因昼寝，梦一胡僧立于庭中，曹进则以所苦诉之。胡僧久而谓曰："能以米汁注于其中，当自愈矣。"及寤，言于医工。医工曰："米汁即泔，岂宜

溃疮哉！"遂令广询于人，莫有谕者。明日，忽有胡僧诣门乞食，因遽召入，而曹进中堂遥见，乃昨之所梦者也，即延之附近，告以危苦。胡僧曰："何不灌以寒食饧？当知其神验也。"曹进遂悟，饧为米汁，况所见复肖梦中，则取之，如法以点，应手清凉，顿减酸疼。其夜，其疮稍痒，即令如前镊之。钳才及睑，镞已突然而出。后傅药，不旬日而瘥矣。吁，西方圣人，恩佑显灼，乃若此之明征乎。①

案例二：

陇西李大安，工部尚书大亮之兄也。武德年中，大亮为越州总管，大安自京往省之。大亮遣奴婢数人从兄皈。至谷州鹿桥，宿于逆旅。其奴有谋煞大安者，候其睡熟，夜已过半，奴以小剑刺大安项，洞之，刃著于床，奴因不拔而逃。大安惊觉，呼奴，其不叛奴婢至，欲拔刃，大安曰："拔刀便死，可先取纸笔作书。"奴仍告主人诉县官。大安作书毕，县官亦至，因为拔刃，洗疮加药，大安遂绝。忽如梦者，见一物长尺余，阔厚四五寸，形似猪肉，去地二尺许，从户入，来至床前。其中有语曰："急还我肉。"大安曰："我不食猪肉，何缘负汝？"即闻户外有言曰："错非也。"此物即还从户出去。大安仍见庭前有池水，清浅可爱。池西岸上，有金佛像，可高五寸，须臾渐大，而化为僧，被绿袈裟，甚新净，谓大安曰："被伤耶？我今为汝将痛去，汝当平复，还家念佛修善也。"因以手摩大安项疮而去。大安志其形状，见僧背有红缯补袈裟，可方寸许，甚分明。既而大安觉，遂苏，而疮亦不复痛，能起坐食。②

上述两个案例中，佛家治疗外伤的方法均带有神奇色彩。于志刚

---

① 《太平广记》卷101《邢曹进》引《集异记》，第675页。
② （唐）唐临撰，方诗铭辑校：《冥报记》卷中《唐李大安》，第33—34页。

认为这些故事表明唐朝僧人有很高的医疗水平。① 但是他并未对两个案例进行具体分析，故笔者试分析之。

案例一是唐朝僧人对箭镞外伤的治疗。胡僧以米汁灌于伤口处的治疗方法，受到了当时中医的质疑，中医认为米汁就是淘米泔水，它不干净不能用于清洗伤口。但是通过胡僧"何不灌以寒食饧"的话，以及"饧即米汁"的解释，说明胡僧当时用的不是泔水，而是寒食汤即高温煮沸又晾凉的米汤，已经是相对无菌的汁汤。在佛经中，米汁是时浆的一种，属于时药。僧人蔺道人所著《仙授理伤续断秘方》中配制治疗跌打损伤的白药沫所需的白杨皮等药物都需要用米汁浸泡。即便是淘米的泔水，佛经中也有用它治疗疾病的记载，如《摩诃止观》中就记载了可用淘米泔水为比丘治病的案例。可见，无论是淘米泔水还是煮沸后的米汤在佛经中都有医疗作用。但是，佛经中并不见使用米汁清洗伤口的记载。义净翻译的《曼殊室利菩萨咒藏中一字咒王经》中也有一方药可使箭镞泻出，但使用的是陈酥而非米汁。虽然我们没在佛经中找到相关记载，但前引《诸病源候论》卷36《金疮肠断候》有用麦汁清洗伤口的记载，这种使用大麦汁清洗肠子的方法与本案中以寒食汤清洗伤口的方法原理大体相同，这些汤汁都是经过高温消毒的液体。唐朝僧人以米汁清洗伤口的做法可能是受中医的影响。案例中有关医疗效果的记载虽有夸张，但有一定的科学性。

案例二是僧人治颈部剑伤。患者脖子被剑刺伤"拔刃便死"的认识符合现代医学治疗外伤的原则，因为颈中的大动脉若被刺破，在没有做好止血工作时就贸然拔剑很可能导致动脉大出血，从而危及生命。至于"以手摩项疮"便痊愈的说法，当然是为宣扬佛法的奇效。

此外，唐译佛经中还有不少治疗外伤的药方，笔者将在第四章进行讨论。

（二）虫蛇咬伤

唐朝名医孙思邈在《千金药方》卷25"备急"条中就列举了多种治疗蛇、蜂等动物咬伤中毒的方法。在我国古代，无论是居家还是

---

① 于志刚：《唐代的僧人、寺院与社会生活——以〈太平广记〉为中心》，硕士学位论文，郑州大学，2013年。

旅行，人们都可能会面对毒蛇的危害。隋唐时期的医书中对毒蛇的描述较多，主要涉及预防毒蛇和被毒蛇咬伤后的治疗，包括咒术驱蛇和中毒后的药物治疗、针灸治疗等，相关内容可参见《"毒"与中古社会》一文。[①] 于志刚的论文对唐朝长寿老僧聋医治毒蛇咬伤的案例有所关注，认为治疗方法带有神奇色彩，无法进行科学解释。[②] 但他并未关注唐朝僧人治疗毒蛇咬伤的其他案例，即使是对长寿老僧案例的分析也较为笼统，仅有一句结论性的说明。笔者对史料中发现的三个毒蛇咬伤的案例进行分析。

案例一：

> 长寿寺僧聋，言他时在衡山，村人为毒蛇所噬，须臾而死，发解肿起尺余。其子曰："昝老若在，何虑！"遂迎昝至。乃以灰围其尸，开四门。先曰："若从足入，则不救矣！"遂踏步握固，久而蛇不至。昝大怒，乃取饭数升，捣蛇形诅之。忽蠕动出门。有顷，饭蛇引一蛇从死者头入，径吸其疮，尸渐低，蛇疮缩而死，村人乃活。[③]

案例二：

> 释慧恭，俗姓罗氏，福州闽人也……二十有二，适值新创安国寺受具足戒。寻乃游方，缘岭涉荒，而无难色。尝遇黑蛇伤指，不求医而毒螫自销……[④]

案例三：

> （释静之）小时鼻患肉塞，百方无验，有僧令诵般若多心万

---

① 霍斌：《"毒"与中古社会》，硕士学位论文，陕西师范大学，2012 年。
② 于志刚：《唐代的僧人、寺院与社会生活——以〈太平广记〉为中心》，硕士学位论文，郑州大学，2013 年。
③ （唐）段成式撰，方南生点校：《酉阳杂俎》前集卷 5《怪术》，第 56 页。
④ （宋）赞宁撰，范祥雍点校：《宋高僧传》卷 12《唐天台紫凝山慧恭传》，第 291 页。

遍，恰至五千，肉铃便落。行至秦州，被毒蛇螫，苦楚叵言，以观行力便见善境，自然除灭。后遇疾苦，依前得差。乃撰《诸家观门》以为一卷，要约精最，后学重之。①

案例一是长寿老僧耸治疗村民被毒蛇咬伤。蛇毒是毒蛇从毒腺中分泌出的一种毒液，含有多种毒性蛋白质和各种酶，这些蛋白质和酶会导致各系统生理功能障碍，因此被咬伤后会出现惊厥、呼吸麻痹、溶血等症状。所以，被毒蛇咬伤后首先要防止蛇毒在身体中扩散，之后要使用蛇药解毒。案例中的村民"须臾而死，发解肿起尺余"，可见他被毒蛇咬伤后已经出现了昏迷及严重肿胀的症状，被误以为死亡。长寿老僧以蛇"从死者头入，径吸其疮"的治疗方法应是被神化了，但从咬伤处吸出毒液的方法是可取的，有利于毒液的排出。

案例二是僧人释慧恭被黑蛇咬伤的案例。释慧恭没有明显的中毒反应，并且"不求医而毒螫自销"，是因为咬伤他的应是无毒蛇。从蛇形看，毒蛇的头多呈三角形，身上有彩色花纹，尾短而细；无毒蛇头呈椭圆形，身上色彩单调，尾细而长。咬伤僧人的是色彩单调的黑蛇，很可能无毒，故释慧恭能够自愈。

案例三中僧人释静之被毒蛇咬伤后，出现了"苦楚叵言"的中毒症状，但他"以观行力便见善境"，最后不治自愈，可见是强调佛法无所不能。

念咒也是唐朝佛教医学防蛇、治蛇的主要方法。唐译佛经中很多陀罗尼咒语都有驱蛇的功效，这些佛教咒语对唐代中医驱蛇咒语产生了一定影响，如《外台秘要方》中记载了一则治蛇咒语，其内容为"五月五日，从门东刺向南三步……其遮吒、呵迦吒、僧禁吒、噪剑吒，蛇毒死，噪剑严，蛇毒烂……"② 从咒语内容上看，明显带有佛教色彩。唐译佛经中也有治疗虫蛇咬伤的方药，其中部分方药对毒蛇咬伤可起到缓解作用，有一定的科学性。这些方药将在第四章进行分析。

---

① （唐）道宣撰，郭绍林点校：《续高僧传》卷 21《唐京师西明寺释静之传》，第791—792 页。

② （唐）王焘著，高文柱校注：《外台秘要方》卷 40《禁蛇法》，学苑出版社 2010 年版，第 1483 页。

蜘蛛咬伤中毒也是唐朝僧人经常会面对的一种中毒情况。笔者共发现两个有关唐朝僧人治疗蜘蛛咬伤的案例。

案例一：

> 疗蜘蛛咬，遍身生丝方：
> 取羊乳一味久服，愈为度。贞元十一年，余偶到奚吏部宅坐客，有刑部崔从质因话此方。崔云，目击有人被蜘蛛咬，腹大如有娠，遍身生丝，其家弃之，乞食于道，有僧遇之，教饮羊乳，得愈，平伏。①

案例二：

> 释威整，未详氏族……忽于床后壁上见一蜘蛛，以杖狭之，遂误断一脚，遣人送却。至明日还来整见，又遣人送，送向水南经宿。又来整，乃以指剔其所患之脚，遂被咬其手指，又遣人送极远之处。他日不觉，复来重咬其指，乃虽小疮，痛不可忍。又令更送，自尔不来。疮后稍增，渐遍身体。体觉渐微痒，以手搔之，随手作疮。疮中有蜘蛛丝，出疮皆渐大二三寸许，晓夕苦痛，难言难忍。经二年间，涕唾小便皆有小蜘蛛子出，至今不差。百方推问，莫之能疗。合寺徒众时时来集为其求佛，即觉小可，罄舍衣资，于龙门山造一万五千像一铺，像今欲成，其疮稍敛，岂非宿殃不请之所致耶？②

案例一出自刘禹锡的《传信方》，后被其他医书多次记载，受到了我国医学界的关注。靳士英、靳朴所著《岭南医药启示录（续篇二十）》，对本案例以及与其相关的多个记载进行了梳理和记录，但

---

① ［日］律丹波康赖撰，高文柱校对：《医心方》卷18《治蜘蛛啮人方第四十五》引《传信方》，第387页。
② （唐）释怀信：《释门自镜录》卷下《唐神都太平寺僧威整害蜘蛛事》，《大正新修大藏经》第51册，第814页中—814页下。

缺少对该治疗方法科学性的分析。① 接下来笔者将从现代医学角度对这个案例进行分析。

蜘蛛毒液中含有神经毒素以及组织溶液毒素等，一般情况下被毒蜘蛛咬伤后会出现剧烈疼痛、红肿、全身无力、头晕、恶心等症状，严重时还会引起过敏性休克、急性喉头水肿、肺水肿以及合并多器官功能衰竭等。② 案例一中记载的"腹大如有娠"，说明患者已经出现了严重水肿或有腹水，"遍身生丝"则是皮肤过敏症状的反应。僧令其喝羊乳解毒，是佛家利用乳来解毒的治疗方法。在佛经中，乳是最为常见的药材。唐般若所译《大乘本生心地观经》中记载了一男子为父母以及亲友解毒的故事。在故事中，男子寻找的解毒灵药为阿伽陀解药，其配方为乳、酥、砂糖三味合煎，此妙药被称为雪山阿伽陀药，不仅可以解毒，并且可使服用者长生不死。菩提流志所译《不空胃索神变真言经》中也记载了饮用乳解毒的医方，唐朝阿目佉所译《佛说不空胃索陀罗尼仪轨经》中摘录本方，内容为"若一切毒虫蜇者，真言黄土泥数涂毒处或数加持牛乳空腹饮服，或加持煮豆汁，温蘸虫所毒处，便得除愈"③。这几处的记载均说明乳为佛教医学中的重要解毒药品。僧令中毒者喝羊乳以解毒，是佛教医学中乳药用价值的体现。羊奶是高蛋白物质，并且含有多种氨基酸、维生素、矿物质等，使用羊乳解毒很可能是因为乳中蛋白质可保护人体蛋白，防止其变性。此外，羊奶蛋白质中乳清蛋白含量高，酪蛋白含量低，与人乳汁相近，容易被人体吸收。人中毒后会出现中毒反应，免疫力下降，喝羊奶可以提高人体的免疫力。本案被成书时间稍晚的《医心方》等医籍所引用，《本草纲目》亦将"解蜘蛛咬毒"之功效记入"羊乳"条目，可见以羊乳治疗蜘蛛咬伤中毒被后来医家所接受，这也是唐朝佛教医学对我国中医学的一大贡献。

① 靳士英、靳朴：《岭南医药启示录（续篇二十）》，《现代医院》2010 年第 6 期。

② 赵永红、王俊生、田金华：《毒蜘蛛螫伤的急救及护理》，《当代护士》2005 年第 10 期。

③ （唐）阿目佉译：《佛说不空胃索陀罗尼仪轨经》，《大正新修大藏经》第 20 册，第 436 页上。

案例二是唐朝太平寺僧人释威整因为伤害蜘蛛，被蜘蛛咬伤手指而中毒。本案中有关僧人中毒后产生的变态反应描写较为详细，但却未得到史学界的重视。僧人被两次咬伤后，疮虽小却疼痛难忍，之后周身微痒，疮口也逐渐增大至二三寸，朝夕痛苦。可见僧人出现了严重的中毒症状和变态反应，也说明了该蜘蛛的毒性很强。材料中所说的"涕唾小便皆有小蜘蛛子出"主要目的是突出业报的严重。最后，寺院和尚一起向佛祖请求又罄舍衣资，"于龙门山造一万五千像"，这种治疗方法带有浓厚的宗教色彩，是对佛教的神化。

三 疮疡

疮疡是指各种致病因素引起的体表化脓性疾病的总称，分急性和慢性，包括体表上的肿疡即溃疡、痈、疽、叮疮、疖肿等，中国古代用以泛指多种外科疾患。马振友、张建中、郑怀林等人主编的《中国皮肤科学史》一书中详细介绍了我国古代对皮肤病的认识和治疗情况。① 李燕捷曾对唐代人的寿命以及常见致病因素进行了研究，认为疮疡在唐朝是常见的死亡原因。他认为，正是因为当时的医疗条件无法对具体死亡原因进行分析，所以疮疡才被看成是致命疾病。② 李清的博士论文《中国古代佛门医家成就研究》对僧人治疗此类疾病的情况进行了分析。③ 但是，学界对唐朝僧人治疗疮疡案例的关注多集中在僧人医德方面，对医治方法的研究较少，下面我们针对具体案例进行分析。

唐朝僧人治疗疮疡的案例有三。

案例一：

> 宽常诵维摩及戒本，所居住房每夜必有振动介胄之响，窃而观者，咸见非常神人绕房而行。又一时夜中，房重阁上有打物声，同学宝通闻之惊迷，不安其席。宽就而慰之，犹打物如故，

---

① 马振友、张建中、郑怀林等主编：《中国皮肤科学史》，北京科学技术出版社 2015 年版。

② 李燕捷：《唐人年寿研究》，文津出版社 1994 年版，第 258 页。

③ 李清：《中国古代佛门医家成就研究》，博士学位论文，上海中医药大学，2009 年。

至旦看之，乃舍梁将折，即令柱之，得免其命。其为幽灵所卫如此。而性好瞻病，无惮远近，及以道俗，知无人治者，皆舆迎房中，躬运经理。或患腹痛不可脓出者，乃口就欶之，遂至于瘥，往往非一。其慈惠之怀，信难继也。①

案例二：

释惠符，姓戚氏，越州诸暨人也。登其弱冠，勇气过人，角力驰逐，无能及者……符凡见疮疖脓流，皆咒之则差。至开元十八年，无疾而终。②

案例三：

《国史补》言：有白岑者，疗发背甚验。为淮南节度使高适胁取其方，然不甚效。岑后至九江，为虎食，驿吏于囊中得其真方，太原王升之写以传布。后鲁国孔南得岑方，为王传，号灵方，今具于后。（案：原方传写缺。）吕君子西华，洛阳人，孤贫无家。著作郎韦颙与其先有旧，以其子妻之。应秀才，五举不第，与同志张元伯入王屋山，时莫知者。俄西华疽发背，脓血被身，筋骨俱见。告元伯曰："吾将死矣，幸扶至水傍，俟天命而已。"元伯无可奈何，因从其言。露卧数宿，忽有一胡僧振锡而至，视其疮曰："膜尚完，可治也。"乃出合中药，涂于软帛上，贴四五日生肌，八九日肉乃平，饮膳如故。僧云："吾将去。他时虑发此疾，无药疗，因示其方，约令秘之。"西华顿首曰："微吾师，遗骸丘庙矣。虽力未能报，愿少伸区区，可遽言别乎？"僧曰："始以君病而来，今愈吾去矣，安用报为！"……其方如后。

白麦饭石（色黄白类麦饭者，尤佳。炭火烧，取出，醋中浸

---

① （唐）道宣撰，郭绍林点校：《续高僧传》卷15《唐蒲州仁寿寺释志宽传》，第529页。
② （宋）赞宁撰，范祥雍点校：《宋高僧传》卷19《唐庐江灊山天柱寺惠符传》，第477页。

十遍）白敛末鹿角（二三寸，截之，不用自脱者。元带脑骨者，炭火烧，烟尽为度，杵为末。各等分）

上并捣细末，取多年米醋于铫中煎，并令鱼眼沸，即下前件药末，调如稀饧。以箆子涂敷肿上，只当疮头留一指面地，勿令合，以出热气。如未脓当内消，若已作头当撮小。若日久疮甚，肌肉损烂，筋骨出露，即布上涂药贴之。疮上干，即再换。但以膈中不穴，无不瘥。疮切忌手按，宜慎之。刘梦得《传信方》亦有，不及如此之备。①

唐朝僧人自身患有疮疡病的案例发现有下面三个。

案例四：

释智璪，俗姓张氏，清河人……年登十七，二亲俱逝，惨服才释，便染病疾，频经岁月，医药无效。仍于静夜策杖曳疾，出到中庭，向月而卧，至心专念月光菩萨，唯愿大悲济我沉疴。如是系念，遂经旬朔，于中夜间梦见一人形色非常，从东方来，谓璪曰："我今故来，为汝治病。"即以口就璪身，次第吸嗽，三夜如此，因尔稍瘥。深知三宝是我依救，遂求离俗，便投安静寺慧凭法师以为弟子。②

案例五：

顺时患肿，脓溃外流，人有敬而唳者，或有以帛拭者，寻即瘥愈。余脓发香，流气难比，拭帛犹在，香气不歇。③

① （北宋）沈括、苏轼撰，杨俊杰、王振国点校：《苏沈良方》卷7，上海科学技术出版社2003年版，第88—90页。
② （唐）道宣撰，郭绍林点校：《续高僧传》卷19《唐天台山国清寺释智璪传》，第721页。
③ （唐）道宣撰，郭绍林点校：《续高僧传》卷26《唐雍州义善寺释法顺传》，第1023页。

案例六：

> 大足年中，杨洲大云：有僧弘宝，美仪貌，善诵经，每自恃
> 慢于人。忽然一日，眉上鬓下，出一瘤瘿，其大如桃。旬日之
> 间，渐长三寸余。其僧耻之，不出房门。于寺医疗，日更增甚。
> 因自思惟，此疾有二因缘，一则过去业感，二由见在轻慢贤圣，
> 遂即发愿。于其房中，转读《华严经》一百遍，昼夜香花，精恳
> 礼忏。转经至六十遍，夜中忽梦，有人来语之曰："汝欲愈病，
> 吾与汝医。"以手执刀，截却其瘿，于便惊觉。至明具向诸僧广
> 说。于是瘿上生疮，疮中出脓。经于一月，其疾全瘥，亦无疮
> 盘。杨洲僧筠，入洛具以此事，说于花严藏公。①

案例一是僧人释志宽为一位患腹痈的病人医治，他采取的方法是
用口吸脓。腹痈是腹部多个毛囊以及周围组织发炎引起的急性化脓性
炎症，切开排脓是治疗此类疾病的最有效的治疗方法。但该病早期痈
肿没有形成之前不能切开，以免炎症扩散引起全身感染。文中的"脓
不可出"指患者已出现化脓症状，应及时切开排脓，故僧人释志宽以
口吸脓的方法进行排脓，基本符合现代医学对化脓性炎症的治疗
原则。

案例二记载的是开元年间去世的僧人释惠符为不少患有"疮疖脓
流"的病人治疗。佛教密宗于唐中期传入中国且发扬光大，本案的释
惠符念咒语便使患者痊愈，从一个侧面反映了密宗对隋唐佛教医学的
影响。

案例三是胡僧治疗背疽的案例。因为该案例记载了完整的治疗药
方，因此得到了学术界的关注。如王桂山等所作《麦饭石和麦饭石膏
的抗菌作用》一文从本案入手，分析药方中各味药物的抗菌性，② 但
对患者所患疾病的分析不足，故笔者对本案例做进一步的分析。病人

---

① （唐）惠英撰，胡幽贞纂：《大方广佛华严经感应传》，《大正新修大藏经》第51
册，第177页中。

② 王桂山、胡桂清、张德山：《麦饭石和麦饭石膏的抗菌作用》，《中医药信息》1987
年第1期。

背部"脓血被身，筋骨俱见"说明患者局部已经全部溃烂坏死，但"膜尚完"，通过外敷中药治疗后，患者"四五日生肌，八九日肉乃平"。根据发病部位以及临床症状来看，吕西华所患为背部皮下软组织急性化脓性炎症，因生于背部，又称背疽。① 麦饭石为花岗岩类的硅酸盐，含有二氧化硅、氧化钾、氧化钙、氧化镁等四十余种无机元素，对伤口的愈合有良好的效果，刘蔼成通过大白兔的实验也证明了麦饭石确有促进伤口愈合的功效。② 因此，唐朝僧人使用麦饭石治疗背痈处理比较得当。

案例四没有具体病症的描述，但从"以口就瓂身，次第吸嗽"的治疗方法来看，僧人智瓂可能患有某种皮肤化脓性炎症。为智瓂治疗之人"形色非常"，智瓂稍痊，便"深知三宝是我依救，遂求离俗，便投安静寺慧凭法师以为弟子"，可见施治之人应是当时僧人。

案例五中的僧人法顺曾"患肿，脓溃外流"，应患有严重的痈疽类皮肤病。治疗方法是口吸脓汁或以帛擦拭脓汁，该法与切开排脓法原理相同，具有相当的科学性。本案虽未明确为释法顺治病的是僧人，但本案记于《续高僧传》中，亦反映了唐朝僧人对该病的认识。

案例六是僧人弘宝额头长疖肿。文中"眉上鬓下，出一瘤瘿，其大如桃"的记载，说明僧人额头上长了一个大疖肿。"旬日之间，渐长三寸余"说明此疖肿生长迅速，十天之内已经长到了三寸大。病僧"于寺医疗"，却"日更增甚"。而后他将患病原因归为"过去业感"以及"轻慢贤圣"，可见该僧对病因没有明确的认识。弘宝"精恳礼忏"、转读《华严经》后，才从梦中受人救治，这是为了突出佛教忏悔法以及诵读经书的法力，由此也可推测出施救者应是佛门中人。采用的治疗方法是用刀将疖肿切除，一个月后痊愈，而且疮处没有留下痕迹。本案例中采用的治疗方法符合现代医学对疖肿的治疗原则，具有一定的科学性。

综上可知，唐代僧人对痈疽等皮肤病的认识较为深刻，采取的医治

① 刘辅仁：《实用皮肤病性病诊疗手册》，世界图书出版社 2001 年版，第 113 页。
② 刘蔼成、苏勇、黄荷容、夏云凤：《湖南麦饭石卫生学评价》，《实用预防医学》1999 年第 4 期。

方法主要是破疮排脓、方药及咒术等。切开排脓和以麦饭石为君药的治疗方法都符合现代医学的治疗原则，咒术治疗则属佛教密宗特色。

四　肛裂

肛裂是指肛管口破裂或溃疡的现象，中医将其归为痔的范畴，《诸病源候论》称其为"脉痔"，是一种常见的肛肠类疾病。肛裂的主要临床表现为肛门剧烈疼痛、便秘、便血等。导致肛裂的原因有很多，1908 年 Ball 指出如大便干燥、分娩等都可以使肛门过度扩张，从而损伤肛管，形成肛裂。[①] 肛裂属于常见疾病，唐朝僧人曾对该病进行治疗，据《续高僧传》卷 21 记载：

> 贞观二十年，绵竹宋尉云："我不信佛，唯信周孔。然我两度得佛力：一为人在门侧小便，置佛便止；一为冬月落水，烧木佛自炙。"宽闻之，致书晓喻。宋曰："此道人征异者，当试有灵不。"取书名处用拭大便，当即粪门裂，脚起不得，自唱"我死"，即召宽来，虽悔过造经像，盈月便卒。[②]

目前尚未发现学界从医学角度对该案进行分析。笔者认为，案例中的宋尉在大便后突然肛门破裂，有可能是大便干燥而导致的肛门损伤，即肛裂。肛裂后内括约肌痉挛会产生剧烈的疼痛感，若患者站立则对内括约肌产生挤压疼痛更剧烈，故患者"脚起不得"。案中僧人释惠宽以忏悔治肛裂，但最终死亡。

五　肠结

肠结即肠梗阻，是因肠内容物在肠道通过受阻而产生的疾病，根据其发生的原因可分为机械性肠梗阻、动力性肠梗阻和血运性肠梗阻，其中机械性肠梗阻最为常见。根据肠管血运有无障碍又可分为单纯性肠梗阻和绞窄性肠梗阻，后者可引起肠坏死、肠穿孔。该病的致

---

① 转引自宋京立《肛裂的病因临床分析》，《中外健康文摘》2013 年第 23 期。
② （唐）道宣撰，郭绍林点校：《续高僧传》卷 21《唐益州净惠寺释惠宽传》，第 788 页。

病原因较多，如蛔虫团、肿瘤、异物或者粪便堵塞等。

前文据《奈女祇域因缘经》中的相关记载，介绍了印度佛教医学用外科手术治疗肠梗阻的情况，这里再介绍保守治疗的案例。

案例一：

> 释僧善，姓席氏，绛郡正平人。童少出家……仁寿之岁，其道弥隆。及疾笃将极，告弟子曰："吾患肠中冷结者。昔在少年，山居服业，粮粒既断，懒往追求，啖小石子用充日夕，因觉为病耳。死后可破肠看之。"果如所言。①

案例二：

> 监察御史范阳卢文厉，初为云阳尉，奉使荆州道覆囚，至江南，遇病甚笃，腹胀如石，饮食不下，医药不瘳。文厉自谓必死，无生望，乃专心念观世音菩萨。经数日，恍惚如睡，忽见一沙门来，自言是观世音菩萨，语文厉曰："汝能专念，故来救，今当为汝去腹中病。"因手执一木把用捋其腹，腹中出秽物三升余，极臭恶，曰："差矣。"既而惊寤，身腹坦然，即食能起，而痼疾皆愈，至今甚强实，与临同为御史，自说云尔。②

李清的博士论文指出案例一中的释僧善不仅知医，还要求进行尸体解剖。③ 但是，李清并没对僧人的病症做具体分析，下面笔者进一步分析。

案例一中的僧人应患有肠梗阻。患者"腹中冷结"，属肠梗阻临床症状，自觉病因是"粮粒既断，懒往追求，啖小石子用充日夕"。临终遗嘱尸体解剖反映出僧人具有一定的医学知识。

案例二中的患者卢文厉应患有肠梗阻。卢文厉"腹胀如石，饮食

---

① （唐）道宣撰，郭绍林点校：《续高僧传》卷17《隋文成郡马头山释僧善传》，第642—643页。

② （唐）唐临撰，方诗铭辑校：《冥报记》卷中《唐卢文励》，第25页。

③ 李清：《中国古代佛门医家成就研究》，博士学位论文，上海中医药大学，2009年。

不下"，正是肠梗阻的临床表现。患者梦见沙门观音以木杖擀压腹部的方法为其进行治疗，就是通过木杖的擀压，迫使积聚在肠道的大量内容物慢慢向下移动，结果"出秽物三升余"，患者痊愈。僧人采用的是保守治疗，故患者应为不完全性肠梗阻，如完全梗阻，此法不但无效，还会加重病情，可能导致肠道破裂、急腹症甚至死亡。由于肠梗阻时粪便在肠道内蓄积时间较长，产生了大量发臭的细菌分解产物，即吲哚、臭粪素等，故排出体外时"极臭恶"。

印度著名医僧耆域来华后也曾治疗过一位患腹病的病人，据《高僧传》卷9《晋洛阳耆域》载："尚方署中有一人病症将死，域以应器著病者腹上，白布通覆之。咒愿数千言，即有臭气熏彻一屋，病者曰：'我活矣。'域令人举布，应器中有若垤淤泥者数升，臭不可近，病者遂活。"① 耆域用器物按压患者腹部，使其得以排泄，与本案中的治疗方法异曲同工，说明本案可能是受印度佛教医学影响。学术界对这两个治疗不完全性肠梗阻的案例缺少关注，今在此进行补充。

六　蛊病

中医所谓的蛊病多指寄生虫病。史学界对中国古代"蛊"以及蛊病已经有很多的探讨，但是学者们的理解见仁见智，不尽相同。范行准所作《有关日本住血吸虫病的中医文献的初步探讨》一文认为中医籍中的蛊病部分包含了晚期日本血吸虫病。② 聂国祥认为魏晋以前的蛊病不一定包括晚期日本吸血虫病，但是隋唐以后的医学文献中记载的蛊病有可能包含该病。③ 孙宏伟、赵明山所作《中国古代人体寄生虫病学要览》一文也将蛊病列为今天的血吸虫病。④ 王建新通过对古文献中有关"蛊"内容的整理、归纳、分析，认为"蛊"既是古人对病因的推测，

---

① （南朝）梁慧皎著，汤用彤校注：《高僧传》卷9《晋洛阳耆域》，第365页。

② 范行准：《有关日本住血吸虫病的中医文献的初步探讨》，《中华医学杂志》1954年第11期。

③ 聂国祥：《隋、唐以前中医蛊字涵义之商榷》，《中国血吸虫病防治杂志》1997年第5期。

④ 孙宏伟、赵明山：《中国古代人体寄生虫病学要览》，《中华中医药学刊》2007年第12期。

又作为病名和证候名，概括了多种疾病，如现代医学中的急性慢性血吸虫病、羔虫病、重症肝炎、阿米巴痢疾、蛔虫病等。① 高颂的硕士论文《隋唐"蛊"现象探析》对隋唐法律典籍、医学典籍和文学典籍中有关"蛊"的记载进行研究。他并未明确指出"蛊"所指何种疾病，甚至认为纷繁复杂的记载很可能说明"蛊"本身是莫须有的。可见，学术界对"蛊"及蛊病的研究很多，但多着眼于中医籍中的记载，鲜有对案例的研究。下面笔者就所见案例进行分析。

据《宋高僧传》卷25《唐江州开元寺法正传》记载：

> 次荆州功安县释会宗，俗姓蔡。初泛尔为僧，别无他伎。忽经中蛊病，乃骨立，因苦发心，志诵《金刚般若经》以待尽。尔至五十过，梦有人令开口，喉中引出发十余茎，其夜又有梦吐蜮长一寸。月余，因此遂愈，当长庆初也。②

学术界在讨论"蛊"及蛊病时，未见对本案的探究。材料中僧人所患蛊病，应是肠道蛔虫病。该病是由于蛔虫寄生于人体小肠所致，在人体内成虫数量一般为一到十条，严重者可多达上千条。这些蛔虫一方面机械性损伤肠黏膜，影响肠道对营养物质的吸收，另一方面夺取营养物质。大多数肠道蛔虫病患者没有明显的症状，少数病人会感到腹痛，严重感染者可出现食欲不振、恶心呕吐、体重下降、贫血和营养不良的症状。肠道蛔虫是蠕虫，运动活跃，有些蛔虫随着肠蠕动进入大肠，进而排出体外，有的则通过逆蠕动进入胃，再经由胃部进食道后进入口腔或鼻孔，最终被吐出或擤出。根据案例中的记载，释会宗患蛊病后"乃骨立"，说明病后出现了营养不良，符合肠道蛔虫病的临床表现。"喉中引出发十余茎"应是对僧人吐出的虫子形状和数量的描述。"吐蜮长一寸"说明不止有成虫还有一些幼虫。因此可推知，该僧人所患"蛊病"应该是严重的肠道蛔虫病。

---

① 王建新：《论古代文献中的"蛊"》，《中医文献杂志》2004 年第 4 期。
② （宋）赞宁撰，范祥雍点校：《宋高僧传》卷 25《唐江州开元寺法正传（会宗）》，第 633 页。

七 人面疮

人面疮是寄生胎的一种。寄生胎是一种罕见的先天性疾病，遗传学上又称"胎内胎"，是指一具完整胎体的某部分寄生有另一具或几具不完整的胎体。寄生胎又分为内寄生胎和外寄生胎。[①] 魏以伦的《人面疮》从中医学角度对该病的病因进行解释，指出该病乃是风、寒、湿三气所化，并记外用、内服两方。[②] 毕坚编的《世界的奇人》一书也对人面疮进行了介绍，书中根据《酉阳杂俎》中的故事，结合《医宗金鉴》中的记载，分析认为人面疮是寄生胎的一种。[③] 但是，上述研究均未关注唐朝僧人知玄的患病情况，故笔者将对知玄所患人面疮的情况进行分析，因《酉阳杂俎》的记载可作为参考资料，一并列出。

据《净土圣贤录》中记载：

> （知玄）膝上忽生人面疮，特往蜀彭州九龙山，访前在京所遇患迦摩罗病之僧，以求救疗。其僧令童子引至一泉，洗之。疮忽语曰："公知袁盎斩晁错乎？公即盎，我乃错也。累世求报，而公十世为高僧，戒律精严，不得其便。今公受赐过奢，故能害之。今蒙迦诺迦尊者，以三昧水洗我，我去汝，不为怨矣。"因洗之，其疮遂差。[④]

又见《酉阳杂俎》中有关人面疮的记载：

> 许卓山人言，江左数十年前，有商人左膊上有疮如人面，亦无它苦。商人戏滴酒口中，其面亦赤。以物食之，凡物必食，食

---

① 任杰、陈思那综述，安海燕审校：《寄生胎的诊治进展》，《疑难病杂志》2014 年第 12 期。
② 魏以伦主编，魏嘉涛整理：《人面疮》，《江苏中医》1991 年第 4 期。
③ 毕坚、郭戈编著：《世界的奇人》，云南人民出版社 1990 年版，第 16 页。
④ （清）彭希涑述：《净土圣贤录》卷 3，财团法人佛陀教育基金会 2007 年影印版，第 82—83 页。

多觉脾内肉涨起，疑胃在其中也。或不食之，则一臂痹焉。有善医者，教其历试诸药，金石草木悉与之。至贝母，其疮乃聚眉闭口。商人喜曰："此药必治也。"因以小苇筒毁其口灌之，数日成痂，遂愈。①

《净土圣贤录》中记载唐朝高僧知玄膝部长出人面疮。该人面疮应与《酉阳杂俎》中记载的江左商人所长人面疮一样，都是外寄生胎。江左商人的人面疮能够吃饭、喝酒，知玄的人面疮能够完整地叙述事情，说明这两个寄生胎可能生有部分器官，至于吃饭、喝酒、叙事，其真实性值得探讨。

第三节　妇人科

妇人病概指妇科和产科疾病。佛教医学对妇人病的治疗非常重视，很多的佛教经典中都涉及对妇产科疾病的治疗，治疗方法包括药物治疗和咒术治疗。有关隋唐佛教医学对妇科疾病的诊疗，学术界较为关注，陈明先生所著《沙门黄散：唐代佛教医事与社会生活》一书指出，求神拜佛是隋唐时期妇女求子的主要途径之一，② 但他没对妇科疾病的案例进行分析。李贞德的《汉唐之间医书中的生产之道》探讨了汉唐间妇女在入月滑胎、设帐安庐、难产救治等方面的情况，也关注到医僧对产科疾病的治疗情况，但他的研究以中医籍为主，没有涉及唐朝佛教医学对妇产科的治疗药方及相关案例。下面我们从两方面探讨唐朝佛教医学对妇人科疾病的认识和诊疗，一是从佛教方药看佛教医学对妇人科疾病的认识与诊疗，二是从史籍的案例中看佛教医学对妇人科疾病的认识和诊疗。

一　从方药看佛教医学对妇人科疾病的认识与诊疗

唐译佛经中有多个医治妇人科疾病的专方，这些专方的记载体现

① （唐）段成式撰，方南生点校：《酉阳杂俎》前集卷15《诺皋记下》，第147—148页。
② 陈明：《沙门黄散：唐代佛教医事与社会生活》，第252—296页。

了唐朝佛教医学对妇人科疾病的认识和治疗。笔者发现唐译佛经中记载的治疗妇人科疾病的专方如表3-2所示。

表3-2

专方名	内容	资料来源
治乳肿方1	若妇人乳肿，咒油麻嚼涂上即差。①	《北方毗沙门天王随军护法真言》，不空译
治乳肿方2	若妇人乳坚肿者，咒泥七遍涂之即差。②	《观自在菩萨随心咒经》，智通译
治乳肿方3	若有妇人患乳肿者，咒油麻三七遍涂上痛处即除。③	《摩诃吠室啰末那野提婆喝啰阇陀罗尼仪轨》，般若斫羯啰译
治带下方1	若带下病者，咒丁香水服之即愈。④	《北方毗沙门天王随军护法真言》，不空译
治带下方2	又人患带下不可，咒赤石脂末饮和为丸，曝令干，以饮吞之，咒三七遍，日二服，服则四十丸。禁如药法病者，冷多加干姜亦好，各用二分。⑤	《观自在菩萨怛嚩多唎随心陀罗尼经》，智通译
治带下方3	若妇人带下病者，咒香水三七遍，服即愈。⑥	《摩诃吠室啰末那野提婆喝啰阇陀罗尼仪轨》，般若斫羯啰译
治月水不息方1	若有女人月水不绝日日来者，咒粳米洗取汁，并和蜜与女人服之，亦咒三七遍，服即止。⑦	《观自在菩萨怛嚩多唎随心陀罗尼经》，智通译

---

① （唐）不空译：《北方毗沙门天王随军护法真言》，《大正新修大藏经》第21册，第226页下。

② （唐）智通译：《观自在菩萨随心咒经》，《大正新修大藏经》第20册，第462页下。

③ （唐）般若斫羯啰译：《摩诃吠室啰末那野提婆喝啰阇陀罗尼仪轨》，《大正新修大藏经》第21册，第223页下。

④ （唐）不空译：《北方毗沙门天王随军护法真言》，《大正新修大藏经》第21册，第226页下。

⑤ （唐）智通译：《观自在菩萨怛嚩多唎随心陀罗尼经》，《大正新修大藏经》第20册，第469页上。

⑥ （唐）般若斫羯啰译：《摩诃吠室啰末那野提婆喝啰阇陀罗尼仪轨》，《大正新修大藏经》第21册，第223页下。

⑦ （唐）智通译：《观自在菩萨怛嚩多唎随心陀罗尼经》，《大正新修大藏经》第20册，第468页下。

续表

专方名	内容	资料来源
治月水不息方2	若有女人月水不息，应以阿蓝部根或以蓝根一握捣之，和乳熟煎，咒一百八遍，服之即差。①	《曼殊室利菩萨咒藏中一字咒王经》，义净译
治难产方1	若妇人难产，咒乌麻油七遍，以摩脐上即得易产。②	《末利支提婆华鬘经》，不空译
治难产方2	若有难产者，加持牛酥一百八遍或二十一遍，与产妇吃及涂产门必得易产。③	《大药叉女欢喜母并爱子成就法》，不空译
治难产方3	若妇人难产，取净油咒三遍，涂产门儿则易生。④	《观自在菩萨随心咒经》，智通译
治难产方4	若有妇人患产难者，取胡麻油，咒三七遍，摩产妇脐中及玉门中，若令口吞易生。⑤	《千手千眼观世音菩萨治病合药经》，伽梵达摩译
治难产方5	若有女人临当产时受大苦恼，当咒苏二十一遍令彼食之，必定保命安乐产生，所生男女具大相好，众善庄严。⑥	《千手千眼观世音菩萨姥陀罗尼身经》，菩提流志译
治难产方6	若患难产者，取胡麻油咒三七遍，摩产妇脐中及玉门中，即易生。⑦	《千手千眼观世音菩萨广大圆满无碍大悲心陀罗尼经》，伽梵达摩译
治难产方7	若有女人产难之时，取阿咤卢沙迦根或郎伽利迦根，咒之七遍，以无虫水和摩，涂于产女脐中，儿即易生。⑧	《大方广菩萨藏经中文殊师利根本一字陀罗尼经》，宝思惟译

① （唐）义净译：《曼殊室利菩萨咒藏中一字咒王经》，《大正新修大藏经》第20册，第781页下。

② （唐）不空译：《末利支提婆华鬘经》，《大正新修大藏经》第21册，第257页下。

③ （唐）不空译：《大药叉女欢喜母并爱子成就法》，《大正新修大藏经》第21册，第287页下。

④ （唐）智通译：《观自在菩萨随心咒经》，《大正新修大藏经》第20册，第462页中。

⑤ （唐）伽梵达摩译：《千手千眼观世音菩萨治病合药经》，《大正新修大藏经》第20册，第104页上。

⑥ （唐）菩提流志译：《千手千眼观世音菩萨姥陀罗尼身经》，《大正新修大藏经》第20册，第101页上。

⑦ （唐）伽梵达摩译：《千手千眼观世音菩萨广大圆满无碍大悲心陀罗尼经》，《大正新修大藏经》第20册，第110页中。

⑧ （唐）宝思惟译：《大方广菩萨藏经中文殊师利根本一字陀罗尼经》，《大正新修大藏经》第20册，第780页中。

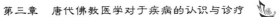

续表

专方名	内容	资料来源
治难产方8	若有女人将产之时被胎所恼，腹中结痛不能疾出，取阿吒留洒根或牛膝根，取无虫水磨捣令碎，咒之七遍涂在脐下，即能易出。①	《曼殊室利菩萨咒藏中一字咒王经》，义净译
治难产方9	又法妇人难产者，取酥一两加持二十一遍令服，即得易产不受诸苦。②	《圣迦柅忿怒金刚童子菩萨成就仪轨经》，不空译
治倒产方	若有妇人患倒子产难生欲死者，取蓬莱一升，以水三升煮取一升汁，咒三七遍，令服即生，无病。③	《千手千眼观世音菩萨治病合药经》，伽梵达摩译
治不孕方1	妇人不收男女者……又煮乳粥和酥，加持一百八遍然后食，即生福德具相之男。④	《圣迦柅忿怒金刚童子菩萨成就仪轨经》，不空译
治不孕方2	加持酥一千八遍，与无子息女人吃，即有男女。⑤	《圣迦柅忿怒金刚童子菩萨成就仪轨经》，不空译
治不孕方3	若妇人五年乃至二十、三十年不生男女者……当以十年已上酥五两、孔雀羽一两，内于酥中，咒之二十一遍，煎之捣为末。以石蜜一两，大呵梨勒三颗，去核取皮相和，咒之一百八遍，常以清旦空腹尽服之，于七日中即有男女。⑥	《大方广菩萨藏经中文殊师利根本一字陀罗尼经》，宝思惟译

---

① （唐）义净译：《曼殊室利菩萨咒藏中一字咒王经》，《大正新修大藏经》第20册，第781页中。

② （唐）不空译：《圣迦柅忿怒金刚童子菩萨成就仪轨经》，《大正新修大藏经》第21册，第110页上。

③ （唐）伽梵达摩译：《千手千眼观世音菩萨治病合药经》，《大正新修大藏经》第20册，第105页上。

④ （唐）不空译：《圣迦柅忿怒金刚童子菩萨成就仪轨经》卷中，《大正新修大藏经》第21册，第114页下。

⑤ 同上书，第110页下。

⑥ （唐）宝思惟译：《大方广菩萨藏经中文殊师利根本一字陀罗尼经》，《大正新修大藏经》第20册，第780页中—780页下。

续表

专方名	内容	资料来源
治石女不孕或断续无子或遇恶缘无子方（治不孕方4）	若是石女无产生法，欲求男女者，应取阿说健陀根，以酥熟煎……或复女人断绪无子……遇此恶缘遂无子息者，应取少许孔雀尾，安陈酥中……投少石蜜量如枣许，咒二十七遍服之令尽……①	《曼殊室利菩萨咒藏中一字咒王经》，义净译
治死胎方1	若有女人，儿死腹中不出者，可取水，手中著少许阿魏药，咒一百八遍，令服即出。②	《观自在菩萨怛嚩多唎随心陀罗尼经》，智通译
治死胎方2	若有女人怀妊死腹中者，取阿婆末唎草一大两，以水二升和煮绞去滓，取一升汁，咒三七遍，服即出，一无苦痛。（阿婆末唎草，牛膝草是也）。③	《千手千眼观世音菩萨治病合药经》，伽梵达摩译
治死胎方3	若妇人怀妊，子死腹中，取阿波末利伽草（牛膝草也）一大两，清水二升和煎，取一升，咒三七遍，服即出一无苦痛。④	《千手千眼观世音菩萨广大圆满无碍大悲心陀罗尼经》，伽梵达摩译
治胎衣不出方1	若有女人怀妊死腹中者，取阿婆末唎草一大两，以水二升和煮绞去滓，取一升汁，咒三七遍，服即出，一无苦痛。若不出胎衣者，亦服此药，即出差。（阿婆末唎草，牛膝草是也。）⑤	《千手千眼观世音菩萨治病合药经》，伽梵达摩译

---

① （唐）义净译：《曼殊室利菩萨咒藏中一字咒王经》，《大正新修大藏经》第20册，第781页下。

② （唐）智通译：《观自在菩萨怛嚩多唎随心陀罗尼经》，《大正新修大藏经》第20册，第468页下。

③ （唐）伽梵达摩译：《千手千眼观世音菩萨治病合药经》，《大正新修大藏经》第20册，第104页中。

④ （唐）伽梵达摩译：《千手千眼观世音菩萨广大圆满无碍大悲心陀罗尼经》，《大正新修大藏经》第20册，第110页中。

⑤ （唐）伽梵达摩译：《千手千眼观世音菩萨治病合药经》，《大正新修大藏经》第20册，第104页中。

专方名	内容	资料来源
治胎衣不出方2	若妇人怀妊，子死腹中，取阿波末利伽草（牛膝草也）一大两，清水二升和煎，取一升，咒三七遍，服即出，一无苦痛。胎衣不出者，亦服此药即差。①	《千手千眼观世音菩萨广大圆满无碍大悲心陀罗尼经》，伽梵达摩译
治妊娠病方	若有妇人任身卒得病，煮取小豆五升、豉三升，以清水一斗煮，取三升汁，咒一百八遍，分为二服，即差病产生安乐。②	《千手千眼观世音菩萨治病合药经》，伽梵达摩译

由表 3 - 2 可知，唐朝佛教医学能认识与治疗的妇人病包括乳房肿胀、带下病、月水不息、难产、倒产、不孕、死胎、胎衣不出以及妊娠病等二十八个方。其中，治乳肿方三个、治带下方三个、治月水不息方两个、治难产方九个、治倒产方一个、治不孕方四个、治死胎方三个、治胎衣不出方两个、治妊娠病方一个。这些专方中治疗产科疾病的药方共二十个，治疗妇科疾病的药方只有八个，产科疾病的治疗药方约为总数的 71% 。可见，唐朝佛教医学对产科疾病的重视程度高于妇科。

二　从史籍看佛教医学对妇人科疾病的认识与诊疗

史料中有关唐朝僧人医治妇人科疾病的记载可分为两种：难产与不孕。

（一）难产

《太平广记》中记载了华严和尚帮助裴宽妻子治疗难产：

时裴宽为兵部郎中，即和尚门人也。弟子受命入城，遥指裴家，遇裴请假在宅，遂令报云："华严和尚传语。"郎中出见，神色甚忧。僧问其故，云妻欲产，已六七日，灯烛相守，甚危困

---

① （唐）伽梵达摩译：《千手千眼观世音菩萨广大圆满无碍大悲心陀罗尼经》，《大正新修大藏经》第 20 册，第 110 页中。

② （唐）伽梵达摩译：《千手千眼观世音菩萨治病合药经》，《大正新修大藏经》第 20 册，第 105 页上。

矣。僧曰：“我能救之。”遂令于堂门之外，净设床席。僧入焚香击磬，呼和尚者三，其夫人安然而产一女。后果年十八岁而卒。①

该案体现了唐朝僧人对难产患者的治疗。案中和尚“焚香击磬”，后高呼三声和尚，婴儿便降生。唐朝佛教医学还使用咒术对难产妇女进行救治，比如《医心方》卷23引用《大集陀罗尼经》的神咒，并言其咒可“令产妇易生”并可使新生儿“聪明智慧，寿命延长，不遭狂横”②。应该承认，这些方法都具有心理安慰的作用，也带有巫术性质。

当时受医疗技术的限制，难产严重威胁着母子生命安全，故人们多求佛祖保佑平安，如法藏敦煌文献 P. 2418《父母恩重经讲经文》中记载：“怀胎十月事堪哀，苦恼千般不可栽。念佛求神希救护，焚香发愿乞无灾。”③ 可见，产妇临产时会向佛祖祈求顺产。敦煌文献中还发现了《难月文》，是僧人设道场为难产妇女祈祷的经文。

（二）不孕

笔者所见，史料中记载唐朝僧人帮妇女求子的案例有两个。

案例一：

> 释和和者，莫详氏族本生。其为僧也狂而不乱，愚而有知，罔测其由。发言多中，时号为圣。安国寺中居住，出入无拘捡。见本寺修营殿阁未就，有越国公主降荣阳郑万钧，虽琴瑟相谐，而数年无子。和因至公主家，钧焚香洒扫以待之。主拜跪归向，钧祈告之曰：“某自叨选尚，愿得一子为嗣，唯师能致之乎？”和曰：“易耳。但遗我三千匹绢，主当诞二男。”钧勤重如听佛语，出绢如所求施之……果如其言，岁初年末，各生之矣。长曰潜耀，次曰晦明，皆美丈夫，后博涉成事焉。京邑之间传扬沸渭，量其位地，不可轻议哉。④

① 《太平广记》卷94《华严和尚》引《原化记》，第625页。
② ［日］丹波康赖撰，高文柱校对：《医心方》卷23《治产难方第九》，第464页。
③ 《法藏敦煌西域文献》第13册 P. 2418《父母恩重经讲经文》，上海古籍出版社2000年影印版，第304页。
④ （宋）赞宁撰，范祥雍点校：《宋高僧传》卷19《唐京师大安国寺和和传》，第490页。

案例二：

> 唐宝应中，越州观察使皇甫政妻陆氏，有姿容而无子息。州有寺名宝林，中有魔母神堂，越中士女求男女者，必报验焉。政暇日，率妻孥入寺，至魔母堂，捻香祝曰："祈一男，请以俸钱百万贯缔构堂宇。"陆氏又曰："倘遂所愿，亦以脂粉钱百万，别绘神仙。"既而寺中游，薄暮方还。两月余，妻孕，果生男。①

墓志中也发现有妇女向佛虔诚求子的事情，如《唐故太原王夫人墓志》中所载王夫人便是虔诚向佛祈求而后生子。② 无论是案例一还是案例二，都体现出佛门对不孕妇女的帮助。但是唐朝僧人对不孕妇女的救治多带有宗教色彩，如案例一中僧人释和和让不孕妇女布施求子，案例二中妇女得子是因虔诚地向佛祖祈求。

相比于妇科疾病，唐朝佛教医学更重视对产科疾病的治疗。因为古代中国是农业社会的国家，重视劳动力的增加，"不孝有三，无后为大"的观念根深蒂固，人们也就格外关注女性的生育能力，所以才会有很多不孕妇女或产妇向佛门祈求帮助。史籍中不见僧人治疗其他妇科疾病的记载，可能与妇科病比较隐晦，不便求助僧人或不便记录有关。

第四节　眼科

隋唐时期不少高僧精通眼科疾病的治疗。下面我们分析唐朝佛教医学对眼科疾病的诊疗情况。

一　脑流青盲

脑流青盲是现代医学中的白内障，是发生在晶状体上的一种疾

---

① 《太平广记》卷41《黑叟》引《河东记》，第259页。
② 周绍良、赵超：《唐代墓志汇编续集》咸通011《唐故太原王夫人墓志》，上海古籍出版社2001年影印版，第1041页。

病，任何晶状体浑浊都可以称为白内障，是致盲的眼病之一。佛教医学对此病非常重视，唐朝僧人谢道人曾跟从一位胡僧学习医学，后著《天竺经眼论》一书，不仅对此病的病症表现有详细的介绍，而且还提出了对该病的治疗方法。该书收于《外台秘要方》中，其内容如下：

> 夫人眼白晴重数有三，设小小犯触，无过伤损。但黑晴水膜止有一重，不可轻触，致败俄顷，深可慎之……故目有条贯，以示后人，皆苦眼无所因起，忽然膜膜，不痛不痒，渐渐不明，经历年岁，遂至失明，令观容状，眼形不异，唯正当眼中央小珠子里，乃有其障，作青白色，虽不辨物，犹知明暗三光，知昼知夜，如此之者，名作脑流青盲，都未患时，忽觉眼前时见飞蝇黑子，逐眼上下来去，此宜用金篦决，一针之后，豁若开云，而见白日，针讫宜服大黄丸，不宜大泄，此疾皆由虚热兼风所作也。①

根据材料中描述的症状可知，脑流青盲就是现代医学中的白内障，《天竺经眼论》中将手术治疗该病的方法称为金篦术，也叫做金针拨障术。

金篦术起源于印度，随着佛教的传入该手术治疗法也传入我国，是有效治疗白内障的方法。唐诗中有七首涉及金篦术，分别出自白居易、杜甫、刘禹锡、李商隐等诗人，虽然诗中提及金篦术并不意味着这些诗人都曾使用金篦术治疗眼病，但也表明金篦术在唐朝眼科治疗中的重要性。

学界对佛教医学的金篦术研究颇多，如廖育群根据印度医书《妙闻集》中有关金篦术的记载，对金篦术的具体操作方法以及术后保养等进行了介绍和分析；② 牟洪林所作的《金针拨障术史略》一文回顾了此手术在我国的发展历史，并且肯定了其对老年性白内障的治疗效

---

① （唐）王焘著，高文柱校注：《外台秘要方》卷21《出眼疾候一首》，第696—697页。
② 廖育群：《古代印度眼科概要及其对中国影响之研究》，《自然科学史研究》1998年第1期。

果。但笔者发现，当时医者对金篦术的手术适应症缺乏了解，我们以白居易为例说明。白居易常年受眼病困扰，曾寻求佛医的帮助，其所作《眼病二首》云：

> 散乱空中千片雪，蒙笼物上一重纱。纵逢晴景如看雾，不是春天亦见花。（已上四句，皆病眼中所见者。）僧说客尘来眼界，医言风眩在肝家。两头治疗何曾瘥？药力微茫佛力赊。眼藏损伤来已久，病根牢固去应难。医师尽劝先停酒，道侣多教早罢官。案上谩铺龙树论，盒中虚撚决明丸。人间方药应无益，争得金篦试刮看。①

可见，白居易从佛教眼科医籍《龙树论》中寻找治疗方法，且准备用金篦术进行治疗。对白居易所患眼病学界讨论颇多。日本静冈大学埋田重夫的《从视力障碍的角度释白居易诗歌中眼疾描写的含义》一文中，摘录了日本医学博士、眼科医院院长萱沼明的《白居易的眼疾——由夜以继日读书所引起的病痛》文章，萱沼明认为白居易出现了硝子体溷浊和白内障初期的水晶体溷浊现象，又以白居易的年龄排除其患白内障的可能，认为白居易应患有生理性飞蚊症及近视眼。埋田重夫指出，"散乱空中千片雪，蒙笼雾上一重纱。纵逢晴景如看雾，不是春天亦见花"的诗句说明白居易患有飞蚊症和近视眼的混合视觉异常症。② 我国大部分学者认为白居易患有白内障，如徐建云就认为《眼病二首》反映的是白居易初患白内障的症状。③ 巢国俊的《白居易〈花非花〉的眼科解读》有更详尽的分析，认为"纵逢晴景如看雾，不是春天亦见花"是"花非花，雾非雾"的终极注释，是中医云雾移睛病的症状，相当于现代眼科的玻璃体出血、浑浊。又通过诗人使用决明丸、金篦术来治疗的情况分析，认为诗人患有眼底出血、

① （唐）白居易著，朱金城笺注：《白居易集笺校》，上海古籍出版社 1988 年版，第 1671—1672 页。

② ［日］埋田重夫：《从视力障碍的角度释白居易诗歌中眼疾描写的含义》，李寅生译，《钦州师范高等专科学校学报》2001 年第 1 期。

③ 徐建云：《唐诗吟咏"金篦术"》，《家庭中医药》2003 年第 7 期。

玻璃体出血，日后虹膜粘连并发了白内障，而所患眼底出血极有可能是糖尿病性视网膜病变。①

笔者认为，日本学者萱沼明以白居易年龄为由否定其患有白内障过于武断。白内障是晶状体疾病，其致病原因很多，年老是患白内障的原因之一，此外遗传、外伤、炎症、内分泌不调等都可以引起该病。按照患病原因分类，白内障可分为糖尿病性白内障、先天性白内障、老年性白内障、外伤性白内障等。青年患白内障在临床医学上也属常见。② 由此可知，白内障与年龄并没有必然的联系。由于白居易早年用眼过度，所以很早便患有眼病。元和九年（814）白居易43岁已经"漠漠眼病花"，元和十年（815）他44岁时出现"瞥瞥然如飞蝇垂珠在眸子中"的飞蚊症症状。随着年龄的增长他的眼睛损伤越来越严重，晶状体也在逐渐老化。《眼病两首》写于宝历二年（826），此时55岁的白居易存在患有白内障的可能性。诗中言"散乱空中千片雪，蒙笼物上一重纱。纵逢晴景如看雾，不是春天亦见花"，说明此时白居易视物模糊、眼前有黑花重影，是晶状体浑浊的症状，完全符合白内障的临床表现。巢国俊认为"争得金篦试刮看"中"争"与"试"字，表现出手术者对白居易讲明了以金篦术治疗此症可能无效。他又结合诗人的另一首诗《花非花》中反映出的临床表现，判断白居易所患眼病应是糖尿病性视网膜病变，后期发生虹膜粘连、并发白内障。笔者认为此时白居易所患白内障或为视网膜病变后期引起的并发症，不能用金篦术进行治疗，贸然手术可能会导致失明。唐朝掌握的眼科知识有限，对金篦术的认识也不够清楚，从白居易后期的诗歌中可知，他寻求金篦术治疗眼病没有起到任何作用。

二 胬肉攀睛

中医所说的"胬肉攀睛"就是现代医学的翼状胬肉。翼状胬肉是

---

① 巢国俊：《白居易〈花非花〉的眼科解读》，中华中医药学会第五次眼科学术交流会论文，丽江，2006年10月，第282页。

② 杨云普：《一代青年性全白内障家系报告》，《眼科新进展》1981年第4期。

常见的眼结膜病，指一种侵犯到角膜的结膜纤维血管性结缔组织增生，胬肉可长至角膜，严重者可覆盖瞳孔造成严重的视力障碍，一般认为它是受外界刺激而引起的一种慢性炎症性病变。

《是斋百一选方》中记载了唐朝僧人对翼状胬肉的治疗情况：

> 唐丞相李恭公扈从，在蜀中日患眼，或涩，或生翳膜，或即疼痕，或见黑花如豆大，累累数十不断，或见如飞虫翅羽，百方治之不效。僧智深云："相公此病由受风毒，夫五脏实则泻其子，虚则补其母，母能令子实，子能令母虚，肾是肝之母，今肾受风毒，故令肝虚，肝虚则目中恍惚，五脏亦然。脚气，消中，消渴，诸风等皆由肾虚也，地黄圆悉主之。
>
> 生干地黄一斤　熟干地黄一斤　石斛去苗 枳壳麸炒，去穣 防风去芦各四两　牛膝酒浸　杏仁半斤，去皮尖，麸炒炒黄为末，入瓦器中研去油
>
> 右为细末，不许犯铁器，炼蜜为丸，如桐子大。豆淋酒法，黑豆半升，净拣，炒令烟出，以酒三升浸之，不用黑豆。用此酒煮独活，即是紫汤也。"①

本案也载于《秘传眼科龙木论》，该书被认为是在唐代佛教医书《龙树菩萨眼论》基础上，经宋元时期医家补充辑录而成。元朝成书的《御药院方》中对本案也有记载，内容为"地黄丸 补肾气，治眼。昔李揆相公患眼，时生翳膜，或即疼痛，或见黑花如虫形翅羽之状……"②两个案例记载的病症相同，但患者名字不同。高建生等人的《明目地黄丸考证及应用——兼论益精升阴法》一文，关注了该药方在不同历史时期的组方特点以及应用情况，还对案例本身进行了考察。他们认为《是斋百一选方》中的患者与《御药院方》中的李揆是同一个人，本方的献方人是唐朝僧人智深，时间大约是756—757

---

① （宋）王璆原辑，刘耀、张世亮等点校：《是斋百一选方》卷9《治赤眼后生翳膜》，上海科学技术出版社2003年版，第170页。

② （元）许国祯：《御药院方》卷10，中医古籍出版社1983年版，第677页。

年间。① 但是高建生等人并没有对案例中记载的疾病做判断和分析，只是在分析地黄丸时提出该药对眼外障病有所帮助。

笔者根据案例中的描述推测，该患者所患眼病应该是翼状胬肉。材料中记载的"生翳膜""或涩""或即疼痕"应该是指患者眼角已经长出胬肉，并且已经出现了斑痕，眼睛有干涩、疼痛的症状，而"或见黑花如豆大"则说明看东西时模糊不清。翼状胬肉会导致视野模糊是因为当胬肉伸展到角膜时，会导致角膜弧度发生变化，致使屈光不正而产生散光，从而产生视力模糊的症状。翼状胬肉的致病原因很多，现代医学普遍认为该病与患者自身状况以及环境因素密切相关，如长期户外作业的劳动者易患翼状胬肉，情绪的变化也可能是引起翼状胬肉的重要原因。根据高建生等人的分析，本案中的患者与唐朝丞相李揆是同一个人。那么患者患病时已经72—73岁高龄，眼睛出现退行性病变属正常现象，在患病之前又曾陪同唐玄宗仓皇出逃至四川。四川潮湿的气候、患者压抑的心情以及过度劳累都可能是患上翼状胬肉的重要原因。僧人智深从中医角度对李揆患病原因进行分析，认为此症乃是肝肾亏损所致。肝肾阴亏、虚火上炎又遭风邪，热火与风邪可导致多种眼科外障病，也包括本案例中的翼状胬肉。智深所传方药以生地黄、熟地黄为君药，具有滋阴补血、凉血降火的功效，可治疗肝肾精血不足，阴虚火旺之症；以石斛为臣药，助宜君药，起到滋阴清热的作用；杏仁、牛膝、枳壳三者合用可理气消胀、补益肝肾。② 因此，智深所传地黄丸对翼状胬肉的治疗应有一定效果。此药对后世影响很大，经改进沿用至今，即"明目地黄丸"。

---

① 高建生等人根据《是斋百一选方》及《御药院方》中提供的信息，对本医案中献方人、患者等进行考证。新、旧唐书中均没有记载名为李恭的宰相。又根据《旧唐书》记载，李揆是唐玄宗逃亡四川的扈从人员之一，死后谥曰"恭"。因而认为，《是斋药方》中所载李恭实际上就是李揆。《是斋百一选方》与《御院药方》的记载应是同一个人。详见其文《明目地黄丸考证及应用——兼论益精升阴法（一）》，《中国中医眼科杂志》2004年第1期。

② 学术界对本医方的关注较多，有多篇论文对本方中用药原则和医疗效果进行探究，参考高建生等《明目地黄丸考证及应用——兼论益精升阴法》，《中国中医眼科杂志》2004年第1期；许文中《〈名医类案〉〈续名医类案〉补肝法初探》，《北京中医药大学学报》2006年第6期；等等。

三 飞蝇黑子

飞蝇黑子是指现代医学的飞蚊症，该病是由玻璃体浑浊变性引起的眼科疾病，致盲率很高，仅次于白内障。患者的玻璃体发生退行性或生理性改变而出现浑浊，浑浊物漂浮游动，其阴影透射到视网膜上就仿佛有飞虫在眼前飞，因而被称为飞蚊症。飞蚊症是玻璃体自然老化的现象，为中老年常见眼病，但是不正确的用眼习惯以及用眼过度也会导致年轻人患此病。

唐朝史料中多见诗人或士大夫患有飞蚊症的记载，如诗人白居易在《与元九书》提到自己的眼睛"瞥瞥然如飞蝇垂珠在眸子中，动以万数"[1]，这实际上是飞蚊症的临床表现。学术界对白居易所患飞蚊症的情况有所关注，如前文提及的《从视力障碍的角度释白居易诗歌中眼疾描写的含义》一文就对白居易所患飞蚊症有所探讨。[2] 但是，前人却未对《是斋百一选方》中记载的李揆眼病案例进行分析。

笔者认为李揆"或见如飞虫翅羽"应该是飞蚊症的病症表现。根据案例的记载，患者于756—757 年之间出现了飞蚊症的症状，而此时患者年72—73 岁，玻璃体浑浊状况应是自然老化的现象。

隋唐时期人们对飞蚊症的认识不足，隋朝医书《诸病源候论》中没有明确的飞蚊症的记载，唐朝成书的《天竺经眼论》中有飞蝇黑子的记载，其内容为：

> 故目有条贯，以示后人，皆苦眼无所因起，忽然膜膜，不痛不痒，渐渐不明，经历年岁，遂至失明，令观容状，眼形不异，唯正当眼中央小珠子里，乃有其障，作青白色，虽不辨物，犹知明暗三光，知昼知夜，如此之者，名作脑流青盲，都未患时，忽觉眼前时见飞蝇黑子，逐眼上下来去，此宜用金篦决，一针之后，豁若开云，而见白日，针讫宜服大黄丸，不宜大泄，此疾皆

① （唐）白居易著，朱金城笺注：《白居易集笺校》，第 2789 页。

② 白居易在《与元九书》中写道："十五六，始知有金石，苦节读书。二十已来，昼课赋，夜课书，间又课诗，不遑寝息矣。"认为自己眼病是因为早年过度用眼。萱沼明也认为白居易所患飞蚊症是因为早年过度用眼，使得晶状体耗损而产生。

由虚热兼风所作也。①

根据前文分析可知，此处脑流青盲应是现代医学的白内障。引文中"时见飞蝇黑子"应是飞蚊症的症状，但在该书中视飞蚊症为患白内障之前的临床表现，并未将其作为一个独立的眼病进行论述。

《秘传眼科龙木论》中也有类似的记载，其内容为：

> 此眼初患之时，眼前多见蝇飞，花发、垂喜、薄烟轻雾，渐渐加重，不痛不痒，端然渐渐失明，眼与不患眼相似，且不辨人物，惟睹三光。患者不觉，先从一眼先患，向后相牵俱损，此是脑脂流下，肝热上冲，玉翳青白，瞳仁端正，阳看则小，阴看则大。其眼须针。然后服药补治，用防风散、羚羊角饮子。②

引文中"薄烟轻雾，渐渐加重，不痛不痒，端然渐渐失明"，"眼前多见蝇飞"应为飞蚊症的症状。但是，隋唐时期往往将飞蚊症作为眼科疾病的一个临床症状或患某种眼病前的临床表现，没有单独作为一种疾病来对待。

四 青盲

青盲是我国古代中医眼科学的一个疾病名称，现代医学称之为青光眼，这是致盲率很高的一种眼病。学界的有关研究包括青盲概念的界定、青盲诊疗方法与评价等，如杨光等人的《"脑病青盲"概念辨识》③、刘立公等人的《针灸治疗青盲的古今对照研究》④、曹京源的《青盲病中医治疗评价》⑤ 等。但他们关注的是中医籍中青盲的记载，

① （唐）王焘著，高文柱校注：《外台秘要方》卷 21《出眼疾候一首》，第 697 页。
② 李熊飞校注，接传红整理：《秘传眼科龙木论校注》卷 1《圆翳内障》，人民卫生出版社 1998 年版，第 16—17 页。
③ 朱黛芸、杨光：《"脑病青盲"概念辨识》，《四川中医》2015 年第 2 期。
④ 刘立公、顾杰、黄琴峰：《针灸治疗青盲的古今对照研究》，《中国中医眼科杂志》2009 年第 6 期。
⑤ 曹京源：《青盲病中医治疗评价》，全国第九次中医、中西医结合眼科学术年会论文，西宁，2010 年，第 199 页。

并未探讨佛教医籍中对该病的诊疗。

唐译佛经中多有对青盲治疗的记载，如唐朝僧人伽梵达摩所译《千手千眼观世音菩萨治病合药经》提到"若有患眼睛坏者，若青盲眼暗者，若白晕、赤膜，无光明者，取诃梨勒果、庵摩勒果、鞞醯勒果，三种各一颗……"① 本医方同样记载于《千手千眼观世音菩萨广大圆满无碍大悲心陀罗尼经》。《天竺经眼论》也记载了对青盲的治疗。由此可见，青盲应是唐朝佛医治疗的常见眼病。

《天竺经眼论》中有关青盲的记载如下：

> 有人告患眼渐膜膜，状与前青盲相似，而眼中一无所有，此名黑盲，宜针刺服药。如瞳子大者，名曰乌风，如瞳子翳绿色者，名为绿翳青盲，皆是虚风所作。当觉急须即疗，汤丸散煎，针灸禁慎，去驱疾势。若眼自暗多时，不复可疗。此疾之源，皆从内肝管缺少，眼孔不通所致也。亦宜须初欲觉时，即须速疗之。若已成病，更不复可疗，亦无劳措意也。②

引文中记载的主要眼病为黑盲，从现代医学角度分析，黑盲应为青光眼。青光眼是眼压间歇性或持续性增高的一种眼病。早期可没有症状，但随病情发展会导致视野缩小，视物不清，即文中"眼渐膜膜"。青光眼可导致视功能全部丧失，所以《天竺经眼论》中强调及时治疗，提出若"眼自暗多时"则"不复可疗"。急性青光眼由于眼压升高使瞳孔括约肌麻痹，会出现瞳孔扩大的临床表现，即文中所载的"瞳子大者，名曰乌风"。急性青光眼还会导致角膜水肿，瞳孔在外观上带有绿色，也就是引文中"瞳子翳绿色者，名为绿翳青盲"。

唐朝僧人谢道人的《天竺经眼论》，总结了丰富的眼科知识，特别是对青光眼的不同病症有清楚的描述并分别命名，有利于我国眼科学的发展。

---

① （唐）伽梵达摩译：《千手千眼观世音菩萨治病合药经》，《新修大正大藏经》第20册，第104页上。

② （唐）王焘著，高文柱校注：《外台秘要方》卷21《眼疾品类不同候一首》，第697页。

五 其他眼病

除上文所述眼病外，唐译佛经中还记载了一些治疗眼病的专方，如《千手千眼观世音菩萨治病合药经》中记载以枸杞叶治疗赤眼，以荜芨水治疗眼生白膜等。《如意轮陀罗尼经》所载眼药可治疗雀目等多种眼病。赤眼就是结膜炎，又称红眼病，是由细菌或病毒引起的传染性眼病。眼生白膜应是角膜炎，该病是指因角膜外伤、细菌及病毒侵入角膜而引起的炎症。雀目就是雀盲症，是维生素 A 缺乏所导致的一种眼病，其临床表现为白天视力良好但是夜晚视物不清。这些药方将在第四章进行分析。

第五节　儿科

儿科是研究小儿时期身心发育、保健以及疾病的综合医学科学。唐朝始设少小科，自此儿科单独成科，与内、外等科并列。唐朝佛经中记载了多个治疗儿科疾病的药方，笔者将在第四章详述，这里主要分析唐朝僧人治疗儿童乳病的案例。

《宋高僧传》卷 24 记载了李绅幼年患有乳病之事，其内容如下：

> 大历癸丑岁，颜鲁公真卿领郡。相国李绅父为乌程宰，绅未期岁，乳病暴作而不啼，不鉴者七辰。召光至，命乳母洗涤焚香，乃朗讽经《分别功德品》。遂超席而坐，拱手开眸，光授饮杯水，令强乳哺之，疾乃徐愈。光笑而谓曰："汝何愿返之遄速乎？"因以光名易绅小字。①

史学界对本案例有所关注，如张净的硕士论文《唐代官员疾病与医疗探究》就援引本案例说明唐朝佛教对官员儿时所患疾病的治

---

① （宋）赞宁撰，范祥雍点校：《宋高僧传》卷 24《唐湖州法华寺大光传》，第 624 页。

疗。① 此外，一些研究李绅的学者也对本案例有所提及，如严正道的博士论文《李绅及其诗歌研究》中就利用本案探讨李绅的出生时间。② 但是上述论文都没对案例进行研究，也未见医学界对本案例的关注。因此，笔者将对僧人治疗乳病的情况进行分析，以期引起学术界对本案的重视。材料中婴儿"乳病暴作而不啼"，或患有生理性乳腺肿大。这是一种正常的生理现象，原因是胎儿在母体内受到母体血中高浓度的生乳素等激素的影响，使乳腺肿大。患儿无不良反应，二至三周后乳肿自然消失，不需处理。在案例中，婴儿被发现患有乳病，很可能是因为乳房肿大被发现，而患儿不啼哭，是因为生理性乳腺肿大没有痛感。因此，该患儿"乳病暴作而不啼"符合新生儿乳腺肿大的特点。至于乳母洗涤焚香与抄写经书等行为，并没起到医疗效果，肿大的乳房会自然消退。

第六节 神奇杂病

唐朝人的医学知识有限，无法对所有疾病进行科学的诊疗，加之宗教鬼神观念的影响，使不少疾病的记载颇具神奇色彩，甚至从现代医学的角度难以解释。笔者将这类病择其要者，集中于此节。

一 邪气入侵

古人将某些不能解释其病因的疾病归为鬼魅入侵。《宋高僧传》卷30就记载了一则这样的案例：

> 又会稽释全清，越人也……时有市侩王家之妇患邪气，言语狂倒，或啼或笑，如是数岁。召清治之，乃缚草人长尺余，衣以五彩，置之于坛，咒禁之。良久，妇言乞命，遂志之曰："顷岁春日于禹祠前相附耳。如师不见杀，即放之远去。"清乃取一錔以鞭驱乌灵入其中，而呦呦有声，缄器口以六乙泥朱书符印之，

---

① 张净：《唐代官员疾病与医疗探究》，硕士学位论文，天津师范大学，2013 年。
② 严正道：《李绅及其诗歌研究》，博士学位论文，南京师范大学，2011 年。

瘗于桑林之下，戒家人无动之，妇人病差。①

案例中将王家之妇所患疾病的原因归结为"邪气入侵"。中医学者立足于中国古医籍中的相关记载，对"邪气入侵"进行了较多的探讨。张光霁在《论中医病因、致病因素、邪气、邪之关系》一文中指出，"邪"与"邪气"是不同的，"邪"指一切不正当、不正常的因素，而"邪气"主要指疫疠等外感因素。② 类似研究还包括唐年亚等人的《从六淫邪气论毒邪》③ 等。由此可见，张光霁等人认为时节不调、疫疠入侵等原因导致的外感病多被称为"邪气入侵"。赵红霞等人所作的《中医学"邪"与"邪气"概念解析》一文提出了不同的看法，指出"邪气"有广义与狭义之分，广义的"邪气"指各种病邪，包括外感六淫、精神、饮食等，而狭义的"邪气"指四时不正之气。④

笔者通过对本案例中王家之妇的临床表现分析，认为材料中所谓"患邪气"应是某种精神因素导致的精神障碍。精神障碍是大脑皮层发生紊乱，导致认知、情感、行为和意识等有不同程度障碍的总称。该病可分为多种类型，其中青春型精神障碍的主要病症表现为情感多变，易冲动以及言语杂乱无章等。王家之妇患病后出现"言语狂倒，或啼或笑"的临床表现与青春型精神障碍的表现较为相符。材料中并没有其他症状的描写，无法看出其患有外感病。僧人释全清束草人"衣以五彩，置之于坛，咒禁之"，后又以六乙泥、朱书符封印坛口并且埋葬于桑林之下，这种方法带有巫术性质。值得注意的是，僧人扎草人、穿五色衣等做法都与道教咒禁法相似，该僧人显然受道教思想影响。

---

① （宋）赞宁撰，范祥雍点校：《宋高僧传》卷 30《唐高丽国元表传（全清）》，第 743 页。

② 张光霁：《论中医病因、致病因素、邪气、邪之关系》，《浙江中医药大学学报》2007 年第 6 期。

③ 唐年亚、陈丽琛、邱幸凡、张六通：《从六淫邪气论毒邪》，《湖北中医学院学报》2006 年第 3 期。

④ 赵红霞、贾海骅、赵凯维：《中医学"邪"与"邪气"概念解析》，《中国中医基础医学杂志》2009 年第 3 期。

二　吐蛇

《释门自镜录》上卷记载了唐朝并州石壁寺僧吐蛇忏悔之事，其内容如下：

> 并州石壁寺有僧，失其姓名，妒忌善人，多行诡道。寺僧明寂者，戒行贞肃，诚在住持，每欲与众共修禅慧，此僧动为励恶，压绝正法，视寂如怨，万途毁谤，不胜恚毒，操刃拟之。僧有尊师，业理高素，对众诃责，罚令恭立。虽从师命，忿意弥坚。少长开谏，确然不拔。立经二日，寂及诸僧反从悔谢，但瞋目怼气，姿容转恶。暨三日，房中僵卧而死。寂乃其师僧众等慨怪哀痛，恨不识物情，就其尸边悔过自责。复为铸像转经，代其忏洗。至暮，目闭气续，乃吐一蛇长尺余，走出户外。俄便稣活，于是追悔前愆，奉行慈忍，敬寂如师，遂成胜士。①

故事中的僧人"妒忌善人，多行诡道"且不思悔改而遭到恶报。众多僧人为其忏悔，建造佛像，最终善妒僧从嘴中吐出一条长尺余的蛇后复生。材料中善妒僧人遭受恶报而死、众僧为其忏悔后吐蛇复生等说法，显然都是宣传佛教的因果报应学说。

三　足病

案例一：

> 唐正元中，嵩阳子周君巢作《威灵仙传》云：先时，商州有人重病，足不履地者数十年，良医殚技莫能疗，所亲置之道傍，以求救者，遇一新罗僧见之，告曰："此疾一药可活，但不知此土有否？"因为之入山求索，果得，乃威灵仙也。使服之，数日

---

① （唐）怀信：《释门自镜录》卷上《唐并州石壁寺僧吐蛇改悔事》，《大正新修大藏经》第51册，第807页上。

能步履。其后山人邓思齐知之，遂传其事。①

案例二：

> 史隽有学识，奉道而慢佛。常语人云："佛是小神，不足事也。"每见尊像，恒轻诮之。后因病脚挛，种种祈福，都无效验。其友人赵文谓曰："经道福中佛福第一，可试造观音像。"隽以病急，如言铸像。像成，梦观音，果得差。②

案例一描述的患者患有脚病几十年，不能站立。僧人让其寻找威灵仙服用，几天后便能走路。威灵仙是一味草药，能祛风湿、治风寒湿热、偏头疼、腰膝腿脚冷痛等，对案例一的患者可能有疗效，但是否如材料中记载的那样神奇，值得推敲。案例二记载的是史隽重道轻佛，嘲讽佛像，出现了脚痉挛的症状，最后通过铸造观音像而痊愈，体现了佛教医学"佛法重于医法"的宗旨。

---

① （宋）唐慎微撰，尚志钧校点：《证类本草：重修政和经史证类备用本草》卷11《威灵仙》，第307页。
② 《太平广记》卷111《史隽》引《宣验记》，第765—766页。

第四章　唐代佛教医学中的方药研究

方药治疗是唐朝佛教医学的主要医治方法。唐朝佛教药方，一是指佛教记载的药方，二是僧人、居士所撰写的医书中所包含的药方。前者包括唐译佛经以及敦煌残卷中记载的佛教医方，其数量颇多且体现了佛教方药在唐朝的发展特点；后者主要指《天竺经眼论》《仙授理伤续断秘方》等医籍中记载的中医药方，体现了唐朝僧人对中医学的认可和接受，由于这些药方被学术界广泛关注且研究，故本章主要探讨学界关注较少的唐译佛经中的药方。唐译佛经中的药方基本可分为两大类，一类是针对某一种疾病的佛教专方，另一类是具有神奇功效的佛教通治方。现对这两类药方进行探讨。①

第一节　针对某种疾病的专方

专方是中医学的专用术语，指专门针对某一疾病的药方。佛教医籍中记载的治病专方很多。这些专方随着佛经的翻译传入我国，并且成为唐代佛教医学的重要组成部分。唐朝的佛经存在重复翻译的情况，所以记载的药方也存在相同或相似的现象，如伽梵达摩所译《千手千眼观世音菩萨治病合药经》与其所翻译的《千手千眼广大圆满无碍大悲心陀罗尼》中所载药方基本相同，菩提流志所翻译的《不空胃索神变真言经》被后来多部经书所摘录，如《佛说不空胃索陀罗尼仪轨经》等。李良松在其所著《佛陀医案》中已经对唐朝部分

---

① 因翻译人不同，佛教医学典籍中对同一药方或者同一药物的翻译用字也不相同，本章在不影响理解的情况下，尊重原著，不对药方中的译名加以改动。

医经中的一些治病专方进行过分析，但是他以中医药学为支撑，没有从现代医药学的角度研究，且对案例的分析略显简略，故本章以唐译佛经《千手千眼治病合药经》以及《不空胃索神变真言经》等佛经为主要依据，在李良松研究的基础上做进一步的分析。

一　内科

唐译佛经中关于内科疾病的治病专方很多，治疗范围很广，包括消化系统的霍乱、痢疾，心脑血管的心痛、中风，泌尿系统的尿频、小便不通以及虫蛇咬伤等多种疾病，一一列举如下：

开窍醒神方

咒菖蒲七遍，鼻嗅之，不睡少眠。①

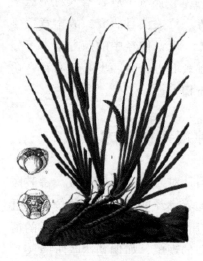

图4-1　石菖蒲

资料来源：《中国本草彩色图鉴》上册，第298页。

该医方是开窍醒神的专方，所用药物为菖蒲。菖蒲是中医常用药材，作为药物使用时指石菖蒲和水菖蒲两种。石菖蒲（见图4-1）是菖蒲属植物石菖蒲的根状茎，水菖蒲（见图4-2）是用天南星科植物水菖蒲的干燥根茎，两者均是宣气通窍、开窍宁神之良药，可用于治疗风寒湿痹、头晕、嗜睡、健忘等症。

治吐泻方

若患宿食不消、腹中结痛上变下泻、霍乱昼死者，可取乌盐或先陀婆盐或诸杂盐类，咒之七遍，研碎，暖

---

① （唐）智通译：《观自在菩萨怛嚩多唎随心陀罗尼经》，《大正新修大藏经》第20册，第467页下。

水令服便差。①

这是用盐和温水治疗宿食不消等
引起的上吐下泻及霍乱等消化系统疾
病的医方。霍乱是由霍乱弧菌所引起
的烈性肠道传染病，临床上以剧烈吐
泻、严重脱水、血容量明显减少、肌
肉痉挛、循环衰竭为特征。盐水治疗
霍乱的方法出现很早，1830 年德国
化学家赫尔曼发现霍乱病人存在循环
血量减少的问题。1831 年，威廉·
斯蒂文斯研究发现，高热霍乱病人血
液颜色较普通人灰暗，口服盐溶液能
够得到恢复，说明口服盐溶液可补充
霍乱病人失去的血容量。② 霍乱病人
因剧烈腹泻和呕吐会导致严重脱水，

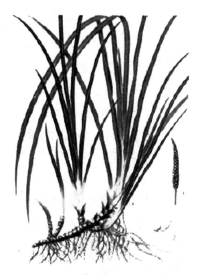

图 4 - 2　水菖蒲

资料来源：《中国本草彩色图鉴》
上册，第 299 页。

致使血容量明显减少，血液浓缩而出现周围循环衰竭，还会导致电解
质紊乱，而口服温水盐溶液可使这些症状得到缓解，所以此方符合现
代医学的治疗原则。

　　唐朝经书中还载有多个以盐水治疗腹部疾病的医方，如《千手千
眼观世音菩萨治病合药经》中还记载"若有人等患腹中病痛者，取
井花水和印成盐二颗，咒三七遍，服半升即差"③。《佛说不空罥索陀
罗尼仪轨经》摘录《不空罥索神变真言经》中的记载"若患腹痛，
真言红盐汤，与令饮服则便除愈"④。《观自在菩萨怛嚩多唎随心陀罗

① （唐）义净译：《曼殊室利菩萨咒藏中一字咒王经》，《大正新修大藏经》第 20 册，
第 781 页中—781 页下。

② 杨延平、师社会、姚艳琴、任春晓：《欧洲霍乱流行时期盐溶液医用的产生与发
展》，《西北大学学报》（自然科学版）2013 年第 4 期。

③ （唐）伽梵达摩译：《千手千眼观世音菩萨治病合药经》，《大正新修大藏经》第 20
册，第 104 页中。

④ （唐）阿目佉译：《佛说不空罥索陀罗尼仪轨经》，《大正新修大藏经》第 20 册，第
436 页上。

尼经》中有以盐水治疗痢疾的药方，内容为"又法若患痢者，咒盐水三七遍，饮之即差"①。这些医方符合消化系统疾病的治疗原则，应具有一定医疗效果。

治痢疾方

或复苦痢不能断者，取橘柚根及槟榉根，磨捣咒之七遍，和水服之即差。②

本方以橘柚根及槟榉根和水服用治疗痢疾。痢疾是由于痢疾杆菌引起的急性肠道传染病，主要症状为大便次数增多、腹痛、腹泻、脓血便、里急后重。中医认为急性细菌性痢疾属"湿热痢"的范围，是由湿热之邪侵犯"脾""胃"及"肠"所致。橘柚具有利水谷、久服去臭下气、通神的功效，但在医书上不见橘柚治疗痢疾的记载，在临床上也不见橘柚对痢疾的医治案例。槟榉即槟楂，为蔷薇科植物光皮木瓜的果实。槟榉内含有大量石细胞及鞣质，主凝主收，有凝滞之功效。③ 这两种物质在治疗痢疾时起重要作用。《中华本草·蒙药卷》所载木瓜就是指光皮木瓜也就是槟榉，书中引《无误蒙药鉴》中的记载指出，光皮木瓜可清热、止热泻，《蒙医验方》《观者之喜》中也均载有以光皮木瓜治疗热泻、久泻的药方。④以槟榉根为主药治疗痢疾或有一定疗效，但尚不能解释本方使用橘柚根的科学性。

治血痢方

若有人等亦血痢血者，取桃脂大如鸡子，咒三七遍，令吞

---

① （唐）智通译：《观自在菩萨怛嚩多唎随心陀罗尼经》，《大正新修大藏经》第20册，第468页下。

② （唐）义净译：《曼殊室利菩萨咒藏中一字咒王经》，《大正新修大藏经》第20册，第781页下。

③ 胡双丰：《木瓜与其伪品槟榉的鉴别》，《实用中医药杂志》2001年第5期。

④ 国家中医药管理局《中华本草》编委会：《中华本草·蒙药卷》下篇《植物篇·木瓜》，上海科学技术出版社2004年版，第107页。

即差。①

　　这是一个用桃脂治疗血痢的专方，桃脂即桃胶。血痢是由溶组织内阿米巴原虫引起的肠道传染病，其主要临床症状为腹痛、腹泻以及暗红色果酱样便等。李良松对本方有较为详尽的分析，他从中医药学的角度入手，认为桃胶是治疗血痢的名药，使用桃胶治疗血痢是合理的。② 笔者赞同李良松的分析。桃胶是蔷薇科植物桃或山桃等树皮中分泌出来的树脂，我国传统医学认为其可以治疗石淋、血淋、痢疾、糖尿病等病。在《本草纲目》中也记载了多个以桃胶治疗痢疾、血淋的药方。本医方的记载与我国传统医学的认识相同，也说明了桃胶对血痢的医疗效果受到了普遍的认同。

治腹痛方

　　诸患腹痛应咒碱水与之，令服即得除愈。③

　　该方是用碱水治疗腹痛的医方。文中的腹痛若是胃或十二指肠溃疡，因胃酸过多所致，本方中的碱水可中和胃酸，故"即得除愈"，属对症处理。

治疟疾方

　　若患疟病一日、二日乃至七日，或常患者，以纯乳煮粥，著好酥一两，咒之一百八遍，与病人服之，即得除愈。④

　　本方是以乳煮粥和酥治疗疟疾。疟疾是疟原虫寄生于人体所引起的传染病，该病在本书第三章已经简单论述。患疟疾后典型的症状为

---

　　① （唐）伽梵达摩译：《千手千眼观世音菩萨治病合药经》，《大正新修大藏经》第20册，第105页上。

　　② 李良松著释：《佛陀医案》，学苑出版社2014年版，第35页。

　　③ （唐）玄奘译：《不空罥索神咒心经》，《大正新修大藏经》第20册，第404页下。

　　④ （唐）宝思惟译：《大方广菩萨藏经中文殊师利根本一字陀罗尼经》，《大正新修大藏经》第20册，第780页下。

周期性寒战、发热和出汗退热三个阶段。疟疾发作的周期性，与疟原虫在红细胞内裂体增殖的周期是一致的。间日疟原虫在红细胞内的周期为48小时，三日疟原虫为72小时，因此典型的间日疟为隔日（48小时）发作一次，三日疟隔两天（72小时）发作一次，恶性疟不规则发作。文中的"若患疟病一日、二日乃至七日"的描述与疟疾的发作规律相符，引文应是对几种疟原虫感染后出现周期性发作的描述。"或常患"应是指疟疾病痊愈后又复发的情况。疟疾感染会出现头痛、全身关节酸痛及乏力显著，同时伴有食欲不振、恶心、呕吐等消化系统的症状。病人体力消耗特别大需及时补充营养。该方所用药为纯乳、粥和酥，三种食药虽然不能直接杀死疟原虫，但都含有大量的营养物质，可补充疟疾病人身体所需的能量，提高患者的抵抗力。

治便秘方

若有人患大便不通，取葵子二升，以水四升煮取一升汁，咒三七遍数服即下。①

这是一个用葵花籽治疗便秘的医方。该方是用二升葵花籽加四升水煎煮，浓缩成一升后取其汁，再配合咒语让病人服用来治疗便秘。葵花籽也称为向日葵籽，其富含不饱和脂肪酸、蛋白质、维生素E等多种营养物质。② 葵花籽中不饱和脂肪酸的含量高达百分之五十左右，而不饱和脂肪酸可以促进肠蠕动，具有润肠通便的作用。本方使用大量葵花籽煎汤服用，通过促进肠蠕动而达到治疗便秘的效果。《龙门石刻药方》记载："疗大便不通方，熬葵子半升，捣末；以水一升，煮。顿服。"③ 两则药方基本相同，可见佛门以葵花籽治疗便秘是常用的方法。

---

① （唐）伽梵达摩译：《千手千眼观世音菩萨治病合药经》，《大正新修大藏经》第20册，第105页上。
② 王和平：《向日葵子 全身是宝》，《家庭医生报》2009年9月7日第7版。
③ 廖果、李良松：《佛医古方书八种》，学苑出版社2013年版，第184页。

治肛门瘙痒方

若有人患大便孔痒名，取草缠罗果，热细末和糖，咒一百八遍，涂孔日三即差。（草缠罗果者，菟丝子是也。）①

本医方是用菟丝子和糖治疗肛门瘙痒的专方。肛门瘙痒是一种非常普遍的现象，造成肛门瘙痒的因素很多，如蛲虫感染、过多食用辛辣食物、食物过敏、精神因素、病毒细菌感染、肛瘘、肛周湿疹等都可造成肛门区瘙痒。根据本方的治疗方法推知，本案应该是蛲虫感染导致的肛门瘙痒。蛲虫主要寄生于人体的回盲部，为细小线虫，长 1.5 厘米左右，雌性蛲虫常在夜间爬出肛门外在周围大量产卵刺激肛门引起瘙痒，该病多发于儿童。李良松对本方有详细的分析，认为菟丝子（见图 4-3）性平，味甘，味道香甜，受到蛲虫的喜爱，因而使用菟丝子糖膏涂肛门，可将蛲虫引出，从而达到医疗效果。② 笔者对李良松的推论深为赞同，本医方使用菟丝子糖膏诱出蛲虫从而达到治疗目的，具有科学性。

治尿频方

若有人等小便数忽起者，若去斗许者，取括楼根一两，以清水三升煮，绞取半汁，咒三七遍，若一百八遍，顿服即差。③

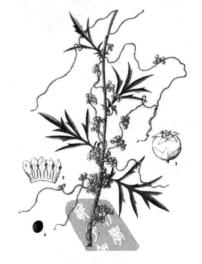

图 4-3 菟丝子

资料来源：《中国本草彩色图鉴》中册，第 243 页。

本医方是治疗小便频数和小便量大的专方，采取的治疗方法是用

---

① （唐）伽梵达摩译：《千手千眼观世音菩萨治病合药经》，《大正新修大藏经》第 20 册，第 105 页上。

② 李良松著释：《佛陀医案》，第 37 页。

③ （唐）伽梵达摩译：《千手千眼观世音菩萨治病合药经》，《大正新修大藏经》第 20 册，第 105 页上。

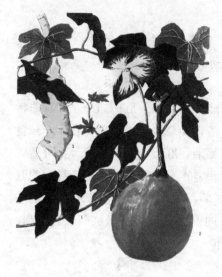

图4-4 栝楼

资料来源：《中国本草彩色图鉴》上册，第49页。

括楼根一两，以清水三升煮后取其汁服用。导致尿频的原因很多，常见的致病因素多为泌尿系统感染，如尿道炎、膀胱炎、肾盂肾炎等，但是这些炎症性疾病导致的尿量并不大。如果尿频同时尿量增多，则多见于糖尿病和尿崩症。糖尿病是以高血糖为特征的代谢性疾病，典型的临床表现为三多一少，即多饮、多食、多尿、体重下降。本医方所用药物为括楼根，括楼根即栝楼根，是葫芦科植物栝楼的根部，也叫天花粉（见图4-4）。中医籍中记载括楼根可治疗消渴症，消渴症就是现代医学的糖尿病。现代医学实验证实，括楼根水提取物的非渗透部位有降糖的活性，可进一步分离得到五个聚糖——trichosan A、B、C、D 和 E，都对正常小鼠有显著的降糖作用。[1] 因此推断，本医方用括楼根治疗的疾病应为糖尿病所致尿频和尿量增多，这种治疗方法是科学合理的。

止咳方

若有人等患嗽咳者，取桃子人一升，热火和饴糖，咒一百八遍，顿令服尽，乃至须造三四剂病即愈。[2]

本方是治疗咳嗽的医方。医案以核桃仁为主药，将其炒热后放入饴糖，再配合咒语服用三四剂即可痊愈。李良松在分析本医案时指出文中的"桃子人"即核桃仁。中医认为核桃仁可以治疗咳嗽，《本草

① 陈蕙芳：《栝楼根降血糖成分的分离和作用》，《国外医药（植物药分册）》1990年第1期。

② （唐）伽梵达摩译：《千手千眼观世音菩萨治病合药经》，《大正新修大藏经》第20册，第105页上。

纲目》记载核桃仁味甘性温，有镇咳祛痰、温肺润肠、补气养血等功效，对治疗肺肾两虚型咳嗽、外感燥咳以及虚寒喘咳等都有良好的效果。核桃仁治疗咳嗽被广泛地应用于临床实践：曾有一位 45 岁民工患有夜咳症，通过吃核桃仁、生姜治愈；① 田栓磊曾对治疗咳嗽的偏方进行研究，并撰写《冰糖核桃梨汤可防治秋季咳嗽》一文。② 李仁敏从现代医学角度对核桃的营养以及药用价值进行研究，认为核桃含有丰富的蛋白质、脂肪以及多种维生素，其镇咳平喘作用十分显著，对慢性支气管炎和哮喘病患者疗效极佳。③ 可见，佛经中以核桃仁为主药医治咳嗽是科学的治疗方法，但核桃仁属于温热性食物，因此阴虚火旺者不宜食用。

治中风方

　　若有人等患一边偏风，耳鼻不通、手脚不便者，取胡麻油内木香煎，咒三七遍摩拭身上，永得除差。又取纯牛苏，咒三七遍，摩身上差好。④

　　本材料中记载的是治疗半身不遂的两个专方。文中的"患一边偏风，耳鼻不通、手脚不便"是脑中风所致半身不遂的临床表现。方一是将胡麻油、内木香煎后配合咒术，采用按摩的方法治疗。胡麻油是佛教医学的常用油，现代医学实验证明，胡麻油富含多种营养物质，包括亚麻酸、亚油酸、芝麻酥等。亚麻酸对脑神经有很好的保护作用，具有降血脂、降血压、抑制脑出血的功效。此外胡麻油还含有不饱和脂肪酸和维生素 E，这两种物质能促进新陈代谢和改善微循环。内木香即青木香（见图 4 - 5），又称马兜铃根，是马兜铃的干燥根，具有疏肝理气、平肝降压、辟秽解毒之功效。中医多用于治疗中风以及中风后遗症。如 2012 年江月锋发明一种祛瘀通络青木香保健茶可

　　① 汤涛：《生姜核桃仁治好了我的夜咳症》，《求医问药》2013 年第 2 期。
　　② 田栓磊：《冰糖核桃梨汤可防治秋季咳嗽》，《饮食科学》2010 年第 9 期。
　　③ 李仁敏：《核桃营养及药用研究进展》，《农产品加工》2004 年第 12 期。
　　④ （唐）伽梵达摩译：《千手千眼观世音菩萨治病合药经》，《大正新修大藏经》第 20 册，第 104 页上。

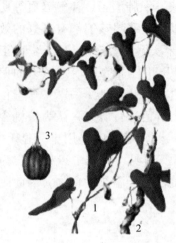

图 4 – 5 马兜铃

说明：图中 3 为青木香。

资料来源：《中国本草彩色图鉴》上册，第 192 页。

用于防治中风；① 同年他又发明祛瘀通络青木香保健酒，可帮助中风者促进自体血肿吸收和神经细胞损害后的修复，缓解中风后遗症；② 2014 年刘光辉发明一种治疗中风后遗症的中药组合物，其中青木香是重要一味中药；③ 2015 年吴强发明一种治疗血淤证的药物组合物及其制备方法。④ 根据上述两味药的药效分析，方一用胡麻油和青木香外涂按摩应可起到加强代谢，促进血液循环，疏肝理气等作用，从而改善病人"耳鼻不通、手脚不便"的状况。方二是外涂牛酥配合咒术，采用按摩的方法进行治疗半身不遂。引文中"牛苏"即牛酥，是牛乳提炼而成的酥油，有活血化瘀的功效，所以用牛酥涂于身上按摩也是对半身不遂的有效治疗方法。

唐译佛经中还有两部经书中记载了本医方。伽梵达摩另译《千手千眼观世音菩萨广大圆满无碍大悲心陀罗尼经》中记载："若患一边偏风，耳鼻不通、手脚不随者，取胡麻油煎青木香，咒三七遍，摩拭身上永得除差。又方取纯牛酥，咒三七遍摩亦差。"⑤ 可见，伽梵达摩所译不同经书中的两条医方应是相同的，其中"内木香"与"青木香"以及"牛苏"与"牛酥"的差异应是译经时书写错误导致。此外，玄奘所译《十一面神咒经》也记载有一个与本

① 2012 年江月锋申请专利《一种祛瘀通络青木香保健茶》，申请公布号 CN103720982A。

② 2012 年江月锋申请专利《一种祛瘀通络青木香保健酒》，申请公布号 CN103720983A。

③ 2014 年刘光辉申请专利《一种治疗中风后遗症的中药组合物》，申请公布号 CN104001068A。

④ 2015 年吴强申请专利《一种治疗血瘀证的药物组合物及其制备方法》，申请公布号 CN104998097A。

⑤ （唐）伽梵达摩译：《千手千眼观世音菩萨广大圆满无碍大悲心陀罗尼经》，《大正新修大藏经》第 20 册，第 110 页中。

医案相似的药方。由此可见，在唐朝相对缺医少药的历史条件下，材料中记载的采用按摩方法治疗半身不遂的两个医方是行之有效的，具有科学性。

治冷病方

若患冷病、身肿、体癣、风冷等病，取菖蒲以白蜜和之，佛前烧香咒一千遍，空腹服之，即差。①

本医方治疗的疾病为冷病、身肿、体癣、风冷等，实际上都是体寒的病症表现，治疗方法为空腹服用菖蒲和白蜜。本方在唐译佛经《大威力乌枢瑟摩明王经》中也有记载。李良松认为本医案是典型阳气虚衰、寒气内壅的病症，因此在用药上应注意去湿散寒。他还对本方中使用的菖蒲和白蜜进行分析，认为菖蒲具有散风去湿的作用，而白蜜具有补中益气的功效，配合施咒、礼佛应有功效。② 笔者同意李良松的观点，唐译佛经中记载的本医方对阳气虚衰导致的冷病、身肿等症的治疗是科学的。

《观自在菩萨怛嚩多唎随心陀罗尼经》中还记载了一个治疗冷病的药方，其内容为："取干姜、胡椒、荜茇，以上物等分为末，日别旦起，取一方寸匕，诵咒二十一遍，干服聪明。若患冷病者，亦依此服皆差。"③ 本方中使用的主要药材为干姜、胡椒和荜茇三种。干姜是常用的中药材，味辛，性热，具有温中散寒，清热解毒，回阳通脉等功效。胡椒味辛，性热，具有温中散寒，下气，消痰的作用。荜茇（见图4-6）是胡椒科植物荜茇的果穗。中医认为荜茇味辛，性热，具有温中散寒，行气止痛的作用。由此可知，佛经医方中使用这三味性热的药来治疗冷病也应是对症治疗。

---

① （唐）智通译：《观自在菩萨怛嚩多唎随心陀罗尼经》，《大正新修大藏经》第20册，第469页上。
② 李良松著释：《佛陀医案》，第39页。
③ （唐）智通译：《观自在菩萨怛嚩多唎随心陀罗尼经》，《大正新修大藏经》第20册，第468页中。

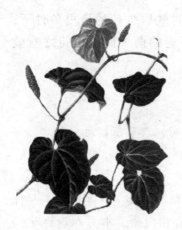

图4－6 荜茇

资料来源：《中国本草彩色图鉴》中册，第189页。

治癫痫方

若有人等逢鬼口禁吐沫不知人色应急死者，取虎魄玉细屑，咒一百八遍，以酒令服。又取骨噜万异绞汁，咒二七遍令服，又造其额上鬼神建，咒一百一八遍即差。（骨噜万异者，白马屎是也。）①

材料中描述的症状为昏厥，不省人事，口吐白沫。据此推测，医案中涉及的疾病可能是现代医学的癫痫病。癫痫又被称为"羊癫疯"或"羊角风"，是由于大脑神经细胞群反复超同步放电所引起的突发性、短暂性发作为特征的脑功能紊乱，是常见的慢性脑功能障碍综合征。②发作时可能会出现晕厥、口吐白沫或者抽搐、尖叫等异常表现，在古代社会常被认为是鬼魅入侵所导致的疾病。因此，治疗时所使用的药物往往带有震慑鬼邪的神奇作用，如本方中使用白马屎治疗癫痫，可能就与认为白马是带有灵性的动物有关，方中"造其额上鬼神建"同样也是起到镇压鬼魅的作用。此外，医案中使用琥珀玉屑对该病进行治疗。琥珀为某些松科植物的树脂，埋藏于地层年久而成的化石样物质。琥珀性平，味甘，具有镇惊安神的功效，因而主治惊悸失眠、惊风癫痫等症。现代医学实验证明，琥珀中含有高达7.8％的琥珀酸，该物质具有抗癫痫作用，此外还具有抗惊厥、镇痛、镇静、降温等功效。③琥珀是现代治疗癫

---

① （唐）伽梵达摩译：《千手千眼观世音菩萨治病合药经》，《大正新修大藏经》第20册，第104页下。

② 何佁、路英智、屈传敏主编：《癫痫学》，中国中医药出版社1999年版，第1—5、400—479页。

③ 刘艳霞对琥珀酸治疗慢性癫痫进行试验研究，通过大鼠点燃模型的研究证实了琥珀酸对癫痫病的治疗作用。大鼠点燃模型是迄今为止较理想的人类慢性癫痫模型。参见刘艳霞《琥珀酸在慢性癫痫模型的作用研究》，硕士学位论文，青岛大学，2002年。

痫的主要药物之一，如韦运兴等曾以琥珀散治疗癫痫；① 苟祯桃以琥珀四重散医治癫痫；② 孙雪作《琥珀定痫胶囊治疗癫痫94例临床观察》一文中使用的治疗癫痫的胶囊中也含有琥珀。③ 由此可知，本医案记载以琥珀治疗癫痫病是科学合理的，而"取骨嚕万异绞汁，咒二七遍令服，又造其额上鬼神建，咒一百一八遍"的记载带有宗教色彩，不能用科学进行分析。

治热病方

加持牛酥或乌麻油，与患热病者，空腹服之，即令除差。④

本方是用牛酥或乌麻油治疗热病的医方。热病是中医病名，有广义和狭义之分，现代医学的流行性感冒、扁桃体炎、上呼吸道感染、流行性脑膜炎等都是热病的范畴。引文中所用药物为牛酥或乌麻油。牛酥含有多种维生素，营养价值很高，有补五脏、益气血的功效。乌麻油多指黑芝麻油，此油是古代人常用的药物之一。黑芝麻油含有大量的不饱和脂肪酸，可消痹心怡、增进食欲，有提神明目的作用。从这两味药的医疗功效来看，对热病没有治疗作用，但可提高患者的抵抗力，对疾病起到辅助治疗作用。

治热风病方

若热风病者，以牛苏、乌麻油、干莲花须叶、莲实穰煎以为膏，真言加持一百八遍，服及涂摩并数灌鼻，则得除差。⑤

该文是用牛酥、乌麻油、干莲花须、莲花叶及莲花实囊和煎为膏，服用及外涂按摩或置入鼻腔使用，以治疗风热病。风热病是指风热之气

---

① 韦运兴、韦全义、何书珍：《琥珀散治疗癫痫13例》，《河南中医》1989年第4期。
② 苟祯桃：《琥珀四重散治疗癫痫》，《云南中医杂志》1989年第6期。
③ 孙雪：《琥珀定痫胶囊治疗癫痫94例临床观察》，《新疆中医药》2007年第4期。
④ （唐）菩提流志译：《不空胃索神变真言经》卷1，《大正新修大藏经》第20册，第231页下。
⑤ （唐）菩提流志译：《不空胃索神变真言经》卷9，《大正新修大藏经》第20册，第274页中—274页下。

从皮毛入肺所患的诸多病症，病人有恶风寒战、流涕等症状，发展严重者会有脓性鼻涕或脓血性痰。按现代医学分析，这些表现与急性上呼吸道感染的一组临床症状相符，如气管炎、支气管炎或肺炎等。在病情初期，患者会出现寒战、发热、怕冷，病情进一步发展则会有流鼻涕，打喷嚏等症状，治疗不及时可发展成为鼻窦炎，有黄绿色鼻涕出现，病情继续发展则可能出现脓血性痰。引文中所用药物为牛酥、乌麻油、干莲花须、莲花叶及囊。牛酥和乌麻油在治热病方中已有所探讨。干莲花须、叶及囊是常用药物，都含有维生素 C、类黄酮及多种微量元素，[1]有去湿、清心及清热解毒的功效。因此，文中的医用专方对热风病的治疗应是对症治疗，也符合现代医学的治疗原则。

治时气病方

若患时气病，咒青木香末二十一遍，和水服之立愈。[2]

时气病又称为疫病、疫疠、时行、时疫，是指流行性外感病，如流行性感冒、伤寒等。引文所用主药为青木香，现代医学实验证明其具有良好的杀菌、消炎、镇痛作用。[3] 因此，本方以青木香治疗时气病应有一定效果。

治恶痊入心方

若有人等患恶痊，入心闷绝欲死者，取桃胶一丸，大小亦如桃实大，以清水一升和煎，取半升，咒七遍，顿服尽即差。其药莫令妇人煮，须净护造也。[4]

---

① 李珊珊等：《植物学报》2014 年第 6 期。

② （唐）不空译：《北方毗沙门天王随军护法真言》，《大正新修大藏经》第 21 册，第 226 页下。

③ 关于青木香的医疗功效可参见吕金海等《青木香（Aristolochia debilis Sieb. et Zucc）的消炎和镇痛活性》，《山西中医学院学报》2006 年第 1 期；朱顺英等《青木香挥发油的化学成分分析及抗菌活性》，《武汉大学学报》（理学版）2005 年第 6 期。

④ （唐）伽梵达摩译：《千手千眼观世音菩萨治病合药经》，《大正新修大藏经》第 20 册，第 104 页上。

本医方是使用桃胶治疗恶痓入心，闷绝欲死。《诸病源候论》有关痓病的记载为"痓之为状，身热足寒，项颈强，恶寒，时头热，面目热，摇头，卒口噤，背直身体反张是也。此由肺移热于肾，传而为痓。痓有刚柔，太阳病，发热无汗，而反恶寒，为刚痓；发热汗出而恶寒，为柔痓。诊其脉沉细，此为痓也"①。笔者认为，《诸病源候论》中记载的痓病应是急性化脓性脑膜炎。脑膜是头骨和大脑之间的一层膜，当脑膜被病毒或者细菌感染后就会患脑膜炎。该病一般分为儿童型和成人型，急性化脓性脑膜炎的典型症状就是高热、畏寒、剧烈头痛、惊厥、中毒面容、颈项强直、角弓反张等。《诸病源候论》中有关痓病的描述与脑膜炎的病症基本相符。但是本医案中记载的主要病症是"恶痓入心，闷绝欲死"，不应是脑膜炎。李良松通过"闷绝欲死"之症以及桃胶的治疗功效认为本医案所治疾病应为外感风邪、内伤风滞又受惊吓所致。② 笔者认为本医案记载的病症应是冠心病引起的心绞痛或心肌梗塞，其典型症状为胸闷，胸部有压榨样疼痛，有濒死感和窒息感。这些症状都与文中"闷绝欲死"的症状描述相似。本医案中使用的药物为桃胶，《本草纲目》中记载桃胶具有和血益气的作用，因此使用桃胶治疗冠心病应有一定疗效，但在现代临床中桃胶经常被用来治疗糖尿病以及痢疾，不见其治疗冠心病的记载。

治尸疰心痛方

若有人等卒患心痛不可忍者，为道尸疰取杜噜香如乳头成者一丸咒三七遍，口中嚼咽不限多小，令变吐即差。慎五辛、酒肉油物、诸不净物及房内。（杜噜香者，薰陆香是也。）③

这是一个治疗由尸疰引起心痛的药方，该方同样记载于《千手千眼观世音菩萨广大圆满无碍大悲心陀罗尼经》中。李良松未分析本医

---

① （隋）巢元方等编纂，南京中医学院校释：《诸病源候论校释》卷7《伤寒痓候》，第260页。

② 李良松著释：《佛陀医案》，第24页。

③ （唐）伽梵达摩译：《千手千眼观世音菩萨治病合药经》，《大正新修大藏经》第20册，第104页中。

方的科学性，仅就乳香和尸注做了介绍。尸疰即尸注，据《诸病源候论》记载："尸注病者，则是五尸内之尸注，而挟外鬼邪之气，流注身体，令人寒热淋沥，沉沉默默，不的知所苦，而无处不恶；或腹痛胀满，喘急不得气息，上冲心胸，傍攻两胁；或磈块踊起；或挛引腰脊；或举身沉重，精神杂错，恒觉惛谬。每节气改变，辄致大恶，积月累年，渐就顿滞。以至于死，死后复易傍人，乃至灭门。以其尸病注易傍人，故为尸注。"[①] 从文中记载的多种症状可以看出，古代尸注并非是明确的某种疾病，应是多种疾病的统称。古人将诸多无法解释其病因的疾病归为鬼魅入侵所致，统称为尸注。本药方是使用熏陆香配合咒语治疗尸注引起的心痛。熏陆香又称为乳香（见图4－7），是橄榄科植物卡氏乳香树皮部渗出的油胶树脂，多呈小形乳头状，气味微香，味微苦，主要含有五环三萜、四环三萜等萜类和20多种挥发油类等。现代医学证明乳香能够促进多核白血球增加，可增加吞噬细胞的吞噬能力，从而提高机体免疫力，而且其挥发油的主要成分为乙酸正辛酯，因而还具有镇痛效果。[②] 此外，乳香还具有舒筋活血等作用，多用于治疗血瘀疼痛，如跌打损伤和因血脉瘀滞而致的心绞痛等。[③] 因此，若本医方中所载心痛是血脉瘀滞而致疾病，以乳香治疗具有一定科学性。

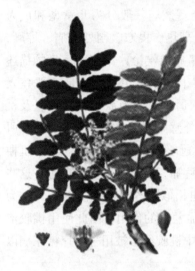

图4－7　卡氏乳香树

资料来源：《中国本草彩色图鉴》下册，第207页。

---

① （隋）巢元方等编纂，南京中医学院校释：《诸病源候论校释》卷23《尸注候》，第683页。

② 国家中医药管理局《中华本草》编委会：《中华本草·蒙药卷》下篇《植物药·乳香》，第259页。

③ 赵志扬、洪筱坤、凌罗庆：《乳香挥发油有效成分的研究》，《上海中医药杂志》1985年第4期。

以干姜治虫毒方

若有人等，为恶毒蛇蝎所螫者，干姜大小末咒一七遍著疮上，立即除愈。①

本方是用干姜末治疗毒蛇蛰咬伤的医用专方。干姜是常用的中药材，中医认为其有温中散寒，清热解毒等功效。现代药理研究发现，干姜中的姜酚类化合物具有明显的解毒、镇痛、消炎的作用。② 现代医学一般采用口服用药和外敷用药相结合的方法治疗虫蛇咬伤，外敷药物一般都有解毒作用。因此，将干姜末外用涂于蛇蝎螫伤处是行之有效的治疗方法。本方还记载于伽梵达摩所译《千手千眼观世音菩萨广大圆满无碍大悲心陀罗尼经》等佛经中。明朝成书的《本草纲目》中记载："蛇蝎螫人，干姜、雄黄等分为末，袋盛佩之，蛇闻药气逆避人。遇螫即以傅之，便定。"③ 可见在明代继续使用干姜治疗蛇蝎螫伤。综上可知，引文中用干姜末外敷治疗蛇蝎螫伤符合现代医学的治疗原则，但是佛经中"立即除愈"的记载则带有夸张性。

生姜与干姜的药性有很大不同，但是用于治疗虫蛇咬伤的原理相同，善无畏所译《阿咤薄俱元帅大将上佛陀罗尼经修行仪轨》中记载了涂抹生姜治疗虫蛇咬伤的医方也符合现在医学的用药原则。

以黄土等治虫毒方

若为一切毒虫螫者，真言黄土泥数涂毒处，或数加持牛乳，空腹饮服，或加持煮豆汁，温蘸虫所毒处便得除愈。④

这是密宗咒语配合黄泥土、豆汁以及服用牛奶治疗毒虫咬伤的药方。菩提流志在该经中重复记载了涂抹黄土治疗毒虫咬伤的方

---

① （唐）伽梵达摩译：《千手千眼观世音菩萨治病合药经》，《大正新修大藏经》第20册，第103页下。

② 王哲：《干姜化学成分的研究》，硕士学位论文，吉林大学，2013年。

③ （明）李时珍编撰，刘衡如、刘山永校注：《本草纲目》卷26《干姜》，华夏出版社2008年版，第1093页。

④ （唐）菩提流志译：《不空胃索神变真言经》卷1，《大正新修大藏经》第20册，第231页下。

药，该方又被阿目佉摘录在《佛说不空胃索陀罗尼仪轨经》中。可见，以黄土治疗毒虫螫伤是唐朝佛教医学的常用方，因而在译经时多有重复。据《本草纲目》记载："黄土，甘，平，无毒……"并且记载了若被蜈蚣螫伤，"画地为王字，内取土掺之，即愈"，若为蜂蚁叮螫，"反手取地上土敷之。或入醋调"①。有关使用黄土治疗毒虫咬伤的医疗效果和使用原理，以用黄土治疗蜈蚣螫伤为例进行分析。蜈蚣是节肢动物，其腺体分泌的毒液呈酸性，这些毒液中含有组胺样物质和溶血蛋白质。这些物质能导致人体过敏和中毒，所以人被蜈蚣咬伤后局部可有红肿、剧痛或灼痛等症状，严重者可出现过敏性休克甚至导致死亡。② 蜈蚣毒液是酸性毒液，治疗时应首选碱性液体中和其酸性，可涂抹氨水或者碳酸氢钠也就是小苏打溶液，也可把碱面调成稀糊状涂抹在伤口处，从而减轻中毒症状和过敏反应。本医案中用黄土泥治疗毒虫螫伤，其治病原理应和使用碱面、苏打水相同，选用的土也应是碱性土。明朝成书的《本草纲目》仍然使用土来治疗毒虫咬伤，"画地为王字"的方法带有迷信色彩，而"入醋调"的科学性仍需医学实验进一步证明。佛经中记载黄土治疗一切毒虫螫咬伤，并未强调是碱性土，可能是因为唐朝佛教译经以北方为主，而我国北方土壤多为盐碱地，属于碱性土。佛经中黄土"治一切毒虫咬伤"的说法有所夸张，但对具有酸性毒液动物的咬伤或螫伤应有一定医疗效果。医方中还提到了空腹饮用牛奶的方法解毒，牛奶具有解毒功效，至今仍然被广泛使用。第三章"羊乳僧治蜘蛛咬伤"案例中已经对乳的解毒功效进行了介绍，故此不详论。本医案中第三个治疗毒虫咬伤方法是蘸取温豆汁擦拭伤口。李良松认为此医案中的豆汁是以绿豆为原料而制成，绿豆具有消肿下气、清热解毒的功效，并且可以解一切药草、牛马、金石诸毒。③ 因此本医方以黄土、豆汁外敷以及服用牛奶解虫毒有一定

---

① （明）李时珍编撰，刘衡如、刘山永校注：《本草纲目》卷7《黄土》，第305页。

② 王景祥、袁以洋、于庆生：《中西医综合治疗蜈蚣咬伤60例》，《中医药临床杂志》2014年第3期。

③ 李良松著释：《佛陀医案》，第49页。

科学依据。

治头病方

若人患头病者，加持桂皮二十遍，服之除愈。①

本方是用桂皮治疗头病的医方。文中的头病太笼统，没有描述头病的任何症状，所以不能分析头病为何病。桂皮既是烹饪作料又是常用中药，具有温中祛寒、舒筋活血、通脉止痛的功效，可主治腹冷胸满、呕吐噎膈、风湿痹症、血痢等病。如果文中的头病为气血阻滞所致，用桂皮治疗可能有一定的疗效。

治头痛方

若头痛者，即香汤洗头、洗手，咒手二十一遍，捻其痛处即止。②

本方是使用香汤洗头、洗手后用手捻痛处治疗头痛的专方。头痛是一种症状，多种疾病都可以引起，如脑膜炎、鼻窦炎、感冒发烧、高血压、脑出血、脑肿瘤等。文中的描述过于简单，没有说明本方治疗的头痛是哪种原因所致。文中的香汤应为香药煎后的汁液。香汤洗头、洗手后，用手捻痛处应是佛教医学中指痛法（指痛法即点穴按摩）的使用，即点穴按摩头部痛处以治疗。这种治疗方法可以起到辅助治疗作用，可缓解头疼的症状，但是对原发性疾病应该没有治疗作用。

唐译佛经如《北方毗沙门天王随军护法真言》《摩诃吠室啰末那野提婆喝啰阇陀罗尼仪轨》中均记载了外涂大黄于额头或痛处治疗头疼的医方。大黄是常见的中草药，具有泻热通肠、凉血解毒等多种功效，可用于治疗目赤咽肿等疾病。外涂大黄刺激穴位，可能对头疼起

---

① （唐）不空译：《Ａ药师如来念诵仪轨》，《大正新修大藏经》第19册，第30页上。
② （唐）智通译：《观自在菩萨怛嚩多唎随心陀罗尼经》，《大正新修大藏经》第20册，第468页中。

缓解作用。

解毒方

有人被毒中者，加持白鸽粪和水与吃，即差。①

本方以白鸽粪和水服用治疗中毒，但是文中没有记载鸽粪能解哪种毒。鸽子粪又称左盘龙，是常用的一味中药。据《本草纲目》的记载，鸽子粪可治疗人、马疥疮，并且具有消肿等功用。现代也有以鸽子粪为主药用于止疼消肿的药方，如王志玲曾作鸽子粪熨方，以鸽子粪和元醋各适量，将鸽子粪置锅内炒热，加入元醋拌炒，装布袋内热熨患处，主治骨痹，肾痹，风寒湿痹，腰脊、筋肌疼痛、肿胀等症。② 但是以鸽子粪解毒不见于临床试验。因此本条医方的用药原理不明确，其科学性仍需探讨。

治传尸鬼气伏连病

若有人等患传尸鬼气、伏连病者，取拙具罗香咒三七遍，烧熏鼻孔中。又取七丸如菟失，大咒二七遍吞即差。慎酒肉、五辛及恶骂。③

本方是用拙具罗香治疗传尸鬼气、伏连病。传尸、伏连等都是我国古代医籍中对肺结核的命名，因为肺结核的传染性很强而得名。④ 该方用药为拙具罗香即安息香（见图4-8），具有开窍醒神、豁痰辟秽、行气活血之功效，常用于治疗中风痰厥、中恶昏迷、心腹疼痛等病。可见，安息香治疗肺结核并非对症治疗。但是无论是在佛教医籍中还是在中医籍中，安息香等香药都有驱鬼辟邪的作

---

① （唐）不空译：《大药叉女欢喜母并爱子成就法》，《大正新修大藏经》第21册，第287页中。

② 王志玲：《熨法止痛十二方的应用》，《基层医学论坛》2008年第8期。

③ （唐）伽梵达摩译：《千手千眼观世音菩萨治病合药经》，《大正新修大藏经》第20册，第104页上。

④ 黄晓华：《中医古病名同病异名辨举隅》，《中华中医药学刊》2010年第11期。

用。在古代，肺结核因为传染性很强，死亡率很高，人们又不能对其病因进行合理解释，因此人们认为肺结核乃是鬼气、尸气入侵人体而导致的疾病，在治疗时也会采用驱鬼辟邪的药物，如本方中安息香的使用便是如此。

治小便不通方

若有人患小便不通者，取瞿摩犊夷绞取汁，咒三七遍令服即愈。（瞿摩夷者，犊牛子之失是也。）若有人等患小便不通者，取房内梁上尘细下，筛以三指撮和清水，咒三七遍服差。①

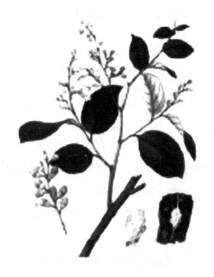

图4-8 越南安息香

资料来源：《中国本草彩色图鉴》下册，第193页。

这是两个治疗小便不通的药方，前一个是取小牛的粪便绞汁配合咒语来治疗小便不通，后一个是取用梁上尘土和清水服用治疗。现代医学认为导致小便不通的原因很多，如前列腺增生、尿路感染、尿道结石、膀胱肿瘤等。医案中记载使用小牛粪汁治疗小便不通有些牵强，因为牛粪的主要作用是清热解毒，目前尚无医学实验证明牛粪对上述疾病有治疗作用。李良松在《佛陀医案》中也对第一个药方有所探讨，他认为草本植物经过牛胃腐熟排泄后是否有临床疗效，有待于进一步研究，但是若小牛犊吃了车前草等利尿通淋的草药，取其粪便治疗小便不通也可以解释。② 笔者也认为本方的科学性不足，仍需进一步探讨。第二个药方是以梁上尘土和水配合咒语服用

---

① （唐）伽梵达摩译：《千手千言观世音菩萨治病合药经》，《大正新修大藏经》第20册，第105页上。

② 李良松著释：《佛陀医案》，第39页。

治疗小便不通，这种治疗方法更加强调咒术的使用，难以进行科学解释。

治心痛方

若有鬼病心痛者，咒石榴华汁饮之即差。①

本方内服石榴花汁治疗心痛。该方还载于《摩诃吠室啰末那野提婆喝啰阇陀罗尼仪轨》，应是佛教医学的常用方。心痛可能是现代医学所指的心血管病，也可能是胃痛，胃因居心不甚远，胃痛往往被误认为是心痛。石榴花性温，味酸，有去瘀止血的功效，临床上多用于治疗出血性疾病，如鼻出血、崩漏、烧伤烫伤等，但不见治心痛的记载。在佛经中，石榴具有驱鬼辟邪的作用。台湾海涛法师曾在《施食饿鬼的诸功德利益》一文中引用《施饿鬼法》，认为桃、柳、石榴树为鬼王居住地或有护法守护，具有避邪驱鬼的作用。② 本方使用石榴花汁治疗鬼病心痛，应是利用石榴驱鬼的作用。

治胁下生核方

若人患胁内生核，咒油二十遍，涂上即消。③

本方是咒油外涂治胁内生核的医方。胁指腋下肋骨所在的部分，这个部位生核应该是指患有疖、痈之类的疾病。文中的记载过于简单，没法对案例进行准确分析，"咒油二十遍，涂上即消"的描述带有佛教色彩。

二　外科

佛教医学治疗外科疾病的专方很多，包括医治诸多皮肤病如癞

---

① （唐）不空译：《毗沙门仪轨》，《大正新修大藏经》第 21 册，第 229 页下。

② 海涛法师：《施食饿鬼的诸功德利益》（http://www.xuefo.net/nr/article1/13847.html）。

③ （唐）智通译：《观自在菩萨怛嚩多唎随心陀罗尼经》，《大正新修大藏经》第 20 册，第 469 页上。

病、疮痒、疥癣等病的专方，还包括治疗痔疮、烧伤、箭伤等病的医方，下面笔者将对这些专方进行分析。

治小儿头疮方

若有小儿头生诸疮者，取瞿摩摩角鳃，烧末和猪睹，咒三七遍，涂疮上即差。(半角，中子。)①

本医方是用牛角腮烧末后和猪脂治疗小儿生疮的专方。头疮是头部毛囊受细菌感染后引起的化脓性炎症。中医对该病的治疗以清热解毒为主，多采用去腐生肌的外用药进行治疗。本案例中"瞿摩摩角鳃"即牛角鳃，是黄牛或水牛角中的骨质角髓，"猪睹"即猪脂。牛角鳃性甘寒，具有清热之功效。《名医别录》中还记载焚烧后的牛角腮可用于治疗恶疮。小儿头疮多属湿热之症，而牛角腮可以起到清热燥湿的作用。朱良春通过多年的临床实践发现牛角鳃有类似鳖甲的软坚散结作用，只是其力稍逊于鳖甲，此外他还发现牛角腮具有止血祛淤之功效。② 猪脂是中国古代外敷膏剂常用的赋形剂。猪脂性甘平，有润肤止痒的功效，可促进皮肤的修复。③ 由此可见，佛经中使用牛角鳃和猪脂治疗头疮具有一定科学道理。

治疮方

一切疮等，咒荜茇、乾姜和蜜，捣之一百八遍，用涂疮上即差。④

本方是治疗一切疮的专方，方中主要用药为干姜、荜茇和蜜。干姜味辛，性热，其中富含丰富的姜酚类化合物。这些姜酚类化合物具

---

① （唐）伽梵达摩译：《千手千眼观世音菩萨治病合药经》，《大正新修大藏经》第20册，第105页中。

② 朱建平：《朱良春用牛角鳃经验发微》，《实用中医药杂志》2000年第8期。

③ 鲍燕：《宋以前中医皮肤病史研究》，博士学位论文，山东中医药大学，2013年。

④ （唐）智通译：《观自在菩萨怛嚩多唎随心陀罗尼经》，《大正新修大藏经》第20册，第468页中。

有明显的解热、镇痛、消炎的作用，有助于排出疮肿的热毒。干姜的医疗功效已在"干姜治虫毒方"中有所论述。荜茇的主要成分为生物碱、酰胺类物质以及挥发油、醇类化合物等。科学实验证明，荜茇的甲醇提取物在 $300mg \cdot kg^{-1}$ 剂量下作用于 15 个临床重要菌株，均具有明显的抗菌、抗炎活性，且荜茇甲醛等提取物对大鼠角叉菜引起的肺气道水肿模型具有明显的抗炎活性。[1] 蜂蜜的高渗透压、黏稠性、酸度等物理特性使之具有抗菌作用，葡萄糖氧化酶分解蜂蜜中的葡萄糖产生过氧化氢具有天然的抑菌活性，而酚类化合物、黄酮类、香豆素类和挥发性物质等非过氧化物对微生物也具有一定的抑制作用。[2] 可见，以上三种药物捣烂涂于疮面，能起到消炎、杀菌的作用。不空所译《七俱胝佛母所说准提陀罗尼经》中记载以荜茇和蜜外涂治疗一切疮肿，其用药原理与本医方相同。

菩提流志所译《不空胃索神变真言经》卷 1 记载了一个使用荜茇、牛乳、蜜治疗种种恶疮、肿病、刀杖弄伤、中毒的药方。乳的解毒功效已在第三章"羊乳僧治蜘蛛咬伤"案例中进行了论述。此外，牛乳中含有生长因子和免疫因子，其中生长因子有胰岛素样生长因子（IGF-I 和 IGF-II）、表皮生长因子（EGF）等。现代医学发现，牛乳中的生长因子，特别是 EGF 家族中的成员 EGF 和 BTC 都可以促进表皮细胞、上皮细胞和胚胎细胞的增殖，抑制胃酸分泌，促进伤口愈合和骨组织复原。[3] 牛乳对皮肤病的医疗作用越来越受到医学界的重视。荜茇和蜂蜜具有消炎、灭菌等功效。因此，佛经中记载的用荜茇、牛乳和蜜治疗诸多原因导致的疮、肿、外伤、中毒等疾病都具有相当科学道理。

治丁疮方

若患丁疮者，取凌锁叶捣取汁，咒三七遍，沥著疮上，即拔

---

① 毕赢、吴霞、陈筱清：《荜茇化学成分及药理活性研究进展》，《中医药学杂志》2011 年第 22 期。

② 谢文闻、童越敏等：《蜂蜜保健和药理作用研究进展》，《中国食物与营养》2012 年第 10 期。

③ 夏亚穆、王琦、陈芳：《牛乳中生长因子的提取及应用概况》，《化学与生物工程》2007 年第 12 期。

根出立差。①

本医方用凌锁叶汁治疗疔疮。医案中的丁疮就是疔疮，又名疵疮，是多发生于脸部以及手足部的疮疡，因其形小、根深、坚硬如钉而得名。凌锁叶即凌霄叶，常与凌霄茎合称为凌霄藤，味苦，性平，具有清热、凉血、散瘀之功效，主治血热生风、身痒、风疹、咽喉肿痛等。② 在临床中，凌霄花以及凌霄根、茎、叶都曾用于皮肤病的治疗，如杨阳等提取凌霄花、白鲜皮等植物中的有效成分混合制作而成的清洗液，具有抗过敏、消炎、止痛、止痒以及消肿等作用。③ 张燕使用凌霄花根茎以及叶的提取液治疗蚊虫叮咬等皮肤瘙痒症，通过对120例患者治疗情况的跟踪，发现效果良好。④ 还有相关研究表明复方凌霄花汤对神经性皮炎有较好的医治效果。⑤ 由此可知，本医方以凌霄叶治疗疔疮应具有一定疗效。

治恶肿入腹痛方

若有人等恶肿入腹欲死者，取瞿摩夷烧和酒，咒三七遍涂肿上，又口令服即差。⑥

本方是治疗恶肿入腹的医方。文中采取的治疗方法是用酒调和热牛粪，咒二十一遍外敷于肿处，并内服，说明患者腹部应患有痈或疖肿类疾病。引文中有"恶肿入腹欲死"的记载，可能是病人的痈或

① （唐）伽梵达摩译：《千手千眼观世音菩萨广大圆满无碍大悲心陀罗尼经》，《大正新修大藏经》第20册，第110页下。

② 国家中医药管理局《中华本草》编委会：《中华本草》第7册第20卷《凌霄花》，第416页。

③ 杨阳、汪念、张慰等：《凌霄花及其复方制剂的临床应用》，《中国实用医药》2010年第1期。

④ 张燕、张大余、李克华：《凌霄根茎叶药效的临床研究——附120例痒症治疗》，《医药导报》1996年第5期。

⑤ 塔拉、王丛妙、崔秀梅等：《神经性皮炎的中医药治疗》，《中外医疗》2009年第12期。

⑥ （唐）伽梵达摩译：《千手千言观世音菩萨治病合药经》，《大正新修大藏经》第20册，第105页上。

疖肿在急性炎症期而出现剧烈疼痛的症状。《本草纲目》中记载牛粪具有散热解毒之功效，因而可以治疗皮肤痈疽、肿胀等症。台北著名中医马光亚根据其多年临床经验所著《台北临床30年》中提到"百草灵清热解毒最好，药店不备……"百草灵就是牛粪，具有清热解毒之功效，至今仍应用于临床。① 牛粪对皮肤痈肿等症有治疗作用或与其含有果胶、单宁等有关。佛经中经常使用牛粪治疗外科皮肤性疾病，如外涂牛粪治疗烧伤等。饮酒可活血化瘀，外敷可起到消炎的作用。本方以牛粪和酒治疗腹部痈疖应有一定疗效。

治身肿方

若患身体肿，用油咒三七遍，涂肿上即差。②

本医方主要使用油来治疗身体肿胀。油是佛教常用药，乃七日药之一。《摩诃僧祇律》卷3中记载了入药的多种油："油者，胡麻油、芜菁油、黄蓝油、阿陀斯油、蓖麻油、比楼油、比周缦陀油、迦兰遮油、差罗油、阿提目多油、缦头油、大麻油及余种种油，是名为油。"③ 本医方中没有明确使用何种油，但若为胡麻油则有一定的治疗功效。中医认为胡麻油具有解热毒、消肿止痛等功效。河北医科大学第二附属医院曾以胡麻油医治20例轻度软组织挫伤患者。④ 这20个案例的临床表现为红、肿、热、痛，少数有表皮轻度挫伤，通过外敷胡麻油得到了有效的治疗。可见，外敷胡麻油具有消肿、止痛的医疗功效，而且对皮肤无刺激，具有安全性。因此，本医案中提及的"身体肿"若为挫伤等外伤所导致，使用胡麻油治疗应有一定效果。

---

① 王利豪、许二平：《龙门方用粪便类药物浅析》，《中医学报》2015年第12期。

② （唐）智通译：《观自在菩萨怛嚩多唎随心陀罗尼经》，《大正新修大藏经》第20册，第468页下。

③ （东晋）佛陀跋陀罗共法显：《摩诃僧祇律》卷3，《大正新修大藏经》第22册，第244页中。

④ 樊英娥、齐峰：《胡麻油外敷治疗幼儿软组织轻度挫伤》，载张俊庭《中华名医高新诊疗通鉴》，中医古籍出版社2000年版，第1810页。

以檀香治痈肿、诸毒虫咬伤方

若人患痈肿等及诸毒虫所啮，取檀香汁和土为泥，诵真言七遍，涂疮上即愈。①

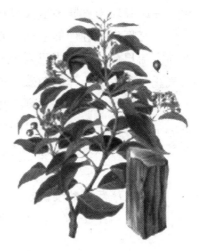

本方用檀香汁和土为泥外涂，治疗痈肿及诸毒虫咬伤。痈肿是皮肤化脓性炎症，前文已述，诸毒虫咬伤是指多种毒虫螯伤中毒。本方使用的主要药材为檀香，唐译佛经《摩诃吠室啰末那野提婆喝啰阇陀罗尼仪轨》中也记载了以檀香治疗臃肿。檀香是檀香科植物檀香树干的心材（见图4-9），含有檀萜烯、α-檀香萜醇、β-檀香萜醇等物质，具有消炎抗菌之功效，此外还具有理气温中、和胃止痛的作用。② 因此，本方以檀香为主药，治疗痈肿和诸多毒虫咬伤应有医疗效果。

图4-9　檀香

资料来源：《中国本草彩色图鉴》下册，第189页。

以熏陆香治疗疔疮、痈肿、癣漏

或患丁疮痈节癣漏，取熏陆香、净土、水相和，念诵二十一遍，涂上即愈。③

本方是用熏陆香、土和水外涂，治疗疔疮、痈肿、癣漏等皮肤性疾病的专方。丁疮、痈疖在第三章"疮疡"中有所论述，文中的

---

① （唐）不空译：《七俱胝佛母所说准提陀罗尼经》，《大正新修大藏经》第20册，第179页下。

② 国家中医药管理局《中华本草》编委会：《中华本草》第2册第5卷《檀香》，第592—594页。

③ （唐）金刚智：《佛说七俱胝佛母准提大明陀罗尼经》，《大正新修大藏经》第20册，第174页上。

"癣漏"也是常见的皮肤病。癣的种类很多，根据引起皮肤癣的原因不同，可将癣分为：黄癣、白癣、黑点癣、脓癣等。引文中的"癣漏"应该是现代医学的脓癣。此病是由嗜动物真菌感染引起的皮肤癣，临床表现为皮肤多呈大块状痛样隆起，炎症反应剧烈，患处毛囊化脓，有疼痛和轻痒的感觉。方中主要用药为熏陆香，即乳香。笔者在前文治尸疰心痛方中已对该药有所论述。中医认为，乳香有活血、行气止痛和生肌止痒的功效。现代药理实验证明，乳香中含有的五环三萜类化合物、四环三萜类化合物等均具有不同程度的抗炎活性。①因此，乳香常用于治疗跌打损伤、疮疡痈肿、气滞血瘀等症，是外科之要药。本方以乳香治疗疔疮、痈肿、癣等皮肤性疾病属对症治疗。

以荜茇治蛇咬伤方

若被蛇咬，咒毕钵二十一遍，涂之当下即愈。②

本方是用荜茇治疗被蛇咬伤的专方。文献中的"毕钵"即"荜茇"，笔者在治疮疡方中已经对荜茇的药性进行了分析，荜茇中的挥发油和甲醇提取物具有消炎抗菌的活性。因此，被蛇咬伤后外涂荜茇，对伤口能起到消毒、杀菌的作用。如果被毒蛇咬伤，外涂荜茇能否起到解蛇毒的作用，目前尚未看到相关记载。

盐汤洗浴治蛇咬伤方

若被蛇螫，咒盐汤洗浴之，即差。③

本方是用盐水洗浴的方法治疗蛇咬伤。盐浴也属于药浴，可加强新陈代谢、促进血液循环。盐水对局部伤口有消炎、杀菌的作用，能

---

① 常允平、韩英梅、张俊艳：《乳香的化学成分和药理活性研究进展》，《现代药物与临床》2012 年第 1 期。

② （唐）不空译：《北方毗沙门天王随军护法真言》，《大正新修大藏经》第 21 册，第 226 页下。

③ （唐）善无畏：《阿咤薄俱元帅大将上佛陀罗尼经修行仪轨》，《大正新修大藏经》第 21 册，第 197 页下。

促进伤口愈合。但盐的解蛇毒功效尚不明确，其医疗效果尚需医学实验证明。

治恶疮疥癣方

若患恶疮疥癣者，取利芦末和油涂上立即除愈。①

本方是用藜芦末和麻油外涂，治疗恶疮、疖、癣的医用专方。恶疮是多种原因所致的皮肤生疮，如丁疮、痈疽等。文中的疥是指由疥虫感染引起的皮肤病。疥虫属于真螨科，寄生于人体皮肤的角质层，多在柔软嫩薄的部位寄生，如指间、腋窝前后、腹股沟等部位。疥虫感染后皮肤常出现对称型的小丘疹，其典型的症状为剧烈的瘙痒。癣通常指浅部真菌感染，中医认为皮肤癣是外感风邪所致的多种皮肤病。医案中外涂藜芦末和麻油治疗这些皮肤病的方法，还记载于唐译佛经《摩诃吠室啰末那野提婆喝啰阇陀罗尼仪轨》中。文中的"利芦"即中草药"藜芦"。藜芦（见图4-10）是百合科藜芦属的植物，为多年生草本。该植物含有生物碱类化合物，二肽类、黄酮类等化合物等，可用于治疗疥癣和恶疮等。②《唐本草》《证类本草》《本草纲目》等都记载了藜芦对恶疮疥癣的治疗。藜芦

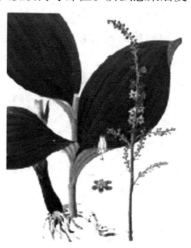

图4-10　藜芦
资料来源：《中国本草彩色图鉴》上册，第356页。

今天仍是治疗皮肤病的主要中草药，例如藜芦是国家保密配方制剂"云南白药"的主药，用于治疗跌打损伤、疮疡肿毒以及皮肤感染性疾病。可见，本方使用藜芦治疗种种恶疮疥癣是有较好疗效的。

① （唐）不空译：《北方毗沙门天王随军护法真言》，《大正新修大藏经》第21册，第226页下。

② 尹子丽、谭文红、杨仙雨、张洁：《藜芦属药用植物研究进展》，《云南中医中药杂志》2013年第8期。

治痔疮方

若人患痔疮连年不差者，可取一钱胡粉、三钱水银、干枣七颗去核，三物捣碎作丸，以一片薄绵裹之，内下部。不经三日五度，即差。多作药者，皆等分作之，咒三七遍，内之即差。①

本方是治疗痔疮的小型复方，用药为胡粉、水银、去核干枣，三物捣烂后做成药丸，以薄绵包裹后塞入肛门。李良松主编的《佛陀医案》中涉及本方，但并没对本方的用药原理进行分析。痔疮是常见的肛肠类疾病，是直肠肛管黏膜下静脉曲张的柔软静脉团。本医方中使用的药物包括胡粉、水银和干枣。胡粉具有祛瘀止血的功效，可化解淤积形成的静脉团。水银具有杀虫、攻毒等功效，可主治梅毒、恶疮以及痔瘘等症，因此以水银治疗痔疮是对症治疗。干枣富含丰富的粗纤维和大量营养物质，口服可治疗便秘、痔疮等症，外敷使用可促进痔疮疮面的愈合。在外敷使用干枣治疗痔疮时常与水银相配合，如隋朝僧人的《梅师集验方》中记载："治痔，谷道中虫痒不止：水银、枣膏各二两。同研相和，拈如枣形状，薄绵片裹，纳下部。若痛者，加粉三大分作丸。"②《外台秘要》中也记载了以大枣和水银外敷治疗痔疮疼痛的药方。综上可知，本医方应是对症治疗。

治烧伤方

若有人等被大烧疮者，取热瞿摩夷，咒二七遍，涂疮上即差。（瞿摩夷者，乌牛屎是也。）③

药方中烧疮即烧伤。本医方是将黑牛粪烧热配合咒语治疗大面积

---

① （唐）智通译：《观自在菩萨怛嚩多唎随心陀罗尼经》，《大正新修大藏经》第20册，第468页下—469页上。

② 国家中医药管理局《中华本草》编委会：《中华本草》第2册第2卷《水银》，第396页。

③ （唐）伽梵达摩译：《千手千眼观世音菩萨治病合药经》，《大正新修大藏经》第20册，第104页中。

烧伤。《龙门方》中也有相似的记载："火烧疮方，新出牛屎，涂，差。"① 可见，魏晋时期佛教医学就已经用牛粪治疗烧伤，在唐朝此药方继续使用，并被《医心方》收录。② 佛教医方中对牛粪的使用较多，这应与印度文化有关。印度教徒认为牛是圣物，因而并不认为牛屎、牛尿是不洁之物，反而认为其具有神奇作用可以入药。《医理精华》中使用牛粪的方药共五个，包括治疗发烧、痔疮、眼病以及中毒等。③ 热牛粪可能是对牛粪进行了烘干处理，此时的牛粪已经是进行过高温杀菌消毒的相对洁净的物质，其化学成分主要包括有机物、粗蛋白、粗纤维、粗脂肪以及无氮浸出物。④ 有机物、粗蛋白等营养物质对于皮肤的修复有所帮助。无氮浸出物（Nitrogen Free Extract）又称为"可溶性碳水化合物"，其成分包括淀粉、多种糖类、单宁等。其中单宁称为单宁酸，具有抗氧化、捕捉自由基、抑菌、止血等作用，可促进受损皮肤的恢复。⑤ 唐桂德在《烧、烫方》一文中写了三个治疗烧伤、烫伤的医方，其中第一个药方就是将黄牛粪焙干成灰与植物油调和涂抹，并且记录了一个病例：一个 11 岁男孩，左脚烧伤，局部皮肤起水泡，水肿、疼痛，经此方治疗，2 天痊愈。⑥ 可见，以干牛粪治疗烧伤应有疗效。

治烫伤方

　　若有人等被汤烂伤者，取木灰和水，咒三七遍，泥疮上，日

---

　　① 廖果、李良松：《佛医古方书八种》，第 198 页。

　　② 廖果、李良松等人认为《医心方》中所收录的《龙门方》与《龙门石刻药方》相差甚多。《医心方》中所录《龙门方》属南北朝时的佛教医方的可能性较大。参见廖果、李良松《佛医古方书八种》，第 188 页。

　　③ 谭燕鹏对牛屎、牛粪在印度医籍以及中医籍中使用情况进行探讨。通过对唐朝成书的《千金方》《外台秘要》《食疗本草》等医籍中牛粪入药的情况进行统计共发现 23 个方药，可治疗发烧、虫病、口疮病、皮肤病、童子病等，并且认为牛粪入药的现象是印度文化对中国医学的影响，早在魏晋时期已经广泛出现，唐朝时延续。参见谭燕鹏《田亩之外——中古时期牛的功用余意探讨》，硕士学位论文，陕西师范大学，2010 年。

　　④ 崔宝瑚，Sabbah：《牛粪的营养价值评定及其加工处理的效果》，《国外畜牧科技》1984 年第 2 期。

　　⑤ 狄莹、石碧：《植物单宁化学研究进展》，《化学通报》1999 年第 3 期。

　　⑥ 唐桂德：《烧、烫方》，《广西中医药》1981 年第 4 期。

三遍。又热瞿摩夷咒三七遍，涂疮上即差。①

本方是以木灰和水外敷或热牛粪外用，治疗严重烫伤的医方。烫伤和烧伤的治疗原则是相近的。轻度烫伤皮肤表面完整，局部会出现红肿发热的症状，严重烫伤时会出现皮肤破损和肌层的损伤。木灰主要是树木烧的灰，其主要成分是碱。碱属热性，溶于水会释放出热量，并不能对烫伤起到医治作用，反而会使烫伤处进一步恶化，故此方法不够科学。以热牛粪外敷治疗烫伤的方法与上文中治烧伤方相同，在此不重复论述。可见，第一个医方是不可取的，第二个医方具有一定科学性。

治蛊毒方

若为蛊毒所害者，取药劫布罗（龙脑香也）和拙具罗香，各等分，以井华水一升和煎。取一升于千眼像前咒一百八遍服，即差。②

这是一个取劫布罗香和拙具罗香煮水服用治疗蛊毒的药方，本方还见于伽梵达摩所译的《千手千眼观世音菩萨治病合药经》。学术界普遍认为蛊病是寄生虫引起的，第三章"蛊病"已有相关介绍。方中的劫布罗香即龙脑香，拙具罗香为安息香，两种香药均有开窍醒神、活血止痛的功效，但是并没有发现用其治疗蛊病的记载。因此，本方的科学性有待于进一步探讨。

治蛔虫咬心痛方

若有人等患蛔虫咬心痛者，取骨噜末遮半升，咒三七遍，服

---

① （唐）伽梵达摩译：《千手千眼观世音菩萨治病合药经》，《大正新修大藏经》第20册，第104页下。

② （唐）伽梵达摩译：《千手千眼观世音菩萨广大圆满无碍大悲心陀罗尼经》，《大正新修大藏经》第20册，第110页上。

即差。若重者一升，虫即如缄索出来差。（骨嚕末遮者，白马屎也。）①

本方是用白马粪治疗蛔虫病的案例。蛔虫寄生于人体的小肠，有钻孔的习性，有可能钻入胆道形成胆道蛔虫病，典型症状就是患者剑突下即心口窝处有"钻顶样疼痛"，即方中所说"蛔虫咬心痛"。《本草纲目》多记载白马粪用于医治出血、痢疾等症，并不见对蛔虫病的医治。因此，使用白马粪便能否治疗蛔虫症，有待进一步研究。

治癫病、恶疮、箭伤等方药

若人患白癫、黄癫等病，若狂狗啮人，若身上生恶疮，若被箭射刀疮伤破，咒土三七遍和泥，以涂上皆差，真实如是。②

本方涉及病例较多，包括癫病、恶疮等皮肤病，还包括刀箭伤、狂狗咬伤等外伤，主要方法是咒土和泥涂抹于患处。佛经中使用土对疾病进行治疗的药方颇多，包括治疗心痛、毒虫咬伤、恶疮、刀箭伤、高处跌落伤等，可见以土治病是佛教医学的常用医方。土作为外用药的确能起到止血的作用，但土中含有破伤风杆菌，用土治疗外伤增加了患破伤风的风险，故此法不可取。

以耳屎治蛇咬伤

若有人等被蛇螫，取被螫人结耵，咒三七遍著疮中，即差。（结耵者所耵，耳穴内结耳屎是也。）③

---

① （唐）伽梵达摩译：《千手千眼观世音菩萨治病合药经》，《大正新修大藏经》第20册，第104页中。
② （唐）智通译：《观自在菩萨怛嚩多唎随心陀罗尼经》，《大正新修大藏经》第20册，第469页上。
③ （唐）伽梵达摩译：《千手千眼观世音菩萨治病合药经》，《大正新修大藏经》第20册，第104页上。

本医方是用耳屎治疗蛇咬伤。本方还记载于《千手千眼观世音菩萨广大圆满无碍大悲心陀罗尼经》中。耳屎学名为耵聍，是外耳道分泌的一种淡黄色黏稠液体，其富含脂肪酸，在外耳道皮肤表面形成一层酸性膜，具有轻微的杀菌作用。[①] 本方或许就是利用耳屎中脂肪酸的杀菌作用。

治疗箭镞不出方

若人被射，箭镞入身不能出者，可取陈酥，咒一百八遍，令彼饮之，其镞便出。[②]

本方通过饮用陈酥使体内箭镞自动脱出。本医方还记载于《大方广菩萨藏经中文殊师利根本一字陀罗尼经》中。陈酥或为放置时期较久的酥油，有补五脏、益气血、止渴、润燥之功效，但是否有方中所说的作用值得怀疑。

三 妇人科

以麻油治乳肿方

若妇人乳肿，咒油麻嚼涂上即差。[③]

本医方主要治疗妇人乳房肿胀。妇人乳房肿胀的原因很多，如乳腺炎、乳腺增生、乳腺癌等都可能导致乳腺肿大。上文治身肿方中已说明胡麻油具有消肿止痛的作用。将胡麻油涂在乳房肿胀处，可起到活血、消肿的作用，对于治疗乳腺炎、乳腺增生等原因导致的乳房肿大应有一定疗效。

---

① 刘庆：《耳屎暗藏的秘密》，《家庭医药（快乐养生）》2014 年第 5 期。
② （唐）义净译：《曼殊室利菩萨咒藏中一字咒王经》，《大正新修大藏经》第 20 册，第 781 页中。
③ （唐）不空译：《北方毗沙门天王随军护法真言》，《大正新修大藏经》第 21 册，第 226 页下。

治妊娠病方

若有妇人任身卒得病，煮取小豆五升豉三升，以清水一斗煮，取三升汁，咒一百八遍，分为二服，即差病，产生安乐。①

本方主治妊娠病。妊娠病是指与妊娠有关的疾病，包括妊娠恶阻、妊娠烦躁、妊娠伤寒、妊娠诸痛、妊娠二便不利、妊娠水肿等。本方主要使用赤小豆和豆豉对妊娠诸病进行治疗。赤小豆和豆豉都是我国古代治疗妊娠病常用的药物，主要治疗妊娠水肿、妊娠伤寒等，而且豆豉作为妊娠期调治食物的使用率要高于赤小豆。② 赤小豆性甘酸，具有利水消肿退黄，清热解毒消痈的功效，因此常用来治疗妊娠期水肿。此方直到现在仍然在使用，如韩素芹认为可用赤小豆粥治疗妊娠期水肿，③ 河南省鲁山县公疗医院于 2000 年 9 月至 2001 年底以赤小豆汤对 20 例妊娠水肿患者进行治疗，效果显著。④ 豆豉也是常见的治疗妊娠病的药物，在中古医籍中主要用于治疗妊娠伤寒等症。豆豉是解表散寒之药，因而对于治疗妊娠伤寒应有效果，俞根初曾做香苏葱豉汤治疗妊娠妇人伤寒病。⑤ 所以，本方以赤小豆和豆豉治疗妊娠病应有一定疗效。

治死胎不出方

若有女人，儿死腹中不出者，可取水，手中著少许阿魏药，咒一百八遍，令服即出。⑥

---

① （唐）伽梵达摩译：《千手千眼观世音菩萨治病合药经》，《大正新修大藏经》第 20 册，第 105 页上。

② 王艳莉：《古代妊娠期饮食调治的研究》，硕士学位论文，北京中医药大学，2008 年。

③ 韩素芹：《妊娠水肿验方 10 则》，《药膳食疗》2004 年第 4 期。

④ 吴肪：《赤小豆汤治疗妊娠水肿 20 例临床观察》，《中国社区医师》2003 年第 2 期。

⑤ 付晓丽、王东梅：《香苏葱豉汤加减治疗妊娠早期风寒感冒验案》，《山东中医杂志》2010 年第 11 期。

⑥ （唐）智通译：《观自在菩萨怛嚩多唎随心陀罗尼经》，《大正新修大藏经》第 20 册，第 468 页下。

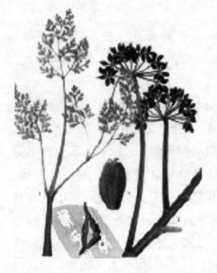

图 4 – 11　阿魏

资料来源：《中国本草彩色图鉴》下册，第 201 页。

本方使用阿魏药治疗死胎不出。阿魏（见图 4 – 11）是伞形科植物阿魏分泌的树脂，其主要化学成分包括阿魏酸酯、阿魏酸、香豆经类化合物以及挥发油等，其中阿魏酸具有活血作用，能改善血液循环，抗血小板凝聚，能预防血栓形成。因此，阿魏一直被认为是民间堕胎的药物。[①] 本方以口服阿魏药治疗死胎不出，应有很好的疗效。

以牛酥治难产方

若有难产者，加持牛酥一百八遍或二十一遍，与产妇吃及涂产门必得易产。[②]

本医方用牛酥治疗难产。不空所译《圣迦柅忿怒金刚童子菩萨成就仪轨经》载，服用酥可使产妇"易生"；菩提流志所译《千手千眼观世音菩萨姥陀罗尼身经》也载有服用酥治疗难产的医方。牛酥是用牛乳提炼出的酥油，含有多种维生素，营养价值颇高，有益气补血的功效，难产者食用牛酥可补充能量帮助生产。酥油涂抹产门能起到润滑的作用。可见，本方以口服和外涂牛酥治疗难产应有一定疗效。

以胡麻油、牛膝草等治难产方

若有妇人患产难者，取胡麻油，咒三七遍，摩产妇脐中及玉门中，若令口吞易生。若有女人怀妊死腹中者，取阿婆末唎草一

---

① 赵东平、杨文钰、陈兴福：《阿魏酸的研究进展》，《时珍国医国药》2008 年第 8 期。

② （唐）不空译：《大药叉女欢喜母并爱子成就法》，《大正新修大藏经》第 21 册，第 287 页下。

大两，以水二升和煮绞去滓，取一升汁，咒三七遍，服即出一无苦痛。若不出胎衣者，亦服此药即出差。（阿婆末唰草，牛膝草是也。）①

本方记载了三种产科疾病即难产、死胎和胎衣不出，所用药物为胡麻油和阿婆末唰草。产妇吞服胡麻油和外用按摩脐部、玉门，可以刺激子宫收缩并有润滑的作用，因而有一定助产作用。阿婆末唰草即牛膝草（见图4-12），是唇形科海索草属，为多年生草本植物，根和全叶皆可入药。《神农本草经》中载："牛膝味苦。主治寒湿痿痹，四肢拘挛，膝痛不可屈伸，逐血气，伤热，火烂，堕胎。久服轻身，耐老。一名百倍。生河内川谷。"② 可见我国古人很早就已认识到牛膝的催生和堕胎的作用。因此，本方用胡麻油治疗难产，口服牛膝草汁治疗死胎、胎衣不出，当有一定疗效。

义净所译《曼殊室利菩萨咒藏中一字咒王经》载类似的治疗难产的药方，其内容为：

> 若有女人将产之时被胎所恼，腹中结痛不能疾出，取阿吒留洒根或牛膝根，取无虫水磨捣令碎，咒之七遍，涂在脐下，即能易出。③

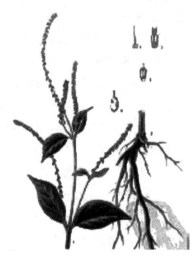

图4-12　牛膝草

资料来源：《中国本草彩色图鉴》上册，第66页。

该方是用阿吒留洒根或牛膝根和

---

① （唐）伽梵达摩译：《千手千眼观世音菩萨治病合药经》，《大正新修大藏经》第20册，第104页上—104页中。

② 尚志钧校注：《神农本草经校注》卷2《牛膝》，第49页。

③ （唐）义净译：《曼殊室利菩萨咒藏中一字咒王经》，《大正新修大藏经》第20册，第781页中。

无虫水研磨、捣碎，外涂于脐下治疗难产。文中牛膝根与牛膝草功效相近，可促进子宫收缩，从而起到堕胎的作用。方中"阿吒留洒根"或许是一种草药的根系，其药效也应和牛膝根相似。本方以上述两种药外用刺激产妇脐下部，可起到催生作用。

治倒产方

若有妇人患倒子产难生欲死者，取蓬莱一升，以水三升煮取一升汁，咒三七遍，令服即生无病。①

本方是用蓬莱煮水服用治疗倒产。倒产又称为脚踏莲花生、倒生、逆生等，是指孕妇分娩时胎儿足部先下。倒产会对胎儿和产妇的生命造成很大威胁。因为倒产容易使羊水提前破裂，脐带容易脱出，使得胎儿与子宫壁之间的脐带受到压迫，造成胎儿缺血，所以对胎儿的生命造成威胁。强迫顺产可能会造成产妇大出血或阴道撕裂，从而危及产妇的生命安全。现代医学技术发达，孕妇可通过产检发现胎儿胎位不正，在怀孕期间可采用胸膝卧位法促使胎儿转动，从而调整胎位，也可用中医的艾灸调整胎位。如果调整无效，可做剖宫产手术，以确保母子平安。我国古代虽对倒产有所认识，但受当时医疗条件限制，产妇生产基本都是强迫顺产。此时便用有止血功效的药物，以避免产妇大出血。本方采用的蓬莱应为蓬莱葛。蓬莱葛又名红络石藤、清香藤等，是亚洲特有植物。《中华本草》中记载蓬莱葛味苦，辛，性温，有祛风通络，止血的功效，主治风湿麻痹，创伤出血，可内服也可外敷使用。② 因此，倒产妇女生产时，服用蓬莱水对预防和治疗生产时的大出血应有作用。

治月水不绝方

若有女人月水不绝日日来者，咒粳米洗取汁，并和蜜与女人

---

① （唐）伽梵达摩译：《千手千眼观世音菩萨治病合药经》，《大正新修大藏经》第20册，第105页上。

② 国家中医药管理局《中华本草》编委会：《中华本草》第6册第17卷《蓬莱葛》，第213页。

服之，亦咒三七遍，服即止。①

这是一个以粳米汁和蜜治疗女人月经不净的医方，文中的"月水"即"月经"。女性行经期正常应为3—7天，持续时间超过7天或淋漓不绝，中医称为"月水不绝"，又称经漏、血漏、漏下、经脉不止等，现代医学称之为月经不调，也叫月经失调。造成此病的原因很多，如子宫肌瘤、子宫内膜息肉、子宫内膜异位症、功能性子宫出血等。中医根据月水不绝的辨证和分型施予不同的治疗原则：气虚型，治疗原则为补气固冲，止血调经；阴虚内热型，需要滋阴清热，调经止血以治疗；湿热蕴结型，治疗时需要清热利湿，止血调经；气滞血瘀型，治疗原则是活血化瘀，调经止血；脾肾阳虚型，需要健脾补肾，温经止血。本医方是用洗粳米的汁和蜜服用治疗月水不绝。粳米含有75%以上的淀粉，8%左右蛋白质，还有少量脂肪和维生素 B_1、B_2 等。粳米营养丰富，有补气健脾的作用，因而可主治脾胃气虚等症。《随息居饮食谱》中写到粳米具有"益血，填髓，充饥，补虚疗膈"的功效。《药性切用》记载粳米功效为"补脾益肺，长气养血，添精助神"②。洗粳米的水营养价值与粳米相同。蜜具有补益血脉，滋补脾胃等功效，是常用的滋补药。因此，服用粳米汁和蜜可起到健脾补肾、补气养血的功效，对治疗气虚型、脾肾阳虚型月水不息有一定疗效。

唐译佛经中《曼殊室利菩萨咒藏中一字咒王经》中还有一个治疗女性月水不息的案例，其内容为："若有女人月水不息，应以阿蓝部根或以蓝根一握捣之，和乳熟煎，咒一百八遍，服之即差。"③本医方使用阿蓝部根或蓝根治疗女人月水不息，此处阿蓝部根应与蓝

①　（唐）智通译：《观自在菩萨怛嚩多唎随心陀罗尼经》，《大正新修大藏经》第20册，第468下。

②　国家中医药管理局《中华本草》编委会：《中华本草》第8册第23卷《粳米》，第375页。

③　（唐）义净译：《曼殊室利菩萨咒藏中一字咒王经》，《大正新修大藏经》第20册，第781页下。

根医疗功效相同。蓝根又名茅草、白茅草、白茅根（见图 4－13），

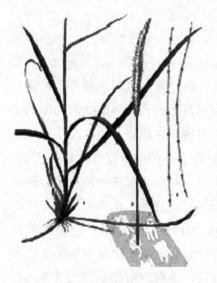

是禾本科植物白茅的根茎，具有止血、凉血作用。现也用来治疗鼻衄。中国古代医籍中记载了多个以白茅根止血的药方，如《千金翼方》中以白茅根治疗吐血不止，《妇人良方》中记载以白茅根治疗血热鼻衄，《圣惠方》中也有以茅根治疗鼻衄的医方。由此可见，佛经中记载以蓝根治疗女性月水不息应是利用蓝根的止血功效，当有较好疗效。

图 4－13　白茅

资料来源：《中国本草彩色图鉴》上册，第 66 页。

以赤石脂末治带下方

又人患带下不可，咒赤石脂末饮和为丸，曝令干，以饮吞之，咒三七遍，日二服，服则四十丸。禁如药法病者，冷多加干姜亦好，各用二分。①

本医方是用赤石脂末治疗女子带下病的药方。中医的带下病多指女子白带增多，宫颈炎、滴虫性阴道炎、霉菌性阴道炎、子宫内膜炎、慢性盆腔炎等都可能会导致白带增多。本医方是一则单方，服用赤石脂末以治疗，若患者体寒可多加干姜。赤石脂是硅酸盐类矿物，具有收敛止血的作用，可治疗久痢、久泻、脱肛、崩漏、带下等症。因此，佛经中以赤石脂治疗带下病是对症治疗。在使用赤石脂进行治疗时常配以干姜，赤石脂性温，干姜温中祛寒，此两味药一起使用可起到温脾散寒的功效。

---

① （唐）智通译：《观自在菩萨怛嚩多唎随心陀罗尼经》，《大正新修大藏经》第 20 册，第 469 页上。

以丁香水治带下方

若带下病者，咒丁香水服之即愈。①

本医方是内服丁香水治疗白带过多的专方。带下病即白带增多，此病的致病原因上文已经有所论述，《摩诃吠室啰末那野提婆喝啰阇陀罗尼仪轨》中也记载使用丁香水治疗带下病，与本医方相似。丁香自古至今都被广泛地应用于临床，中医认为丁香性温，具有温中降逆，补肾助阳的作用，对寒邪引起的胃痛、腹痛及妇女寒性痛经都有很好治疗作用。现代医学实验证明，丁香具有抗菌、抗病毒及杀灭寄生虫的作用，能抑制真菌的生长，对滴虫有很强的杀灭作用。② 因此，如果是霉菌性阴道炎或滴虫性阴道炎所致带下病，用丁香水治疗具有一定科学性。

治无子方

若是石女无产生法，欲求男女者，应取阿说健陀根，以酥熟煎，捣之令碎，和黄牛乳咒二十五遍，待彼女人身净之时，令饮其药。妻莫犯他男，夫莫犯他女，未久之间，即便有娠。或复女人断绪无子……遇此恶缘遂无子息者，应取少许孔雀尾，安陈酥中，箭之数沸，研令相得，投少石蜜量如枣许，咒二十七遍服之令尽。于后七日中，日日常以石蜜和乳，每咒七遍饮之，女身清净，诸病皆差，即便有娠。③

本方记有两种无子病因及治疗方法。第一种无子原因是石女。石女又称"石芯子"，民间一般称先天无法进行性行为的女性为石女。现代医学将石女分为真石女和假石女。真石女是先天性阴道缺失，这

---

① （唐）不空译：《北方毗沙门天王随军护法真言》，《大正新修大藏经》第21册，第226页下。

② 臧亚茹：《丁香及其有效成分药理作用的实验研究》，《承德医学院学报》2007年第1期。

③ （唐）义净译：《曼殊室利菩萨咒藏中一字咒王经》，《大正新修大藏经》第20册，第781页下。

种情况往往是子宫和卵巢发育不良或缺失。此类患者可通过手术制造假阴道恢复性生活，但不具备生育能力。假石女是处女膜闭锁或阴道横隔，其他生殖器官发育良好。这类患者可通过手术切开的方法进行治疗，手术后可怀孕生子。本方以某种根药、酥及黄牛乳配合咒语治疗，使石女怀孕生子，无法从现代医学的角度解释。

第二个医方是治疗妇人因禁咒、中毒或疾病等原因导致的不孕症，使用的主要药物包括孔雀尾、陈酥、石蜜。方中的孔雀尾若为植物药材，应是凤尾蕨，是华中铁角蕨的全草或根，具有清热、利湿、止血的功效；若为动物药材，应是孔雀的尾羽，可烧焦研末服用。方中使用的孔雀尾应是动物药材，使用该物可能与孔雀明王的崇拜有关。孔雀明王为佛母五大明王之一，密号为佛母金刚或护世金刚，其右边第二只手中拿有孔雀羽，可消灾解厄。随着密宗在唐朝的兴盛，孔雀明王崇拜也随之在中土传播，因此本方中使用孔雀尾治疗由禁咒、厌祷、毒药等原因导致的不孕症，这种治疗方法宗教色彩浓郁。酥的治疗功效在前文已有论述，石蜜是纯天然的"野生蜂蜜"，富含蛋白质、多种氨基酸、微生物、微量元素等，具有润肺、止痛解毒、健脾消食等功效，对咳嗽、胃疼、十二指肠溃疡、类风湿性关节炎、贫血、妇科病有奇效。方二以酥和石蜜为主要药物，可增强妇女的体质，提高免疫力，对不孕症有辅助治疗作用。不空所译《圣迦柅忿怒金刚童子菩萨成就仪轨经》中还记载了服用酥或者服用母子同色牛乳、酥、粥治疗不孕的药方，其功效与本方使用石蜜、酥的功效相似。

四　七窍科

七窍是指人的两眼、两耳、两鼻孔和口。据《新唐书·百官志三》记载："医博士一人，正八品上；助教一人，从九品上。掌教授诸生以《本草》、《甲乙》、《脉经》，分而为业：一曰体疗，二曰疮肿，三曰少小，四曰耳目口齿，五曰角法。"可见，在唐朝已将耳、目、口、齿合为一科，又《备急千金要方》将目、鼻、口、舌、唇、齿、喉、耳、面均列在"七窍病"科目下，故按照《千金要方》的分类，将眼、耳、口、鼻等疾病归为七窍科。佛教医学治疗七窍科疾病的方药主要有：

治小儿口疮方

若有小儿口中生疮不能食者，取黄连根，细捣筛下。以和男子母乳汁，咒三七遍，涂口疮上即差。①

本方是用黄连根治疗小儿口疮的医用专方。口疮即口腔溃疡，是一种常见的发生于口腔黏膜的溃疡性损伤病症，其发病原因包括局部创伤、精神紧张、营养不良、激素水平改变及维生素或微量元素缺乏。中医认为该病是因心脾积热，或阴虚火旺等原因所致，因此在治疗时多采用清热下火的药物。本医方主要使用黄连根进行治疗。黄连是毛茛科植物黄连（见图4-14）、三角叶黄连（见图4-15）或云南黄

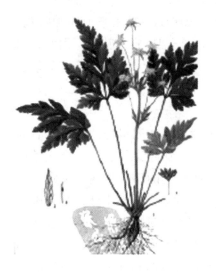

图4-14　黄连

资料来源：《中国本草彩色图鉴》上册，第306页。

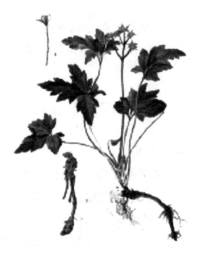

图4-15　三角叶黄连

资料来源：《中国本草彩色图鉴》上册，第307页。

---

① （唐）伽梵达摩译：《千手千眼观世音菩萨治病合药经》，《大正新修大藏经》第20册，第105页中。

连（见图4－16）的干燥根茎，是我国传统的中草药。中医认为黄连具有清热解毒之功效，现代医学发现黄连含多种生物碱，如小檗碱、黄连碱、药跟碱、甲基黄连碱等，具有抗菌、抗病毒等作用。因此，医案中以黄连为主药医治小儿口疮当有较好疗效。然而对男婴母乳的强调，则是传统中国重男轻女的思想的反映。

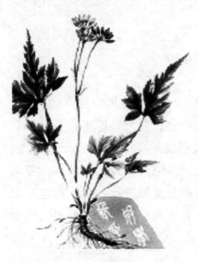

图4－16　云南黄连

资料来源：《中国本草彩色图鉴》上册，第308页。

菩提流志所译《不空胃索神变真言经》载有一治口疮药方，"若患口疮，加持毕豆、绿豆，煎汁和酥加持一七遍，含之经日，当即除差"。毕豆又称胡豆、青小豆等，性甘、平，在我传统医学中常用来消痈肿痘疮。绿豆具有清热解毒之功效。因此，以毕豆和绿豆治疗小儿口疮应有疗效。

治小儿鹅口疮方

《医心方》中记载了唐代僧人爽师治疗小儿鹅口疮的处方，名为"爽师小儿鹅口疮方"，其处方为"桑白汁和胡粉涂之"①。小儿鹅口疮又称"雪口病"，是白色念珠菌感染所引起的口腔疾病。爽师方是用桑白汁和胡粉涂抹于患处。桑白汁又称为桑汁或桑木汁，是划破桑叶的叶脉后流出的白色汁液。桑叶中含有十七种氨基酸、DNJ以及黄酮化合物、超氧化物歧化酶、脂肪酸、有机酸等，具有清热解毒之功效。新鲜的桑叶中还有植物防御素，对各种球菌和杆菌均有较强的抑制作用。② 胡粉又称为宫粉、定粉，是铅加工成的碱式碳酸铅。胡粉

---

① ［日］丹波康赖撰，高文柱校对：《医心方》卷25《小儿去鹅口方第十一》，第502页。

② 黄盖群、邹谨、刘刚、危玲：《桑树的药用价值及其开发作用》，《蚕学通讯》2007年第4期。

具有祛湿、消肿败毒的作用，外用可治疗痈疽恶疮等症。① 因此，本方以桑白汁混合胡粉治疗鹅口疮应有疗效。但是胡粉是含铅化合物，过度或错误使用会造成急性或慢性铅中毒，对神经、造血、消化和心血管系统造成损害。②

治小儿舌肿方

若有小儿患舌肿不能哺乳者，取东方乘汁，咒一百八遍，涂舌立愈。③

本医方是医治小儿舌肿的案例，所需药物为东方乘。据《诸病源候论》卷50《舌肿候》记载："心候舌，脾治脉络出舌下。心脾俱热，气发于口，故舌肿也。"可见，舌肿应是心脾俱热发于舌所致，此时用药应以清热解毒为主。本医方中记载使用的药物为东方乘汁，李良松推测东方乘应该是蒲公英，并认为此医案应是合理有效的。④ 但是，这一推测缺少相关资料证明。笔者认为东方乘可能为东方桑，日本静然在其抄写的《行林抄》中记载："若有小儿患舌肿不能哺乳者，取东桑汁，咒一百八遍涂舌立愈。"⑤ 此处将东方乘汁抄写为东桑汁即桑树汁。桑树汁即桑白汁，又可称为桑木汁、桑汁等，具有清热解毒之功效，并且还具有抗菌、抗病毒的作用，治小儿鹅口疮方已有所论述。本方东方乘汁若为桑树汁则应有较好疗效。若东方乘汁为蒲公英汁，也有清热解毒的作用，对舌肿的治疗也应有疗效。

---

① 蔡佩珍：《痤疮古代外治方用药特点研究》，硕士学位论文，南京中医药大学，2013年。

② 翁成国：《有毒中药的传统药性特征研究》，博士学位论文，南京中医药大学，2014年。

③ （唐）伽梵达摩译：《千手千眼观世音菩萨治病合药经》，《大正新修大藏经》第20册，第105页中。

④ 李良松著释：《佛陀医案》，第44页。

⑤ ［日］静然撰：《行林抄》卷26，《大正新修大藏经》第76册，第195页上。

治喉肿方

若患喉肿，真言荜茇末、蜜服之，得差。①

本医方是使用荜茇沫和蜜内服治喉咙肿痛的专方。唐朝僧人菩提流志所译《不空羂索咒心经》也载有用荜茇和蜜治疗一切疮肿和咽喉闭塞的方法，与本方基本相同。喉咙肿痛除了外伤原因，还可因炎症引起，如扁桃体炎、慢性咽炎、咽喉炎等。笔者在前文治疮方中已经对荜茇和蜂蜜的医疗功效进行了论述，荜茇具有抗菌、消炎的作用，蜂蜜具有抑制细菌活性的作用，能消炎、止痛，提高人体免疫力。因而，以荜茇和蜂蜜治疗炎症引起的喉咙肿痛应有良好的治疗效果。

治赤眼、眼中胬肉或眼中生翳方

若有人等患赤眼者，及眼中有胬肉，及有翳者，取奢弭叶，捣缤取汁，咒七遍，浸渍钱一宿更咒七遍，著眼中即差。（奢弭叶者，枸杞叶是也。）②

本医方是用枸杞叶捣烂取汁滴入眼内治疗多种眼病。文中的"赤眼"是现代医学中的"结膜炎"，俗称"红眼病"，中医称为"天行赤眼"。现代医学认为该病是由细菌或病毒引起的传染性眼病，中医则认为该病由风热邪毒所致。"眼中有胬肉，及有翳"应是翼状胬肉，其中"有翳"是该病早期即炎症期的表现。此病在第三章第四节"翼状胬肉"中已有详细论述，在此不赘述。这些眼病都需要清热解毒的药物治疗。本方所用药物为枸杞叶。枸杞叶为茄科植物枸杞的嫩茎叶，性凉，具有清热解毒的功效，又因为其中含有较多的胡萝卜素，所以还有明目的作用。《中华本草》记载枸杞叶主治目赤昏痛、障翳夜盲等症，还记载了使用枸杞叶治疗急性结膜炎、翼状胬肉

---

① （唐）菩提流志译：《不空羂索神变真言经》卷9，《大正新修大藏经》第20册，第274页下。

② （唐）伽梵达摩译：《千手千眼观世音菩萨治病合药经》，《大正新修大藏经》第20册，第104页中。

等眼病的医方。① 可见，佛经中记载的以枸杞叶治疗赤眼及翼状胬肉和中医籍中的记载相同，本药方应有一定的治疗功效。

治眼患白膜方

若人眼患白膜一年以还，取荜茇著水中研之，咒二十一遍，著眼中即差。②

本医方用荜茇水滴眼治疗眼患白膜。文中的眼患白膜应为现代医学中的"角膜炎"，中医称为"聚星障"。角膜受损后治疗不及时容易使角膜浑浊增厚，形成斑痕。浅层斑痕浑浊，薄如云雾状，形成"角膜云翳"，浑浊较厚形成"角膜斑翳"，严重者角膜呈瓷白色，不能透过虹膜，形成"角膜白斑"，也就是文中的"眼患白膜"。根据病因不同，角膜炎又可分为感染性角膜炎、免疫性角膜炎、外伤性角膜炎等，其中感染性角膜炎最为常见，多由病毒或细菌感染引起。中医认为该病多因肝肺郁热，复受风邪或肝脾湿热，内壅所致。现代医学对该病的治疗主要是用抗病毒眼药水和抗生素眼药水滴眼，中医治疗以清热解毒、化湿散风为主。荜茇可抑制多种细菌，具有消炎、抗菌的作用，所以用荜茇水滴眼治疗角膜炎应有一定疗效。

佛经中另有多个药方记载使用甘草汁或多种香水对眼病进行治疗，如《不空胃索神变真言经》卷9载："若患眼痛，加持甘草水、龙脑香水，数数洗之则得除差。"③ 该方是用甘草水和龙脑香水洗眼治疗眼病。中医认为肝主目，很多眼病都与肝火旺盛、肝火上炎有关，治疗时应使用降肝火和清热解毒的药物。方中的甘草自古至今都被广泛使用，甘草味甘，有清热解毒之功效，还对诸多药物有调和作

---

① 国家中医药管理局《中华本草》编委会：《中华本草》第7册第19卷《枸杞叶》，第277页。

② （唐）智通译：《观自在菩萨怛嚩多唎随心陀罗尼经》，《大正新修大藏经》第20册，第469页上。

③ （唐）菩提流志译：《不空胃索神变真言经》卷9，《大正新修大藏经》第20册，第274页下。

用，因此甘草的使用正符合对肝火旺盛所致眼病的用药原则。文中另一种洗眼用药是龙脑香（见图4-17），其为龙脑香树的树脂中析出的天然结晶性化合物，中医上称为梅花冰片。其质地松脆，气味芬芳，味辛，凉，可咀嚼食用。"羯布罗树松身异叶，花果斯别，初采既湿，尚未有香，木干之后，循理而析，其中有香，状若云母，色如冰雪，此所谓龙脑香也。"① 现代医学实验证明，龙脑香具有镇静、镇痛作用，并且有抗炎、抗菌之功效，可主治热病神昏，目赤翳膜、痈肿等病。② 由此可见，文中的两种药物对于治疗诸多眼病都应该有较好的疗效，而且有一定的科学性。

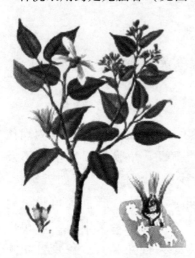

图4-17 龙脑香

资料来源：《中国本草彩色图鉴》
下册，第241页。

以杏仁油治眼病方

若患眼，咒杏人油涂之立愈。③

本医方主要以杏仁油医治眼病。该方又载于不空所译《深沙大将仪轨》中。杏仁是我国古代常用的明目药物。我国中医籍中也多有记载用杏仁油治眼病的药方，《本草纲目》记载杏仁油可治疗6种眼病，分别是目中赤脉、胎赤眼疾、目中翳遮、目中弩肉、伤目生弩、小儿血目。可见，明朝仍使用杏仁油治疗多种眼病。因杏仁油富含维生

---

① （唐）玄奘、窥基著，季羡林等校注：《大唐西域记校注》卷10《秣罗矩吒国》，第857—865页。

② 熊振宇、肖复明、徐旭等：《植物药用成分龙脑的药学活性研究》，《中国中药研究》2013年第6期。

③ （唐）不空译：《北方毗沙门天王随军护法真言》，《大正新修大藏经》第21册，第226页下。

素、油酸、亚油酸、无机盐、维生素、蛋白质等营养物质，可对诸多眼病起辅助治疗作用。

以三果治眼病方

若有人等患眼精坏者，若有清盲暗者，若白晕赤膜无光明者，取呵梨勒果、庵摩勒果、鞞醯勒果，三各一颗，捣破下筛当研。时唯须净护，莫令新产妇人及狗见，口中念佛，以白蜜若人乳汁和封眼中者。其人乳汁，要须男孩子母乳汁。若女儿乳汁者，成其药和竟者，还须千眼像前，咒一千八遍。著眼中，满七日。在深室内，慎风、房室、五辛、诸不净物，即得精还，明净光盛。①

本医方是以呵梨勒果、庵摩勒果、鞞醯勒果研成细末，用白蜜和乳汁调和成眼药，对多种眼病进行治疗。方中的"青盲"或为青光眼，"白晕"应是角膜炎，"赤眼"应是结膜炎。以上几种眼病前文都有论述，此处不再重复。方中所用的呵梨勒果、庵摩勒果、鞞醯勒果在唐译佛经中常被称为三果，此三果常被用来酿制名酒，称为三果浆，唐朝人对这三种果的药性有所了解。② 以此三果治疗眼病，应与呵梨勒果的药性有关。《证类本草：重修政和经史证类备用本草》中引用刘禹锡《传信方》中呵梨勒的记载："又取其核（呵梨勒核）入白蜜，研注目中，治风赤涩痛甚良。"③ 此方在敦煌文献中也有记载："又疗眼开不得，有疮：取呵梨勒心，冷水，沛目中着，立差。"④ 可见，唐朝人已了解呵梨勒对眼病的治疗功效。此处佛经中使用三果治疗青盲等眼病，与唐朝医籍、敦煌文献中叙述的呵梨勒治疗眼病功效相吻合，可能是中医受到佛教医学用药的影响。本方除了三果之外，

① （唐）伽梵达摩译：《千手千眼观世音菩萨治病合药经》，《大正新修大藏经》第20册，第104页上。
② 陈明：《中古医疗与外来文化》，第466—489页。
③ （宋）唐慎微撰，尚志钧校点：《证类本草：重修政和经史证类备用本草》第14卷《呵梨勒》，第405页。
④ 法藏国家图书馆编：《法藏敦煌文献》伯3378，上海古籍出版社2001年影印版，第136—137页。

还需要以白蜜和人乳调和。白蜜富含多种营养物质，有葡萄糖、蛋白质、胡萝卜素、无机盐、矿物质及多种维生素，对疮面有收敛作用，可促进伤口愈合。人乳同样含有多种营养物质，可用来疗伤。综上可知，本医方以三果为主药，再用白蜜和人乳汁调和制成的眼药对眼病的治疗应有一定的疗效。

治眼病方

若患眼时，取先陀婆盐研之为末，咒七遍已少置眼中，其痛便止。①

该方是用先陀婆盐治疗眼病。先陀婆盐即石盐，与其他盐类相同，具有消炎、杀菌作用，淡盐水对沙眼和结膜炎有治疗作用，但方中是用盐末治疗，浓度太高会给病人带来痛苦。

治鼻衄方

若有人等患鼻大衄下欲死者，取生蓬莱和水煮取汁，不限大小咒三七遍，令吞即留生。②

鼻衄是指鼻出血，文中的"鼻大衄"即鼻子大出血。鼻出血是一种常见的症状，可出现于各个年龄阶段，轻者涕中带血，重者可导致失血性休克。鼻出血的原因很多，如鼻外伤、鼻中隔偏曲、鼻黏膜干燥、肿瘤等都可造成鼻出血，其中最常见的是鼻外伤。本方是以蓬莱配合咒语治疗鼻子大出血。李良松在其所著的《佛陀医案》中指出，本医案所使用的蓬莱应为蓬莱葛。③ 笔者赞同他的看法，蓬莱葛有止血的作用，治疗鼻出血应有较好疗效。

---

① （唐）义净译：《曼殊室利菩萨咒藏中一字咒王经》，《大正新修大藏经》第20册，第781页中。
② （唐）伽梵达摩译：《千手千眼观世音菩萨治病合药经》，《大正新修大藏经》第20册，第105页上。
③ 李良松著释：《佛陀医案》，第37页。

治耳痛、耳鸣方

若患耳疼、耳鸣热风，真言生乌、麻油或醍醐，数沥耳中，不久除差。若真言者加持绯线索二十一结，用系腰上、二手腕上，则成护身。①

本医是治疗热风引起的耳痛、耳鸣。本方的治疗方法是将生乌、麻油或醍醐滴入耳中。本方还载于阿目佉所译《佛说不空胃索陀罗尼仪轨经》中。生乌即生川乌，是毛莨科植物乌头的母根。生川乌的主要成分包括乌头碱、新乌头碱、次乌头碱等，具有镇痛的作用。②但是生乌有毒性，因而主要用于外涂。前文治身肿方已经对胡麻油具有的消肿止痛效果进行了论述。醍醐是牛乳制成的食用脂肪，对于疼痛的医疗作用尚不明显，但是因为醍醐性甘凉，具有滋阴清热的功效，因而对热风导致的耳鸣应有较好的治疗效果。综上可知，本方用生乌、麻油、醍醐滴耳治疗耳痛、耳鸣应有一定作用。

同书中卷9、卷28都记载了以胡麻油和茴香籽治疗耳痛的药方。以卷9中的记载为例，其内容为："若患耳疼，加持胡麻油、茴香子煎，数沥耳中则除差。"③以胡麻油治疗耳痛前文已经有所分析。茴香籽是伞形科植物茴香的干燥成熟果实，即小茴香籽，具有止痛等功效。现代医学已经通过实验证实了小茴香籽中含有小茴香挥发油，而小茴香挥发油能够对疼痛以及炎症有一定的治疗效果。④因此，该方以胡麻油和小茴香籽制成的滴耳液，用于治疗耳痛具有一定作用。同书卷28还记载了使用生酥、胡麻油和茴香籽治疗头痛的药方，可见胡麻油和茴香籽是佛经中常用的止疼药。

① （唐）菩提流志译：《不空胃索神变真言经》卷1，《大正新修大藏经》第20册，第231页下。

② 杨慧波：《生半夏对生川乌毒性、镇痛作用和生物碱溶出量的影响》，硕士学位论文，承德医学院，2013年。

③ （唐）菩提流志译：《不空胃索神变真言经》卷9，《大正新修大藏经》第20册，第274页下。

④ 王婷、苗明三、苗艳艳：《小茴香的化学、药理及临床应用》，《中医学报》2015年第6期。

以马粪菇、苣藤油治耳痛方

若患耳者，取象马粪聚上地菌，并苣藤油、先陀婆盐各取少许，咒之七遍，一处研使碎，绞取汁暖之，滀耳孔中其痛便止。①

本方是用马粪或大象粪中长出的蘑菇和苣藤油、盐三者磨碎取汁，滴耳中治疗耳病。苣藤子就是莴苣子，苣藤油就应是莴苣子油。莴苣子具有活血行瘀的功效，因而可治疗跌打损伤、瘀肿疼痛等症。《万病回春》中记载了治疗跌打损伤的接骨散，就是将一合莴苣子捣末服用。② 盐具有消毒杀菌作用。因此，本方使用莴苣子榨取的油和盐滴入耳中以治疗炎症引起的耳痛，应有一定效果。文中记载的"象马粪聚上地菌"应是大象粪便或马粪便中生长出的菌类。在《大方广菩萨藏文殊利师根本仪轨经》中也有一个用象粪菇治疗耳病的药方，其内容为："若患耳病，用象粪内所生菌子及吉没迦树叶，用慢火烧。烧已去皮，令温和，更入盐糅，都共合和一处，加持七遍，以药点耳，刹那中即差。"③ 李良松认为该方可治疗外耳道红肿疼痛，并认为象粪菇以及吉没迦树叶都具有清热解毒、散热消肿的功效。④ 但他并未对象粪菇清热解毒的医疗功效进行解释。2006 年《云南日报》曾报道村民误把象粪菇当作牛粪菇食用，导致多人中毒事件。⑤ 该报道说明象粪菇有毒不能食用，但其毒性是否可通过涂抹方式进入体内尚不清楚，是否具有清热解毒之功效也不明确。综上，对本方中象粪菇或马粪菇的使用不好解释，但苣藤油和盐的使用是合理的。

---

① （唐）义净译：《曼殊室利菩萨咒藏中一字咒王经》，《大正新修大藏经》第 20 册，第 781 页中。

② 国家中医药管理局《中华本草》编委会：《中华本草》第 21 卷第 7 册《莴苣子》，第 894—895 页。

③ （宋）天息灾：《大方广菩萨藏文殊利根本仪轨经》卷 8，《大正新修大藏经》第 20 册，第 865 页中。

④ 李良松著释：《佛陀医案》，第 58 页。

⑤ 戴振华：《大象屎上长菌毒翻村民 15 人》，2006 年 7 月 4 日，新浪网（http：//news. sina. com. cn/s/2006－07－04/10039368191s. shtml）。

以桦皮治耳痛方

耳痛，咒桦皮节塞之即差。①

本医方是用桦树皮塞入耳中治疗耳痛。耳痛的原因很多，有外伤所致，有炎症所致，如中耳炎、外耳道炎、外耳道疖肿等，也可以是由于其他疾病引起，如扁桃体炎、鼻窦炎等波及耳朵导致耳痛。文中治耳痛的药物为桦树皮，中医又称其为桦木皮，可外敷也可以煎服，具有清热利湿，祛痰止咳，消肿解毒以及消炎的功效。白桦树皮煎剂对肺炎双球菌、卡他奈瑟氏菌以及甲型链球菌的某些菌株有抑制作用。在临床实验中，白桦树可治疗多种炎症，如治疗急性乳腺炎、急性扁桃体炎、肺炎、肾炎、牙龈炎、疖肿等。② 本方使用桦树皮塞入耳中治疗耳痛应有一定的治疗效果。

治耳聋失语方

若耳聋，咒百八遍。若障重者，以油及酥煎桦皮、青木香，每咒七遍过耳中，令服之即差。③

本方是用油、酥煎桦树皮和青木香治疗重度耳聋的医方。在临床上，耳聋可分为轻度、中度、重度和全聋四级，并可分为先天性耳聋和后天性耳聋两种。造成后天性耳聋的原因很多，如中耳炎可致传导性耳聋，听神经或大脑听区病变可导致感应性耳聋，药物中毒可造成神经性耳聋等，其中神经性耳聋往往是不可逆的。本案载耳聋重障者应"以油及酥煎桦皮、青木香"服用并配合咒语，桦皮和青木香的医疗功效在上文治耳痛方以及治时气方中已经论述，本方如果是炎症

---

① （唐）智通译：《观自在菩萨怛嚩多唎随心陀罗尼经》，《大正新修大藏经》第20册，第469页上。

② 国家中医药管理局《中华本草》编委会：《中华本草》第2册第5卷《桦木皮》，第415—416页。

③ （唐）智通译：《观自在菩萨怛嚩多唎随心陀罗尼经》，《大正新修大藏经》第20册，第469页上。

所致耳聋，使用这两种药治疗应该有一定效果。

治蝇螫眼方

若患蝇螫眼中，骨鲁怛佉（新驴屎也）滤取汁，咒三七遍，夜卧著眼中，即差。①

该方是用新鲜驴粪汁治疗蝇子螫眼的专方。文中的蝇子应是"厩螫蝇"，也叫"吸血厩蝇"，是凶恶的吸血蝇，刺吸人血和家畜的血液，体长5—8毫米，暗灰色，形似舍蝇。魏晋时期的医书如《本草经集注》《名医别录》《肘后方》等均不见驴屎医疗功效的记载，唐朝《新修本草》中首次记载驴屎入药，"驴屎，熬之，主熨风肿瘘疮"②。《新修本草》中的这一记载对后世产生深刻影响，宋朝的《证类本草》以及明朝的《本草纲目》中都有驴屎治疗风肿瘘疮的记载，《本草纲目》中又记载了用驴屎治疗小儿眉疮。本医方使用新鲜驴粪汁滴眼治疗厩螫蝇叮眼，与中医籍中驴屎功效的记载相符，或有疗效。

治患病不语方

有患病不语者，取狗乳咒七遍，用涂其口即得语。③

这是一个用狗乳涂口治疗不语症的专方。文中的"患病不语"可以理解为患病后导致不语。不语症可分为先天性不语和后天性不语两种，导致后天性不语的主要原因为语言中枢受到影响，如外伤所致的颅脑损伤、脑出血、脑血栓、脑肿瘤等疾病都可影响语言中枢。方中"取狗乳咒七遍，用涂其口"的方法，无论对先天性失语还是后天性

---

① （唐）伽梵达摩译：《千手千眼观世音菩萨广大圆满无碍大悲心陀罗尼经》，《大正新修大藏经》第20册，第110页下。

② （唐）苏敬等撰，尚志钧辑校：《唐·新修本草（辑复本）》，安徽科学技术出版社1981年版，第391页。

③ （唐）智通译：《观自在菩萨怛嚩多唎随心陀罗尼经》，《大正新修大藏经》第20册，第468页中。

失语都不可能有治疗效果。

五　专方特点

通过对以上专方进行分析，可见具有以下特点：

第一，药咒合用是佛教专方的一大特点。通观佛教专方，几乎每个方药强调与咒术并用，体现了佛教医学医咒合一的特点。

第二，佛经中专方明显吸收了中医学和道教医学的一些内容，反映了唐朝佛教医学与中医学和道教医学的相互融合。如所用药物，既有佛教医学常用的香药、乳、酥、油、醍醐等；也有中医常用的中草药，如甘草、杏仁、干姜等。

第三，佛教医学的方药使用范围广泛、使用手法多样、实用性强。从方药使用范围看，包括内科、外科、妇产科、七窍科等科目，使用范围非常广泛。从方药的使用方法看，包括内服、外敷、按摩、滴入等，有些疾病的治疗多种方法并用；如从方药的组成上看，单方或小型复方较多，实用性较强。

第四，不少方药的制作和使用时的禁忌并无科学道理，如在制作眼药时要求必须净护，不能让刚生过孩子的妇女及狗看到；用白蜜和人乳调和又强调男婴母乳，若是女婴母乳则需在千手千眼观世音佛像前念咒一千八百遍。这些禁忌体现了对女性的轻视。

第五，秽物入药情况较多。唐朝佛教医学中秽物入药的情况较为普遍，无论在佛经中还是在《龙门方》《龙门石刻药方》、敦煌文献中都有很多秽物入药的记载。秽物入药没有多少科学性可言。

第二节　神奇的通治方

一　通治方概述

通治方是中医方剂学中的术语，指一个药方治疗多种疾病。[①] 唐朝佛教医籍中有大量这类药方。不过这些药方并非针对某种疾病，而是泛治多种疾病，以突出其消灾辟邪的神奇功效。现以《如意轮陀罗

[①]　朱建平：《中医方剂学发展史》，学苑出版社 2009 年版，第 222 页。

尼经》中记载的佩药、含药、眼药为例分析唐朝佛教通治方。

《如意轮陀罗尼经》所载"佩药"：

> 尔时，观自在菩萨摩诃萨，复白佛言："世尊，是秘密如意轮陀罗尼明，有三种药：一者佩药，二者含药，三者眼药。言佩药者，等分当用牛黄、白栴、檀香、郁金香、龙脑香、麝香、丁香、白豆蔻、红莲花须、青莲花叶、肉豆蔻、素鞞啰拏钵怛啰（唐翻曼佗罗叶，余本译为金薄，未详。）、石蜜。涂坛结界明药一千八十遍，相和捣筴为丸，和捣药时调调诵明。明药不绝特匆世语，法即成就。盛药器中置于坛内圣观自在前，诵根本明大心明、小心明，加法药，乃至太阳、太阴盈复圆满，药现暖、烟、增、光。若暖相现，烧熏衣服佩戴，点额上、睑上眉间上者，可谓一切人民爱敬尊崇教铭；若烟相现，烧熏衣服佩戴，点者则得安怛陀那自在成就；若增相现，熏衣点佩福德增寿，一切鬼神怖不相娆，魍魉诸病皆得除差；若光相现，熏衣点佩，则证神通明仙之位……一切灾厄、宿障、五无间罪，应堕阿毘地狱者，亦皆消除。由明药成福德增盛……一切观爱诸事成办，水难、火难、刀杖毒、药盅毒、咒咀，虎狼毒虫，悉不灾害……是持明者作此法时，应当至心诚信斯法，勿怀疑惑，依法修治必不虚也（此药有毒，持勿妄服）。"[1]

本方共使用了 13 种药物，其中檀香、郁金香、龙脑香、麝香、丁香是佛教中常用的香药。这几种香药都具有行气温中、化瘀止痛等功效，因而多用于治疗腹部疼痛等，此外还具有开窍醒神的作用。白豆蔻具有芳香健脾、抑菌的作用，肉豆蔻具有行气消食、健脾胃以及化瘀、醒神、清热解毒之功效，此外还有镇定、催眠的作用。牛黄是常用的清热解毒的中药，还可起到镇定、强心等功效。红莲花等在唐朝应该是古波斯国的红、白八哈蛮，具有强心、健脾、滋阴补肾、催

---

① （唐）菩提流志译：《如意轮陀罗尼经》，《大正新修大藏经》第 20 册，第 194 页上—194 页中。

情以及美肤的功效。[①] 石蜜含有多种营养成分，具有强身健体、润肺化痰以及健脾消食等功效，对诸多疾病都能起到很好的辅助治疗作用。该佩药中的素鞢啰拏钵怛啰若为金箔，有一定的毒性，因此该方只能佩戴、点涂，不能食用。上述佩药组方复杂，药物品种多，制作过程烦琐，“涂坛结界明药一千八十遍，相和捣筵为丸，和捣药时调调诵明”，后“盛药器中置于坛内圣观自在前，诵根本明大心明、小心明，加法药，乃至太阳、太阴盈复圆满，药现暖、烟、增、光”。根据不同药相或佩戴或点涂可实现诸多愿望，避免水灾、火灾，刀杖外伤，蛊毒诅咒，毒虫伤害等，还可避鬼神，延年益寿。可见此药功效较为虚幻，带有巫术性质。

《如意轮陀罗尼经》所载“含药”：

> 等分当以龙脑香、麝香、郁金香、黄牛。涂坛结界明药一千八十遍，相和捣研，以天雨水和丸如麻子，盛药器中置于坛内圣观自在前。诵根本陀罗尼明大心明、小心明，作成就法候太阴、太阳盈复圆满，药若暖、烟、增、光明现，验斯相成，密处阴干。若暖相现，含持诵念，摄诸人民，相敬赞叹，口诸疾病，皆悉除差，口气香洁。若烟相现，含持诵念，心所愿求，自然圆满，除诸灾患，语业清净，薄除垢障，见者敬伏。若增相现，含持诵念，寿命增远，魍魉鬼神，见皆怖走。若光相现，含持诵念，则证神通明仙之位识宿命智，五无间罪，自然除灭，世间诸难，皆得解脱……[②]

本方使用的药物为龙脑香、麝香、郁金香、黄牛。龙脑香具有镇定、止痛、抗炎、抗菌的作用，可治疗口舌生疮等疾病。麝香有极强的通闭醒神作用，为醒神回苏之要药，常与牛黄、朱砂配伍治疗疮疡、喉咙肿痛等，有良好的活血散结、消肿止痛的作用。郁金香有行

---

① 宋岘：《从红白莲花看〈本草纲目〉与伊斯兰〈回回〉医药的关系》，《中国民族医药杂志》1998 年第 1 期。

② （唐）菩提流志译：《如意轮陀罗尼经》，《大正新修大藏经》第 20 册，第 194 页中—195 页上。

气解郁、凉血破淤及止血的作用。牛黄是清热解毒之良药，用于治疗咽喉及牙龈肿痛、口舌生疮等病。文中说含此药可治疗"口诸疾病"，并且可以使"口气香洁"是有一定科学道理的。但"除诸灾患，语业清净"及"寿命增远，魍魉鬼神，见皆怖走"等，则体现了鲜明的佛教色彩。

《如意轮陀罗尼经》所载"眼药"：

> 其药等分雄黄、迦俱婆昵夜珊（唐云：苍耳子，烧取沥。余本译云：取苍耳子人）、红莲花须、青莲花叶、牛黄、郁金香、黄楼（余本译为：干姜，未详。）、小折（一云：象胆。二云：小柏）、荜茇、胡椒、海水沫。涂坛结界明药一千八十遍，相和莒研。又以檀香、龙脑香、自生石蜜，各减前药半分，相和精研。盛铜器中，置坛内圣观自在前。诵根本明大心明、小心明。作成就法当候日月盈复圆满，药暖、烟、增、光现，药则成就……当诵前三明一百八遍则当涂眼，所有翳障、白晕、眵泪、赤膜、雀目、胎赤、风赤、眼中努肉，皆得除差。第二度涂者，所有头痛，或头半痛、口诸疾病，壮热病一日发二日发三日发，或常发者，悉皆除差。第三度涂者，一切诸恶神病、鬼病、癫痫、风病，乃至八万四千鬼神，种种病恼，悉得除愈……第五度涂者，一切怨难兵阵门诤，皆得胜利有大威德……①

此眼药大小配方共十五味药物，包括牛黄、雄黄、郁金香、莒萝、红莲花须、青莲花叶等。雄黄有解毒消肿之功效，《本草纲目》载其主治"寒热，鼠瘘恶疮，疽痔死肌，杀精物恶鬼邪气百虫毒……"② 若迦俱婆昵夜珊为苍耳子，其有发散风寒、祛风湿、止痛等功效，可治疗感冒、头疼等病。胡椒味辛，主治胃脘冷痛、呕吐清水以及泄泻痢疾等。檀香有理气合胃的作用，可用于治疗心腹痛、胸

---

① （唐）菩提流志译：《如意轮陀罗尼经》，《大正新修大藏经》第20册，第195页上—195页下。

② （明）李时珍编撰，刘衡如、刘山永校注：《本草纲目》卷9《雄黄》，第378页。

膈不舒等。小折若为象胆则应是芦荟，性苦、寒，主治热风烦闷、胸膈间热风等；若为小柏则是珍贵的食用和药用果树，根、树皮及幼枝中包含多种生物碱，包括小柏碱、小柏胺、药根碱等。小柏碱和其他生物碱配制剂能促进胆汁分泌，具有镇痛的作用，可用于治疗胆结石、胆囊炎、痢疾、角膜炎等病。小柏胺能刺激肿瘤患者的造血功能，还可增强患者的免疫力。[①] 其他药物如牛黄、郁金香、荜茇、肉豆蔻、龙脑香、石蜜等在专方中已经有所论述。该药物的使用方法为点涂，第一涂可治疗诸多眼病，如翼状胬肉、角膜炎、夜盲症、红眼病等；第二涂可治疗头痛、偏头痛、诸多口腔疾病，还可治疗持续性高热或反复发烧的外热病等；第三涂可治疗癫痫、风病以及各种鬼神所致疾病等。该药是否涂抹次数不同可有不同功效，尚有待于进一步探讨。至于避免一切灾难、使战争胜利、实现愿望、使点涂之人获得威望等作用，则属佛教色彩了。

二　通治方特点

通过对上述通治方的分析，可归纳出此类药方的特点：

第一，该类药方具有浓郁的佛教色彩。首先，大量通治方被记载于唐朝中后期的密宗经典中。唐朝中后期，随着密宗的传入，大量的密宗经典被翻译，其中包括很多通治方。其次，通治方制作和使用时，往往需要设坛并配合咒术等复杂的密宗仪轨。再次，通治方使用的主要药物为香药和解毒药，都是佛教医学的常用药。最后，通治方重视的祈福避灾、实现心愿、期望战争胜利等目的不是药物能达到的功效，而是体现了宗教的精神慰藉作用。

第二，通治方以点涂、佩戴为普遍的使用方法。通治方有点涂、佩戴、口服三种主要方法，但又以点涂、佩戴最为常见，这是因为通治方中的有些药物有毒不可内服，如《观世音菩萨秘密藏如意轮陀罗尼经》中记载的"阿伽陀爱乐方"的金薄即金箔，就是有毒的一味药，所以只能用点涂、佩戴，不可内服。

第三，通治方以大型复方为主。此类药方虽然也有几味药组成的

---

① 邵则夏：《小柏属植物的开发利用》，《中国野生植物资源》1994年第1期。

小型复方，如上文所载《如意陀罗尼经》中的含药，只有四味药组成。但大多数通治方都是大型复方，包含十几味药甚至几十味药，如上文所载的眼药、佩药等。

第五章 唐代佛教医学与本土医学的互相吸收

本书中的本土医学，主要指中医学与道教医学等学科。佛教医学在中国传播时，不可避免地与中国本土文化相互碰撞、相互交流。在这个过程中，佛教医学不仅吸收了本土文化的部分内容，而且也对中医学、道教医学产生了深刻的影响。学术界对这方面的内容探讨的很多，如卢祥之从药物学和治疗方法等方面探讨了中医学与佛教医学之间的密切联系；[①] 薛公忱在其所著《儒佛道与中医药学》中对佛教医学与中医学、道教医学以及儒家思想的关系进行了探讨。[②] 笔者拟在前人研究的基础上，从医学理论、治疗方法两个方面进一步探究唐朝佛教医学与本土文化的相互交流。

第一节 唐代佛教医学与本土医学的理论交流

唐朝佛教医学理论与本土医学理论的交流主要体现在两个方面，一是佛教病因说对中国传统病因说的吸收，二是中医学理论对佛教医学理论的吸收和改造。

一 唐代佛教医学对中医病因说的吸收

唐朝佛教医学对本土病因说的吸收主要体现在以下几个方面：

首先，唐代佛教医学吸收了中医学的主要病因说，即脏腑学说与阴阳五行学说。佛教医学起源于印度，其医学理论的根基是印度医学。印

---

① 卢祥之：《佛教与中医体系形成的重要联系》，《河南中医》2003 年第 5 期。
② 薛公忱：《儒佛道与中医药学》，中国书店出版社 2002 年版，第 500—715 页。

度佛教医学的病因说以四大不调说、三体液学说为主，中医学病因说则以阴阳五行说、脏腑学说为主要理论。唐朝佛教医学的病因理论不仅继承了印度佛教医学的四大不调、三体液说，也吸收了中医的五行、脏腑学说。第一章已经以善无畏所译《三种悉地破地狱转业障出三界秘密陀罗尼法》为例，证明了唐朝汉译佛经对中医学五行脏腑病因学说的吸收。但第一章没有涉及其他医籍中的相关情况，下面我们将对《天竺经眼论》和《是斋百一选方》中涉及的相关病因学说进行分析。

唐朝僧人谢道人所撰写的《天竺经眼论》中记载：

> 夫眼者，六神之主也；身者，四大所成也。地水火风，阴阳气候，以成人身八尺之体。骨肉肌肤，块然而处，是地大也。血泪膏涕，津润之处，是水大也。生气温暖，是火大也。举动行来，屈伸俯仰，喘息视瞑，是风大也。四种假合，以成人身，父母精血，寒斯增长而精成者也……且身禀四大，性各不同，是以治者，诠候非一，冷热风损，病生不同，伤劳虚实，其方各异……《五行》云：肝者，眼家之根本。此乃一家之同类而言无实，五脏六腑，悉皆相连，故欲疗眼，而审其虚实，察其由起……①

谢道人在《天竺经眼论》的开篇便用佛教"四大"理论来解释人身体的形成，即"身者，四大所成也。地水火风，阴阳气候以成人身八尺之体"。他又以"身禀四大，性各不同"为由，提出"诠候非一，冷热风损，病生不同"，仍认为"四大不调"是疾病产生的主要原因。他又引《五行》一书中关于眼病的记载，认为"肝者，眼家之本"，但"五脏六腑，悉皆相连，故欲疗眼，而审其虚实，察其由起"，表现了他对中医学五行肺腑学说及整体观的吸收。可见，唐朝僧人谢道人以印度佛教医学的地、水、火、风四大不调说与中医五行脏腑说来解释眼病成因。

《是斋百一选方》是南宋王璆所编撰的一部医书，其中记载了唐

---

① （唐）王焘著，高文柱校注：《外台秘要方》卷21《斜眼生起一首》《眼将节谨慎法一首》，第695—698页。

朝僧人智深对眼病的诊疗案例。笔者在第三章已对这一案例有所讨论，但未提及僧人对眼病成因的看法，下面具体分析眼病成因：

> 唐丞相李恭公扈从，在蜀中日患眼，或涩，或生翳膜，或即疼痕，或见黑花如豆大，累累数十不断，或见如飞虫翅羽，百方治之不效。僧智深云："相公此病由受风毒，夫五脏实则泻其子，虚则补其母，母能令子实，子能令母虚，肾是肝之母，今肾受风毒，故令肝虚，肝虚则目中恍惚，五脏亦然。脚气，消中，消渴，诸风等皆由肾虚也，地黄圆悉主之。"①

由引文可知，智深认为"肾是肝之母，今肾受风毒，故令肝虚"，故该眼病是肾受风毒所致。中医学的脏腑学说认为肾与肝的关系就是精与血的关系，精血同源也就是肝肾同源，两者相辅相成。若是肾精亏损，则肝血不足。又因肝主目，当肝出现问题时就会出现眼病。智深以肝肾的关系推断此病根本成因在肾不在肝，正是运用了中医脏腑学说的内容，并体现了五脏六腑是一个整体的观念。可见，智深以中医脏腑说及整体观念探讨病因，体现了佛教医学对中医学病因说的吸收。

其次，唐代佛教医学的病因说重视星宿命理风水因素。星宿命理风水病因说与我国古代传统的周易文化以及道教星历数术息息相关。这一学说魏晋的僧医已经开始吸收，但唐代的僧医更为重视，如涉及该病因说的汉译佛经在唐代数量显著增多，可从一个侧面说明这一问题。详见表 5-1。

表 5-1

年代	作者	内容摘要	资料来源
223 年	竺律炎、支谦共译	夏月在参，天雨八寸……及有三疾，身热上气，咽喉疼痛，幼者多死……②	《摩登伽经》2 卷

---

① （宋）王璆原辑，刘耀、张世亮等点校：《是斋百一选方选》卷 9《治赤眼后生翳膜》，第 170 页。

② （吴）竺律炎、支谦译：《摩登伽经》卷下，《大正新修大藏经》第 21 册，第 406 页中。

年代	作者	内容摘要	资料来源
266—308 年之间	竺法护译	长育宿日，五月初雨……时有二疾，一曰眼疾，一曰腹痛……①	《舍头谏太子二十八宿经》1 卷
758 年	不空译	第四氐一足、房四足、心四足，荧惑位焉。其神如蝎，故名蝎宫。主多病、克禁、分身之事。若人生属此宫者，法合饶病薄相恶心妒忌，合掌病患之任……②	《文殊师利菩萨及诸仙所说吉凶时日善恶宿曜经》2 卷
842 年	法成译	尔时金刚手菩萨……而白佛："世尊有其恶星色刑极恶，具猛利心，色刑忿怒恼乱有情，夺其精气或夺财物或夺于命，长寿有情令作短寿。"③	《诸星母陀罗尼经》1 卷
806 年	金俱吒撰	荧惑者，南方赤帝之子，二岁一周天，所至人命星多不吉。春至人命星，其人男女身上多有疮疾，本身则灾厄疾疫……④	《七曜攘灾决》1 卷
722 年	一行撰	夫欲知人间疾患，皆由二十八宿管行病之所为……⑤	《七曜星辰别行法》1 卷

① （西晋）竺法护译：《舍头谏太子二十八宿经》，《大正新修大藏经》第 21 册，第 417 页下。

② （唐）不空译：《文殊师利菩萨及诸仙所说吉凶时日善恶宿曜经》卷上，《大正新修大藏经》第 21 册，第 387 页中。

③ （唐）法成译：《诸星母陀罗尼经》，《大正新修大藏经》第 21 册，第 420 页上。

④ （唐）金俱吒：《七曜攘灾决》，《大正新修大藏经》第 21 册，第 427 页上。

⑤ （唐）一行：《七曜星辰别行法》，《大正新修大藏经》第 21 册，第 452 页下。

续表

年代	作者	内容摘要	资料来源
不晚于751年①	一行述	梵天火罗九曜及暗虚二星图在此,但诸星都所在,看之决定一生吉凶……行年至此宿者,凶。星隐而不见,一名罗睺,一名罗师,一名黄幡。一名火阳。临人本命,忧官失位,重病相缠,财物破散,丧服,愁口舌……②	《梵天火罗九曜》1卷
唐	阿阇梨述	谓北斗七星者……以司善恶而分祸福。群星所朝宗,万灵所俯仰。若有人能礼拜供养长寿福贵,不信敬者运命不久。是以禄命书云"世有司命神……重罪者则彻算,轻罪者则去纪……"是故如来为末世薄福短命夭死众生故,说是一字顶轮王召北斗七星供养护摩之仪则……疫病死亡不起……③	《北斗七星护摩秘要仪轨》1卷

由表5-1可知,魏晋时期包含星宿命理风水病因说的佛经共计两部,分别为竺律炎、支谦共译的《摩登伽经》以及西晋竺法护所译的《舍头谏太子二十八宿经》。唐朝包含星宿命理风水病因说的经书共六部,其中不空、法成翻译经书两部,分别为《文殊师利菩萨及诸仙所说吉凶时日善恶宿曜经》《诸星母陀罗尼经》;一行、金俱吒撰写两部,分别为《七曜星辰别行法》《七曜攘灾决》;由阿阇梨、一行叙述,他人书写的经书共两部,分别为《北斗七星护摩秘要仪

---

① 钮卫星根据经文中提供的相关证据,用天文方法推算了该经的写作年代不晚于751年。详见其论文《〈梵天火罗九曜〉考释及其撰写年代和作者问题探讨》,《自然科学史研究》2005年第4期。

② (唐)一行:《梵天火罗九曜》,《大正新修大藏经》第21册,第459页中。

③ (唐)阿阇梨:《北斗七星护摩秘要仪轨》,《大正新修大藏经》第21册,第424页下—425页上。

轨》《梵天火罗九曜》。此外，还有多部唐译佛经虽然没有明确指出星宿风水命理是导致生病的原因，但是提到了颂持经书使贪狼破军、北斗八女等星宿欢喜，则可使疫病不再流行，如金刚智译的《北斗七星念诵仪轨》、一行撰《宿曜仪轨》及《北斗七星护摩法》、婆罗门僧撰《佛说北斗七星延命经》等。由此可知，唐朝有关星宿命理风水病因说的经书不仅数量比魏晋南北朝时期多，且多为唐朝僧人所著或所述而并非翻译。这说明唐朝佛教医学对中国传统的星宿命理风水病因说更为重视。

二　中医学理论对佛教医学理论的吸收与改造

佛教医学的传播也对我国中医学产生了重大影响，中医学吸收并改造了佛教医学的理论。学术界对此关注较多，顾加栋、周祥龙所作《略论佛教医学的思想源流及其中国化》一文探讨了中医学对佛教医学思想的吸收；① 史旺成探讨了中古时期中医书所包含的佛教思想，主要包括四大不调、虫食、胎孕、方药四个方面，内容见其论文《略论佛教医学对中医药学的影响》。②

中医学接受和吸收的佛教病因理论主要是四大不调病因学说。该病因说在第一章已经有详细介绍，此不赘述。陈明在《中古医疗与外来文化》一书中就专门探讨了中土医学文献对佛教医学理论中"四大成身"及"四百四病"的诸多记载。例如《诸病源候论》卷2"恶风候"记载"凡风病，有四百四种"。又卷26记载"又言觉四大不调，即须空腹食炙鸡……"唐孙思邈所著《备急千金要方》记载"地水火风，和合成人"。敦煌本 P2115V《张仲景五脏论》（甲本）中记载："四大五阴，假合成身，一大不调，百病俱起。"道经所收《昙鸾法师服气法》载："四大不调，何以察之？"敦煌本道经 P2860《太玄真一本际经》记载："多系苦患，众病切身，四大违反，四百四病，薄福德故。"③ 以上中土文献中记载的佛教医学理论包括"四

① 顾加栋、周祥龙：《略论佛教医学的思想源流及其中国化》，《医学与哲学》（人文社会医学版）2010 年第 6 期。
② 史旺成：《略论佛教医学对中医药学的影响》，《五台山研究》1992 年第 3 期。
③ 陈明：《中古医疗与外来文化》，第 14—32 页。

大成身""四大不调"以及"四百四病",体现出唐朝中医学及道教医学对佛教医学理论特别是"四大不调,四百四病"病因说的接受和吸收。

但是,笔者认为唐朝中医学主要是在形式上接受和吸收佛教医学理论,对佛教"四大不调"病因说的内涵并没有真正的吸收。例如《千金要方》卷27将疾病分为冷痹、热毒、邪风、气疾四种,计成四百四病,仅借鉴了佛教医学"地、水、火、风"四元素导致疾病的形式和四百四病的说法,其内涵仍然是传统的中医学理论。或许正是因为这种原因,所以四大不调病因说等佛教医学理论鲜有在宋以后的医籍中出现。

中医在吸收佛教病因理论的同时还对其进行了改造。陈明在梳理中土文献中有关"四大不调,四百四病"的记载时,也指出了中医以及道医对佛教病因说的改造。如孙思邈在《备急千金要方》卷1记载:"经说:地水火风,和合成人……凡四气合德,四神安和;一气不调,百一病生。四神动作,四百四病,同时俱发。又云:一百一病,不治自愈;一百一病,须治而愈;一百一病,虽治难愈;一百一病,真死不治。"卷27记载:"凡百病不离五脏,五脏各有八十一种疾,冷热风气计成四百四病。"陈明认为"一气不调,百一病生"对应佛教医学的"一大不调,百一病生",但将佛教医学中的"一大"改为了"一气"。同时,孙思邈在卷27中又以五脏理论套用四百四病。① 薛公忱注意到中医理论对佛教医学病因理论进行的改造,指出中国一些信佛医家接受佛教医学的理论,把佛教中四大说、缘起论等引入中医理论中,并试图与中医的阴阳五行学说相结合,虽然不太成功但在中医学史上产生了一定的影响。② 此外,中医还吸收了佛教医学"万物为药"的药学思想以及慈悲为怀的医德理念。孙思邈接受了佛教"万物为药"的药学思想,《千金方》中记载的药物比之前所修本草类著作《唐本草》要多出680种。学术界对此早有讨论,

---

① 陈明:《中古医疗与外来文化》,第14—32页。

② 薛公忱主编:《论医中儒道佛》,中国古籍出版社1999年版,第354页。

陈明、杨鸿等学者都有所关注。① 中医对"万物为药"理论的接受有利于丰富我国药物种类，促进我国本草学的发展。《千金要方》卷1"大医精诚"中载"凡大医治病……先发大慈恻隐之心，誓愿普救含灵之苦。若有疾厄来求救者，不得问其贵贱贫富，长幼妍媸，怨亲善友，华夷愚智，普同一等……至于爱命，人畜一也……夫杀生求生，去生更远……"② 以上引文表现出孙思邈要求医生普救众生，并且反对杀生，这与佛教慈悲为怀的医德理念一致，表现出孙思邈对佛教医德理念的接受。

综上可知，唐朝佛教医学不仅吸收了中医脏腑学说和五行学说等理论，而且还更为重视星宿风水命理病因说。中医也接受和吸收了佛教医学理论并且对佛教医学理论进行了改造。这种双向的吸收和交流，同时促进了佛教医学和中医学的发展。

第二节　唐代佛教医学与本土医学治疗方法的互相吸收

唐朝佛教医学与本土医学在治疗方法方面也有不少交流，主要表现在方药和咒术两个方面。

一　从方药看唐代佛教医学与本土医学的交流

中医学以内科为主，重视方药及针灸等治疗方法。源起于印度的佛教医学，受到印度医学的影响，其外科学较为发达。前文分析了《奈女祇域因缘经》记载的三例外科手术及其对隋唐医界的影响，指出唐宋以后佛教医学外科学式微。这种现象的出现，与唐以后内科学迅速发展密切相关。

---

① 杨鸿、周志彬、向劲松等撰写的《中医学与印度传统医学的关系》就提出佛教医药理论对中医医药理论的影响，见其论文《中医学与印度传统医学的关系》，《中医文献杂志》2013 年第 5 期；陈明在其所著《〈千金方〉中的"耆婆医药方"》（《北京理工大学学报》（社会科学版）2003 年第 2 期）一文中认为孙思邈接受了耆婆"万物是药"的理念，也反映出佛教医药理论被中土医生接受的情况等。

② （唐）孙思邈著，李景荣等校释：《备急千金要方校释》卷1《大医精诚》，第2页。

内科学的发展主要体现在方药方面，下面笔者将从方药入手探讨佛教医学与中医学及道教医学的交流。

（一）唐朝佛教医学对方药治疗的重视程度增加

方药是中医学的重要组成部分。唐代佛教医学对方药的吸收和重视，说明了佛教医学对中医基础性医学的吸收。关于这些内容，笔者将分为两部分进行分析说明。

1. 与魏晋南北朝时期相比，唐朝包含治病专方的汉译佛经数量增多。《大藏经》中有关魏晋至隋唐记载有治病专方的经书统计情况可详见表5－2，因为每部经书中记载的药方数量很多，因而在列表时每部经书仅摘录其中一个药方作为说明。

表5－2

年代	作者	方药内容摘录	出处
约564年	耶舍崛多译	若患风病，咒酥七遍，涂其患处并服之，即得除愈。①	《佛说十一面观世音神咒经》1卷
北周末年	阇那崛多译	若有得一切种种恶疮，取荜茇捣以为末和蜜，咒二十一遍泥其疮上。②	《不空罥索咒经》1卷
北周末年	阇那崛多译	若治癫病、身体肿癣、风冷病等，取菖蒲末以白蜜和，佛前诵咒一千八遍，空腹服之，即便除愈。③	《如来方便善巧咒经》1卷
约569年	阇那崛多译	右若恶肿风肿，咒胡麻油，涂之差。④	《种种杂咒经》1卷
653年	智通译	遭恶疮，咒净土和水涂之即差，肿亦准此。⑤	《观自在菩萨随心咒经》1卷

---

① （北周）耶舍崛多译：《佛说十一面观世音神咒经》，《大正新修大藏经》第20册，第150页下。

② （隋）阇那崛多译：《不空罥索咒经》，《大正新修大藏经》第20册，第401页中。

③ （隋）阇那崛多译：《如来方便善巧咒经》，《大正新修大藏经》第21册，第566页下。

④ （北周）阇那崛多译：《种种杂咒经》，《大正新修大藏经》第21册，第639页上。

⑤ （唐）智通译：《观自在菩萨随心咒经》，《大正新修大藏经》第20册，第461页下。

续表

年代	作者	方药内容摘录	出处
653 年	智通译	若患身体肿，用油咒三七遍，涂肿上即差。①	《观自在菩萨怛嚩多唎随心陀罗尼经》1 卷
656 年	玄奘译	若患缓风偏风口风，耳聋鼻塞悯风等病，皆应至心念诵此咒。咒彼患者一百八遍，病即除愈。若障重者，以油或酥煎桦皮及青木香，每咒七遍即用涂身或滴耳鼻，或令服之，所患便愈。②	《十一面神咒心经》1 卷
659 年	玄奘译	诸患一切疮肿等病，取荜拨末和蜜而咒二十一遍，用涂其上即得除愈。③	《不空胃索神咒心经》1 卷
693 年	菩提流志译	若患腹痛，应咒盐水与之令服。④	《不空胃索咒心经》1 卷
702 年	宝思惟译	若有女人产难之时，取阿吒卢沙迦根或郎伽利迦根，咒之七遍，以无虫水和磨之，涂于产女脐中，儿即易生。⑤	《大方广菩萨藏经中文殊师利根本一字陀罗尼经》1 卷
703 年	义净译	或复苦痢不能断者，取橘柚根及楤槐根，磨捣咒之七遍，和水服之即差。⑥	《曼殊室利菩萨咒藏中一字咒王经》1 卷

---

① （唐）智通译：《观自在菩萨怛嚩多唎随心陀罗尼经》，《大正新修大藏经》第 20 册，第 468 页下。

② （唐）玄奘译：《十一面神咒心经》，《大正新修大藏经》第 20 册，第 153 页下。

③ （唐）玄奘译：《不空胃索神咒心经》，《大正新修大藏经》第 20 册，第 405 页上。

④ （唐）菩提流志译：《不空胃索神咒心经》，《大正新修大藏经》第 20 册，第 408 页中。

⑤ （唐）宝思惟译：《大方广菩萨藏经中文殊师利根本一字陀罗尼经》，《大正新修大藏经》第 20 册，第 780 页中。

⑥ （唐）义净译：《曼殊室利菩萨咒藏中一字咒王经》，《大正新修大藏经》第 20 册，第 781 页下。

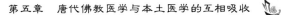

续表

年代	作者	方药内容摘录	出处
709 年	菩提流志译	若有女人临当产时，受大苦恼，当咒苏二十一遍，令彼食之，必定保命，安乐产生。①	《千手千眼观世音菩萨姥陀罗尼身经》1 卷
707—709 年	菩提流志译	若为一切毒虫螫者，真言黄土泥数涂毒处，或数加持牛乳，空腹饮服，或加持煮豆汁，温蘸虫所毒处便得除愈。②	《不空胃索神变真言经》30 卷
716—735 年	善无畏译	若被蝎螫，咒生姜一遍捣傅之即差。③	《阿咤薄俱元帅大将上佛陀罗尼经修行仪轨》3 卷
723 年	金刚智译	或患丁疮痈节癣漏，取熏陆香净土水相和，念诵二十一遍，涂上即愈。④	《佛说七俱胝佛母准提大明陀罗尼经》1 卷
早于 730 年	伽梵达摩译	若有人等为恶毒蛇蝎所螫者，干姜大小末，咒一七遍著疮上，立即除愈。⑤	《千手千眼观世音菩萨治病合药经》1 卷
早于 730 年	伽梵达摩译	若为恶蛇蝎所螫者，取干姜末，咒一七遍，着疮中，立即除差。⑥	《千手千眼观世音菩萨广大圆满无碍大悲心陀罗尼经》1 卷

---

① （唐）菩提流志译：《千手千眼观世音菩萨姥陀罗尼身经》，《大正新修大藏经》第 20 册，第 101 页上。

② （唐）菩提流志译：《不空胃索神变真言经》卷 1，《大正新修大藏经》第 20 册，第 231 页下。

③ （唐）善无畏译：《阿咤薄俱元帅大将上佛陀罗尼经修行仪轨》中卷，《大正新修大藏经》第 21 册，第 197 页下。

④ （唐）金刚智译：《佛说七俱胝佛母准提大明陀罗尼经》，《大正新修大藏经》第 20 册，第 174 页上。

⑤ （唐）伽梵达摩译：《千手千眼观世音菩萨治病合药经》，《大正新修大藏经》第 20 册，第 103 页下。

⑥ （唐）伽梵达摩译：《千手千眼观世音菩萨广大圆满无碍大悲心陀罗尼经》，《大正新修大藏经》第 20 册，第 110 页上。

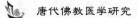

续表

年代	作者	方药内容摘录	出处
746—771 年	不空译	若人患风邪魅病，酥油相和加持二十一遍，令服即得除差。①	《观自在菩萨说普贤陀罗尼经》1 卷
746—771 年	不空译	若患邪风加持油，涂即愈。若患耳痛，以青木香油和桦皮煎，渧耳中其痛即止，亦能治半头痛。②	《十一面观自在菩萨心密言念诵仪轨经》3 卷
746—771 年	不空译	若患路陀疮及诸毒蛇之所□者，或患健毗吒鸡疮，此等诸疮，咒黄土涂满一千遍，涂其疮上，即得除差。③	《A 圣贺野纥哩缚大威怒王立成大神验供养念诵仪轨法品》2 卷
746—771 年	不空译	若人患痈肿等及诸毒虫所啮，取檀香汁和土为泥，诵真言七遍，涂疮上即愈。④	《七俱胝佛母所说准提陀罗尼经》1 卷
746—771 年	不空译	妇人难产者，取酥一两加持二十一遍令服，即得易产不受诸苦。⑤	《圣迦柅忿怒金刚童子菩萨成就仪轨经》3 卷
746—771 年	不空译	若患心病，咒石榴花汁饮之即愈。⑥	《北方毗沙门天王随军护法真言》1 卷

---

① （唐）不空译：《观自在菩萨说普贤陀罗尼经》，《大正新修大藏经》第 20 册，第 20 页下。

② （唐）不空译：《十一面观自在菩萨心密言念诵仪轨经》，《大正新修大藏经》第 20 册，第 141 页中。

③ （唐）不空译：《A 圣贺野纥哩缚大威怒王立成大神验供养念诵仪轨法品》卷下，《大正新修大藏经》第 20 册，第 168 页中。

④ （唐）不空译：《七俱胝佛母所说准提陀罗尼经》，《大正新修大藏经》第 20 册，第 179 页下。

⑤ （唐）不空译：《圣迦柅忿怒金刚童子菩萨成就仪轨经》卷中，《大正新修大藏经》第 21 册，第 110 页上。

⑥ （唐）不空译：《北方毗沙门天王随军护法真言》，《大正新修大藏经》第 21 册，第 226 中。

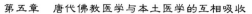

续表

年代	作者	方药内容摘录	出处
746—771 年	不空译	若有鬼病心痛者，咒石榴华汁饮之即差。①	《毗沙门仪轨》1 卷
746—771 年	不空译	有人被毒中者，加持白鸽粪和水，与吃即差。②	《大药叉女欢喜母并爱子成就法》1 卷
788 年	不空译	若妇人难产，咒乌麻油七遍，以摩脐上即得易产。③	《末利支提婆华鬘经》1 卷
唐	不空译	若人患眼者，加持杏子之油涂除差。④	《深沙大将仪轨》1 卷
唐	不空译	若人患心病者，加持青木香涂，心除愈。⑤	《A 药师如来念诵仪轨》1 卷
唐	阿目佉译	加持牛苏或乌麻油，与患热病者，空腹服之，即令除差。⑥	《佛说不空胃索陀罗尼仪轨经》2 卷
玄宗朝	阿质达霰译	若菖蒲根末和蜜，加持一千八服之，疗冷症。⑦	《大威力乌枢瑟摩明王经》3 卷

①　（唐）不空译：《毗沙门仪轨》，《大正新修大藏经》第 21 册，第 229 页下。

②　（唐）不空译：《大药叉女欢喜母并爱子成就法》，《大正新修大藏经》第 21 册，第 287 页中。

③　（唐）不空译：《末利支提婆华鬘经》，《大正新修大藏经》第 21 册，第 257 页下。

④　（唐）不空译：《深沙大将仪轨》，《大正新修大藏经》第 21 册，第 376 页下。

⑤　（唐）不空译：《A 药师如来念诵仪轨》，《大正新修大藏经》第 19 册，第 30 页上。

⑥　（唐）阿目佉译：《佛说不空胃索陀罗尼仪轨经》，《大正新修大藏经》第 20 册，第 436 页上。

⑦　（唐）阿质达霰译：《大威力乌枢瑟摩明王经》卷中，《大正新修大藏经》第 21 册，第 149 页下。

续表

年代	作者	方药内容摘录	出处
唐	般若斫羯啰译	若有患心痛者，取石榴汁咒三七遍与病人饮，病即差。①	《摩诃吠室啰末那野提婆喝啰阇陀罗尼仪轨》1卷

由表 5 – 2 可知，魏晋时期记载有治病专方的经书仅为四卷，包括《佛说十一面观世音神咒》《不空胃索咒经》《如来方便善巧咒经》《种种杂咒经》，参与译经的僧人只有两位，分别为耶舍崛多和阇那崛多。唐朝记载有治病专方的佛经共 27 卷，分别为《观自在菩萨随心咒经》《观自在菩萨怛嚩多唎随心陀罗尼经》《十一面神咒心经》《不空胃索神咒心经》《不空胃索咒心经》《大方广菩萨藏经中文殊师利根本一字陀罗尼经》《曼殊室利菩萨咒藏中一字咒王经》《千手千眼观世音菩萨姥陀罗尼身经》《不空胃索神变真言经》《阿咤薄俱元帅大将上佛陀罗尼经修行仪轨》《佛说七俱胝佛母准提大明陀罗尼经》《千手千眼观世音菩萨治病合药经》《千手千眼观世音菩萨广大圆满无碍大悲心陀罗尼经》《观自在菩萨说普贤陀罗尼经》《十一面观自在菩萨心密言念诵仪轨经》《Ａ圣贺野纥哩缚大威怒王立成大神验供养念诵仪轨法品》《七俱胝佛母所说准提陀罗尼经》《圣迦柅忿怒金刚童子菩萨成就仪轨经》《北方毗沙门天王随军护法真言》《毗沙门仪轨》《大药叉女欢喜母并爱子成就法》《末利支提婆华鬘经》《深沙大将仪轨》《Ａ药师如来念诵仪轨》《佛说不空胃索陀罗尼仪轨经》《大威力乌枢瑟摩明王经》《摩诃吠室啰末那野提婆喝啰阇陀罗尼仪轨》。此时翻译医经的僧人也较多，包括不空、智通、菩提流志、伽梵达摩、玄奘、金刚智、地婆诃罗、阿目佉、宝思惟、义净、阿质达霰、善无畏、般若斫羯啰等。唐朝含有治病专方的经书约是魏晋时期的七倍，参与译经的僧人约为魏

---

① （唐）般若斫羯啰译：《摩诃吠室啰末那野提婆喝啰阇陀罗尼仪轨》，《大正新修大藏经》第 21 册，第 223 页中。

晋时期的六倍。虽然魏晋南北朝时期属于战乱时期，散失的史料较多，但是如此大的差距也能够表现出唐朝僧人较魏晋时期僧人更为重视佛教医学的治病专方。

2. 唐译佛经中的专方多有重复

唐译佛经中存在大量相似或重复的治病专方，具体情况详见表5－3。

表5－3

专方病名	方药内容	资料来源	备注
以桦皮、青木香治耳病	若患耳痛以青木香油和桦皮煎涤耳中，其痛即止，亦能治半头痛。①	《十一面观自在菩萨心密言念诵仪轨经》，不空译	两个药方都使用了桦皮和青木香治疗耳病。但是前者治疗耳痛，后者强调对耳聋的治疗，而且后者所使的药物要多于前者。
	若耳聋，咒百八遍。若障重者，以油及酥煎桦皮、青木香，每咒七遍过耳中，令服之即差……又法耳痛，咒桦皮节塞之，即差。②	《观自在菩萨怛嚩多唎随心陀罗尼经》，智通译	
胡麻油、茴香籽治耳痛	卷9记载："若患耳疼，加持胡麻油、茴香子煎，数沥耳中则除差。"③	《不空罥索神变真言经》，菩提流志译	
	卷28记载："若患耳疼，加持茴香子、胡麻油和煎二三十沸，滤去其滓后，当微温沥于耳中，当即除差。"④		

① （唐）不空译：《十一面观自在菩萨心密言念诵仪轨经》，《大正新修大藏经》第20册，第141页中。

② （唐）智通译：《观自在菩萨怛嚩多唎随心陀罗尼经》，《大正新修大藏经》第20册，第469页上。

③ （唐）菩提流志译：《不空罥索神变真言经》卷9，《大正新修大藏经》第20册，第274页下。

④ （唐）菩提流志译：《不空罥索神变真言经》卷28，《大正新修大藏经》第20册，第384页上—384页中。

续表

专方病名	方药内容	资料来源	备注
以麻油或醍醐治耳鸣热风	若患耳疼、耳鸣热风，真言生乌麻油或醍醐，数沥耳中不久除差。①	《不空胃索神变真言经》，菩提流志译	
	若患耳鸣热风，真言生乌麻油或醍醐，数滴耳中不久除差。②	《佛说不空胃索陀罗尼仪轨经》，阿目佉译	
以酥治耳风	若患耳风咒苏二十一遍，食之愈。③	《北方毗沙门天王随军护法真言》，不空译	两个方药中所记载的"苏"均是"酥"，据大智度论中的记载"牛乳抨则成酥"。
	若有患耳风者，咒苏三七遍，与病人食即得差。④	《摩诃吠室啰末那野提婆喝啰阇陀罗尼仪轨》，般若斫羯啰译	
以油治耳病	诸患耳鼻，应咒煎油二十一遍，渧耳鼻中，即得除愈。⑤	《不空胃索神咒心经》，玄奘译	
	若患耳痛，咒胡麻油滴彼耳中。⑥	《不空胃索咒心经》，菩提流志译	
	若患耳聋者，咒胡麻油，著耳中，即差。⑦	《千手千眼观世音菩萨广大圆满无碍大悲心陀罗尼经》，伽梵达摩译	

① （唐）菩提流志译：《不空胃索神变真言经》卷1，《大正新修大藏经》第20册，第231页下。

② （唐）阿目佉译：《佛说不空胃索陀罗尼仪轨经》，《大正新修大藏经》第20册，第436页上。

③ （唐）不空译：《北方毗沙门天王随军护法真言》，《大正新修大藏经》第21册，第226页下。

④ （唐）般若斫羯啰译：《摩诃吠室啰末那野提婆喝啰阇陀罗尼仪轨》，《大正新修大藏经》第21册，第223页下。

⑤ （唐）玄奘译：《不空胃索神咒心经》，《大正新修大藏经》第20册，第405页上。

⑥ （唐）菩提流志译：《不空胃索咒心经》，《大正新修大藏经》第20册，第408页下。

⑦ （唐）伽梵达摩译：《千手千眼观世音菩萨广大圆满无碍大悲心陀罗尼经》，《大正新修大藏经》第20册，第110页中。

续表

专方病名	方药内容	资料来源	备注
以杏仁油治眼病	若患眼，咒杏人油涂之立愈。①	《北方毗沙门天王随军护法真言》，不空译	医方中记载的"杏人油"和"杏子之油"都是指杏仁油。
	若人患眼者，加持杏子之油涂除差。②	《深沙大将仪轨》，不空译	
以甘草汁、沉水等各种香水治眼痛	患眼痛，取沈水、香水洗眼即差……薰陆香、青木香或甘草等物，皆煮为汤洗眼……③	《观自在菩萨怛嚩多唎随心陀罗尼经》，智通译	唐译佛经中以甘草汁、沉水、青木香、白檀香等各种香水治疗眼痛的药方共有七个。 方中"钵逻奢水""波罗赊水""波罗奢水"应是同一事物，僧人在翻译时用字不同。 《观自在菩萨怛嚩多唎随心陀罗尼经》中记载的"沈水"应为"沉水"，"况二十一遍"应为"咒二十一遍"。
	卷1载："若患眼疼……竹沥、甘草……波罗奢水，日日洗之，即得除差。"④	《不空罥索神变真言经》，菩提流志译	
	卷9载："若患眼痛，加持甘草水、龙脑香水，数数洗之则得除差。"⑤		
	卷28载："若患眼者，加持甘草汁……"⑥		
	诸患眼者，应咒香水或甘草水、钵逻奢水……⑦	《不空罥索神咒心经》，玄奘译	

① （唐）不空译：《北方毗沙门天王随军护法真言》，《大正新修大藏经》第21册，第226页下。

② （唐）不空译：《深沙大将仪轨》，《大正新修大藏经》第21册，第376页下。

③ （唐）智通译：《观自在菩萨怛嚩多唎随心陀罗尼经》，《大正新修大藏经》第20册，第468页中。

④ （唐）菩提流志译：《不空罥索神变真言经》卷1，《大正新修大藏经》第20册，第231页下。

⑤ （唐）菩提流志译：《不空罥索神变真言经》卷9，《大正新修大藏经》第20册，第274页下。

⑥ （唐）菩提流志译：《不空罥索神变真言经》卷28，《大正新修大藏经》第20册，第384页上。

⑦ （唐）玄奘译：《不空罥索神咒心经》，《大正新修大藏经》第20册，第405页上。

专方病名	方药内容	资料来源	备注
以甘草汁、沉水等各种香水治眼病	若患眼病，应咒香水或波罗赊水，或甘草水而用洗之。①	《不空罥索咒心经》，菩提流志译	
	若患眼疼……又真言竹沥、甘草、白檀香水每日晨朝、午时、暮间洗眼或真言波罗奢水，日日洗之即得除差。②	《佛说不空罥索陀罗尼仪轨经》，阿目佉译	
以枸杞叶治眼病	若有人等患赤眼者……取奢弭叶，捣缩取汁，咒七遍，浸滨钱一宿，更咒七遍，著眼中即差。（奢弭叶者，苟杞叶是也。）③	《千手千眼观世音菩萨治病合药经》，伽梵达摩译	
	若患赤眼者及眼中有努肉及有翳者，取奢奢弥（苟杞叶也）捣滤取汁，咒三七遍，浸青钱一宿，更咒七遍，著眼中即差。④	《千手千眼观世音菩萨广大圆满无碍大悲心陀罗尼经》，伽梵达摩译	

① （唐）菩提流志译：《不空罥索咒心经》，《大正新修大藏经》第20册，第408页下。

② （唐）阿目佉译：《佛说不空罥索陀罗尼仪轨经》，《大正新修大藏经》第20册，第436页上。

③ （唐）伽梵达摩译：《千手千眼观世音菩萨治病合药经》，《大正新修大藏经》第20册，第104页中。

④ （唐）伽梵达摩译：《千手千眼观世音菩萨广大圆满无碍大悲心陀罗尼经》，《大正新修大藏经》第20册，第110页下。

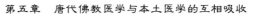

续表

专方病名	方药内容	资料来源	备注
以黄土治心病	若患心病，咒黄土涂之。①	《北方毗沙门天王随军护法真言》，不空译	这四则药方均是使用黄土涂抹治疗心病，其中《毗沙门仪轨》以及《摩诃吠室啰末那野提婆喝啰阇陀罗尼仪轨》中明确指出该药方治疗的是心痛。
	若患心痛，咒黄土涂之。②	《毗沙门仪轨》，不空译	
	若人心病者，加持黄土涂于心除差。③	《深沙大将仪轨》，不空译	
	若人患心痛者，咒黄土二十一遍，涂其痛处即差。④	《摩诃吠室啰末那野提婆喝啰阇陀罗尼仪轨》，般若斫羯啰译	
以石榴（花）汁治心病	若有患心痛者，取石榴汁咒三七遍与病人饮病即差。	《摩诃吠室啰末那野提婆喝啰阇陀罗尼仪轨》，般若斫羯啰译	药方中的"石榴华汁"与"石榴花汁"应同为石榴花汁。
	若有鬼病心痛者，咒石榴华汁饮之即差。	《毗沙门仪轨》，不空译	
	若患心病，咒石榴花汁饮之即愈。	《北方毗沙门天王随军护法真言》，不空译	

① （唐）不空译：《北方毗沙门天王随军护法真言》，《大正新修大藏经》第21册，第226页下。

② （唐）不空译：《毗沙门仪轨》，《大正新修大藏经》第21册，第229页下。

③ （唐）不空译：《深沙大将仪轨》，《大正新修大藏经》第21册，第376页下。

④ （唐）般若斫羯啰译：《摩诃吠室啰末那野提婆喝啰阇陀罗尼仪轨》，《大正新修大藏经》第21册，第224页上。

续表

专方病名	方药内容	资料来源	备注
以三果治眼病	若有患眼睛坏者，若青盲眼暗者，若白晕赤膜无光明者，取诃梨勒果、庵摩勒果、鞞醯勒果三种各一颗，捣破细研，当研时唯须护净。莫使新产妇人及猪狗见，口中念佛。以白蜜若人乳汁，和封眼中。著其人乳要须男孩子母乳，女母乳不成。其药和竟，还须千眼像前咒一千八遍，著眼中满七日。在深室慎风，眼睛还生。青盲白晕者光奇盛也。①	《千手千眼观世音菩萨广大圆满无碍大悲心陀罗尼经》，伽梵达摩译	两个药方中的"青盲眼暗"与"清盲眼暗"应是指同一病症，"诃梨勒果"与"呵梨勒果"也应是同一事物，僧人在翻译时用字不同。
	若有人等患眼精坏者，若有清盲暗者，若白晕赤膜无光明者，取呵梨勒果、庵摩勒果、鞞醯勒果，三各一颗，捣破下筛当研。时唯须净护，莫令新产妇人及狗见，口中念佛，以白蜜若人乳汁和封眼中者。其人乳汁，要须男孩子母乳汁。若女儿乳汁者，成其药和竟者，还须千眼像前，咒一千八遍。著眼中，满七日。在深室内，慎风、房室、五辛、诸不净物，即得精还，明净光盛。②	《千手千眼观世音菩萨治病合药经》，伽梵达摩译	
以大黄治头痛	若患头病，咒大黄二十一遍，涂额上即愈。③	《北方毗沙门天王随军护法真言》，不空译	

①　（唐）伽梵达摩译：《千手千眼观世音菩萨广大圆满无碍大悲心陀罗尼经》，《大正新修大藏经》第 20 册，第 110 页中。

②　（唐）伽梵达摩译：《千手千眼观世音菩萨治病合药经》，《大正新修大藏经》第 20 册，第 104 页上。

③　（唐）不空译：《北方毗沙门天王随军护法真言》，《大正新修大藏经》第 21 册，第 226 页下。

续表

专方病名	方药内容	资料来源	备注
以大黄治头痛	若有人患头顶者，咒大黄三七遍，涂其痛处即得差。①	《摩诃吠室啰末那野提婆喝啰阇陀罗尼仪轨》，般若斫羯啰译	
以各种盐治腹痛、霍乱	若患宿食不消、腹中结痛上变下泻、霍乱畏死者，可取乌盐或先陀婆盐或诸杂盐类，咒之七遍，研碎，暖水令服便差。②	《曼殊室利菩萨咒藏中一字咒王经》，义净译	本条所列药方均是使用盐治疗腹泻、霍乱等疾病，其中所使用的盐包括红盐、乌盐、仙陀婆盐、印成盐等，其治疗原理和治疗效果相同。 　　在这八个药方中《不空罥索神变真言经》卷9记载的药方与《佛说不空罥索陀罗尼仪轨经》的记载完全相同，《千手千眼观世音菩萨广大圆满无碍大悲心陀罗尼经》与《千手千眼观世音菩萨治病合药经》所载药方相同。
	卷1载："若患腹痛，真言红盐汤与令饮服，则便除愈。"③	《不空罥索神变真言经》，菩提流志译	
	卷9载："若患腹痛，真言加持红盐汤，服之即差。"④		
	卷28载："若患腹痛，加持仙陀婆盐作汤服，当除差。若加持乌盐阿惹而土青木香，等分和水二大升，煎取九合加持二十一遍，当饮服之，一切腹痛心痛痃癖痔麻病等皆当除差。"⑤		
	若患腹中痛，和井华水和印成盐三七颗，咒三七遍，服半升即差。⑥	《千手千眼观世音菩萨广大圆满无碍大悲心陀罗尼经》，伽梵达摩译	

　　① （唐）般若斫羯啰译：《摩诃吠室啰末那野提婆喝啰阇陀罗尼仪轨》，《大正新修大藏经》第21册，第223页下。

　　② （唐）义净译：《曼殊室利菩萨咒藏中一字咒王经》，《大正新修大藏经》第20册，第781页中—781页下。

　　③ （唐）菩提流志译：《不空罥索神变真言经》卷1，《大正新修大藏经》第20册，第231页下。

　　④ （唐）菩提流志译：《不空罥索神变真言经》卷9，《大正新修大藏经》第20册，第274页下。

　　⑤ （唐）菩提流志译：《不空罥索神变真言经》卷28，《大正新修大藏经》第20册，第384页中。

　　⑥ （唐）伽梵达摩译：《千手千眼观世音菩萨广大圆满无碍大悲心陀罗尼经》，《大正新修大藏经》第20册，第110页下。

专方病名	方药内容	资料来源	备注
以各种盐治腹痛、霍乱	若有人等患腹中病痛者，取井花水和印成盐二颗，咒三七遍，服半升即差。①	《千手千眼观世音菩萨治病合药经》，伽梵达摩译	
	若患腹痛，应咒盐水与之令服。②	《不空罥索咒心经》，菩提流志译	
	若患腹痛真言红盐汤，与令饮服则便除愈。③	《佛说不空罥索陀罗尼仪轨经》，阿目佉译	
用油治难产	若妇人难产，咒乌麻油七遍以摩脐上，即得易产。④	《末利支提婆华鬘经》，不空译	四个药方均是使用外摩胡麻油的方法治疗难产，只是涂抹胡麻油的位置略有差异。 部分药方还要求口服胡麻油治疗难产，如《千手千眼观世音菩萨治病合药经》中的记载。
	若妇人难产，取净油咒三遍，涂产门儿则易生。⑤	《观自在菩萨随心咒经》，智通译	
	若有妇人患产难者，取胡麻油，咒三七遍，摩产妇脐中及玉门中，若令口吞易生。⑥	《千手千眼观世音菩萨治病合药经》，伽梵达摩译	
	若患难产者，取胡麻油，咒三七遍，摩产妇脐中及玉门中，即易生。⑦	《千手千眼观世音菩萨广大圆满无碍大悲心陀罗尼经》，伽梵达摩译	

① （唐）伽梵达摩译：《千手千眼观世音菩萨治病合药经》，《大正新修大藏经》第20册，第104页中。

② （唐）菩提流志译：《不空罥索咒心经》，《大正新修大藏经》第20册，第408页中。

③ （唐）阿目佉译：《佛说不空罥索陀罗尼仪轨经》，《大正新修大藏经》第20册，第436页上。

④ （唐）不空译：《末利支提婆华鬘经》，《大正新修大藏经》第21册，第257页下。

⑤ （唐）智通译：《观自在菩萨随心咒经》，《大正新修大藏经》第20册，第462页中。

⑥ （唐）伽梵达摩译：《千手千眼观世音菩萨治病合药经》，《大正新修大藏经》第20册，第104页上。

⑦ （唐）伽梵达摩译：《千手千眼观世音菩萨广大圆满无碍大悲心陀罗尼经》，《大正新修大藏经》第20册，第110页中。

续表

专方病名	方药内容	资料来源	备注
以酥治难产	妇人难产者，取酥一两加持二十一遍令服，即得易产不受诸苦。①	《圣迦柅忿怒金刚童子菩萨成就仪轨经》，不空译	《千手千眼观世音菩萨姆陀罗尼身经》记载方药中的"苏"就是"酥"。《大药叉女欢喜母并爱子成就法》记载的药方不仅可以通过服用酥治疗难产，还可以涂抹使用。
	若有女人临当产时受大苦恼，当咒苏二十一遍令彼食之，必定保命安乐产生……②	《千手千眼观世音菩萨姆陀罗尼身经》，菩提流志译	
	若有难产者，加持牛酥一百八遍或二十一遍，与产妇吃及涂产门必得易产。③	《大药叉女欢喜母并爱子成就法》，不空译	
以阿吒卢沙迦根等和无虫水治难产	若有女人产难之时，取阿吒卢沙迦根或郎伽利迦根……涂于产女脐中，儿即易生。④	《大方广菩萨藏经中文殊师利根本一字陀罗尼经》，宝思惟译	据《开元释卷录》卷九的记载可知这个药方涉及的两部经书是对同一梵文经书的翻译，由此可以推知两部经书内容应基本相同，药方中"阿吒卢沙迦根"与"阿吒留洒根"应是某一印度药物的不同音译。"郎伽利迦根"也应是梵语音译，或与牛膝跟梵语音译有关。
	若有女人将产之时被胎所恼，腹中结痛不能疾出，取阿吒留洒根或牛膝根……涂在脐下，即能易出。⑤	《曼殊室利菩萨咒藏中一字咒王经》，义净译	

① （唐）不空译：《圣迦柅忿怒金刚童子菩萨成就仪轨经》卷中，《大正新修大藏经》第21册，第110页上。

② （唐）菩提流志译：《千手千眼观世音菩萨姆陀罗尼身经》，《大正新修大藏经》第20册，第101页上。

③ （唐）不空译：《大药叉女欢喜母并爱子成就法》，《大正新修大藏经》第21册，第287页下。

④ （唐）宝思惟译：《大方广菩萨藏经中文殊师利根本一字陀罗尼经》，《大正新修大藏经》第20册，第780页中。

⑤ （唐）义净译：《曼殊室利菩萨咒藏中一字咒王经》，《大正新修大藏经》第20册，第781页中。

续表

专方病名	方药内容	资料来源	备注
以牛膝草治死胎及胎衣不出	若有女人怀妊死腹中者，取阿婆末唎草一大两……服即出……若不出胎衣者，亦服此药，即出差。（阿婆末唎草，牛膝草是也。）①	《千手千眼观世音菩萨治病合药经》，伽梵达摩译	
	若妇人怀妊，子死腹中，取阿波末利伽草（牛膝草也）一大两……胎衣不出者，亦服此药，即差。②	《千手千眼观世音菩萨广大圆满无碍大悲心陀罗尼经》，伽梵达摩译	
以油麻治乳肿	若有妇人患乳肿者，咒油麻三七遍，涂痛处即除。③	《摩诃吠室啰末那野提婆喝啰阇陀罗尼仪轨》，般若斫羯啰译	
	若妇人乳肿，咒油麻嚼涂上即差。④	《北方毗沙门天王随军护法真言》，不空译	
以香水治带下	若带下病者，咒丁香水服之即愈。⑤	《北方毗沙门天王随军护法真言》，不空译	两个药方都是使用香水治疗女性带下病，只是第一个药方明确指出使用丁香水。
	若妇人带下病者，咒香水三七遍服即愈。⑥	《摩诃吠室啰末那野提婆喝啰阇陀罗尼仪轨》，般若斫羯啰译	

---

① （唐）伽梵达摩译：《千手千眼观世音菩萨治病合药经》，《大正新修大藏经》第20册，第104页中。

② （唐）伽梵达摩译：《千手千眼观世音菩萨广大圆满无碍大悲心陀罗尼经》，《大正新修大藏经》第20册，第110页中。

③ （唐）般若斫羯啰译：《摩诃吠室啰末那野提婆喝啰阇陀罗尼仪轨》，《大正新修大藏经》第21册，第223页下。

④ （唐）不空译：《北方毗沙门天王随军护法真言》，《大正新修大藏经》第21册，第226页下。

⑤ 同上。

⑥ （唐）般若斫羯啰译：《摩诃吠室啰末那野提婆喝啰阇陀罗尼仪轨》，《大正新修大藏经》第21册，第223页下。

续表

专方病名	方药内容	资料来源	备注
以土、泥治疮疡、外伤	若患路陀疮及诸毒蛇之所口者，或患健毗吒鸡疮，此等诸疮咒黄土涂满一千遍，涂其疮上即得除差。①	《A圣贺野纥哩缚大威怒王立成大神验供养念诵仪轨法品》，不空译	这八个药方的治疗范围较广，主要是以黄土或泥外涂的方法治疗各种疮疡等皮肤病以及刀剑、高处坠落导致的外伤或者疯狗咬伤等。其中，《观自在菩萨怛嚩多唎随心陀罗尼经》中含有三个药方。
	若人身上生一切恶疮者，咒土二十一遍和泥疮上即愈。②	《观自在菩萨怛嚩多唎随心陀罗尼经》，智通译	
	若人患白癞、黄癞等病，若狂狗啮人，若身上生恶疮，若被箭射刀疮伤破，咒土三七遍和泥以涂上……③		
	若有刀刺所伤痛不可忍，或从高坠下所伤，咒淤泥一七遍，涂之即差。④		
	若恶疮、丁疮，加持土七遍，和水涂之差。⑤	《大威力乌枢瑟摩明王经》，阿质达霰译	
	遭恶疮，咒净土和水涂之即差，肿亦准此。⑥	《观自在菩萨随心咒经》，智通译	

---

① （唐）不空译：《A圣贺野纥哩缚大威怒王立成大神验供养念诵仪轨法品》卷下，《大正新修大藏经》第20册，第168页中。

② （唐）智通译：《观自在菩萨怛嚩多唎随心陀罗尼经》，《大正新修大藏经》第20册，第468页下。

③ 同上书，第469页上。

④ 同上。

⑤ （唐）阿质达霰译：《大威力乌枢瑟摩明王经》卷中，《大正新修大藏经》第21册，第149页中。

⑥ （唐）智通译：《观自在菩萨随心咒经》，《大正新修大藏经》第20册，第461页下。

续表

专方病名	方药内容	资料来源	备注
以土、泥治疮疡、外伤	若患丁肿痈肿瘘疮疱疮……若被刀箭牟槊等伤，蛇蝎蜈蚣毒蜂等螫……咒黄土泥至一七遍，用涂病处所苦得除愈。①	《十一面神咒心经》，玄奘译	
以檀香治痈肿等皮肤性疾病	若人患痈肿等及诸毒虫所啮，取檀香汁和土为泥，诵真言七遍，涂疮上即愈。②	《七俱胝佛母所说准提陀罗尼经》，不空译	
	若欲求治臃肿者，取白檀香咒一百八遍，涂其臃肿上即得差。③	《摩诃吠室啰末那野提婆喝啰阇陀罗尼仪轨》，般若斫羯啰译	
以石榴黄治痈肿等皮肤性疾病	若患肿，咒石榴黄一百八遍涂上即愈，或白檀香亦得。④	《北方毗沙门天王随军护法真言》，不空译	
	若患肿者，于舍利塔前，咒石榴黄……涂其肿上，即得除差。⑤	《摩诃吠室啰末那野提婆喝啰阇陀罗尼仪轨》，般若斫羯啰译	

① （唐）玄奘译：《十一面神咒心经》，《大正新修大藏经》第20册，第153页下。

② （唐）不空译：《七俱胝佛母所说准提陀罗尼经》，《大正新修大藏经》第20册，第179页下。

③ （唐）般若斫羯啰译：《摩诃吠室啰末那野提婆喝啰阇陀罗尼仪轨》，《大正新修大藏经》第21册，第223页下。

④ （唐）不空译：《北方毗沙门天王随军护法真言》，《大正新修大藏经》第21册，第226页下。

⑤ （唐）般若斫羯啰译：《摩诃吠室啰末那野提婆喝啰阇陀罗尼仪轨》，《大正新修大藏经》第21册，第223页下。

续表

专方病名	方药内容	资料来源	备注
以酥治箭入身体不出	或诸男子为箭所中，镞入筋骨拔之不出，以十年酥三两，咒一百八遍，安疮中及食之，箭镞即出。①	《大方广菩萨藏经中文殊师利根本一字陀罗尼经》，宝思惟译	
	若人被射，箭镞入身不能出者，可取陈酥，咒一百八遍，令彼饮之，其镞便出。②	《曼殊室利菩萨咒藏中一字咒王经》，义净译	
以牛粪治烧伤、烫伤等皮肤病	若有人等被大烧疮者，取热瞿摩夷……涂疮上即差。（瞿摩夷者，乌牛屎是也。）③	《千手千眼观世音菩萨治病合药经》，伽梵达摩译	《千手千眼观世音菩萨治病合药经》与《千手千眼观世音菩萨广大圆满无碍大悲心陀罗尼经》都记载了一条以热牛粪治疗烫伤的药方，另外《千手千眼观世音菩萨治病合药经》中还有一个以热牛粪治疗烫伤的药方。
	若有人等被汤烂伤者……热瞿摩夷……涂疮上即差。④		
	若被火烧疮，取热瞿摩夷（乌牛屎也），咒三七遍，涂疮上即差。⑤	《千手千眼观世音菩萨广大圆满无碍大悲心陀罗尼经》，伽梵达摩译	

① （唐）宝思惟译：《大方广菩萨藏经中文殊师利根本一字陀罗尼经》，《大正新修大藏经》第20册，第780页中。

② （唐）义净译：《曼殊室利菩萨咒藏中一字咒王经》，《大正新修大藏经》第20册，第781页中。

③ （唐）伽梵达摩译：《千手千眼观世音菩萨治病合药经》，《大正新修大藏经》第20册，第104页中。

④ 同上书，第104页下。

⑤ （唐）伽梵达摩译：《千手千眼观世音菩萨广大圆满无碍大悲心陀罗尼经》，《大正新修大藏经》第20册，第110页下。

续表

专方病名	方药内容	资料来源	备注
以凌锁叶治疗疮	若有人等患下疮者，取菱霄叶捣绞取汁，咒三七遍，夜卧著眼中即差。①	《千手千眼观世音菩萨治病合药经》，伽梵达摩译	《千手千眼观世音菩萨治病合药经》中的"下疮"以及《千手千眼观世音菩萨广大圆满无碍大悲心陀罗尼经》中的"丁疮"都应是现在医学所说的"疔疮"，"菱锁叶"与"凌锁叶"应是同一植物名称的不同书写。《千手千眼观世音菩萨治病合药经》应是将治疗疔疮方和下一个治疗眼病的药方杂糅到了一起，因此方中记载的使用方法是滴入眼中，而不是涂抹于疮面。
	若患丁疮者，取凌锁叶捣取汁，咒三七遍，沥着疮上，即拔根出，立差。②	《千手千眼观世音菩萨广大圆满无碍大悲心陀罗尼经》，伽梵达摩译	
以黎芦和油治疮疥、癣病	若患恶疮疥癣者，取利芦末和油涂上立即除愈。③	《北方毗沙门天王随军护法真言》，不空译	"利芦"即是"黎芦"。
	若人患疮疥及癣病者，咒黎芦末三七遍，和油涂其病上即得愈。④	《摩诃吠室啰末那野提婆喝啰阇陀罗尼仪轨》，般若斫羯啰译	

---

① （唐）伽梵达摩译：《千手千眼观世音菩萨治病合药经》，《大正新修大藏经》第20册，第104页中。

② （唐）伽梵达摩译：《千手千眼观世音菩萨广大圆满无碍大悲心陀罗尼经》，《大正新修大藏经》第20册，第110页下。

③ （唐）不空译：《北方毗沙门天王随军护法真言》，《大正新修大藏经》第21册，第226页下。

④ （唐）般若斫羯啰译：《摩诃吠室啰末那野提婆喝啰阇陀罗尼仪轨》，《大正新修大藏经》第21册，第223页下。

续表

专方病名	方药内容	资料来源	备注
以荜茇、石蜜治疮疡、臃肿	一切疮等，咒荜茇、干姜和蜜，捣之一百八遍，用涂疮上即差。①	《观自在菩萨怛嚩多唎随心陀罗尼经》，智通译	这六个方药中所使用的"荜茇"有多种不同书写，如"荜茇""毕拨""荜拨"。
	卷1载："若为毒药、刀杖破疮、咽喉肿病、疔肿恶疮，真言毕拨末、牛乳、石蜜而令服、涂，即得除愈。"②	《不空胃索神变真言经》，菩提流志译	六个方药治疗内容略有不同，如《不空胃索神变真言经》卷1、《不空胃索神咒心经》《不空胃索咒心经》《佛说不空胃索陀尼仪轨经》中记载该方治疗内容较为广泛，不仅包括疮疡等皮肤病，还可治疗诸多肿痛，而《不空胃索神变真言经》卷9则只强调对咽喉肿痛的治疗，而《观自在菩萨怛嚩多唎随心陀罗尼经》只强调对疮疡的治疗。
	卷9载："若患喉肿，真言荜茇末、蜜，服之得差。"		
	诸患一切疮肿等病，取荜拨末和蜜而咒二十一遍，用涂其上即得除愈。③	《不空胃索神咒心经》，玄奘译	
	若患一切诸恶疮肿，若咽喉闭塞，以蜜和荜茇而咒服之。	《不空胃索咒心经》，菩提流志译	在用药上，几个药方基本相同，略有损益，部分方药增加了干姜或者牛乳。
	若为毒药、刀杖破疮、咽喉肿病、疔病恶疮，真言毕拨末、牛乳、石蜜，而令服涂即得除愈。④	《佛说不空胃索陀尼仪轨经》，阿目佉译	

————————

① （唐）智通译：《观自在菩萨怛嚩多唎随心陀罗尼经》，《大正新修大藏经》第20册，第468中。

② （唐）菩提流志译：《不空胃索神变真言经》卷1，《大正新修大藏经》第20册，第231页下。

③ （唐）玄奘译：《不空胃索神咒心经》，《大正新修大藏经》第20册，第405页上。

④ （唐）阿目佉译：《佛说不空胃索陀尼仪轨经》，《大正新修大藏经》第20册，第436页上。

续表

专方病名	方药内容	资料来源	备注
以荜茇治蛇咬伤	若被蛇咬，咒毕钵二十一遍，涂之当下即愈。①	《北方毗沙门天王随军护法真言》，不空译	两个医方中"毕钵"与"毕拨"都是指荜茇。
	若人被蛇咬者，咒毕拨散三七遍，涂其咬处即差。②	《摩诃吠室啰末那野提婆喝啰阇陀罗尼仪轨》，般若斫羯啰译	
以白马粪治蛔虫咬伤	若患蛔虫咬心，取骨鲁末遮（白马尿也）半升，咒三七遍，服即差。重者一升，虫如缭索出来。③	《千手千眼观世音菩萨广大圆满无碍大悲心陀罗尼经》，伽梵达摩译	两个医方中"骨鲁末遮"与"骨噜末遮"应为同一物，但注释不同，分别为白马尿和白马屎。
	若有人等患蛔虫咬心痛者，取骨噜末遮半升，咒三七遍，服即差。若重者一升，虫即如缭索出来，差。（骨噜末遮者，白马屎也。）④	《千手千眼观世音菩萨治病合药经》，伽梵达摩译	

① （唐）不空译：《北方毗沙门天王随军护法真言》，《大正新修大藏经》第21册，第226页下。

② （唐）般若斫羯啰译：《摩诃吠室啰末那野提婆喝啰阇陀罗尼仪轨》，《大正新修大藏经》第21册，第223页下。

③ （唐）伽梵达摩译：《千手千眼观世音菩萨广大圆满无碍大悲心陀罗尼经》，《大正新修大藏经》第20册，第110页下。

④ （唐）伽梵达摩译：《千手千眼观世音菩萨治病合药经》，《大正新修大藏经》第20册，第104页中。

续表

专方病名	方药内容	资料来源	备注
以黄土或牛乳或豆汁治毒虫蚤咬等多种中毒	卷1载："若为一切毒虫螫者，真言黄土泥数涂毒处或数加持牛乳空腹饮服或加持煮豆汁，温蘸虫所毒处便得除愈。"①	《不空胃索神变真言经》，菩提流志译	以黄土或牛乳或豆汁治疗毒虫螫伤、咬伤的专方共有六个。《不空胃索神变真言经》卷1记载的药方与《佛说不空胃索陀罗尼仪轨经》中记载的药方完全相同，而与《不空胃索神变真言经》卷28记载的药方略有出入，后者也包含了使用黄土泥或豆汁加以治疗的方法。《不空胃索咒心经》与《不空胃索神变真言经》卷9则都是使用黄土进行治疗。
	卷9载："若毒虫螫者……黄土泥涂所螫处则得除差。"②		
	卷28载："若毒虫螫者……黄土泥或加持雄黄，数数厚傅或加持煮豆并汁，豆中蘸之，皆得除灭。"③		
	若一切毒虫螫者，真言黄土泥数涂毒处或数加持牛乳空腹饮服或加持煮豆汁，温蘸虫所毒处，便得除愈。④	《佛说不空胃索陀罗尼仪轨经》，阿目佉译	

① （唐）菩提流志译：《不空胃索神变真言经》卷1，《大正新修大藏经》第20册，第231页下。

② （唐）菩提流志译：《不空胃索神变真言经》卷9，《大正新修大藏经》第20册，第274页下。

③ （唐）菩提流志译：《不空胃索神变真言经》卷28，《大正新修大藏经》第20册，第384页上。

④ （唐）阿目佉译：《佛说不空胃索陀罗尼仪轨经》，《大正新修大藏经》第20册，第436页上。

续表

专方病名	方药内容	资料来源	备注
以黄土或牛乳或豆汁治毒虫螫咬等多种中毒	若遭诸毒，咒土或水，若涂若服即得消灭。①	《不空胃索咒心经》，菩提流志译	
	诸遭蛊毒或蛇蝎等之所蛆螫，咒水令饮，咒泥涂之，即得除愈。②	《不空胃索神咒心经》，玄奘译	
以姜治虫蛇咬伤	若被蝎螫，咒生姜一遍捣傅之即差。③	《阿咤薄俱元帅大将上佛陀罗尼经修行仪轨》，善无畏译	
	若有人等为恶毒蛇蝎所螫者，干姜大小末，咒一七遍著疮上，立即除愈。④	《千手千眼观世音菩萨治病合药经》，伽梵达摩译	
	若为恶蛇蝎所螫者，取干姜末，咒一七遍，着疮中，立即除差。⑤	《千手千眼观世音菩萨广大圆满无碍大悲心陀罗尼经》，伽梵达摩译	

---

　　① （唐）菩提流志译：《不空胃索咒心经》，《大正新修大藏经》第20册，第408页中。

　　② （唐）玄奘译：《不空胃索神咒心经》，《大正新修大藏经》第20册，第404页下。

　　③ （唐）善无畏译：《阿咤薄俱元帅大将上佛陀罗尼经修行仪轨》中卷，《大正新修大藏经》第21册，第197页下。

　　④ （唐）伽梵达摩译：《千手千眼观世音菩萨治病合药经》，《大正新修大藏经》第20册，第103页下。

　　⑤ （唐）伽梵达摩译：《千手千眼观世音菩萨广大圆满无碍大悲心陀罗尼经》，《大正新修大藏经》第20册，第110页上。

专方病名	方药内容	资料来源	备注
以桃胶治痊（疟）病	若有人等患恶痊，入心闷绝欲死者，取桃胶一丸，大小亦如桃实大，以清水一升和煎，取半升，咒七遍，顿服尽即差。其药莫令妇人煮，须净护造也。①	《千手千眼观世音菩萨治病合药经》，伽梵达摩译	这两个医方中记载的"患疟"与"患痊"应是对同一种病的翻译，很可能是译师在译经时的误写。
	若患恶疟，入心闷绝欲死者，取桃胶一颗，大小亦如桃颗，清水一升和煎，取半升，咒七遍，顿服尽，即差。其药莫使妇人煎。②	《千手千眼观世音菩萨广大圆满无碍大悲心陀罗尼经》，伽梵达摩译	
以香药治伏尸病	若有人等患传尸鬼气、伏连病者，取拙具罗香咒三七遍，烧熏鼻孔中。又取七丸如莬失，大咒二七遍吞即差。慎酒肉、五辛及恶骂。③	《千手千眼观世音菩萨治病合药经》，伽梵达摩译	这两个医方中"莬失"和"兔粪"是同一物的不同翻译。
	若患传尸鬼气、伏尸连病者，取拙具罗香咒三七遍，烧熏鼻孔中，又取七丸如兔粪，咒三遍，吞即差。慎酒肉五辛及恶骂。④	《千手千眼观世音菩萨广大圆满无碍大悲心陀罗尼经》，伽梵达摩译	

① （唐）伽梵达摩译：《千手千眼观世音菩萨治病合药经》，《大正新修大藏经》第20册，第104页上。

② （唐）伽梵达摩译：《千手千眼观世音菩萨广大圆满无碍大悲心陀罗尼经》，《大正新修大藏经》第20册，第110页中。

③ （唐）伽梵达摩译：《千手千眼观世音菩萨治病合药经》，《大正新修大藏经》第20册，第104页上。

④ （唐）伽梵达摩译：《千手千眼观世音菩萨广大圆满无碍大悲心陀罗尼经》，《大正新修大藏经》第20册，第110页中。

续表

专方病名	方药内容	资料来源	备注
以菖蒲、白蜜治冷病	若患冷病、身肿、体癣、风冷等病，取菖蒲以白蜜和之，佛前烧香咒一千遍，空腹服之，即差。①	《观自在菩萨怛嚩多唎随心陀罗尼经》，智通译	《观自在菩萨怛嚩多唎随心陀罗尼经》中记载的"冷病、身肿、体癣、风冷"都是冷病的表现。
	若菖蒲根末和蜜，加持一千八，服之疗冷症。②	《大威力乌枢瑟摩明王经》，阿质达霰译	
以香药治蛊病	若有人等蛊毒所害者，取劫布罗香以和拙具罗香……煮取半升去滓取汁，于千眼像前咒一百遍即差。（劫布罗香者，龙脑香是也。）③	《千手千眼观世音菩萨治病合药经》，伽梵达摩译	两部经书均是伽梵达摩所译，后者应是对前者的抄录，所载的这两个医方应为同一药方的抄录。
	若为蛊毒所害者，取药劫布罗香（龙脑香也）和拙具罗香……和煎煮取一升，于千眼像前咒一百遍，服即差。④	《千手千眼观世音菩萨广大圆满无碍大悲心陀罗尼经》，伽梵达摩译	

① （唐）智通译：《观自在菩萨怛嚩多唎随心陀罗尼经》，《大正新修大藏经》第20册，第469页上。

② （唐）阿质达霰译：《大威力乌枢瑟摩明王经》卷中，《大正新修大藏经》第21册，第149页下。

③ （唐）伽梵达摩译：《千手千眼观世音菩萨治病合药经》，《大正新修大藏经》第20册，第103页下。

④ （唐）伽梵达摩译：《千手千眼观世音菩萨广大圆满无碍大悲心陀罗尼经》，《大正新修大藏经》第20册，第110页上。

续表

专方病名	方药内容	资料来源	备注
以麻油或酥治风病	若患一边偏风，耳鼻不通、手脚不随者，取胡麻油煎青木香，咒三七遍摩拭身上，永得除差。又方取纯牛酥，咒三七遍，摩亦差。①	《千手千眼观世音菩萨广大圆满无碍大悲心陀罗尼经》，伽梵达摩译	这几个药方都是以麻油或者酥作主药对各种风病进行治疗，具体药方在用药上略有增加或减少，但大体一致。
	若有人等患一边偏风，耳鼻不通、手脚不便者，取胡麻油内木香煎，咒三七遍摩拭身上，永得除差。又取纯牛苏，咒三七遍，摩身上差好。②	《千手千眼观世音菩萨治病合药经》，伽梵达摩译	
	若人患风邪魅病，酥、油相和加持二十一遍，令服即得除差。③	《观自在菩萨说普贤陀罗尼经》，不空译	
	若患缓风偏风口风耳聋鼻塞悯风等病，皆应至心念诵此咒。咒彼患者一百八遍，病即除愈。若障重者，以油或酥煎桦皮及青木香，每咒七遍即用涂身或滴耳鼻，或令服之，所患便愈。④	《十一面神咒心经》，玄奘译	
	若患邪风加持油，涂即愈。⑤	《十一面观自在菩萨心密言念诵仪轨经》，不空译	
	若患一切风，咒苏二十一遍，食之即差。⑥	《毗沙门仪轨》，不空译	

---

① （唐）伽梵达摩译：《千手千眼观世音菩萨广大圆满无碍大悲心陀罗尼经》，《大正新修大藏经》第 20 册，第 110 页中。

② （唐）伽梵达摩译：《千手千眼观世音菩萨治病合药经》，《大正新修大藏经》第 20 册，第 104 页上。

③ （唐）不空译：《观自在菩萨说普贤陀罗尼经》，《大正新修大藏经》第 20 册，第 20 页下。

④ （唐）玄奘译：《十一面神咒心经》，《大正新修大藏经》第 20 册，第 153 页下。

⑤ （唐）不空译：《十一面观自在菩萨心密言念诵仪轨经》，《大正新修大藏经》第 20 册，第 141 页中。

⑥ （唐）不空译：《毗沙门仪轨》，《大正新修大藏经》第 21 册，第 229 页下。

续表

专方病名	方药内容	资料来源	备注
以乳酥治热病或疟疾	加持牛酥或乌麻油与患热病者，空腹服之，即令除差。①	《不空胃索神变真言经》，菩提流志译	
	加持牛苏或乌麻油与患热病者，空腹服之，即令除差。②	《佛说不空胃索陀罗尼仪轨经》，阿目佉译	
	若人患疟，或一日、二日、三日、四日发者，或常热病或暂时热病，应以乳粥和酥，咒一百八遍，食之即差。③	《曼殊室利菩萨咒藏中一字咒王经》，义净译	
	若患疟病一日、二日乃至七日，或常患者，以纯乳煮粥，著好酥一两，咒之一百八遍，与病人服之，即得除愈。④	《大方广菩萨藏经中文殊师利根本一字陀罗尼经》，宝思惟译	

---

① （唐）菩提流志译：《不空胃索神变真言经》卷 1，《大正新修大藏经》第 20 册，第 231 页下。

② （唐）阿目佉译：《佛说不空胃索陀罗尼仪轨经》，《大正新修大藏经》第 20 册，第 436 页上。

③ （唐）义净译：《曼殊室利菩萨咒藏中一字咒王经》，《大正新修大藏经》第 20 册，第 781 页下。

④ （唐）宝思惟译：《大方广菩萨藏经中文殊师利根本一字陀罗尼经》，《大正新修大藏经》第 20 册，第 780 页下。

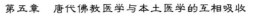

续表

专方病名	方药内容	资料来源	备注
以熏陆香治尸疰心痛	若有人等卒患心痛不可忍者，为遁尸疰，取杜噜香如乳头成者一丸，咒三七遍，口中嚼咽不限多小，令变吐即差。慎五辛、酒肉、油物、诸不净物及房内。（杜噜香者，薰陆香是也。）①	《千手千眼观世音菩萨治病合药经》，伽梵达摩译	
	若卒患心痛不可忍者，名"遁尸疰"，取君柱鲁香（薰陆香）乳头成者一颗，咒三七遍，口中嚼咽不限多少，令变吐即差。慎五辛、酒肉。②	《千手千眼观世音菩萨广大圆满无碍大悲心陀罗尼经》，伽梵达摩译	
以青木香治时气病	若患时气病，咒青木香末二十一遍，和水服之立愈。③	《北方毗沙门天王随军护法真言》，不空译	
	若人患气病者，咒青木香末二十一遍，和水服即差。④	《摩诃吠室啰末那野提婆喝啰阇陀罗尼仪轨》，般若斫羯啰译	

从表 5 - 3 可见，唐译佛经中重复或相近的药方共 39 个。有的药

---

① （唐）伽梵达摩译：《千手千眼观世音菩萨治病合药经》，《大正新修大藏经》第 20 册，第 104 页中。

② （唐）伽梵达摩译：《千手千眼观世音菩萨广大圆满无碍大悲心陀罗尼经》，《大正新修大藏经》第 20 册，第 110 页中。

③ （唐）不空译：《北方毗沙门天王随军护法真言》，《大正新修大藏经》第 21 册，第 226 页下。

④ （唐）般若斫羯啰译：《摩诃吠室啰末那野提婆喝啰阇陀罗尼仪轨》，《大正新修大藏经》第 21 册，第 223 页下。

方在同一部经书中反复出现，如菩提流志所译《不空胃索神变真言经》中记载了三个以黄土或牛乳或豆汁治疗毒虫蛰咬方，三个以盐治腹痛或霍乱的药方，三个以香水治眼痛方，两个以荜茇、石蜜治疗疮疡、臃肿方，两个以胡麻油、茴香籽治耳痛方等；伽梵达摩所译《千手千眼观世音菩萨治病合药经》中记载了两个以热牛粪治烧伤、烫伤等皮肤病方；智通译《观自在菩萨怛嚩多唎随心陀罗尼经》中记载了三个以土或泥治疗疮疡、外伤的药方。

同时，唐译佛经中药方的重复次数也不同。有的药方仅重复出现两次，如胡麻油、茴香籽治耳痛方，以杏仁油治眼病方，以枸杞叶治眼病方，以石榴汁治心病方等，而有的药方重复出现的次数较多，如以土或泥治疮疡、外伤方重复出现了八次。唐译佛经中药方的重复，反映出唐朝僧人对这些佛教专方治疗效果的认可。

（二）唐代佛教方药受中医和道教医学的影响

唐代佛教医学受中医方药的影响主要表现在两个方面。

一是在唐译佛经中，建立道场时直接使用中草药代替印度药。唐朝僧人慧琳在其所作的《建立曼荼罗及拣择地法》中用赤箭、人参、茯苓、石菖蒲、天门东五种中草药代替建立曼荼罗道场时所需五种域外药物。陈明曾对其进行研究，他的研究表明早在南朝刘宋时期就已经出现了以中草药代替印度药的现象。[①] 因为印度与中国自然环境不同，生长于印度的植物药材未必能在中国生长，因此中土僧人在无法得到这些印度药物时，往往使用中草药代替。在后来唐译佛经的记载中直接以中草药建立道场，不再提及那些外域药物，如智通所译的《观自在菩萨随心咒经》就直接记载用茴香籽、天门冬根、白昌蒲、白芥子、大麦等中草药建道场。这一现象的出现体现出唐朝佛教僧人对中医药物的认可和重视。

二是一些佛教方药直接使用中医药方。敦煌文书中记载有一个中土僧人所配置的药方，其内容如下：

228 脾胃气冷，不饵下食。（医僧法）　舟防食腹吐妨痛，

————————

① 陈明：《中古医疗与外来文化》，第278—296 页。

白术饮子方：

229 白术六分　厚朴五分　甘草四分　橘皮五分　姜五分

右切，以水一升半，煎取五合，去

230 滓，空腹服。①

这个由僧人所作的"白术饮子方"使用的药物都是常用的中草药，服用方法也是中医的用药方法，这是一个中药方，没有一点佛教医学的痕迹。

唐代佛教医方除受传统中医的影响外，还受道教影响，突出的表现是唐朝佛教的辟谷方，如法藏敦煌文书记载有佛教辟谷方：

休粮方

72 朱砂一分　腻粉一分　金、银箔各二片　水银一分

73 右件药　细研如粉，用南白腊消为丸，丸如弹子大。如要吃时，早

74 晨面东，用盐茶一盏服之，忌热物。此药长在腹中，如要开，

75 却吃盐汤下来。　又（方）不灰木　太阴玄精　白云母

76 银星石　龙脑一分　细捣罗为末，使腊，依前例使用。②

辟谷方又称休粮方。第一个佛教休粮方主要用药为朱砂、腻粉、金箔、银箔、水银，第二个休粮方主要使用的药物为不灰木、太阴玄精、白云母、银星石、龙脑。这些药物如朱砂、水银、太阴玄精等都是道教炼丹时的常用药物，可见唐朝佛教医学的辟谷方在用药方面应是受道教外丹术的影响。

（三）《千金翼方》中的佛教色彩方药

孙思邈的《千金翼方》中吸收了"耆婆万病丸"一方，耆婆是

---

① 马继兴、王淑民等辑校：《敦煌医药文献辑校》第28《不知名医方第九种残卷（伯3596）》，第362页。

② 马继兴、王淑民等辑校：《敦煌医药文献辑校》第57《辟谷诸方第一种残卷（伯2637、2703）》，第698页。

印度佛教的名医,《千金翼方》吸收他的药方,说明中医学受到了佛教方药影响。陈明认为该方体现了唐代佛教医学与印度医学、中医学相互融合的方向。① 因学界对该药方关注颇多,笔者不再论述。

此外,《千金翼方》还吸收了带有明显佛教色彩的药方"阿伽陀丸药"。谢华等人认为"阿伽陀丸药"是佛教药方,《千金翼方》对该方的记载体现了佛教医药学对孙思邈的影响。② 陈明进一步指出,孙思邈吸收的"阿伽陀丸药"应是印度生命吠陀医籍《遮罗迦本集》中"大象阿伽陀"的简化方,该方的组方形式与佛经《佛说陀罗尼集经》中记载的阿伽陀药的系列组方相似。但上述研究均未具体分析药方哪些方面体现了佛教方药的特点。我们可从医疗功效的角度进一步分析。孙思邈吸收的阿伽陀药"主诸种病及将息服法,久服益人神色"。还具有防治毒虫及解毒功效。《大乘本生心地观经》中也记载了一个阿伽陀药方,其内容为:

> 时有怨家,密以毒药致饮食中,无人觉知。是时父母不知食中有杂毒药,遂令长幼服杂毒食……求阿伽陀解毒妙药。既得此药,疾走还家……唯愿父母服是甘露,此是雪山阿伽陀药……即服妙药,吐诸毒气,便得不死,更延寿命。③

可见该方不仅具有解毒之功效,而且还具有增寿的功用,与《千金翼方》吸收的阿伽陀药功效相似,可见孙氏吸收的阿伽陀药无论是组方形式还是医疗功效都与佛经中记载的阿伽陀药相似,说明了孙思邈对佛教方药的接受和吸收。

《千金翼方》中还吸收了佛教的正禅方和惊禅方,其内容为:

---

① 陈明:《〈千金方〉中的"耆婆医药方"》,《北京理工大学学报》2003 年第 2 期。

② 谢华:《孙思邈与佛学》,《上海中医药杂志》1997 年第 10 期;朱建平:《孙思邈〈千金方〉中的佛教影响》,《中华医学杂志》1999 年第 4 期;李良松:《〈千金翼方〉中的佛教医药探讨》,《亚太传统医药》2016 年第 3 期。

③ (唐)般若:《大乘本生心地观经》卷 4,《大正新修大藏经》第 3 册,第 308 页中。

春桑耳　夏桑子　秋桑叶

上三味等分，捣筛，以水一斗煮小豆一升，令大熟，以桑末一升和煮微沸，著盐豉服之，日三服，饱服无妨。三日外稍去小豆，身轻目明，无眠睡，十日觉运智通，初地禅服二十日到二禅定，百日得三禅定，累一年得四禅定，万相皆见，坏欲界，观境界如视掌中，得见佛性。①

学术界对正禅方的关注较多，李良松认为正禅方体现了孙氏在佛教医药方面的一个临床特色——"坐禅用药两相宜"②。朱伟常把正禅方归为佛门养生方法，并以中医学理论分析该方，认为桑耳、桑叶的使用确实有效。笔者认为学界对该方的分析较为笼统，下面我们进一步分析。正禅方以桑耳、桑子、桑叶为主药。笔者认为这三味药的使用体现了佛教色彩。首先，桑耳曾用于佛教辟谷方中。《慈氏菩萨略修瑜伽念诵法》中记载了一个佛教辟谷方，其内容为"是故我今略说辟谷服药，而求悉地速得成就。其药名曰桑耳、天门冬、枣肉、豆黄、白木、桂心。又加人参右如上药等，各二两皆作细末，以白蜜和之，空腹顿服三弹丸。明日减服两丸，后日即减但常服一丸。以枣汤及蜜、人参等汤，皆须煎熟汤下之。服药一剂神仙三十年，再服妙药两剂得四百五十年，第三剂服得五千五百年，第四剂服得四万四千年，第五剂服得五亿五千年，第六剂服与天地齐毕。此即名为服药悉地……"该辟谷方具有延年益寿的作用，而桑耳就是其中的一味中药药材。其次，桑耳、桑子、桑叶的使用可能与桑树代替菩提树有关。菩提树在佛教中具有重要的宗教意义。据传佛教创始人释迦牟尼在菩提树下成佛，故佛教尊菩提树为圣树，叩拜菩提树与叩拜佛祖的功德相同。③ 菩提树属桑科，因此在没有菩提树时可用桑树代替。佛经中就记载了以桑叶代替菩提叶使用的情况，如义净所译《佛说大孔雀咒王经》中记载："复以金银铜锡及铁，打作五丸如酸枣核，安在七重

① （唐）孙思邈著，李景荣等校释：《千金翼方校释》卷12《养性服饵第三》，人民卫生出版社1998年版，第201页。

② 李良松：《〈千金翼方〉中的佛教医药探讨》，《亚太传统医药》2016年第3期。

③ 袁洁：《佛教植物文化》，硕士学位论文，浙江农林大学，2013年。

菩提叶上（若无以桑叶替之）安在像前。"① 以桑叶代替菩提叶时，桑叶也就在一定程度上有了菩提叶的宗教含义，所以正禅方中的桑叶、桑耳、桑子也具有了这样的含义。

学界对于惊禅方的关注比较少，笔者认为惊禅方在用药上同样体现了佛教医学色彩，如《千金翼方》所载惊禅方：

> 有因读诵思义，坐禅及为外物惊恐，狂走失心方。
> 酥二两　薤白一握，切
> 上二味，捣薤千杵，温酥和搅，以酒一盏服之，至三七日服之佳。得食枸杞菜羹薤白，亦得作羹。服讫而仰卧，至食时乃可食也。忌面，得力者非一。②

可见，该方以酥和薤白为主药。酥是佛医的常用药物，佛经载有酥治疗禅病的方法。沮渠京声所译《治禅病秘要法》借佛之口讲解了修行者发狂原因及治疗方法，其内容如下：

> 因外恶声，触内心根，四百四脉，持心急故，一时动乱，风力强故，最初发狂，心脉动转，五风入咽，先作恶口，应当教是行者，服食酥蜜及阿梨勒，系心一处，先想作一颇梨色镜，自观己身在彼镜中作诸狂事，见此事已。复当更观……此名除乱法门……汝等行者，宜当修习，慎莫忘失。（是名治乱倒心法）③

由上文可知，当修禅者出现发狂癫疯的惊禅病症时，可服用酥和阿梨勒进行治疗。酥的使用在惊禅方中和《治禅病秘要法》中相同，说明该方的佛教医药色彩。孙思邈在《千金方》中强调酥、乳等佛

①（唐）义净：《佛说大孔雀咒王经》卷下，《大正新修大藏经》第19册，第476页上。

②（唐）孙思邈著，李景荣等校释：《千金翼方校释》卷12《养性服饵第二》，第200页。

③（北凉）沮渠京声：《治禅病秘要法》卷上，《大正新修大藏经》第15册，第333页中。

教药物的使用，认为"惟乳酪酥蜜常宜温而食之，此大利益老年"①。这也说明了孙思邈受佛教方药影响。

惊禅方中的另外一味药是薤白。据《本草纲目》引《本草经集注》载：

> （薤）能消桂为水，亦化五石，仙术所用。薤又温补，仙方及服食家皆须之，偏入诸膏用，不可生啖，熏辛为忌耳。②

又据孟诜《食疗本草》"薤"条记载：

> 轻身耐老。疗金疮、生肌肉：生捣薤白，以火封之。更以火就炙，令热气彻疮中，干则易之。疗诸疮中风水肿，生捣，热涂上，或煮之。白色者最好。虽有辛气，不荤人五脏……学道人长服之，可通神灵，甚安魂魄，益气，续筋力。③

可见，薤白是修仙修道之人所须服用的药物。孙思邈采用的惊禅方以酥和薤白为主药，既体现了佛教医药对中医方药的影响，也体现了道教医学对中医方药的影响。

二　从咒术看唐代佛教医学与道教的交流

佛教医学的咒术是指对缠身病魔施之咒语的方法。④ 佛教医用咒术与本土医学的交流主要表现在与道教的交流方面，下面我们从两方面探讨这种交流：

（一）从佛经医用咒术看佛道交流

唐译佛经中载有大量的陀罗尼医用咒语，我们择取两例来说明佛

---

① （唐）孙思邈著，李景荣等校释：《千金翼方校释》卷12《养老食疗第四》，第203页。

② （明）李时珍编撰，刘衡如、刘山永校注：《本草纲目》卷26《薤》，第1068页。

③ （唐）孟诜：《食疗本草》卷下《薤》，人民卫生出版社1984年版，第144—145页。

④ 王米渠编著：《佛教精神医学》，学苑出版社2014年版，第118页。

道情况。

《陀罗尼集经》中记载有"药师琉璃光佛印咒",其内容为：

> 以左右手头指以下八指，反叉入于掌中。右压左，两腕相去
> 五寸许。以二大指来去咒曰：
> 唵（一）呼嚧呼嚧（二）战驮（去音）利（三）摩橙只
> （四）莎诃（五）
> 是法印咒。若有人等，多诸罪障，及诸妇女难月产厄，愿欲
> 转祸求福，并患鬼神病难差者，以五色线而作咒索，用系病人项
> 及手足腰腹等处，仍教令作药师佛像一躯，写药师经一卷，造幡
> 一口，以五色成四十九尺。又复教然四十九灯……又教放生四十
> 九头，然后与作五色咒索……咒四十九遍香烟熏竟，搓线作索，
> 咒声莫绝。搓作索已，以印拄之。更咒其索四十九遍，然后结作
> 四十九结，一咒一结数足即止，应将此索系彼人身，又转药师经
> 四十九遍，所有罪障皆得解脱……①

唐朝翻译的《秽迹金刚禁百变法经》中记载了佛教医用咒语与符
印，如"神变延命法"的印及咒语如下：

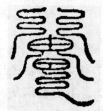

> 印心痛，书之立即除差，大吉利急急如律令，先咒七
> 遍……②

从以上唐译佛经中的医用咒语看，其施用范围广泛，能治诸多疾

---

① （唐）阿地瞿多：《陀罗尼集经》第2，《大正新修大藏经》第18册，第799页
上—799页中。
② （唐）阿质达霰：《秽迹金刚禁百变法经》，《大正新修大藏经》第21册，第
160页。

病，如妇人难产、鬼神缠身等。其使用方式多样，如念诵、加持水、五色线或写于器物、纸帛上用于佩戴、粘贴、服用等，这些都带有明显的道教色彩。原始佛教以咒术治病不见吞符法，而唐中后期翻译的密宗经典中不仅出现了佛教医用印符，还出现了吞符法，这就与道教禁咒符箓的使用相似了。引文还强调"以五色线而作咒索"，五色线一般指加持青、白、赤、黄、黑五种颜色的线（有时仅需加持白线），这种使用方法受我国传统五色说的影响；此外，咒语中的"急急如律令"则是直接引用了道教的咒语。这都说明了唐朝中后期佛教医学的医用咒术特别是密宗医用咒术，受到了本土巫术、道教禁咒符箓的影响。

（二）从中医医籍中的佛教咒术看佛道交流

从唐朝中医籍中的佛教医咒中，可发现佛教咒术与道教禁咒符箓的交流。笔者从《千金要方》《千金翼方》《外台秘要》《医心方》中发现的佛教医咒如下：

却鬼咒法　咒曰：然摩然摩，波悉谛苏若摩竭状阇提。若梦若想，若聪明易解，常用此咒法去之。①

屋宇宅院成后，不因崩损辄有修造，及妄动土，二尺以下即有土气，慎之为佳。初造屋成，恐有土木气，待泥干后，于庭中醮祭讫，然后择良日入居。居后明日，烧香结界发愿，愿心不退转早悟道，法成功德，药无败坏。结界如后：平旦以清水漱口，从东南方左转诵言紧沙迦罗，又到西南角言你自受殃。又从东南角言紧沙迦罗，又到西南角言你自受殃。一一如是，满七遍，盗贼皆便息心，不能为害矣。或入山野，亦宜作此法。或在道路逢小贼作障难，即定心作降伏之意，咒言紧沙迦罗，紧沙迦罗，一气尽为度，亦自坏散也。此法秘妙，是释门深秘，可以救护众生，大慈悲。故不用令孝子弋猎鱼捕之人入宅，不用辄大叫唤。每栽树木，量其便利，不须等闲漫种，无益柴炭等并年支。不用每日令人出入门巷，惟务寂然。论曰：看此论岂惟极助生灵，亦

---

① （唐）孙思邈著，李景荣等校释：《千金翼方校释》卷13《服水第六》，第215页。

足以诚于贪荣之士，无败祸之衅。庶忠义烈士味之而知止足矣。①

禁令家和法　南无伽帝伽帝腻伽帝收溜避南无阿乾陀罗呵弥陀罗灌陀沙婆呵。上此法能令家内有不孝子不顺妇女皆孝顺。用法：取一把土，咒三七遍，置家大门下。又咒一把置中门下。又咒一把置堂门下。又咒一把撒在井中。又咒一把置灶额上。如是七日，内外自然和顺，但使行禁人精心咒之。

又法：唾三十六鬼，大鬼打头破作七分，如阿梨树枝沙呵。②

路安满　禁蛇法

五月五日，从门东刺向南三步，九迹四方取气讫，重向南方取气，即切，切诵后咒文四十九遍，于后任所行用。其遮吒、呵迦吒、僧禁吒、噢剑吒，蛇毒死，噢剑严，蛇毒烂。若欲诵咒时，须在月建上立唤被螫人，当前立定，然后背足行七步，仍顿足回身，向被螫人立，掐指二所如了，乃诵咒七遍，即放所患者归，可一炊久放掐目也，若不解，咒蛇致死，乃放掐目。诵云：吾庭前者木，百尺无枝，凤凰在上，资斯速出，放汝去，摄汝毒，命宁收。急急如律令。出第五卷中③

又禁蝎螫人法

咒曰：系（胡计反）梨乎俱尚苏婆诃。于五月五日桑木正北阴中菟葵，日正午时，先七步至菟葵，此右膝着地，立左膝，手摘取菟葵子，摘取著口中熟嚼，吐着手内，与五叶草菟葵等相和，若无子，直取二叶相和于手内，左转授之，口阴诵前咒七遍一吐气，得一百八遍止，所授叶令汁出染手，其叶还放置菟葵处，起勿反顾之，一日一夜不得洗手，亦不用点污手内，亦不得人知，作此法不得人见，被螫者口间云何处，即阴咒七遍，男以左手摩螫处，口云瘥去……④

《新罗法师方》云：

---

① （唐）孙思邈著，李景荣等校释：《千金翼方校释》卷14《杂忌第七》，第223页。
② （唐）孙思邈著，李景荣等校释：《千金翼方校释》卷30《护身禁法第二十》，第461页。
③ （唐）王焘著，高文柱校注：《外台秘要方》卷40《禁蛇法》，第1483—1484页。
④ （唐）王焘著，高文柱校注：《外台秘要方》卷40《蝎螫方》，第1495页。

凡服药咒曰：

南无东方药师璃琉光佛，药王、药上菩萨，耆婆医王，雪山童子，惠施阿竭，以疗病者，邪气消除，善神扶助，五脏平和，六腑调顺，七十万脉，自然通张，四体强健，寿命延长，行住坐卧，诸天卫护，莎诃。向东诵一遍，乃服药。①

《疗痔病经》云：佛告阿难陀，汝可谛听此疗痔病经，读诵受持，系心勿忘，亦于他人广宣说，此诸痔病，悉得除瘥。所谓风痔、热痔、阴痔、三合痔、血痔、肠中痔、鼻内痔、齿痔、舌痔、眼痔、耳痔、顶痔、手足痔、背脊痔、粪门痔、遍身肢节所生诸痔，如是痔病，悉皆干燥堕落消灭，必瘥无疑。皆应习持如是神咒。即说咒曰：怛侄他，阿烂帝，阿烂逮，室利鞞，室里继，室里继，磨羯失质三婆，跋都婆诃。②

《子母秘录》云：产时贮水咒曰：

南无三宝水，水在井中为井水，水在河中为河水，水在盏中为盏水，水入腹中为佛水。自知非真水，莫当真水。以净持浊，以正持邪。日游月煞，五十一将军，青龙白虎，朱雀玄武，招摇天狗，轩辕女妖，天吞地吞，悬尸闭肚，六甲六甲，禁讳十二神王，土府伏龙，各安所在，不得动静，不得妄干。若有动静，若有妄干，头破作七分，身完不具。阿法尼，阿法尼，阿毗罗，莫多梨婆，地利沙呵！③

《大集陀罗尼经》神咒：

南天乾陀天，与我咒句，如意成吉。祇利祇利，祇罗针陀，施祇罗钵，多悉婆诃。

右其咒，令产妇易生，朱书华皮上，烧作灰，和清水服之，即令怀子易生，聪明智慧，寿命延长，不遭狂横。（本在上易产篇。）④

《子母秘录》云：

---

① ［日］丹波康赖撰，高文柱校注：《医心方》卷2《服药颂》，第72—73页。
② ［日］丹波康赖撰，高文柱校注：《医心方》卷7《治诸痔方》，第176页。
③ ［日］丹波康赖撰，高文柱校注：《医心方》卷23《产妇禁水法》，第463页。
④ ［日］丹波康赖撰，高文柱校注：《医心方》卷23《治产难方》，第464页。

防产难及晕咒曰：耆利阇，罗拔陀，罗拔陀，耆利阇，罗河沙呵。

右，临产预至，心礼谶诵满千遍，神验不可言。常用有效。

又云：若以色见我，以音声求我，是人行邪道，不能见如来。

右，临产墨书前四句，分为四符，脐上度至心，水中吞之，立随儿出，曾有效。①

《千手观音治病合药经》：曰若有夫妇不和如水火者：

取鸳鸯尾于大悲像前咒一千八十遍，身上带彼，是终身欢喜相爱敬。②

笔者在《千金要方》《千金翼方》《外台秘要》《医心方》等四部唐朝医籍中共发现佛教医咒十三首。只有《千金要方》没有使用咒语。《千金翼方》卷13 服水法一首，卷14 杂忌一首，卷30 护身禁法两首，共四首；《外台秘要》卷40 禁蛇法一首、蝎蜇方一首，共两首；《医心方》卷2 服药颂一首，卷7 治诸痔方一首，卷23 产妇禁水法一首，治产难方中《大集陀罗尼经》一首，《子母秘录》两首，卷26 相爱方一首，共七首。上述医籍佛教咒语的使用范围非常广泛，可禁蛇咬蝎蜇，可治诸多疾病如痔疮、难产、不孕等，还可使五脏平和、六腑调顺、延年益寿，甚至可防盗、保平安、使夫妻和睦等。

从咒语的内容看，《子母秘录》中的产时贮水方以"南无"开头，以"阿法尼，阿法尼，阿毗罗，莫多梨婆，地利沙呵！"结尾，且在咒语中有"佛水"及"以净持浊"等佛教词汇，显然这是一个佛教医咒。但咒语中又一再提及"朱雀、玄武"等道教神仙，可见此医咒是道、佛教杂糅的产物。此外，唐代综合性医书《外台秘要》卷40"禁蛇法"中有两条咒语，一条是"其遮咃、呵迦咃、僧禁咃、嘿剑咃，蛇毒死，嘿剑严，蛇毒烂"，念诵此咒语可使得毒蛇死或者毒蛇烂，咒语在用词上带有明显的佛教色彩；另一条是"吾庭前者

① ［日］丹波康赖撰，高文柱校注：《医心方》卷23《治难产方》，第464页。
② ［日］丹波康赖撰，高文柱校注：《医心方》卷26《相爱方》，第553页。

木，百尺无枝，凤凰在上，资斯速出，放汝去，摄汝毒，命宁收。急急如律令"，明显是道教咒语。

从咒语的使用方法看，《大集陀罗尼经》的咒语使用时需"吞之"。《子母秘录》的咒语"耆利阇，罗拔陀，罗拔陀，耆利阇，罗河沙呵"是佛教咒语用词，但使用时要贴于胸前且和水吞之，这又与道教符、篆、印的使用方法相似。可见，这些中医籍中的佛教医用咒语已经融合了道教禁咒符篆的内容和使用方法，体现出唐朝佛教医学与道教医学融合的特点。

综上可知，无论是唐译佛经中有关佛教医咒的记载还是唐朝中医籍中的相关记载都表现出佛教医咒受到了道教禁咒符篆的影响，带有明显的道教色彩。

第六章　唐代医僧的籍生地分布

　　医僧是佛教医学的传播者。"医僧"这一称谓始于北宋沈括所著《梦溪笔谈》，据载："世有奇疾……又有一人家妾，视直物皆曲，弓弦界尺之类，视之皆如钩，医僧奉真亲见之。"① 薛公忱先生在《儒道佛与中医药学》一书认为："僧医群体有泛称和特称两个范围。泛称乃指所有信仰佛教思想的医家，无论是出家的僧人还是在家修行的居士，抑或是在某种程度上接受佛教教义的凡夫俗子，只要他们习医，概谓僧医。特称即专指出家僧人习医者。"② 本书所论及的医僧，与上述僧医特称的界定大致相同，但又有所不同。具体而言如下：

　　就医僧的构成而言，主要由僧医和涉医僧人构成。所谓的医僧当包括两部分人，一是僧医，身份为僧人，通晓医术且有医事活动者或传世医药著述者。如灵运师，"作大医王"③。蔺道人，骨伤科医家，著有《仙授理伤续断秘方》，此书为现存最早之骨伤科专书，所述正骨方法及指导处理脱臼骨折之理论，颇多符合现代科学原理。二是涉医僧人，身份为僧人，只是偶涉治病且其治疗手段神奇者，视为涉医僧。如慧云医术高明，"远近传闻，争来瞻礼，舍施如山……斯须失明者重视，舌卷者能言"④。另外，有些僧人翻译的佛经中有大量与医学相关的内容，也视为涉医僧，如玄奘和义净。

　　就医僧的来源看，主要由周边区域来华医僧和汉地医僧构成。在

① （宋）沈括：《梦溪笔谈校证》，上海古籍出版社 1987 年版，第 687 页。
② 薛公忱：《儒道佛与中医药学》，第 598 页。
③ 周绍良、赵超：《唐代墓志汇编》天宝一五八《唐少林寺灵运禅师功德塔碑铭并序》，第 1642 页。
④ （宋）赞宁撰，范祥雍点校：《宋高僧传》卷 26《唐今东京相国寺慧云传》，第 659 页。

3—9世纪的中国境内，周边区域来华僧人为数众多，其中不乏知医或通晓医术之人，他们或借医弘教，或翻译佛教的医药著作，成为这一时期独特的僧人群体，在这一时期的中外文化交流中占有重要的地位。这类僧人可分为以下几类：一是异域来华弘传佛教兼具医术的僧人。"西域来华僧人懂得一些医学知识是常事，不足为怪。"① 诸如佛陀耶舍、于法开、耆域、僧伽等，他们来华的目的多是弘传佛法，他们的故事难免被神化和夸大，但他们懂得医术，亦曾治病救人则应是真的。如驸马都尉武攸暨有疾，僧伽"以澡罐水噀之而愈，声振天邑"②。后住京师荐福寺，因治众病、祈雨有验，蒙赐"普光王寺"之额于临淮寺。另外，还有一些来华未留下名字的"胡僧""梵僧"，如治发背胡僧、西蜀胡僧、拔镞胡僧，他们大都略知医药，有些还比较精通。例如，至德中河朔将领邢曹进"飞矢中目，而镞留于骨，三出之不得。后遇神僧，以寒食饧渍之，出甚易，月馀愈"③。二是异域来华求取佛法兼具医术的僧人。此类医僧主要来自朝鲜、日本，他们往往被史家称为"学问僧"，他们来华的主要任务是求取佛法，但也兼习医药，为人治病。魏晋南北朝时期由于史料的缺乏，未见到此类医僧，唐代则有慈藏、元晓、无漏及游僧等。诗人张籍在《赠海东僧》一诗中曰："到家行万里，自说过扶余。学得中州语，能为外国书。与医收海藻，持咒取龙鱼。更为同伴来，天台几夏居。"可见，此僧不仅求取佛法，还从事医药活动。慈藏在唐求法期间就曾治愈一个目盲者，"有患生盲，诣藏陈忏，后还得眼"④。

汉地兼行医药的僧人。随着佛教及佛教医学的传入，某些汉地僧人在研习佛法的同时，接触到了佛教的一些医药知识，成为本土医僧。此类医僧在中国文化环境中成长，受中国医学思想影响，在观念上虽主张佛教的四大不调、因果报应之说，在治疗方法上不一定完全照搬佛教的医学理论和治疗方法。他们在弘传佛法的同时，亦利用自

---

① 薛克翘：《佛教与中国古代科技》，中国国际广播出版社2011年版，第37页。

② （宋）赞宁撰，范祥雍点校：《宋高僧传》卷18《唐泗州普光王寺僧伽传》，第450页。

③ （宋）钱易撰，黄寿成点校：《南部新书》，中华书局2002年标点本，第154页。

④ （唐）道宣撰，郭绍林点校：《续高僧传》卷25《唐新罗国大僧统释慈藏传》，第966页。

唐代佛教医学研究

己的医术治病救人。此类医僧早在魏晋时期已经出现，如仰道人是永嘉时期善治"脚弱"病的良医，隋唐时期的著名医僧有法进、鉴真、义净等。此外，其先是外域僧人，其出生或成长于汉地的兼习医药的僧人，我们视之为汉地医僧。如法藏，俗姓康氏，其先康居国人，至其祖父，举族迁至中土，居于长安。①

　　概言之，所谓的医僧首先身份应是僧人，一是通晓医术且有医事活动者或传世医药著述者，名为僧医，二是偶涉治病且其治疗手段神奇者，视为涉医僧。医僧的来源主要有两类，一是周边区域来华医僧，二是汉地医僧。

　　医僧的籍生地，是指医僧的籍贯和出生地。籍生地是僧人生长、活动的最初环境，对其一生会产生较大影响。籍生地这一概念，严耕望先生在《魏晋南北朝佛教地理稿》一书中首次提出，但是严氏并未对其进行详细的解读。关于籍生地的判定，笔者认为包括籍贯、出生地和成长地。若一个人出生于祖居地，其籍生地当然无异议。当一个人出生于非祖居地之时，其籍生地如何界定？值得探讨。因一个人的出生、成长地与其父祖的占籍地常会出现不一致的情况。当本人的生长地与父祖的占籍地不一致时，我们固然可以遵从惯例以祖籍为依据，可是当父、祖占籍也不一致时，很难说以祖父占籍为依据就比较恰当，例如父亲迁回祖父原籍的情形就是一个有力的反证。故笔者认为，考虑到一个人的出生和成长地对他本人至关重要，且一般也与父亲乃至祖父的占籍地相同，故我们在确定医僧籍生地时不必始终拘泥于其初祖、远祖乃至高祖、曾祖的籍历，那个对本人具有家乡意义的生长地实在是一个比较合适的依据。

　　故在确定医僧籍生地之时，应以其父、祖的占籍情况和本人的生长地为主要依据，而不必拘泥于其远祖的占籍地和郡望。书中的籍生地以以下标准进行判定：（1）在记载中，称"其先为某地人"或"本甲地人"，后又"徙或迁于某地"的情况。其前一地往往是指医僧的郡望，而后者则应为其出生地。唐代经常把郡望当成籍贯，而今人却没有这样做的。本书中唐代医僧的籍生地即以今天的标准划定，所以

────────

① （宋）赞宁撰，范祥雍点校：《宋高僧传》卷5《周洛京佛授记寺法藏传》，第89页。

只要有据可查，便舍其郡望而取出生地。但在名录中，将分别加以记录（籍居亦计入，乔寓已久者，不计祖籍）。（2）史籍在记载其籍贯时直称某僧为"某地人"，或"生于某地"。但是，时常有特别之处，即在行文中直接称"某地某僧"，这样能否算作其籍贯，这需要仔细加以甄别。（3）史籍中在对医僧籍贯的记载上，有很多是比较模糊的。如只记为"江南僧"或是"蜀人"，这样就给具体空间上的定位带来了困难。此种情况的记载中并不占多数，在医僧的统计中，把其列入籍生地尚待稽考。（4）没有明确说某僧籍贯，根据文义可作比较准确的推测。在具体操作时，若在年幼之时就已出家者，以其成长地或出家地作为其籍生地。（5）由于史文缺略，有些医僧在史籍中并未记载其籍贯或者出生地，其他据以推测的线索亦不可得者，把其列入籍生地尚待稽考。（6）在统计医僧中发现有不少印度僧或高丽僧，把其列入周边区域来华医僧加以考察。有些医僧的父辈或祖上是印度人或西域人，但其出生在中国境内并成长于中国者，因考虑其受汉地文化的影响，把其列入汉地医僧加以考虑。但在具体列名录时，则分别加以标注，在分析医僧的籍生地分布时将单独予以考虑。

第一节　唐代医僧籍生地名录

医僧的籍生地的统计，是一项繁复的工作，需要对其籍生地进行具体考察。我们将资料所见的医僧逐一列出，制成名录，为进一步研究提供基础。下面就本书的统计标准加以说明。

一　名录统计说明

1. 以"道"为基本单位。虽然唐代各道只是监察区域，但能够体现自然和社会经济区域的差异，所以在讨论全国性问题上较为适宜，考虑到开元十五道的区划在讨论唐代前后期问题时都较为接近，故统计名录时，以开元十五道为基本单位。统计到州、府一级分布，长安、洛阳单列。行政区划一律以《中国历史地图集》（开元二十九年图幅）为准，不同时期遇有建制变化者，一律据图归入相应州、府。

2. 关于医僧。医僧当包括两部分人，一是僧医，其身份为僧人，通晓医术且有医事活动者或传世医药著述者。僧医以"a"标示。二是涉医僧，身份为僧人，只是偶涉治病且其治疗手段神奇者，视为涉医僧；有些僧人翻译的佛经中有大量与医学相关的内容，也视其为涉医僧。涉医僧以"b"标示。

3. 籍生地。医僧的籍生地，是指籍贯和出生地。在记载中，称"其先为某地人"或"本甲地人"，后又"徙或迁于某地"的情况。其前一地往往是指医僧的郡望，而后者则应为其出生地，舍其郡望而取出生地。直称某僧为"某地人"，或"生于某地"，或在行文中直接称"某地某僧"，这就需要仔细加以甄别。有些医僧的籍生地记载不清且不可考，则列入籍生地待考类，如有记为"蜀僧"者，计入剑南道，但无法确定具体州（府），在道内计为待考。

4. 研究时段。研究时段以唐代为主，故医僧应主要生活于唐代，包括生于隋卒于唐以及在唐灭亡之前已经入佛的僧人等。笔者对僧传中的医僧逐一分析，依据下列标准而定：（1）僧传中的隋代医僧，出生于隋但在唐也有医事活动的，则视为唐代医僧计入名录，否则不计。（2）五代及一部分宋代医僧，若在唐代已经入佛，且在唐也有医事活动，以唐代医僧计，否则不计。本书以天宝十四年（755）的安史之乱为界，将唐代分为前后两个时期。关于医僧是属于前期或后期的判断标准，与李英辉先生在《唐代佛教地理研究》一书中对唐代高僧判定大致相同。医僧不管其事业的重点是在前期还是在后期，若其在前期受具足戒者，归入前期，在此之后受具足戒者归入后期。外来医僧则以其来华时间而定。生卒年代不详者，需具体分析：如其涉医活动在前期者归入前期，在后期者归入后期。在名录中以"前""后"分别表示唐代的前后期。

5. 资料范围。主要据《续高僧传》《宋高僧传》《旧唐书》《新唐书》《唐代墓志汇编》、医学方、敦煌吐鲁番出土文书、笔记小说等，对唐代医僧的籍生地进行统计。为节省篇幅，上述史籍在名录中使用简称，如《宋高僧传》简称《宋》，《续高僧传》简称《续》，《唐代墓志汇编》简称《墓》，《旧唐书》简称《旧》，《新唐书》简称《新》，《太平广记》简称《太》。名录只出现一两次的史籍则用原名。阿拉伯数字"3""4"等表示卷数。

二　唐代医僧籍生地名录

（一）京畿道（9，2）①

京兆府（雍州）（6，2）

洪昉禅师a（《太》95，前）、道世b（《宋》4，前）、法藏②b（《宋》5，前）

万年县　法顺a（《续》25，前）

长安县　蔺道人a（《仙授理伤续断秘方·序》，后）、窥基b（《宋》4，前）

咸阳县　智晖③a（《宋》28，后）

高陵县　静之b（《续》20，前）

华州（1，0）

华阴县　昙藏a（《续》13，前）

同州（2，0）

法祥a（《续》13，前）

冯翊县　行等a（《续》15，前）

（二）关内道（0，0）

（三）都畿道（2，0）

河南府（洛州）（2，0）

缑氏县　玄奘b（《续》4，前）

河清县　法律禅师a（《墓》下元和012，前）

（四）河南道（5，2）

齐州（1，0）

义净b（《宋》1，前）

① 括号内，逗号前是前期医僧籍生地人数，逗号后面是后期医僧籍生地人数，下同。
② 《宋高僧传》卷5《周洛京佛授记寺法藏传》载"姓康，康居国人也"。《法界宗五祖略记》载："俗姓康氏，其先康居国人……祖自康居来朝。"并于贞观十七年（643）出生于唐都长安。故法藏的籍生地为长安。
③ 《宋高僧传》卷28《后唐洛阳中滩浴院智晖传》言"咸秦人"，据文义疑是"咸阳"之误。

223

兖州（1，0）

慧斌b（《续》20，前）

滑州（0，1）

滑台　圆绍b（《宋》13，后）

沂州（1，0）

丞县　灵运师a（《墓》下天宝158，前）

淄州（1，0）

慧沼①b（《宋》4，前）

曹州（1，0）

济阴县　法护a（《续》13，前）

亳州（0，1）

蒙城县　宁贲a（《宋》29，后）

（五）河东道（9，0）

太原府（并州）（2，0）

智满a（《续》19，前）、思睿a（《宋》24，前）

泽州（2，0）

晋城县　静藏a（《续》13，前）、玄鉴a（《续》15，前）

河中府（蒲州）（4，0）

安邑　智通②b（《宋》3，前）

河东县　志宽a（《续》15，前）、智保a（《续》20，前）、惠仙a（《续》20，前）

绛州（1，0）

万泉县　僧彻a（《续》20，前）

（六）河北道（3，0）

镇州（恒州）（1，0）

九门县　昙荣a（《续》20，前）

邢州（2，0）

---

① 《唐故白马寺主翻译惠沼神塔碑并序》云"彭城人也，曾祖秦随音州北海县宰，因家住淄川"。故其籍生地为淄州。

② 《宋高僧传》卷3《唐京师总持寺智通传》云"陕州安邑"，应为蒲州安邑。

行矩 a（《宋》30，前）、一行 b（《宋》5，前）

（七）淮南道（4，0）

扬州（4，0）

智凯 a（《续》30，前）、法慎 b（《宋》14，前）

江阳县　鉴真 a（《宋》14，前）

海陵县　法向 b（《续》20，前）

（八）山南东道（5，0）

邓州（1，0）

智勤 b（《续》24，前）

襄州（1，0）

襄阳　法喜 a（《续》19，前）

荆州（3，0）

江陵县　慧瑜①a（《续》14，前）

长宁县　少林慧安 a（《宋》18，前）

长林县　法运 b（《续》25，前）

（九）山南西道（0，0）

（十）江南东道（14，10）

润州（3，0）

丹阳县　僧定 a（《续》19，前）、智岩 a（《续》20，前）

延陵县　法融 a（《续》26，前）

常州（1，1）

灵默 a（《宋》10，后）

荆溪　湛然 b（《宋》6，前）

苏州（1，0）

法朗 a（《宋》24，前）

湖州（2，1）

---

①　《续高僧传》卷14《唐荆州玉泉寺释慧瑜传》言："姓岑氏，少孤窭。三岁二亲俱丧，养于舅氏。五岁随外祖往长沙寺听讲，见佛啼泣恋慕，不肯还家，遂住之。为寺救苦法师弟子。"据《大清一统志》卷269载："长沙寺，在江陵县城内。晋永和中郡人滕畯舍宅建。畯故长沙太守因名长沙寺。"因其年幼出家，我们把其籍贯列入成长地和出家地荆州江陵县，故其籍生地在荆州。

大光 a（《宋》24，后）

长城县　道宣①a（《宋》14，前）

德清县　子瑀 a（《宋》26，前）

越州（3，1）

文纲 b（《宋》14，前）、全清 b（《宋》30，后）

山阴县　澄观 a（《宋》5，前）

诸暨县　惠符 a（《宋》19，前）

婺州（1，2）

义乌县　玄朗 a（《宋》26，前）、神智 a（《宋》25，后）

东阳县　道悟 a（《宋》10，后）

衢州（0，1）

信安县　惟宽 b（《宋》10，后）

台州（2，1）

代病 a（《宋》26，后）

临海县　灌顶 a（《续》19，前）、智璪 b（《续》19，前）

括州（0，1）

缙云县　少康 b（《宋》25，后）

温州（1，0）

玄觉 b（《宋》8，前）

福州（0，2）

福唐　义中禅师 a（《唐文粹》64，后）

闽县　慧恭 b（《宋》12，后）

（十一）江南西道（1，2）

袁州（0，1）

宜春　智常 a（《宋》17，后）

虔州（0，1）

五老峰法藏 a（《宋》20，后）

州（府）不祥（1，0）

---

①《宋高僧传》卷14《唐京兆西明寺道宣传》言："丹徒人也，一云长城人。"（唐）道宣所著书，常自称"吴兴释（唐）道宣"，当以其自属为正。

慧云 b（《宋》26，前）

（十二）岭南道（0，0）

（十三）剑南道（3，2）

松州（0，1）

梅彪 a（《石药尔雅·序》，后）

绵州（1，0）

神泉县　慧琳 a（《续》25，前）

汉州（1，0）

绵竹县　惠宽 b（《续》20，前）

益州（1，0）

蜀县　道积①a（《续》29，前）

眉州（0，1）

洪雅县　知玄 a（《宋》6，后）

（十四）黔中道（0，0）

（十五）陇右道（0，4）

沙州

敦煌　索恩 a（伯4010 伯4615《索崇恩和尚修功德记》，录文参《敦煌碑铭赞辑释》，后）、翟法荣 a（伯4660《河西都僧统翟和尚邈真赞》，后）、索法律 a（伯4660《敦煌名人名僧邈真赞汇集》所载《金光明寺故索法律邈真赞并序》，后）、索智岳 a（伯4660《敦煌名人名僧邈真赞汇集》所载《前沙州释门故索法律智岳邈真赞》，后）

（十六）周边区域（27，7，4）②

于阗③（3，1）

实叉难陀 b（《宋》2，前）、提云般若 b（《宋》2，前）、智严 b（《宋》3，前）、尸罗达摩 b（《宋》3，后）

---

①　《续高僧传》卷29《唐益州福成寺释道积》言"蜀人"。参其出家后住益州福感寺，推测应为益州蜀县人。

②　括号内，第一个逗号前是前期医僧籍生地人数，第一个逗号后是后期医僧籍生地人数，第二个逗号后为时间不详者，下同。

③　于阗位于陇右道西部，本非州级行政区，而陇右道西部面积广大，而医僧人数较少，又与汉地医僧有着较大的区别，故在我们的研究中将其纳入周边区域中予以考察。

吐火罗国（2，0）

弥陀山 b（《宋》9，前）、难陀 a（《册府元龟》971，前）

何国（1，0）

僧伽 a（《宋》18，前）

波斯（0，0，1）

波驰波利 b（《通志》69，—①）

新罗（3，1，1）

慈藏 a（《续》24，前）、太贤 b（《三国遗事》4，前）、无漏 b（《宋》20，前）

游僧 a（《证类本草》11，后）、遁伦 b（《佛光大辞典》，—）

日本（0，1）

海东僧 a（《张籍诗集》2，后）

天竺（18，4，2）

佛陀波利 b（《宋》2，前）、宝思惟 b（《宋》3，前）、不空 a（《宋》1，前）

菩提流志 b（《宋》3，前）、金刚智 a（《宋》1，前）、波颇 a（《续》3，前）

那罗迩娑寐 a（《酉阳杂俎》7，前）、无极高 a（《宋》2，前）、那提 a（《续》4，前）、日照 a（《宋》2，前）、般刺蜜帝 b（《宋》2，前）、跋摩米帝 b（《千金翼方》12，前）、伽梵达摩 b（《开元释教录》8，前）、卢伽阿逸多 a（《旧》84，前）、僧密 a（《旧》198，B，前）、善无畏 b（《宋》2，前）、达摩战涅罗 a（《真元新定释教录》14，前）

西域婆罗门僧 a（《景岳全书》48，前）

般若力 b（《宋》3，后）、般刺若 a（《宋》2，B，后）、友禅② a（《清异录》卷上，后）

眼医婆罗门僧 a（《刘宾客文集》29，后）

金俱吒 b（《七曜攘灾决》，—）、婆罗门僧 b（《佛说北斗七星延

---

① "—"为时间不详者，下同。

② 《清异录》卷上云"为刹帝利种"，故应为印度僧。

命经》，一）

（十七）籍生地不可稽考者（22，24，9）

汉地医僧籍生地不可稽考者（19，20，6）：

慧安 a（《续》13，前）、汰律师 b（《续》15，前）、静智道人 a（《备急千金药方》39，前）、龙珠痘僧 a（《续名类医案》37，前）、绛州僧 b（《太》220，前）、绛州游僧 a（《太》220，前）、僧矞 a（《续》20，前）、治静之病僧 a（《续》20，前）、如意木僧 a（《朝野佥载》1，前）、胡超僧 a（《朝野佥载》5，前）、华严和尚 a（《太》90，前）、和和 a（《宋》19，前）、丰干师 a（《宋》19，前）、僧崇一 a（《旧》95，前）、如一 a（《宋》19，前）、僧齐之 a（《太》100，前）、谢道人 a（《外台秘要》21，前）、神素 a（《外台秘要》13，前）、慧融 a（《续》20，前）

智深 a（《是斋百一选方》9，后）、法崇 b（《宋》4，后）、羊乳僧 a（《医心方》18，后）、阿足师 a（《宋》19，后）、异僧 a（《太》107，后）、疗疮异僧 a（《太》107，后）、智圆 a（《酉阳杂俎》14，后）、僧大通 a（《旧》16，后）、治会宗病僧 a（《宋》25，后）、治哑病老僧 a（《太》107，后）、费鸡师 a（《太》424，后）、惟谨 b（《大日经传法次第记》，后）、罗僧 a（《宋》21，后）、僧惟真 a（《旧》17，后）、法全 b（《两部大法师资付法记》上，后）、智广 a（《宋》27，后）、祝融峰禅者 b（《宋》30，后）、广陵正师 a（《崇文目录》3，后）、僧元达 a（《吴郡志》9，后）、江南采药僧 a（《酉阳杂俎续集》1，后）

怀感 b（《宋》6，一）、安南治病僧 a（《太》112，一）、爽师 a（《医心方》卷25，一）、希遁 a（《酉阳杂俎》11，一）、衲僧 a（《太》162，一）、行儒 a（《酉阳杂俎》13，一）

周边区域来华医僧籍生地不可稽考者（2，4，3）：

灵岩和尚 a（《宋》18，前）、尲胡僧 a（《宣室志》8，前）

西蜀胡僧 a（《太》101，后）、永贞梵僧 a（《酉阳杂俎·天咫》1，后）、治发背胡僧 a（《苏沈良方》7，后）、拔镞胡僧 a（《太》101，后）

空蜺 b（《青色大金刚药叉辟鬼魔法》，一）、般若惹羯罗 b（《圣

欢喜天式法》，一)、金刚福寿 b（《髻文殊师利童子陀罗尼念诵仪轨》，一)

不详周边区域还是汉地医僧：

利言 b（《真元新定释教录》14，前）

由上述唐代医僧籍生地名录，我们得出唐代医僧共有170人，前期有104人，后期有53人，生活年代不详者有13人；汉地医僧共122人，周边区域来华医僧共47人，利言的籍生地不能确定，可能是不详周边区域来华医僧，也可能是汉地医僧。

籍生地可稽考的医僧115人，前期、后期分别是82人、29人，另外周边区域来华医僧中有4人来华时间具体不详。汉地医僧籍生地明确者77人，前期55人，后期22人，分别分布于京畿道、都畿道、河南道、河东道、河北道、淮南道、江南东道、江南西道、山南东道、剑南道及陇右道11道内，关内道、山南西道、岭南道及黔南道是唐代医僧籍生地分布的空白区。另外，38人属于周边区域来华者，前、后期分别是27人、7人，另外4人来华时间不详。他们分别来自天竺、新罗、波斯、何国、吐火罗及于阗等周边区域，且绝大部分来自于天竺。

籍生地不可稽考者共55人，占唐代医僧总数的32.35%；前期有21人，后期有24人，时间不详者有9人，还有1人不知是周边区域来华僧还是汉地医僧。周边区域来华者共9人，前、后期分别是2人、4人，来华时间不详者有3人，占唐代周边区域来华医僧总数的19.15%；汉地医僧有46人，前、后期分别是19人、20人，时间不详者有6人，占唐代汉地医僧籍生地总数的36.89%。

第二节　唐代医僧的籍生地分布及变化

一　籍生地分布

据唐代医僧籍生地名录，籍生地确切的医僧共有115人。其中，有38人来自天竺、新罗、波斯、何国及于阗等，汉地籍生地明确者77人。因笔者的研究对象以汉地医僧为主，故又据汉地医僧中的籍生地明确者，分道统计列表6–1；并作出唐代医僧籍生地道别分布图。

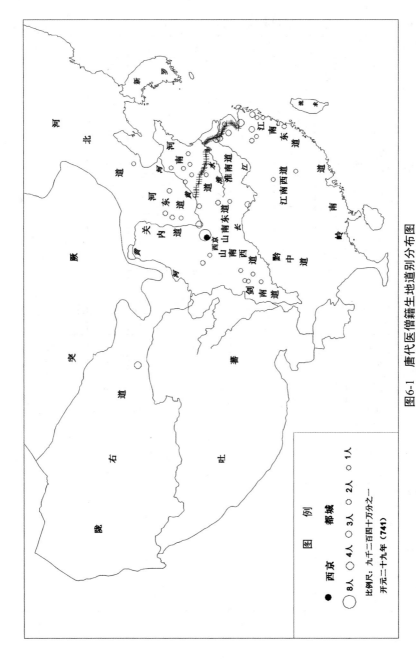

图6-1　唐代医僧籍生地道别分布图

资料来源：谭其骧：《中国历史地图集》第5册《隋唐五代十国时期》，（台北）晓园出版社1992年版，图34—35。

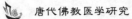

表 6－1　　　　　　　　　唐代医僧籍生地分道统计

道别	州、国别	前期	后期	共计	道别	州、国别	前期	后期	共计
京畿道	京兆府	6	2	11	山南东道	邓州	1	—	5
	华州	1	—			襄州	1	—	
	同州	2	—			荆州	3	—	
	合计	9	2			合计	5	—	
都畿道	河南府	2	—	2	江南东道	润州	3	—	24
	合计	2	—			常州	1	1	
河南道	齐州	1	—	7		苏州	1	—	
	兖州	1	—			湖州	2	1	
	滑州	—	1			越州	3	1	
	沂州	1	—			婺州	1	2	
	亳州	—	1			衢州	—	1	
	淄州	1	—			台州	2	1	
	曹州	1	—			括州	—	1	
	合计	5	2			温州	1	—	
河东道	太原府	2	—	9		福州	—	2	
	泽州	2	—			合计	14	10	
	河中府	4	—		江南西道	袁州	—	1	3
	绛州	1	—			虔州	—	1	
	合计	9				不详	1	—	
河北道	镇州	1	—	3		合计	1	2	
	邢州	2	—		剑南道	松州	—	1	5
	合计	3				绵州	1	—	
陇右道	沙州	—	4	4		汉州	1	—	
	合计	—	4			益州	1	—	
淮南道	扬州	4	—	4		眉州	—	1	
	合计	4	—			合计	3	2	

232

续表

道别	州、国别	前期	后期	共计	道别	州、国别	前期	后期	共计
周边区域	于阗	3	1	4	周边区域	何国	1	—	1
	天竺	18	4	24①		新罗	3	1	5③
	波斯	—	—	1②		日本	—	1	1
	吐火罗	2	—	2					

由表6-1和图6-1，可见唐代医僧籍生地分布的大致轮廓，可以看出唐代医僧籍生地分布呈现出不平衡的分布状态。下面笔者进一步从唐代医僧籍生地分布基本格局、各道内部的分布以及分布区带三方面来分析唐代医僧籍生地的分布情形。

（一）医僧籍生地分布基本格局

唐代医僧籍生地分布的基本格局可从以下几个方面考察。

从各道医僧籍生地分布的数量看：唐代汉地医僧籍生地确切的有77位，按十五道区分，江南东道24人，京畿道11人，河东道9人，河南道7人，山南东道5人，剑南道5人，陇右道和淮南道都是4人，河北道和江南西道都是3人，都畿道只有2人。另有周边区域来华医僧38人。至于每个医僧的具体籍生地，详见医僧籍生地名录。显而易见，唐代医僧籍生地的分布具有极大的不平衡性。唐代医僧籍生地可稽考的77位汉地医僧中有24人出自江南东道，约占籍生地可稽考的汉地医僧总数的31.17%，京畿道和河东道次之，分别占唐代籍生地可考医僧总数的14.29%、11.69%，三道合之共有44人，占总数的57.14%；河南道、山南东道、剑南道又次之，分别占总数的9.09%、6.49%、6.49%；陇右道和淮南道再次之，均占总数的5.19%；河北道和江南西道均占总数的3.9%；都畿道较少，仅占总数的2.6%；关内道、岭南道、黔中道、山南西道均无医僧籍生地的分布。可以归纳如下：（1）江南东道是唐代医僧籍生地分布较多的

---

① 其中金俱吒、婆罗门僧是天竺僧，但来华时间不详。
② 其中波驰波利是波斯僧，但来华时间不详。
③ 其中遁伦是新罗僧，但来华时间不详。

地区，这与"江南道是出高僧最多的道"① 保持一致。然而，南方诸道的医僧籍生地分布普遍较少，江南东道是其中的特例。（2）黄河中下游地区是唐代医僧籍生地分布的中心区。但是，有被长江中下游地区赶超的趋势。

从南方、北方分布的角度看：一般以秦岭—淮河一线为南方、北方的分界线，该线以南为南方，以北为北方。唐代秦岭—淮河以北，有陇右道、京畿道、关内道、都畿道、河南道、河东道、河北道等7道；以南有山南东道、山南西道、淮南道、江南东道、江南西道、剑南道、岭南道、黔中道等8道。北方7道中，关内道无医僧籍生地分布，其余六道共36人，占总数的46.75%。南方8道中，山南西道、岭南道、黔中道无医僧籍生地分布，其余5道共41人，占总数的53.25%。李映辉先生在研究唐代高僧籍贯分布时指出：南北所出高僧"大体持平，南方略多于北方"②。这一研究结果与笔者研究大体相类。这是因为籍生地不可稽考的医僧大部分来自笔记小说和文集，往往略其籍生地；医僧籍生地可稽考的医僧则大部分来自于《续高僧传》和《宋高僧传》，故结果类似也在情理当中。另外，从医僧籍生地分布的道来看，北方只有关内道没有医僧籍生地的分布，南方则有黔中道、岭南道及山南西道3道无医僧籍生地的分布，医僧籍生地分布的空白区域则是南方大于北方，这也体现了南方医僧籍生地分布的不平衡程度高于北方。再从各道所出医僧的人数来看，北方5道各道之间医僧人数相差不大，分布相对均衡；南方5道的医僧分布则不同，江南东道医僧数占据南方诸道总数的58.54%，其余各道虽相差不大，但都难以与江南东道相提并论，可见南方医僧籍生地分布的不平衡程度高于北方。最后，若以州（府）为单位来比较南、北医僧籍生地的分布，北方7道有18个州（府）有医僧籍生地的分布，南方有22个州（府），南方略多于北方。

---

① 李映辉：《唐代佛教地理研究》，湖南大学出版社2004年版，第39页。
② 同上书，第10页。

从医僧籍生地所在州（府）看：唐代 77[①] 位医僧籍生地出于 40 个州（府）内，平均每州 1.9 个。首先，京畿道的京兆府医僧籍生地分布数量最高，达 8 人之多，占全国总数的的 10.53%。其次，3—4 人的地区，有以下 9 处：河中府（4）[②]、扬州（4）、润州（3）、湖州（3）、越州（4）、婺州（3）、台州（3）、荆州（3）、沙州（4），此九处北方有 2 处，分别在河东道和陇右道；南方是 3 道，一是江南东道，共有 5 州，一是淮南道，一是山南东道，9 州之和占全国总数的 40.79%。再次，2 人的地区，有以下 7 处：同州、河南府、太原府、泽州、邢州、常州、福州，7 州之和为 14 人，占总数 18.42%。其中北方有 5 个州，河东道有 2 个州（府），京畿道、河北道及河南道各 1 个州；南方有 2 个州（府），江南东道有 2 个州。最后，1 人的地区，有以下 23 处：华州、齐州、兖州、滑州、忻州、淄州、漕州、亳州、绛州、镇州、苏州、衢州、括州、温州、袁州、虔州、襄州、松州、绵州、汉州、益州、眉州，23 州之和占总数的 30.26%。它们的分布是这样的，北方有 10 州，京畿道、河东道和河北道各 1 个州，河南道 7 个州；南方有 13 州，剑南道 5 个州，江南东道有 4 个州，江南西道 2 个州，山南东道 2 个州。可见，①唐代北方 7 道有 18 个、南方有 22 个州（府）有医僧籍生地的分布，南方多于北方，南北相差不大。②3 人以上的州（府），北方有 3 处，南方有 7 处，虽然是南方多于北方，但是北方所出的医僧人数有 16 人，平均每州有 5.3 人，南方有 23 人，平均每州 3.3 人，北方医僧籍生地的分布的集中程度大于南方，与“高僧的密集程度是北方大于南方”[③] 是一致的。而且，北方分布的不均衡性尤以京畿道、陇右道最为明显。③3 人以下的州（府）北方有 15 个，平均每州 1.3 个；南方有 15 个，平均每州 1.2 个，南北相差不大，呈现出相对均衡的特点。④南北双方都有一些数量比较集中的地域，这些地域上邻近的州（府）。所出医僧比较多的州（府）共同组成医僧籍生地分布的密集地带。

---

① 因江南西道的慧云的籍生地的州不明，所以籍生地明确到州（府）的则有 76 人。
② 括号内是该州所出的医僧的人数，下同。
③ 李映辉：《唐代佛教地理研究》，第 40 页。

（二）各道内部医僧籍生地的分布

京畿、河东、山南东、江南东、剑南五道，医僧籍生地分布很不均衡。京畿道，包括京兆府、同州、华州、邠州、岐州五个州（府），面积虽然比较小，但占据关内最为富庶的渭河平原，加以京师所在，是唐代政治经济文化的中心区域。唐代京畿道医僧籍生地分布的 3 个州（府）中，1 人来自华州，2 人来自同州，独京兆府多达8 人。实际上若以辖境而言，在京畿道这样狭小的范围内，医僧籍生地分布是很不均匀的，其中 72.73% 左右的医僧籍生地集中在京兆府界内，而且尤以都城所在的长安县最为密集。若以单位面积所分布的医僧数目论，无论是京畿道比之于江南东道，还是京兆府比之于太湖、杭州湾周围地区，京畿道和京兆府的密集程度都不在其下。河东道内部医僧籍生地的分布也很不平衡，该道医僧籍生地分布集中于南部的汾、涑水谷地，特别是涑水下游谷地的河中府，全道的 9 人中就有 4 人在这里，尤其是河东县医僧籍生地分布最为集中，占全道的1/3。河东道医僧籍生地分布数目次于河中府的是位于汾河谷地北端的太原府及位于今晋东南的泽州，均为 2 人；另外还有 1 人出自绛州。其北部的代州和忻州加上今山西内长城以外的地区，即唐云州、蔚州、朔州三州，及其西部靠近关内道的岚州、石州、隰州及慈州四州，是医僧籍生地分布空白区。山南东道所管辖的十六个州据有今湖北省大部及川东、陕南、豫南部分地区，但所出的 6 名医僧全部集中在汉水和清水谷地的邓州、襄州及荆州三州之内，呈现出分布密集带，与此相对应的，则是其他 13 州的分布空白区。汉水分布带内又以北部的邓州和南部的荆州最为密集，其中有 4 人出自二地，占山南东道总数的 80%，而以荆州尤甚，其一州所占比例就高达 3/5。江南东道医僧籍生地集中分布在江南东道的北部，即今浙江、皖南、苏南地区，其中尤以环太湖、杭州湾周围的润州、常州、苏州、湖州、越州，共有 13 人，占全道的一半以上。另外，稍远一些的衢州、婺州、台州、括州及温州共出 9 位医僧，占全道的 37.5%。而江南东道东南部的福州、建州、泉州、汀州则鲜有医僧所出，只有义中禅师和慧恭是来自福州籍的医僧。江南东道内部医僧籍生地分布的不平衡的程度，也反映出全国医僧分布的不平衡程度。但是，若从医僧籍生地分布的州数来看，则表现出了相对的均衡性。人数在 3 人及以上的州是润州、湖州、越州、婺州、台州，有 2 人的州是常州、福州，苏州、衢州、括州及温州则各出 1 人。可见，在江南东道的诸州内并没有形成单一的集中分布点，反而呈现出了相对的均衡分布，只是其分布区域形成了太湖和杭州湾的分布带。剑南道医僧籍生地除 1 人分布于有"川西门户"之称的松州外，其余基本上集中分布于四川盆地西部边缘的成都平原及其邻近地区的绵州、汉州、益州、眉州四州之内，形成了一个相对集中的分布带，而在剑南道的南部和邻近山南西道的东部地区则是大面积的空白区。

河南道和上述五道略有不同，医僧籍生地的分布不是那样集中在较小范围内，而是相对均衡地分布着。河南道，基本上据有河淮之间的整个平原地区，医僧籍生地分布总特点是各地的均匀性。河南道有 7 个州有医僧籍生地的分布，即齐州、淄州、兖州、沂州、滑州、曹州及亳州，且每州医僧籍生地分布的数目都是 1 人。可见，无论从分布区域还是分布数目而言，河南道医僧籍生地的分布均呈现相对均匀性的特点。河南道医僧籍生地分布均匀性也是相对而言的，这些有医僧籍生地分布的州主要位于河南道的中部和东部、南部，虽没有形成集中的分布区，但相对而言，河南道的东北部算是本道的分布区域相对集中的地区，占本道医僧所出的 6/7，河南道西部的汴州、许州、陈州、豫州并无医僧籍生地的分布，形成了一定的空白区。与此分散性相联系的是该道各地经济、文化发展比其他道显得平衡些，而且河南道沿黄河流域各州人口分布也比较均匀。

都畿、河北、陇右、淮南、江南西五道医僧籍生地的分布又不同于上述六道，分布的区间极其狭小，形成一个或两个孤立的分布点，此外就是大面积的空白区。都畿道医僧籍生地分布全部集中在洛州，此外的诸州为空白区。淮南道仅有江淮之间一带之地，辖下有 14 州，相当于现在的江苏省中部、安徽省中部、湖北省东北部和河南省东南角。淮南道医僧籍生地全部分布在扬州，其余诸州则无医僧籍生地分布，形成了淮南道内的孤立分布点。这是因为，扬州地处位于江苏省中部，长江下游北岸，江淮平原南端，素有"苏北门户"之称。扬州又是长江与京杭大运河交汇处，交通位置十分重要，是江南漕粮、茶、盐等物资的转运枢纽，而且粮产丰富，经济、文化十分繁荣，亦是有巨大的药材市场。① 陇右道则范围极广，其辖境"东接秦州，西逾流沙，南连蜀及吐蕃，北界朔漠"②，相当于今甘肃陇山六盘山以西，青海省青海湖以东及新疆东部。陇右道医僧籍生地全部集中分布在沙州的敦煌境内，而在其他地区却无医僧所出，形成大面积的空白区。这是因为陇右道4位医僧的籍生地均出自敦煌文书，其籍生地的分布有一定偶然性。河北和江南西二道分布的特点是医僧分布的州（府）数较少，没有形成集中分布区或分布带，道内形成大面积的空白分布区。河北道医僧籍生地分布的特点是全部分布在沿太行山地带的镇州和邢州，二州各自出1人和2人，其余地区则为大面积的空白区。江南西道治所在洪州，辖境包含今江西、湖南大部及湖北南部等地区。江南西道医僧籍生地分布于袁州和虔州，另外1人州（府）不详，其余地区则是大面积的空白区，即使佛教发达的洪州、衡州依然如此。

此外，岭南道、山南西道、关内道及黔中道则无医僧籍生地的分布，是大面积空白区。

（三）医僧籍生地分布的区、带

纵观唐代医僧籍生地之分布，可以看出以下几种现象：

第一，相对密集的分布区、带。这些集中分布区、带主要是指相对于邻近地区的集中、密集分布地域，划分的根据相对密度对比得出的，而不是基于绝对密度。是以，就有两种情况，一是空白区内的集中连续分布地区，二是周围地区虽有医僧的分布，甚至密度较高，但集中分布区、带内的分布密度仍明显高于周围地区。①河渭分布带，西起京师所在的京兆府，沿渭河、黄河而东，止于都畿道的洛州，包括京兆府（8）③、华州（1）、同州（2）、河中府（4）、河南府（2）等京畿、河东、都畿道三道的5州（府），其分布密度明显地高于周围地区。这是唐代全国最大最为密集的地带，共出医僧17人，占唐代总数的22.08%，其中以京兆府、河中府为核心，二府之和占该地

① ［美］爱德华·谢弗：《唐代的外来文明》，吴玉贵译，中国社会科学出版社1995年版，第392页。

② （唐）李林甫：《唐六典》，中华书局1992年标点本，第68页。

③ 括号内为该州所出医僧的人数，下同。

带总数的70.59%。②环太湖—杭州湾分布带，即沿邗沟—江南河分布带。北起淮南道的扬州（4），贯穿江南东道的润州（3）、常州（2）、苏州（1）、湖州（3），南止于越州（4），分布密集度在其周围地区之上。这一地带共出医僧17人，这一地带虽然和河渭分布带的医僧人数一样，但是其分布在6个州（府）内，相对于河渭分布带而言，其密集度有些许的降低。从各州分布的医僧人数而言，也较河渭分布带均匀些。③浙江东部—福建沿海地带，主要包括台州（3）、温州（1）、福州（2）。三州共出医僧6人，占全国总数的7.69%。这一分布带是相对于江南东道东南部和江南西道的西南部及岭南道等大面积的空白区域而言，是相对密集的分布带。④汉水下游分布带，自北向南依次是邓州（1）、襄州（1）、荆州（3），三州共出医僧5人，占全国总数的6.49%。在它们的两侧为分布的空白区，以汉水南端的荆州为核心，但其绝对密度并不是很高，其带状的分布主要是相对于其周围的空白分布区而言的。⑤沿太行山北部的分布带。主要是河东道的太原府（2），河北道的镇州（1）及邢州（2），共出医僧5人，占全国总数的6.49%。⑥四川盆地西部分布带，由绵州（1）、汉州（1）、益州（1）及眉州（1）构成，其周围除去北部靠近陇右道的松州之外，则是大面积的分布空白区。这一分布带亦是相对密集带而言的，4州共出医僧4人，仅占全国的5.19%。

第二，均匀分布区。主要是指较大范围内没有分布密集突变线的连续性相对均匀区域。[①] 就唐代而言，一大均匀分布区主要是指河南道，自北部的齐州（1），东部的忻州（1），西部的滑州（1）及南部的亳州（1）均有医僧的分布，另外兖州（1）、淄州（1）、曹州（1）亦有医僧所出，可见，无论是从分布的区域还是各州分布的人数而言，医僧在这一地区的分布都较为均匀。

第三，孤立分布点。仅陇右道的沙州的敦煌，这里出医僧4人，尚没有形成分布区域，而且其周围是大面积的分布空白。

第四，大面积空白区。指较大范围内没有医僧的分布的区域，或是

---

① 辛德勇：《唐高僧籍贯及驻锡地分布》，载史念海《唐史论丛》第4辑，三秦出版社1988年版，第296页。

医僧籍生地只是零星出现，相对而言为空白区。唐代医僧籍生地空白分布区主要有以下四个：第一个是东北部空白区，其北界为奴鲁尔虎山、燕山，南至山西内长城一线，东到渤海湾一线，包括河东道北部，河北道的北部及南部的一部分州（府）。第二个是西域分布区，东起玉门关、阳关两关，西达咸海，包括天山南北、帕米尔东西的广大地区。相当于关内道和陇右道的广大地区。第三个是空白分布区，北起河南道的豫州和颍州，贯穿淮南道大部分州，横跨江南西道的大部分州、东达江南东道的西南的建州、汀州，南达岭南道的最南端。第四个是空白区，西起剑南道的东部，东达山南西道的和山南东道的交界处，南达岭南道的西北部，包括剑南道的南部和北部的部分州，黔中道的全部、山南西道的全部，山南东道的一部分和岭南道的大部分。

另外，周边区域来华医僧籍生地可稽考者达 38 人，此数亦不小，将在后文单独予以论述，此处暂不进行论述。

二 唐代前后期医僧籍生地分布的变化

陈寅恪先生在《论韩愈》一文中指出："唐代之史可分为前后两期，前期结束南北朝相承之旧局面，后期开启赵宋以降之局面，关于政治社会经济如此，关于文化学术者亦莫不如此。"[①] 安史之乱是唐王朝由统一集权走向分裂割据的转折点，唐代社会由此分为前后两期，各个方面均呈现出显著的变化，医僧的籍生地分布亦无例外。安史之乱前的唐朝有 137 年，后面的 153 年为后期，时间相差不大，可进行比较研究。

据前文《唐代医僧籍生地名录》统计，唐代前期籍生地可稽考的汉地医僧有 55 人，唐代后期籍生地可稽考的医僧共 22 人，较之前期数量上已大幅度减少，唐代医僧籍生地在前后期的分布也呈现出极不平衡的分布特点。

（一）医僧籍生地分布基本格局在前后期的变化

唐代前期医僧籍生地分布的基本格局可从以下几个方面考察。

从各道分布的数量看：唐代前期籍生地可稽考的医僧，共 82 人。

---

① 陈寅恪：《论韩愈》，《历史研究》1954 年第 2 期。

除去27人来自周边区域外，汉地医僧共有55人。其中27人分布于秦岭—淮河一线以南的淮南（4）①、江南东（14）、江南西（1）、山南东（5）及剑南（3）五道内，共有27人；另外28人分布于该线以北的京畿（9）、都畿（2）、河南（5）、河东（9）、河北（3）五道间。按照各道所出医僧的数目，可分为四个等级。第一等为10人以上的地区，只有江南东道，医僧籍生地分布数目是14人。第二等为5—9人的地区，有京畿道和河东道二道，医僧籍生地分布数目均是9人；山南东道和河南道，医僧籍生地分布数目都是5人。第三等为3—4人的地区，有淮南道、河北道、剑南道，医僧籍生地分布数目分别为4人、3人、3人。第四等为3人以下的地区，即都畿道和江南西道，医僧籍生地分布数目分别是2人、1人。显而易见，唐代前期医僧籍生地的分布具有不平衡性，黄河中下游地区的京畿道、河东道、河北道、河南道及都畿道，是唐代前期医僧籍生地分布的核心地区，几道合之有28人，占该时期全国总数的一半。长江中下游的江南东道、山南东道及江南西道，共出有医僧20人，占唐前期汉地医僧籍生地可考总数的36.36%。这说明唐代前期医僧的籍生地分布以黄河流域为集中分布区域。江南东道医僧籍生地分布数目居诸道之首，这说明医僧在长江中下游的分布很有可能在后期超越黄河中下游地区。而且，北方7道中有5道在唐前期有医僧籍生地的分布，且基本上处于第二等和第三等级，南方8道亦有5道有医僧籍生地的分布，江南东道位居全国之首，为第一等，而第二、三等中只有山南东道、剑南道及淮南道，相对而言，唐前期北方医僧籍生地的分布比南方更为均衡一些，其集中程度比南方较小一些。

唐代后期医僧总数较前期减少了51人，籍生地可稽考的医僧减少了53人，国内十五道籍生地可稽考医僧总数减少了33人，其下降幅度都是相当大的。唐代后期籍生地可稽考的22位汉地医僧，分别散布在京畿（2）、河南（2）、江南东（10）、江南西（2）、剑南（2）及陇右（4）六道间。按照前期对于各道医僧籍生地的划分标准，第一等依然是江南东道，医僧籍生地分布的数目有10人。第二

---

① 括号内为唐代前期该道医僧籍生地分布的人数，下同。

等则不复存在。第三等只有陇右道，医僧籍生地分布的数目是 4 人。第四等则是京畿、河南、江南西及剑南四道，医僧籍生地分布的数目均为 2 人。唐代前后期第一等的道数都是江南东道；唐代前期二等道数有 2 个，三等道数有 3 个，而后期三等道数则只有 1 个；而第四等道数却比前期多了 2 个。可见，唐代后期医僧籍生地的分布较之前期更为集中，尤其以江南东道最为集中，占唐代后期总数的将近一半；另外较为密集的是陇右道，占总数的 18.18%；在另外四道的分布则较为均匀，呈现出集中分布之外的相对均衡的分布特点。另外从医僧籍生地分布的道数论之，则又呈现出另外的分布特点，唐代前期共有 10 道有医僧的分布，平均每道分布 5.5 人；后期则有 6 道有医僧所出，平均每道 6.67 人；二者比之，唐代前期医僧分布的密集度低于唐代后期。

为了更直观地展现唐代医僧籍生地在各道分布的变化，据表 6-1，分别做图 6-2 唐代各道医僧籍生地分布及前后期比例图和表 6-2 唐代前后期各道医僧籍生地分布对比。

表 6-2　　　　　　唐代前后期各道医僧籍生地分布对比　　　　单位：人，%

道别	前期			后期		
	医僧数	占总数的百分比	名次	医僧数	占总数的百分比	名次
京畿道	9	16.36	2	2	9.09	3
都畿道	2	3.64	7	—	—	—
河南道	5	9.09	4	2	9.09	3
河东道	9	16.36	2	—	—	—
河北道	3	5.45	6	—	—	—
淮南道	4	7.27	5	—	—	—
山南东道	5	9.09	3	—	—	—
江南东道	14	25.45	1	10	45.45	1
江南西道	1	1.82	8	2	9.09	3
剑南道	3	5.45	6	2	9.09	3
陇右道	—	—	—	4	18.18	2

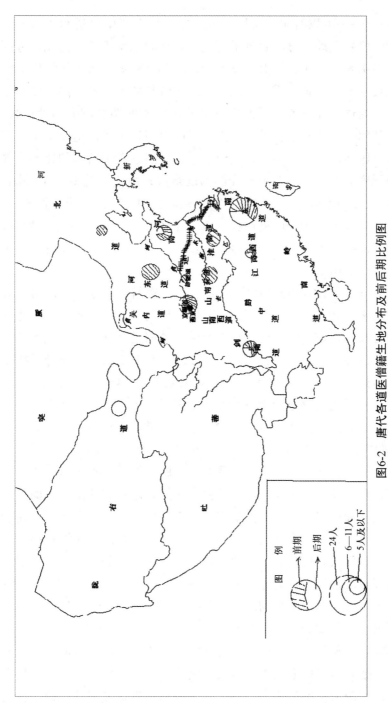

图6-2 唐代各道医僧籍生地分布及前后期比例图

资料来源：谭其骧：《中国历史地图集》，第5册《隋唐五代十国时期》，（台北）晓园出版社1992年版，图34—35。

由表 6 – 2 可以看出：全国十五道中，只有江南西道和陇右道二道后期医僧籍生地的分布超过了前期，在全国总数中所占的比例分别由前期的 1.82% 和 0，跃升到 9.09 % 和 18.18 %。从医僧籍生地分布的数目来看，其余诸道所出医僧的绝对数都低于前期。除去江南东道、江南西道、陇右道三道所出医僧的比例比前期有较大幅度增长，剑南道和河南道略有增长外，关内道、山南西道、岭南道及黔中道四道仍未有医僧籍生地的分布，其他诸道在全国总数中所占的比例也都有不同程度的下降。河东道下降的幅度最大，由前期的 16.36% 降至 0。其次是山南东道，减少了 9.09%。再次是京畿道，减少了 7.27%，都畿道减少的幅度最少，减少了 3.64%。从名次的角度看，陇右道和江南西道则是显著提高的道，下降了的则是京畿道、河东道、河北道、山南东道及淮南道。

从南方、北方分布的角度看：唐代后期医僧籍生地分布的另一大的变化是南、北方分布对比的转变。唐代后期在全国总数中所占比例上升的有江南东道、陇右道、江南西道、剑南道及河南道，这 5 道中只有陇右道和河南道位于秦岭淮河线以北，其余 3 道则在该分界线以南。就河南道而言，医僧籍生地分布的数目后期比前期还减少了 3 人，在医僧籍生地分布的绝对数上是呈现减少的趋势的，在全国所占的比例没有变化。就陇右道而言，前期无医僧籍生地的分布，后期的 4 位医僧的籍生地均在敦煌地区，呈现出明显的增长趋势，但因 4 人的资料全部来自敦煌出土文书，具有很大的偶然性，不足以说明陇右道的医僧籍生地分布呈现增长的趋势。南方 3 道中的江南西道的绝对数额呈现增加的趋势，其在前期出有 1 人，后期则增长至 2 人，在全国总数中所占的比例提升了 7.27%，因江南西道绝对数量较小，实际变化不是很大，仍具有一些偶然性。江南东道和剑南道所出医僧的绝对数额较之前期，都有不同程度的减少，分别减少了 4 人和 1 人。唐代后期，在全国总数比前期减少 34 人的情况下，江南东道减少了 4 人，由占全国的 25.45%，增加到 45.45%，是增长幅度最大的地区。唐代后期与比例数居全国第二位的陇右道相比，江南东道医僧籍生地分布的人数在全国的总数中所占的比例约为其 2.5 倍；前期与比例数居全国第二位的京畿道相比，江南东道医僧籍生地分布的人数在全国的总数中所占的比例约为京畿道 1.56 倍；可见，江南东道后期比前期更是遥领诸道之先。另一方面，除去关内道、岭南道、山南西道及黔中道 4 道无医僧籍生地分布和江南东道一直位居榜首之外，后期南方诸道医僧籍生地分布数目在全国总数中各自所占的比例的排列次序普遍向前跃动。江南西道和剑南道分别由前期的第八位、第六位上升为同列第三位；但是淮南道和山南东道由于后期无医僧籍生地分布，其名次亦呈现减少的现象。北方的京畿道则减少了一个名次，另外都畿道、河东道及河北道由于后期无医僧籍生地分布，其名次也是呈现降低的，只有陇右道在后期有 4 位医僧籍生地分布，其名次位居全国第二，呈现明显的增长。唐代后期南方各地在医僧籍生地分布中的地位较之北方略有提高。唐代后期南、北方医僧籍生地分布对比变化转折性标志是南方诸道医僧籍生地分布已大大超越北方。秦岭淮河一线以北的 7 道中除去关内道外，医僧籍生地分布人数共 36 人，前、后期分别是 28 人、8 人；秦岭淮河一线以南的南方 8 道除去山南西道、岭南道和黔中道外，共 41 人，前、后期分别是 27 人、14 人。唐代后期籍生地分布于北方的医僧有 8 人，仅是南方的 4/7；在全国总数中所占的比例，北方呈现下降的趋势，由 50.09% 降至 36.36%，南方则由前期的 49.91% 上升为 63.64%。唐代后期，南、北方医僧籍生地分布的数目均呈现减少的趋势，但是北方减少的幅度明显大于南方。这是唐代前、后期医僧籍生地分布的一个显著变化。故整个唐代医僧籍生地分布数目南方比北方多 5 人。唐后期北方只有 4 个州（府）有医僧籍生地的分布，比前期减少了 11 个；而南方由 15 个减少到 11 个，虽然也是呈现减少的趋势，可与北方减少的情况相比，南方减少的幅度就小得多了，这就显示出唐代后期医僧籍生地分布总体趋势减少，以及南方后期佛教的发展超越北方的态势。

从医僧籍生地分布所在州（府）看：唐代前期有医僧籍生地分布的州（府）共 30 个，55 位医僧籍生地就分布在这些州内，平均每州 1.8 个。[①] 后期有医僧籍生地分布的州（府）有 15 个，22 位医僧就

---

① 因唐代前期江南西道的慧云的籍生地的州不明，所以籍生地明确到州（府）的则有 54 人。

分布在这些州（府）内，平均每州1.47个。今依州（府）医僧籍生地分布数目的多少，将唐代前、后期各个州（府）分为以下几等：第一等，5人以上的地区，仅有一处，即唐前期的京畿道的京兆府，医僧籍生地分布数目远高于其他州（府），多达6人，占全国总数的11.11%。第二等，3—4人的地区，唐代前期有以下五处：河中府（4）①、扬州（4）、润州（3）、越州（3）、荆州（3），5州之和占前期总数的31.48%。此5处北方只有1州，南方则有4州，一处在淮南道，二处在江南东道，还有一处在山南东道；后期仅有陇右道的沙州（4）一处，占总数的18.18%。第三等，2人的地区，前期有7处，占总数25.26%。它们的分布是这样的：北方有5处，即京畿道之同州，河南道之河南府，河东道之太原府和泽州，河北道之邢州；南方有2处，即江南东道之湖州和台州。后期仅有3处，即京畿道之京兆府，江南东道之婺州和福州，3州（府）之和占总数的27.27%。第四等，1人的地区，前期有17处，占总数的31.48%，具体分布如下：京畿道之华州，河南道之齐州、兖州、沂州、淄州及漕州，河东道之绛州，河北道之镇州，江南东道之常州、苏州、婺州及温州，山南东道之襄州和邓州，剑南道之益州、绵州及汉州。后期有12处，占总数的54.55%，河南道之滑州和亳州，江南东道之常州、湖州、越州、衢州、台州及括州，江南西道之袁州和虔州，剑南道之松州和眉州。此外，上述诸等之外，还有不少空白地带。可见，①唐代前期北方有15个、南方有15个州（府）有医僧籍生地的分布，南北相当；后期北方只有4个、南方有11个州（府）有医僧籍生地的分布，南方远大于北方。②第一、二等的州（府），前期有6处，后期只有1处，前期多于后期。且就第一、二等的州（府）医僧籍生地分布数目言，前期有23人，占全国总数的42.59%，平均每州有3.83人；后期仅有4人，占总数的18.18%，平均每州4人。但是，后期的4人全部分布于沙州的敦煌地区，如前所述，这具有一定偶然性，所以从整体上而论，后期医僧籍生地分布数目在第一、二等中是不存在的。由此可见，后期医僧籍生地分布的集中度低于前期，较之后期，

---

① 括号内为医僧籍生地分布数目，下同。

前期医僧籍生地的分布呈现出相对集中的特点。若从南北方而论，前期北方只有京畿道一处，南方则有四处，分别位于淮南道、江南东道和山南东道。但是，到了后期则南方则只有江南东道一处，位居第一等，其他则无，这与后期医僧的整体的数量减少有密切关系。前期医僧籍生地在南方的分布呈现出相对均衡的特点，而北方无论是前期还是后期较之南方都呈现相对集中的特点。③第三、四等州（府）前期有23个，医僧籍生地分布数目共32人，占全国总数的59.26%，平均每州1.39个；后期有14个，医僧籍生地分布数目有18人，占全国总数的81.82%，平均每州1.29个。可见，在此分类下，后期医僧籍生地的分布较之前期呈现出相对均衡的特点。

另外，与前期相比，有医僧籍生地分布减少的州（府）数，北方有15个，南方有13个；有医僧籍生地分布增加的州（府）数，北方有3个，南方有8个；前、后期有医僧籍生地分布的州（府）数目没有变化的只有南方的常州一州而已。若就十五道而言，只有江南西道和陇右道在后期医僧籍生地分布增加的州（府）数比减少的州（府）多，江南西道前者是2个，后者是1个；陇右道则由前期没有州（府）分布，后期则增加为沙州有4位医僧籍生地分布。另外，唐前期医僧籍生地分布数目较多的州（府），在后期绝大部分减少，如京兆府（6，2）①、河中府（4，0）、扬州（4，0）、润州（3，0）、湖州（2，1）、越州（3，1）、荆州（3，0），增加的只有婺州（1，2）、沙州（0，4）二州；后期医僧籍生地分布人数增加的州（府）绝大部分是前期无医僧籍生地分布的地区，只有婺州是由前期的1人增加至2人，在后期很少有医僧籍生地分布特别密集的州（府）。

（二）医僧籍生地在各道内部的分布在前后期的变化

唐代医僧籍生地在各道内部的分布，前后期发生了较大变化。主要可以分为以下几类：

第一类，是江南东道、河南道、剑南道，绝对人数虽有所减少，但其在全国所占比重却增加。

---

① 括号内，逗号前是该州前期医僧籍生地分布的人数，逗号后则是后期医僧籍生地分布的人数，下同。

江南东道医僧籍生地分布绝对人数在唐代前、后期始终居于全国之首。前期籍生地可稽考者有 55 人，分布于江南东道就有 14 人，占总数的 1/4。这 14 人分别分布在润州（3）①、常州（1）、苏州（1）、湖州（2）、越州（3）、婺州（1）、台州（2）、温州（1）。后期，江南东道医僧籍生地分布的人数是 10 人，分布在常州（1）、湖州（1）、越州（1）、婺州（2）、衢州（1）、台州（1）、括州（1）、福州（2）。江南东道人数减少是总趋势，诸如润州、苏州、温州在后期无医僧籍生地分布，湖州、越州、台州则均有不同程度的减少；但是也有一些州人数呈现增加的现象，如衢州、括州、福州，前期没有医僧籍生地的分布，后期则分布的人数分别是 1 人、1 人、2 人；婺州则比前期增加了 1 人；只有常州没有变化，前后期均为 1 人。从医僧籍生地分布的州（府）数来看，前期江南东道有医僧分布的州有 8 个，其中 3 人的州有 2 个，2 人的州有 2 个，1 人的州有 4 个；后期则分别是 0 个、2 个、6 个。可见，前期医僧籍生地在江南东道的分布比后期集中了很多。前期江南东道医僧籍生地的分布主要是以环太湖、杭州湾的润州、常州、苏州、湖州、越州为集中分布区域，共分布医僧 8 人，占全道的一半以上，形成了太湖—钱塘的集中分布区域。而后期这一分布区域则不复存在，润州和苏州则不再有医僧籍生地的分布，另外三州的总数只有 3 人，只占全道的 30%，无论从人数还是从分布地域看，都尚不足形成相应的集中分布区域。但是后期，江南东道医僧籍生地的分布出现了向浙江南部和福建沿海南移的现象，如括州和福州在前期没有医僧籍生地分布，但是在后期有 3 人分布，占全道的 30%，可与前期的环太湖—钱塘的密集分布带相提并论，究其原因这与佛教中心的南移密切相关。

河南道在前期医僧籍生地分布人数是 5 人，在全国的比重是 9.09%，居全国第四位。这 5 人分别分布于齐州、兖州、沂州、淄州、曹州，主要位于河南道的东北部。后期只有 2 位医僧籍生地分布于该道西北部的滑州和南部的亳州，在全国的比重是 9.09%，居全国第三位。虽然，唐代后期医僧籍生地在河南道的分布虽然在全国的

---

① 括号内医僧籍生地分布人数，下同。

比重及在全国的名次上均有所增加，但实际上其在全国的总数则出现绝对的减少。而且，从分布的区域来看，后期医僧在河南道的分布的范围缩小，但是分布的格局并没有太大的变化。

剑南道医僧籍生地分布的总人数是5人，前、后期分别是3人和2人，在全国所占的比重分别是5.45%和9.09%。前期的3人分布在四川盆地的绵州、汉州、益州，每州均分布1人，在唐代前期形成了相对于周围空白区域的四川盆地西部分布带。后期的2人，1人在有"川西门户"之称的松州，改变了前期的空白状态。另外一人则在四川盆地边缘的眉州。后期较之前期，其绝对人数是减少的，但在全国所占的比重略有增加，这是因为后期医僧比前期有大幅度的减少，这也说明了在剑南道医僧减少的幅度低于全国平均值。从分布的区域看，前期的分布更为集中一些，形成了四川盆地分布带，后期这一分布带则不复存在，后期医僧籍生地的地理分布更为分散一些。

第二类，是京畿道，绝对人数和在全国所占的比重都减少。

就京畿道而言，无论是从人数上，从分布的州（府）数，还是从在全国所占的比例看，都明显的减少。前期医僧籍生地分布人数有9人，占全国总数的16.36%。这些医僧分别来自京兆府（6）、华州（1）及同州（2），形成以京兆府为核心的分布区，占全道的2/3，占全国的10.91%，是全国任何一个州（府）都不能相提并论的。后期只有国都所在的京兆府有2人分布，人数只是前期的1/3，占全国总数的9.09%，其余各州无医僧籍生地分布。

第三类，是江南西道和陇右道，绝对人数和在全国所占比重都有增加。

江南西道医僧籍生地分布人数有3人，居全国第8位。其中1人来自前期，2人分别分布于后期的袁州和虔州，后期比前期有一定的增长。从分布的州（府）数论，后期有2个，前期则是州（府）不详，分布的州（府）数较之前期更为广泛些。从在全国所占的比重看，前、后期分别是1.82%、9.09%，亦然有一定的增长。由于其前后期所出医僧人数均较少，存在一定的偶然因素，所以江南西道医僧籍生地的分布后期较之前期虽有一定的增长，但其分布的密集程度则理应相差不大。

陇右道在前期是医僧籍生地分布的空白区，后期有4位医僧籍生地分布，占全国总数的18.18%，居全国第二位，前、后期的变化很是明显。值得注意的是，这4位医僧籍生地分布于该道的敦煌境内，其他地区仍是大面积的空白区，形成敦煌这个孤立的分布点。另外，若以州（府）分布的医僧籍生地人数而论，其在后期超越京师长安及江南东道的任何一州，位居全国首位，相对密集度最高。但是如前所述，这与笔者的统计资料的来源密切相关，具有一定的偶然性。

第四类，都畿道、河东道、河北道、山南东道及淮南五道，后期是医僧籍生地分布的空白区。

河东道的9位医僧籍生地分布全部是在前期，分布在河中府（4）、太原府（2）、泽州（2）、绛州（1），与京畿道相比，其分布呈现相对均衡的分布特点。都畿道和河北道医僧籍生地分布人数较少，分别是2人和3人，前期在全国所占的比重分别是3.64%和5.45%。都畿道的医僧籍生地全部分布在河南府，河北道分布于邢州（2）和镇州（1）。河东道的河中府与都畿道的河南府，及京畿道的京兆府、华州、同州，在唐代前期形成了河渭分布带。河北道的镇州、邢州及河东道的太原府，形成了相对密集的太行山北部分布带。山南东道医僧籍生地分布人数有5人，占全国总数的9.09%，分布在荆州（3）、邓州（1）及襄州（1），形成了汉水下游分布带。淮南道医僧籍生地分布人数有4人，占总数的7.27%，居全国第五位。这些医僧全部集中分布在扬州，在淮南道内形成了集中分布点，表现出极度分布不均衡的特点。扬州与江南东道的润州、常州、苏州、湖州及越州形成沿邗沟—江南河分布带。

（三）医僧籍生地分布区、带在前后期的变化

与前期相比，后期医僧籍生地分布变化主要是集中分布区、带的消散，均匀分布区的增长，空白分布区的扩大及孤立分布点的形成。

首先，集中分布区、带的消散，具体表现为区、带所出医僧数额的下降和周围区域尤其是空白区域医僧人数的增长两个方面。比如，河渭分布带的消散，就是因为京兆府（6，2）[1]、华州（1，0）、同州

（2，0）、河中府（4，0）及河南府（2，0），医僧籍生地分布人数在后期急剧减少，只有京兆府还有2人，其余诸州则成为空白区域，这一分布带自然也就消散。前期由河东道的太原府（2）①，河北道的镇州（1）及邢州（2），所形成的沿太行山北部分布带也消散。再如前期四川盆地西部分布带，在后期没有医僧籍生地分布，只是在眉州有1人分布，再加之，其北部的空白分布区，在后期虽在松州有医僧籍生地分布，这样就使得前期的相对集中性淡化下去，从而与相邻的分布区域相同。淮南道的扬州和江南东道的环太湖及钱塘的几个州在前期所形成的沿邗沟—江南河分布带，在后期，随着扬州（4，0）和润州（3，0）无医僧籍生地分布，湖州（2，1）、苏州（1）和越州（3，1）医僧籍生地分布人数的减少，也趋于消散。唐代前期，这一分布带共出医僧14人，占全国总数的25.45%，后期仅有3人，占全国总数的13.64%；前期这一分布带上集中了江南东道71.43%左右的医僧，但在后期降至13.64%。而且随着其周围婺州（1，2）、衢州（0，1）及括州（0，1）医僧人数在后期的增加，则其分布集中性不明显了，趋于与相邻分布区域均匀的分布。

其次，随着集中分布区、带的消散，唐代后期的空白区呈现扩大的趋势，如河北道、河东道、淮南道的全部及河南道的大部变为空白分布区。在大面积的空白区内形成了一些孤立分布点，唐代前期陇右道是大面积的空白分布区，但在后期形成了敦煌这个孤立分布点；唐代前期江南西道属于大面积的空白区，在后期出现了袁州和虔州，虽然所出医僧并非很多，但是毕竟是在空白区内出现零星的分布。另外，随着河渭分布带的消散，只剩下京畿道的京兆府有2人所出，形成了医僧在都畿道、京畿道及河东道的大面积的空白区，而京兆府成为与其邻近区域的零星分布点。

最后，是均匀分布区的扩大和减少，因邗沟—江南河集中分布带的消散，加以后期医僧在江南东道向东南部的延伸分布，这一分布区域逐步呈现均匀分布的特点。河南道在唐代整体上呈现均匀分布的特点，前期的分布主要是在其东北部地区，后期则是西北部的滑州及南

---

① 括号内为医僧籍生地分布人数，下同。

部的亳州，其均匀分布的特点也为之减少。

三　周边区域来华医僧籍生地分布

唐代佛法隆盛，外域来华僧人为数众多，他们或译经传教，或求法传教，形成了一时盛况。在周边区域来华的僧人中不乏知医或通医之人，他们在传教过程中给人治病，借医弘教，在翻译佛经的时候，也翻译了许多佛教的医药著作，成为唐代社会的独特群体。虽然周边区域来华医僧来华的原因、目的和方式不尽相同，但是无不以弘扬佛法为天职，而且他们还带来了异域的医药医术，大大丰富了汉地医药文化的内容。故有必要对其籍生地进行研究。

唐代周边区域来华医僧共 47 人，分别来自天竺、于阗、新罗等周边地区。其中前期来华的有 28 人，后期 12 人，来华时间不详的共 7 人。为了更直观地研究唐代周边区域来华医僧，笔者据《唐代医僧籍生地名录》做表 6 – 3《唐代周边区域来华医僧简表》。

表6－3　　　　　　　　唐代周边区域来华医僧简表

名称	其他称谓	国家地区	来华时间①	资料来源
跋摩米帝	—	中天竺摩揭陀	隋大业八年（612）②	《千金翼方》12
波颇	波罗颇迦罗蜜多罗③	中天竺人	高祖武德九年（626）	《续》3
慈藏	—	新罗	太宗贞观十二年（638）	《续》24
那罗迩娑寐	—	中天竺	太宗贞观末年	《酉阳杂俎》7
阿地瞿多	无极高	中印度人	高宗永徽三年（652）	《宋》2
那提	布如乌伐邪、福生	中印度人	高宗永徽六年（655）	《续》4
伽梵达摩	尊法	西印度人	高宗永徽年间	《开元释教录》8

---

① 当其来华时间不确切时，以其医事时间为准。

② 虽是隋朝来华，但其主要的活动在唐代，武德六年为洛州大德护法师净土寺主矩师笔译出《服昌蒲方》。

③ 《大庄严经论序》曰：摩诃陀国三藏波罗颇迦罗蜜多罗，唐言明友，即中天竺刹利王之种姓也。

续表

名称	其他称谓	国家地区	来华时间	资料来源
僧伽	—	何国	高宗龙朔初	《宋》18
佛陀波利	觉护	北天竺罽宾	高宗仪凤元年（676）	《宋》2
地婆诃罗	日照	中天竺婆罗门种	高宗仪凤元年（676）	《宋》2
卢伽阿逸多	—	东天竺乌荼	高宗	《旧唐书》84
提云般若	提云陀若那、天智	于阗	天后永昌元年（689）	《宋》2
弥陀山	寂友	吐火罗	天授中参与译经	《宋》9
太贤①	青丘沙门、大贤	新罗	天授三年（692）前	《三国遗事》4
菩提流志	觉爱、达摩流支	南天竺婆罗门	天后长寿二年（693）	《宋》3
阿你真那	宝思惟	北印度迦湿蜜罗	天后长寿二年（693）	《宋》3
实叉难陀	乞叉难陀、学喜、喜学	于阗	证圣元年（695）	《宋》2
般刺蜜帝	极量	中印度	中宗神龙元年（705）	《宋》2
智严	俗姓郁特，初名乐	于阗②	中宗神龙二年（706）	《宋》2
灵岩和尚	—		先天年间	《宋》18
西域婆罗门僧	—	印度僧	开元元年（713）	《景岳全书》48
善无畏	戍婆揭罗僧诃、输波迦罗、净狮子	东印度乌荼人，属刹帝利种姓，一说中印度摩伽陀国	玄宗开元四年（716）	《宋》2
金刚智	跋日罗菩提	南印度摩赖耶国婆罗门（另说为中印度王子）	玄宗开元七年（719）	《宋》1
不空	阿目佉跋折罗、不空金刚	南印度狮子国人，一说系北天竺婆罗门	玄宗开元七年（719）	《宋》1
僧密	—	天竺	玄宗开元十七年（729）	《旧》198
难陀	—	吐火罗	玄宗开元十七年（729）	《册府元龟》971

---

① 壮岁来唐，依西明寺道证学唯识。而道证是唐新罗僧，居止于长安，于武则天天授三年（692）归国。可推测太贤来唐的时间早于692年。

② 幼随于阗国王之质子来华，中宗神龙二年（706）出家。

续表

名称	其他称谓	国家地区	来华时间	资料来源
达摩战涅罗	—	东天竺摩提国	玄宗开元二十年（732）	《贞元新定释教录》14
无漏	—	新罗	安史之乱（755）前	《宋》20
拔镞胡僧	—	西域僧①	肃宗至德中	《太》101
般若力	—	北天竺罽宾国	肃宗乾元元年（758）	《宋》3
龛胡僧	—	—	后（肃宗乾元初）	《宣室志》8
西蜀胡僧	—	—	后（代宗大历初）	《太》101
般若	又称般剌若	北印度迦毕试国	德宗建中二年（781）	《宋》2
尸罗达摩	又称戒法	于阗	德宗贞元年中	《宋》3
游僧	—	新罗	德宗贞元之前	《证类本草》11
永贞梵僧	—	—	顺宗永贞元年（805）	《酉阳杂俎》1
眼医婆罗门僧	—	印度僧	后（曾为刘禹锡治眼病）	《刘宾客文集》29
治发背胡僧	—	—	穆宗长庆三年之前	《苏沈良方》7
友禅	—	印度僧	后	《格致镜原》26
金俱吒	—	西天竺	—	《七曜攘灾决》
波驰波利	—	波斯	—	《通志》69
遁伦	—	新罗	—	《佛光大辞典》
婆罗门僧	—	印度僧	—	《佛说北斗七星延命经》
空蕛	—	—	—	《青色大金刚药叉辟鬼魔法》

---

① 在唐代，天竺常被称为西域，亦被称为"胡"，而且"胡""梵"的界限并不严格。《宋高僧传》卷19《唐西域亡名传》云："释天竺亡名，未详何印度人也。"知，释亡名是印度人。但在本传为"唐西域亡名传"。可见，印度也被笼统地称为西域。（宋）赞宁云："胡语梵言者，一在五天竺，纯梵语。二雪山之北是胡。山之南名婆罗门，与胡绝，书语不同……至于隋朝，皆指西天以为胡国。"知，隋唐时期，"胡""梵"的界限并不严格。是以，此西域僧并非一定是西域人。故将其列入籍生地不可稽考者。

续表

名称	其他称谓	国家地区	来华时间	资料来源
般若惹羯罗	—			《圣欢喜天式法》
金刚福寿	—			《髻文殊师利童子陀罗尼念诵仪轨》
海东僧	—	日本	后	《张籍诗集》2

　　唐代周边区域来华的医僧有47人，籍生地可稽考者有38人。唐代外域来化的医僧大体上分为两类：第一类是周边区域来华弘教兼行医的僧人。主要有两种，一种是来华人后裔出家为僧，此种以其出生地作为籍生地；另一种通常是从西域或天竺诸国远道而来的异域高僧，他们主要从西北陆路而来，也有从东南海路而来的。第二类是周边区域来华求法兼习医药的僧人，他们主要是朝鲜的求法僧。

　　第一类，周边区域来华弘教兼行医的僧人。唐代周边区域来华的医僧主要来自西域诸国和印度。佛教主要是通过西域沿着丝绸之路传入中国，西域诸国高僧也纷纷东来中原内地弘法。检阅佛教史传和有关历史文献，唐代源自西域的医僧主要有以下西域诸国：于阗、何国及吐火罗国。唐代来自于阗的医僧有4人，分别是实叉难陀、提云般若、智严、尸罗达摩；另外，僧伽来自西域昭武九姓西域诸国——何国，其地位于今乌兹别克斯坦的撒马尔罕西北部。中亚吐火罗国，大体包括今阿姆河以南之地。唐代医僧弥陀山来自睹货罗（即吐火罗），其自幼出家，游诸印度，后杖锡孤征，来到唐朝。

　　佛教创立于古印度，自魏晋至唐，不断有印度高僧来到中国译经传教，其中不乏一些知医或通晓医术之僧。唐代周边区域来华的医僧中印度人尤多，有24人，占籍生地可稽考的63.15%。他们分别来自五天竺，其中来自北天竺的有5人，分别是佛陀波利、宝思惟、不空、般若力及般剌若；南天竺的有菩提流志和金刚智2人；中天竺的有7人，分别是波颇、那罗迩娑寐、无极高、那提、日照、般剌蜜帝及跋摩米帝；西天竺的有2人，分别是伽梵达摩和金俱吒；东天竺的

255

有卢伽阿逸多、善无畏及达摩战涅罗3人。上述来自印度的唐代医僧国籍十分明确，另外，尚有一些医僧如僧密、友禅、西域婆罗门僧、眼医婆罗门僧、婆罗门僧，古籍中只是记载其为婆罗门，未言是印度哪里人。

尚有一些医僧如灵岩和尚、龛胡僧、西蜀胡僧、永贞梵僧、治发背胡僧、拔镞胡僧等国籍不明，史书笼统地称之为西域人。

第二类，周边区域来华求法兼习医药的僧人。此类医僧主要来自朝鲜，南北朝时期开始出现，隋唐时期人数增多。他们往往被史家称为"学问僧"，他们来华的主要任务是求取佛法，但也兼习医药，为人治病，唐代则有慈藏、太贤、无漏、游僧及遁伦5人。

另外还有一位来自波斯的医僧，即波驰波利。此外，医僧诸如空蜺、般若惹羯罗及金刚福寿，由于资料限制我们只知道他们是外国人。

唐代周边区域来华的医僧共有47人，其中38人国籍明确可稽考。唐代周边区域来华医僧的国籍分布存在极度的不平衡性，绝大部分来自西域诸国和印度，共有39人，占唐代周边区域来华医僧总数的82.98%；来自印度和西域诸国的医僧国籍明确者有31人，占国籍明确稽考者的81.58%。而以印度最多，达24人，占总数的51.06%，占国籍明确稽考者的63.16%，占西域诸国和印度总数的61.54%，占西域诸国和印度国籍明确者的77.42%。可见，唐代印度医僧在周边区域来华医僧中的重要性。诸如灵岩和尚、龛胡僧、西蜀胡僧、永贞梵僧、治发背胡僧、拔镞胡僧等，其实在很大程度上即有可能是印度医僧，若再加以考虑的话，印度来华医僧几乎占据唐代国籍可稽考者的78.95%。在西域诸国中以于阗的医僧最多，有4人，占唐代周边区域来华医僧总数的8.51%，占国籍明确稽考者的10.53%，占西域诸国和印度医僧总数的10.25%，仅次于印度。

值得注意的是，唐代有来自朝鲜的医僧5人，占周边区域来华医僧总数的10.63%，占国籍可稽考者的13.16%。朝鲜是印度之外，周边区域来华医僧最多的国家。这与唐代佛教文化的发展有很大的关系，唐朝被称为当时佛教文化的中心，吸引了新罗和日本僧人前来寻求佛法。另外，中国也是新罗僧向印度取经经常要跨越的地域，如无漏，新罗国王子，乘船来华，欲游五竺，涉于阗以西，后遇僧人指点，乃回。① 另外还有一名来自日本的医僧海东僧，在《赠海东僧》一诗中曰："到家行万里，自说过扶余。学得中州语，能为外国书。与医收海藻，持咒取龙鱼。更为同伴来，天台几夏居。"可见，此僧不仅求取佛法，还从事医药活动。

若从时段分析，唐代周边区域来华医僧大部分集中在唐前期，前、后期呈现不平衡的分布状态。据笔者的统计，唐代 47 位周边区域来华的医僧中，前后期人数分别是 28 人、12 人，还有 7 人时间不可稽考，分别占总人数的 59.6%、25.5%、14.89%。前期的 28 人国籍明确稽考的有 27 人，其中 18 人来自印度，于阗和新罗均有 3 人，吐火罗 2 人，何国 1 人；另外灵岩和尚国籍不明，但大概推测亦来自西域或印度。后期来华的 12 位外域医僧，来自印度的有 4 人，新罗、于阗及日本各有 1 人，另外拔镞胡僧、宽胡僧、西蜀胡僧、永贞梵僧、治发背胡僧 5 人属于后期来华中的国籍不明者，但其应属于西域或印度僧。时间不可稽考的 7 人中，国籍不可稽考的有 3 人，4 人的国籍明确，分别来自印度、波斯和新罗，人数分别是 2 人、1 人、1 人。

下面以国籍明确的 38 位外来医僧为研究对象，对唐代前后周边区域来华医僧的籍生地进行比较分析研究。唐代前、后期国籍明确的医僧分别有 27 人、7 人，分别占全国总数的 71.05%、18.42%，表现出前、后期分布的不平衡性。以国别论之，前期来华的印度僧人有 18 人，分别来自北天竺（2）、南天竺（3）、中天竺（7）、东天竺（3）及西天竺（1），另外还有 2 人只知道来自印度，具体国籍不详。但是唐代后期，只有北天竺（2）、西天竺（1）及具体国籍不详的 3 位印度僧来华。无论从来源的区域还是从来华的人数，前后和后期均呈现不平衡的特点，前期较后期来源的区域更为广泛。但是，若从全

---

① （宋）赞宁撰，范祥雍点校：《宋高僧传》卷 21《唐朔方灵武下院无漏传》，第 545—546 页。

国周边区域来华的医僧的区域进行分析，也呈现出相对均衡的局面，前后的区域相差不大，唐前期的28位医僧分别来自印度、于阗、吐火罗、新罗和何国；后期来华的外域医僧来自印度、于阗、新罗、波斯和日本。

综上，唐代后期较之前期，周边区域来华医僧不仅是在数量上急剧减少，而且在来源方面也出现了一些重要的变化。笔者以为主要是以下几方面的原因：①唐代周边区域来华僧人和西行求法的僧人整体数量的减少。据释东初统计，唐代东来译经师共29人，唐中期以前共19人，开元后为5人，另外5人年代不详；唐代西行求法的僧人共16人，时间可稽考者有12人，开元后仅有1人，其余11人全部是开元年间以前的。① ②7世纪以后印度佛教逐渐衰落，佛教医学也随之衰萎，通医或知医的僧人数量减少。③佛教经过几百年的传播，在中国唐代前期基本完成佛教的中国化，佛教宗派和义学的建设，使得僧人无须再借助医术作为传教的主要手段。外来僧人在传教的过程中不再以医术作为其传教的手段，是以，文献对其记载也就相应地减少。④由于医僧中包含一些翻译佛经的僧人，而"唐代前期翻译的佛教医籍多于后期"②，而翻译这些佛教医籍的中外僧人也就主要集中于前期。⑤唐代统治者对僧人行医的限制，《唐会要》卷50《杂记》永徽四年四月敕：道士、女冠、僧、尼等，不得为人疗疾及卜相。③

从上述唐代医僧籍生地的基本分布格局和各道分布情况看，可归纳出下述几个分布特点：（1）从总体看，唐代医僧籍生地的区域分布是不均衡的，这种不均衡中又呈现出一些相对均衡的分布特点。（2）唐代前期医僧多于唐后期，籍生地分布的不均衡程度也高于后期。（3）周边区域来华医僧前后期变化显著。（4）形成了一些密集分布带，但这些密集分布带在前后期变化较为显著。（5）唐代医僧籍生地不可稽考者所占的比重较大。

---

① 释东初：《中印佛教交通史》，第204—233页。

② 勾利军、贾金成：《略论唐代佛教医籍及其特点》，《河南师范大学学报》2010年第3期。

③ （宋）王溥：《唐会要》卷50《杂记》，中华书局1955年版，第878页。

第三节　唐代医僧籍生地分布的比较研究

将魏晋南北朝时期医僧籍生地分布和唐代高僧籍生地分布，分别与唐代医僧籍生地分布进行比较研究，寻找其异同，从中找出医僧籍生地分布的共性和发展趋势，更清楚地了解唐代医僧籍生地分布的状况，同时与佛教、社会、政治和文化背景等结合起来，通过理性分析与思考，寻求影响医僧籍生地分布的原因。

一　与魏晋南北朝时期医僧籍生地分布的比较

为更深入地研究唐代医僧籍生地分布，有必要与魏晋南北朝时期的医僧籍生地分布进行比较研究。

（一）魏晋南北朝医僧籍生地分布概况

将唐代医僧籍生地分布与魏晋南北朝时期进行比较研究，为方便起见，均以唐代的道为基本的行政区划，并根据魏晋南北朝时期具体的行政区划归入相应的道，制成名录，详见附录1。据附录1，统计得出这一时期籍生地确切的医僧共97人，其中有42人来自天竺、西域、龟兹、康居及扶南国，实际上汉地医僧籍生地可稽考者有55人。籍生地不明者30人，包括2位周边区域来华医僧。为使籍生地明确的医僧更加直观，便于后面的分析研究，笔者据附录1列表6-4，再据表6-4作图6-3。

从各道医僧籍生地分布的数量看：魏晋南北朝时期医僧籍生地的分布具有相对均衡的分布特点。汉地医僧籍生地明确者有55人，其中有11人分布于陇右道，约占籍生地可稽考的汉地医僧总数的20%；河东道和河北道次之，分别占这一时期籍生地可稽考医僧总数的18.18%、14.55%，三道合之共有29人，占总数的52.73%。河南道、江南东道又次之，分别占总数的10.91%、9.09%；京畿道、都畿道、山南东道、剑南道及岭南道再次之，均占总数的3.64%；关内道、江南西道及淮南道均占总数的1.82%。按照医僧籍生地分布人数可将全国十五道分为四级。第一等级——7人以上地区，有陇右

表6-4　魏晋南北朝时期医僧籍生地分道统计

道别	州别	人数	合计	道别	州别	人数	合计	道别	州别	人数	合计
京畿道	京兆府	2	2	河东道	代州	1	10	河北道	镇州	1	8
关内道	不详	1	1		并州	1			定州	1	
河南道	兖州	1	6		晋州	2			赵州	1	
	淄州	1			蒲州	4			洛州	1	
	豫州	1			潞州	1			沧州	1	
	徐州	2			绛州	1			贝州	1	
	泗州	1		淮南道	寿州	1	1		相州	2	
都畿道	怀州	1	2	山南东道	襄州	1	2	江南西道	澧州	1	2
	郑州	1			荆州	1			涪州	1	
陇右道	沙州	5	11	江南东道	润州	1	5	剑南道	绵州	1	2
	凉州	5			湖州	2			汉州	1	
	兰州	1			越州	1		岭南道	广州	1	2
山南西道	岳州	1	1		婺州	1			交州	1	
外域	国别	人数	合计	外域	国别	人数	合计	外域	国别	人数	合计
	西域	4	4		龟兹	3	3		康居	2	2
	天竺	32	32		扶南	1	1		—	—	—

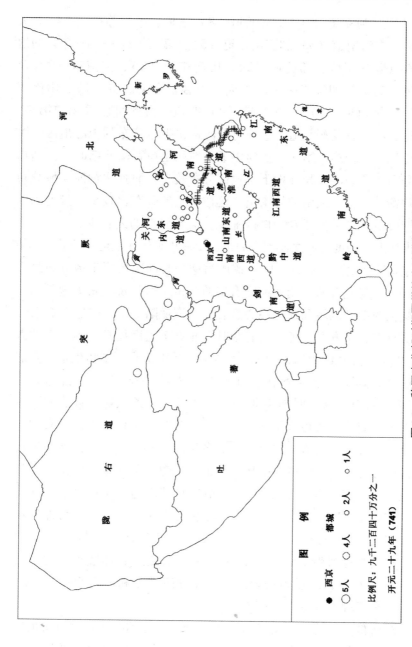

图6-3　魏晋南北朝时期医僧籍生地道别分布图

资料来源：谭其骧：《中国历史地图集》第5册《隋唐五代十国时期》，（台北）晓园出版社1992年版，图34—35。

道（11）①、河东道（10）、河北道（8）三道。第二等级——4—6人的地区，有河南道（6）和江南东道（5）。第三等级——2—3人的地区，有京畿道（2）、都畿道（2）、山南东道（2）、剑南道（2）及岭南道（2）。第四等级——0—1人的地区，有关内道（1）、山南西道（1）、淮南道（1）及黔中道（0）四道。由此可以看出：第一，陇右道、河东道及河北道是这一时期医僧籍生地分布的中心地区，医僧籍生地分布较多。第二，黄河中下游地区是魏晋南北朝时期医僧籍生地分布的中心区，长江中下游地区分布较少，而且比黄河流域分布更为均衡。第三，最南的岭南道，医僧籍生地分布比较少。魏晋南北朝时期岭南尚未完全开发，户口稀少，信奉佛教的人较少。但是，因岭南占海上与印度交通之便利，周边区域来华医僧在该地区的弘法亦使得这里有医僧出现。第四，陇右道成为这一时期医僧籍生地分布最多的地区，这与魏晋南北朝时期陇右道的沙州、凉州及兰州等地是当时佛教文化的中心区域和政治中心，且陇右道扼陆上中印交通之要道。

从南方、北方看：魏晋南北朝时期北方7道医僧籍生地分布的人数有40人，占总数的72.73%。南方除去黔中道是医僧籍生地分布的空白区外，其余7道医僧籍生地分布的人数共有15人，占总数的27.27%。可见，这一时期南北方所出的医僧相差悬殊，且北方明显大于南方，南北分布极度不平衡。另外，从各道医僧籍生地分布的人数来看，南方较之北方要均衡得多，各道之间相差不大，江南东道较多，占南方总数的33.33%；其次是山南东道、剑南道、岭南道、江南西道，均占南方总数的13.33%；最后是淮南道和山南西道，均占南方总数的6.67%。北方7道医僧籍生地的分布则呈现出另外的情形，陇右道、河东道、河北道三道极多，三道合之占据北方诸道72.5%；其次是河南道，占15%；再次是京畿道和都畿道，均占北方总数的3.75%；最后是关内道，占北方诸道之和的2.5%。可见，北方的不平衡程度远远高于南方。

从医僧籍生地的所在州（府）看：魏晋南北朝时期有医僧籍生地分布的州（府）共39个，55位医僧就散布在这些州内，平均每州

---

① 括号内为魏晋南北朝时期医僧籍生地分布人数，下同。

1.41 个。首先，4 人及 4 人以上的州（府），有 3 处，即陇右道的沙州（5）① 和凉州（5），河东道的河中府（4），医僧籍生地分布人数远高于其他州（府），三州（府）合之占全国总数的 25.45%。其次，2 人的州（府）有 5 处，之和占全国总数的 18.18%，即京畿道之京兆府，河南道之徐州，河东道之晋州，河北道之相州，江南东道之湖州，北方有 4 处，南方只有 1 处。最后，1 人的地区有 31 处，即关内道之州府不详，河南道之兖州、淄州、豫州及泗州，都畿道之怀州和郑州，陇右道之兰州，河东道之代州、并州、潞州及绛州，河北道之镇州、定州、赵州、洺州、沧州及贝州，淮南道之寿州，山南东道之襄州和荆州，山南西道之岳州，江南东道之润州、越州及婺州，江南西道之澧州和涪州，剑南道之绵州和汉州，岭南道之广州和交州，这 31 州（府）之和占总数的 56.36%，表现出了这一时期医僧籍生地分布较为均衡的特点。可见，①魏晋南北朝时期有医僧籍生地分布的州（府）数，北方 7 道有 25 个，南方 8 道有 14 个，北方多于南方，南北相差较大；比较南、北方医僧籍生地在州（府）分布平均人数，南北方分别是 1.07、1.6，南北分布不均衡。②第一等的州（府），全部位居北方；第二等的州（府）北方有 4 个，南方只有 1 个；第三等的州（府）数，南、北方分别是 13、18 个。无论是哪种，均是北方多于南方，北方医僧籍生地的分布的集中度远高于南方，南北方又呈现不均衡的分布特点。

魏晋南北朝时期医僧籍生地的分布均衡性也表现在各道内部。魏晋南北朝时期医僧籍生地在十五道中除去黔中道之外，均有医僧籍生地的分布，其分布范围已相当的广泛，图 6 - 3 和表 6 - 4 可以直观看出。北方诸道的均衡性尤以河南道和河北道最为明显。以河南道为例，河南道在这一时期共出医僧 6 人，居全国第四位，分别分布在今山东西北部，即淄州、兖州，河南的豫州及南部的徐州和泗州，除去徐州有 2 人分布外，其余各州均出 1 人。无论从分布区域还是分布州（府）数目而言，河南道医僧籍生地的分布呈现均匀性。这一时期医僧籍生地在南方分布的州（府）数较之北方要少一些，但医僧人数

---

① 括号内为魏晋南北朝时期医僧籍生地分布人数，下同。

的分布也较少，亦呈现出分布相对均匀的特点。就江南东道而言，医僧籍生地分布的人数是 5 人，除去湖州分布 2 人外，其余的 3 州均是 1 人，体现出了分布的相对均衡性。而其余南方诸道，每道的分布人数均较少，且分布的州（府）数也少，每州均分布 1 人，无论是从分布的区域还是从分布的人数来看，均体现了分布相对均衡性这一特点。

综上，魏晋南北朝时期医僧籍生地之分布，可以看出几种显著现象。第一，魏晋南北朝时期医僧籍生地分布已经覆盖了这一时期王化所及的大多数地区。第二，北方所出的医僧总量比南方要多，且北方医僧籍生地的分布较为集中，南方则较为均衡。第三，医僧籍生地分布在这一时期较为均衡，并未形成集中分布区、带，但是在北方的某些地区形成了一些比较集中的地域。以每州（府）分布医僧籍生地人数而论，4 人以上的地区有河中府、沙州、凉州。

（二）唐代医僧籍生地分布与魏晋南北朝时期的比较

据笔者统计，魏晋南北朝时期医僧共 107 人，籍生地明确者有 97 人，汉地医僧有 55 人，另外 30 人籍生地不明确。唐代医僧共 170 人，籍生地可稽考者有 115 人，其中有 38 人来自天竺、新罗、波斯、何国及于阗，实际上汉地籍生地明确者有 77 人。由此可见，从医僧的人数上看，魏晋南北朝时期不及唐代。

魏晋南北朝时期的医僧籍生地的分布较之唐代还有以下区别：

从医僧籍生地分布的基本格局来看：魏晋南北朝时期的医僧籍生地分布与唐代不一样，表现出了较为均衡的分布形态。魏晋南北朝时期医僧籍生地无论是从分布的区域范围，还是从分布的人数，或是从分布的州（府）数，较之唐代而言，均表现出了较为均匀的分布形态。前文已述，此处不再赘述。另外魏晋南北朝时期医僧籍生地的分布也出现了相对密集的地区，而这与唐代表现出了一定的差异性。如陇右道的沙州和凉州，河东道的河中府成为魏晋南北朝时期的医僧籍生地集中分布点，该地区医僧籍生地分布明显高于周边地区。在唐代，除去沙州的敦煌有 4 位医僧籍生地分布外，凉州并无医僧籍生地的分布，虽然唐代河中府的医僧籍生地分布人数仍然是 4 人，但其在全国所占的比例较之魏晋南北朝时期则降低了一些。且唐代医僧的集中分布点主要是京兆府（8）①、河中府（4）、扬州（4）、越州（4）、沙州（4）。可见，唐代医僧籍生地的集中分布点较之魏晋南北朝时期，无论是从数量还是从分布的区域范围来说，都要增加和扩大。

魏晋南北朝时期各道医僧籍生地分布人数在全国的等级与唐代也有所不同。魏晋南北朝时期，第一等级是陇右、河东及河北3道，而唐代则是江南东、京畿、河东及河南4道。第二等级，魏晋南北朝时期是河南道和江南东道，唐代则是山南东道、剑南道、淮南道及陇右道。第三等级，魏晋南北朝时期是京畿道、都畿道、山南东道、剑南道及岭南道，唐代是江南西道、河北道及都畿道。另外，魏晋南北朝时期关内道、山南西道及淮南道医僧籍生地分布人数均是1人，黔中道是医僧籍生地分布的空白区；唐代关内道、岭南道、山南西道及黔中道四道没有医僧籍生地的分布。可见，第一，医僧籍生地分布在这两个时期有几个比较明显变化的地区，即陇右道、河北道、江南东道、京畿道。到了唐代，陇右道和河北道医僧籍生地的分布明显减少，江南东道、京畿道则呈现明显增多的趋势。如魏晋南北朝时期河北道医僧籍生地分布总人数仅次于陇右道和河东道，居全国第三位。这与唐代鲜有医僧籍生地分布的河北道形成了鲜明的对比。这是因为魏晋南北朝时期，河北道的相州是当时的政治中心和佛教文化的中心，周边区域来华的医僧在该地区弘传佛教，他们精湛的医术吸引了一批僧人出家。陇右道在魏晋南北朝时期医僧籍生地分布的人数是11人，集中分布在沙州和凉州；在唐代只有4人分布于此，如前所述，此4人由于资料来源的局限性，具有偶然性，这样该地区在唐代则略显冷清。究其原因，这与陇右道独特的交通和政治环境及佛教环境密切相关。魏晋南北朝时期京畿道医僧籍生地分布的人数只有2人，与唐代相比所出医僧明显要少。江南东道的情况则相反，在魏晋南北朝时期医僧籍生地分布的人数只有5人，散布在润州、湖州、越州、婺州，这与唐代相比而言，相差悬殊。在唐代，江南东道医僧籍生地分布的人数达24

---

① 括号内为医僧籍生地分布的数目，下同。

人，散布在 11 州内，这些州与淮南道的扬州一起形成了一个密集分布带，即邗沟—江南河分布带，而且在唐代后期逐步向浙、闽地区发展。第二，黄河中下游地区是魏晋南北朝时期医僧籍生地分布的中心区，长江中下游地区分布较少，且比黄河流域分布更为均衡；唐代黄河中下游地区依然是医僧籍生地分布的中心区，但难以与魏晋南北朝时期相提并论了，逐步被长江中下游地区所赶超。第三，魏晋南北朝时期医僧籍生地的分布较之唐代，表现出更大的均衡性。首先，从有医僧所出的道数上看，唐代只有 11 道，而魏晋南北朝时期则有 14 道。其次，从第一等级来看，魏晋南北朝时期，陇右、河东及河北三道所出的医僧分别是 11、10、8，差距并不是很明显；而唐代之江南东、京畿、河东及河南四道则分别是 24、11、9、7，差距比较大，集中度也比较高。最后，从第二等级的道看，魏晋南北朝时期有 2 个，唐代则有 4 个；第三等级的道，魏晋南北朝时期有 5 个，唐代则有 3 个；另外魏晋南北朝时期出有 1 人的道有 3 个，唐代无医僧的道有 4 个，魏晋南北朝只有 1 个。是以，唐代医僧籍生地的分布呈现出较为集中的分布特点，魏晋南北朝时期则呈现较为均匀的分布状态。第四，魏晋南北朝时期医僧籍生地分布的区域较之唐代要广泛得多。

从南方、北方分布看：这两个时期也表现出一些差异。第一，如前所述，魏晋南北朝时期，南北方不仅医僧籍生地在数量上相差悬殊，北方明显大于南方，体现了南北分布的不平衡性。唐代北方所出医僧有 36 位，占总数的 46.15%；南方所出医僧共有 42 人，占总数的 53.85%；体现了南北所出医僧大体持平，南方略多于北方。第二，魏晋南北朝时期南方诸道医僧籍生地分布的人数相对于北方来说亦均衡得多，各道之间相差不大；北方诸道医僧籍生地分布的人数相对于南方来说则表现出相对的不均衡分布。唐代北方诸道相对于南方诸道来说亦均衡得多，各道之间相差不大；南方诸道医僧籍生地的分布则呈现出另外的情形，江南东道极多，其余各道虽相差不大，但都难以与江南东道相提并论，表现出南方的不平衡程度远远高于北方。第三，比较南、北方有医僧籍生地分布在州（府）的数量，两个时期依然呈现出一些差异。唐代医僧籍生地所在的州（府）数，北方 7

道有 18 个，南方有 22 个，南方略多于北方，南北相差不大。魏晋南北朝时期，北方 7 道有 25 个，南方有 14 个，北方远大于南方，南北相差较大，呈现出南北分布的不均衡的特点。

从医僧籍生地所在州（府）看：第一，魏晋南北朝时期出有医僧的州（府）共有 39 个，北方 7 道有 25 个，南方有 14 个，南北相差较大。再从各州（府）所分布人数看，4 人以上的地区仅有 3 处，全在北方；2 人的地区有 5 处，北方有 4 处，南方有 1 处；1 人的地区有 31 处，南、北分别是 18 个、13 个。无论是从分布的州（府）数还是人数上而论，均是北方多于南方，北方医僧籍生地的分布的集中度远高于南方，南北方又呈现相对不均衡的分布特点。如前所述，唐代医僧籍生地分布的州（府）共 40 个，南、北方分别是 22 个、18 个，南方略大于北方，而且从州（府）的等级来说，第一、二等级的地区唐代北方医僧的分布集中度高于南方。而对第三、四等的州（府）而言，南北方又呈现相对均衡的特点。第二，从医僧籍生地所在州（府）的数量进行分析，魏晋南北朝时期和唐代医僧在全国的分布均呈现出相对均衡的特点，只是魏晋南北朝时期在陇右道表现出一定的集中性。两个时期各道虽然医僧籍生地分布存在一定的不均衡性，但医僧籍生地分布人数高的道，其州（府）数也比较多，如唐代江南东道虽有 24 位医僧，但他们散布在江南东道的 11 个州内，这又表现出了相对的均衡性。魏晋南北朝时期的河北道医僧籍生地分布的人数是 8 人，但是却散布在镇州、定州、赵州、洺州、沧州、贝州及相州 7 州内，亦呈现出相对的均衡分布。

从医僧籍生地在各道内部分布的角度进行分析：两个时期也体现出一些不同的分布特点。魏晋南北朝时期除去上述的陇右道之外，在其余各道内均呈现出均衡性的分布特点。唐代医僧籍生地的分布在京畿道、淮南道、江南东道之外，亦呈现出相对均衡的分布特点。

从周边区域来华医僧的角度进行分析：两个时期也有很大的区别。首先，魏晋南北朝时期周边区域来华医僧籍生地明确者有 42 人，全部来自天竺或西域地区，占这一时期医僧总数的 39.25%。这比唐代突出，据上文研究，唐代周边区域来华医僧中籍生地明确者共有 38 人，占总数的 19.86%。这与魏晋南北朝时期僧人大量来华有关，而且魏晋南北朝时期来华的僧人懂医术的相对也较多也是原因之一。佛教发展的初期，外来僧人以传教为目的来到汉地，他们带来的印度原始佛教，其中医学成分高于后来中国的佛教，所以医僧较多。其次，从周边区域来华医僧的国籍看，魏晋南北朝时期的医僧全部来自西域及天竺，而唐代则更为广泛，不仅主要来自天竺和西域，还有来自波斯、朝鲜半岛及日本等地区的医僧。最后，从周边区域医僧来华的目的来看，这两个时期略有不同。魏晋南北朝时期周边区域医僧来华的主要目的是弘传佛法，诸如佛图澄、耆域、求那跋陀罗等。唐代除了主要以弘传佛法为目的的医僧外，出现了以求法为目的的来华医僧，此类医僧主要来自朝鲜、日本，往往被史家称为"学问僧"。当然，他们来华的主要目的是求取佛法，但也兼习医药，为人治病，如慈藏、元晓、无漏及游僧等。

二 与唐代高僧籍生地分布的比较

为更好地研究唐代医僧籍生地分布的特点及规律，有必要将唐代医僧籍生地的分布与高僧籍生地的分布进行比较研究。有关唐代高僧籍贯的地理分布，辛德勇和李映辉二位先生曾做了比较细致的研究，本书以辛氏和李氏的研究作为比较的基础。

（一）唐代高僧与医僧籍生地分布的基本格局之比较

辛德勇先生根据《续高僧传》《宋高僧传》及《大唐西域求法高僧传》三书，得出具有比较确切籍贯的唐代高僧共有555人。① 李英辉先生统计出，唐代前期籍贯可资稽考的高僧共有440人，除去45人来自周边区域外，十道之和为395人，籍贯无考者达162人；唐代后期高僧总数比前期减少了385人，籍贯可考高僧总数减少216人，国内十道籍贯可考高僧总数减少180人，是以，后期籍贯明确可稽考者有224人，除去9人来自周边区域外，十道之和是215人，籍贯无考者达93人。是以，全国十道籍贯可稽考的汉地高僧达610人，来

---

① 辛德勇：《唐高僧籍贯及驻锡地分布》，载史念海《唐史论丛》第4辑，三秦出版社1988年版。

自周边区域的高僧达 54 人，籍贯无考者共计 255 人。① 据笔者统计②，唐代全国所出的籍生地明确可稽考的汉地医僧共有 77 人，前、后期分别是 55 人、22 人；籍生地不可稽考的医僧共有 46 人，前、后期分别是 19 人，20 人，时间不可稽考的有 6 人。周边区域来华医僧共有 38 人，籍生地明确可稽考的医僧前、后期分别是 27 人、7 人，时间不可稽考的有 4 人；周边区域来华医僧籍生地不可考的有 9 人，前期有 2 人，后期有 4 人，时间不可稽考的有 3 人。是以，唐代全国活动的医僧共有 170 人，籍生地明确可稽考的有 115 人。

从各道分布的数量看：据辛德勇先生指出唐代高僧籍贯分布具有极大的不均衡性，其中 555 人中约有 1/4 出自江南东道，河东道和京畿道次之，黔中道没有出过 1 人，关内道稍强，仅有 2 人，继之者为山南西道，共出有 6 人，只占总数的 1%。③ 李映辉先生以不同的统计方法及区域单位的划分，对唐代高僧籍贯的分布进行了较为细致的研究，得出的结果与辛氏基本一致。④ 据李氏的统计，在确切籍贯的 664 位高僧中，按照十道划分，江南道（195）⑤、河南道（82）、关内道（73）、河东道（70）、河北道（54）、山南道（46）、剑南道（35）、淮南道（22）、陇右道（20）、岭南道（13），分别占总数的 29.37%、12.3%、10.99%、10.5%、8.1%、6.9%、5.3%、3.3%、3.0%、2.0%。⑥ 按照李氏的行政区划，唐代医僧籍生地的分布，江南道（27）⑦、关内道（11）、河南道（9）、河东道（9）、山南道（6）、剑南道（5）、淮南道（4）、陇右道（4）、河北道（3），分别占总数的 34.62%、14.1%、11.54%、11.54%、7.69%、6.41%、5.13%、5.13%、3.85%。可见，医僧籍生地的分

———————

①　李映辉：《唐代佛教地理研究》，湖南大学出版社 2004 年版。

②　李映辉先生的统计标准与我们有所不同，李先生以全国十道为基本单位，在其统计中把龟兹、于阗纳入到陇右道。于阗位于陇右道西部，这里面积广大，医僧分布稀少，因该地区的医僧与汉地医僧有较多的不同，故这里我们把于阗列入周边区域予以考察。

③　辛德勇：《唐高僧籍贯及驻锡地分布》，第 287、290 页。

④　李映辉：《唐代佛教地理研究》，第 65 页。

⑤　括号内为所出高僧人数，下同。

⑥　李映辉：《唐代佛教地理研究》，第 10 页。

⑦　括号内为所出医僧人数，下同。

布与高僧的分布一样，亦呈现出不平衡性，只是在细微之处略显差异，其不平衡程度医僧稍微低一些。按照十五道划分的话，唐代医僧籍生地可稽考者共有 77 人，江南东道有 24 人，占总数的 31.17%，比高僧籍贯的分布更为集中一些，其次是京畿道（11）、河东道（9）、河南道（7）、山南东道（6）、剑南道（5）、陇右道（4）、淮南道（4）、河北道（3）、江南西道（3）、都畿道（2），而关内道、山南西道、岭南道和黔中道则无医僧籍生地分布。显而易见，唐代医僧籍生地分布的空白区域较之高僧则范围更大，其不平衡程度较之高僧的分布则略微小一些。

从南方、北方的角度看：医僧籍生地分布和高僧籍贯分布，均表现出南方的不平衡程度远高于北方。北方诸道医僧籍生地分布人数共 36 人，南方诸道共 41 人。这与唐代高僧籍贯的分布所表现出来的"南北所出高僧大体持平，南方略多于北方"[1] 大致相当，但南北不平衡程度则高于唐代高僧。北方诸道中只有关内道无医僧籍生地分布，南方则有山南西道、岭南道和黔南道三道无医僧籍生地分布，南方的空白区域明显大于北方。但是，据辛氏统计，关内道有 2 位高僧，山南西道有 6 人，岭南道有 11 人。可见，较之医僧籍生地分布，高僧籍贯的空白区域较小，只有南方的黔中道没有出过高僧。另外，据前文的分析，按照李氏的统计，南方之江南道所出高僧占唐代籍贯可稽考高僧总数的 1/4 强，占南方诸道总数的 62.7%，淮南、山南、剑南及岭南四道分别占南方总数的 7.07%、14.79%、11.25%、4.18%；河南、关内、河东、河北及陇右诸道分别占北方总数的 27.42%、24.15%、23.41%、18.06%、6.69%，可见，从各道所出高僧的人数来看，北方诸道之间相差不大；南方诸道中江南道极多。这与唐代医僧的籍生地的分布类似，前以论之，不再赘述。

从高僧籍生地在州（府）的分布看：据辛氏的研究，唐代有高僧籍贯分布的州（府）数，北方有 69 个，南方有 67 个，北方略多于南方。医僧籍生地分布的州（府）虽然是南北相差不大，但却是南方略大于北方。南、北双方都有一些数量比较集中的地域，这些地域上

① 李映辉：《唐代佛教地理研究》，第 10 页。

邻近的州（府），与所出高僧比较多的州（府）共同组成高僧籍贯地理分布的密集地带。与高僧类似，医僧籍生地分布也形成了一些较为密集的分布区、带。后文将从前、后期的角度进行具体分析，此处从略。

从各道内部的分布看：唐代高僧籍贯在各道内部的分布也呈现出极不均衡的分布特点。据李氏的研究，唐代前期，关内、河东、山南、江南、剑南、淮南六道，高僧籍贯分布很不均衡。河南、河北两道和上述六道略有不同，高僧籍贯的地理分布不是那样集中在较小范围的地区里，而是比较普遍地分布着。陇右和岭南二道高僧籍贯分布的特点又不同于上述八道。① 据前文笔者的研究发现，医僧籍生地的分布在各道内部呈现出不均衡和相对均衡的特点。江南东道和剑南道二道呈现出分布相对均衡性的特点，京畿道、山南东道、河东道、陇右道及淮南道五道呈现出分布不均衡的特点。就江南东道而言，24 位医僧集中分布在江南东道的北部，占全道的一半以上。若从医僧籍生地分布的州（府）数看，在江南东道的 19 个州内，就有 11 州有医僧所出，而且在这些州内并没有形成单一的集中分布点，则表现出相对的均衡性。这与江南东道内部高僧籍贯分布的严重不平衡性，② 形成了对比。就京畿道而言，唐代前期共出医僧 9 人，其中 66.67% 的医僧来自京兆府界内，2 人来自同州，1 人来自华州，医僧籍生地的分布是很不均匀的。唐代京畿道高僧籍贯分布很不均匀，73% 左右的高僧是集中在京兆府界内，表现出"地区分布极度不均衡"③，这与医僧籍生地的分布具有类似之处。此外，就陇右道而言，唐代前期陇右道的沙州以东，唯有秦州出了 3 位高僧；陇右道西部的广阔地区，所出的 10 位高僧星散在西州、龟兹、于阗地区，④ 分布倒也均匀。⑤ 唐代后期陇右道的河西走廊同前期一样，还是一片空白，东部地区仍然

① 李映辉：《唐代佛教地理研究》，第 41—43 页。

② 辛德勇：《唐高僧籍贯及驻锡地分布》，第 290 页。

③ 李映辉：《唐代佛教地理研究》，第 42 页；辛德勇：《唐高僧籍贯及驻锡地分布》，第 291 页。

④ 于阗、龟兹虽位于陇右道，但与汉地医僧有着较大的区别，故在我们的研究中，纳入到周边区域中予以考察。

⑤ 李映辉：《唐代佛教地理研究》，第 43 页。

只有秦州出有高僧。①据笔者统计，唐代前期，陇右道没有出过医僧，唐代后期出有4位医僧，全部集中在敦煌地区，形成了孤立的分布点，表现出分布极度不均衡的特点。

（二）唐代高僧与医僧籍生地在前后期的分布变化

高僧和医僧籍生地分布在唐代前、后期呈现出不同的特点。据前文统计，唐代前期籍生地可稽考的汉地医僧有55人，后期为22人，分别占总数的71.43%、28.57%；唐代籍贯可稽考的高僧前、后期分别是395人、215人，分别占总数的64.75%、35.25%。可见，无论是籍生地可稽考的医僧还是高僧，唐代前期均远远大于唐代后期，从前、后期的角度来看，二者均表现出分布不平衡的特点，但是唐代医僧籍生地的分布在前、后期变化的幅度则大于高僧，其不均衡程度亦大于高僧。

唐代前期高僧籍贯可稽考者分别散布在江南道（85）、河南道（60）、关内道（58）、河东道（56）、河北道（37）、山南道（36）、剑南道（26）、淮南道（14）、陇右道（13）、岭南道（10），分别占全国总数的21.52%、15.19%、14.68%、14.11%、9.37%、9.11%、6.58%、3.54%、3.28%、2.53%。按照李氏的统计标准，唐代前期籍生地可稽考的55位汉地医僧散布在江南道②（15）、关内道③（9）、河东道（9）、河南道④（7）、山南道⑤（5）、淮南道（4）、河北道（3）及剑南道（3），分别占全国总数的27.27%、16.36%、16.36%、12.73%、9.09%、7.27%、5.45%、5.45%。可见，唐代前期只有黔中道没有高僧所出，但是没有医僧籍生地分布的道有陇右道、岭南道和黔中道。是以，相比较而言，无论是从分布的区域还是从分布的人数所占的比例而言，唐代前期医僧籍生地分布较高僧的分布更为集中一些，分布也较为不均衡一些。唐代后期高僧散布于江南道（110）、河南道（22）、河北道（17）、关内道（15）、

① 李映辉：《唐代佛教地理研究》，第47页。
② 江南东道14人，江南西道1人。
③ 全部为京畿道。
④ 河南道5人，都畿道2人。
⑤ 全部为山南东道，山南西道没出医僧。

河东道（14）、山南道（10）、剑南道（9）、淮南道（8）、陇右道
（7）、岭南道（3），分别占全国总数的 51.2%、10.2%、7.9%、
7.0%、6.5%、4.7%、4.2%、3.7%、3.2%、1.4%。唐代后期籍
生地可稽考的 22 位汉地医僧，分别散布在江南道①（12）、陇右道
（4）、关内道②（2）、河南道③（2）及剑南道（2），在全国所占的比
重分别是 54.55%、18.18%、9.09%、9.09%、9.09%。唐代后期
全国十道中，只有江南道所出的高僧高于前期，其余九道所出高僧绝
对数均有所减少，在全国十道高僧总数中所占的比例，除去淮南道略
有上升之外，也都是下降的。若论各道在全国的地位，后期名次提高
的是河北道，下降的是关内道、河东二道。④ 与高僧籍贯的分布类似，
在全国十道中，只有陇右道呈现出增长的趋势，其余诸道基本上呈现
出减少的趋势，尤其是河东、河北、淮南及山南 4 道成为医僧分布的
空白区域。在全国十道医僧总数中所占的比例，除去江南道和陇右道
急剧上升，剑南道略有上升之外，其余诸道都是下降的。前文已述，
此不赘述。

尤其值得注意的是河北道，唐代后期无医僧籍生地分布，但是所
出高僧在十道中的排名却有所上升。虽然唐代后期河北道出的高僧比
前期减少了，分布也较为均匀，而且后期高僧全出自燕山以南地区，
尤其是幽、蓟二州所出的高僧分别是 5 人和 3 人，填补了原来的空
白。⑤ 这主要是因为，安史之乱后，黄河以北为藩镇割据，社会环境
较为动荡不安，人们需要在心灵上寻求庇佑；而且，后期这里受中央
王朝的影响较少，如会昌灭法时，河北藩镇就并未执行唐政府的命
令，幽州等地的佛寺得以保存。是以，在这样的佛法氛围下，该地区
就培养出一些佛教高僧。但是，也正是由于该地区缺少雄厚的佛法基
础，而且医学较之佛法的流传更为狭小，是以，这一地区并无医僧所
出。陇右道亦比较特殊，在唐代前期所出的高僧和后期所出的高僧在

① 江南东道 10 人，江南西道 2 人。
② 全部为京畿道 2 人。
③ 全部为河南道 2 人，都畿道没出医僧。
④ 李映辉：《唐代佛教地理研究》，第 43 页。
⑤ 同上书，第 46 页。

人数上相差不大，在全国的名次和比例亦变化不大；但是，医僧在该地的分布则差别很大，前期没医僧籍生地分布，后期出有 4 人，这主要是因为笔者统计资料的范围较之李氏的要广泛得多，而且此 4 人全部出自敦煌吐鲁番文书，具有一定的特殊性。

唐代后期高僧籍贯分布的另一重大变化是南、北分布对比的转变。唐代后期南方各地在高僧籍贯地理分布中的地位普遍有所提高，南方诸道所出高僧已经大大超过北方。[①] 医僧籍生地的分布基本上呈现出与高僧籍贯分布类似的特点，但略有不同。唐代后期出于南方的高僧有 140 人，是北方 75 人的 1.9 倍；与高僧类似，唐代后期南方诸道所出医僧已经大大超越北方，唐代后期出于北方的医僧有 8 人，是南方 14 人的 4/7。在全国总数的比例，南方高僧由前期的 43.3% 上升为 65.1%，北方则由 56.7% 降至 34.9%；医僧亦是北方呈现下降的趋势，由 50% 降至 36.36%，南方则由前期的 50% 上升为 63.64%。可见，唐代后期北方高僧和医僧的数目均呈现减少的趋势，但是医僧减少的幅度则略小于高僧。

与前期相比，所出高僧减少的州（府）数，北方有 46 个，南方有 28 个，医僧则分别是 15 个、13 个；[②] 所出高僧增加的州（府）数，北方有 10 个，南方有 28 个，医僧则分别是 3 个、8 个。这一增一减，可以看出，出有高僧和医僧的州（府）数，在后期北方均呈现减少的趋势，而且减少的幅度是医僧小于高僧；出有高僧的州（府）数，在后期南方变化不大，但医僧依然是呈现减少的趋势，但减少的幅度小于北方。这是因为，唐代后期佛教在南方广泛发展，是以所出的高僧的州（府）数变化不是很明显，但是随着律宗、天台宗及密宗等涉医比较多的宗派在唐后期的衰落，是以，所出的医僧不但人数在减少，而且所出之范围也在缩小。

与前期相比，唐代后期高僧籍贯地理分布的另一重要变化是集中分布区、带的消散和均匀分布区的扩张。[③] 唐前期高僧形成了河渭分

---

① 辛德勇：《唐高僧籍贯及驻锡地分布》，第 297—298 页。
② 李映辉：《唐代佛教地理研究》，第 44 页。
③ 辛德勇：《唐高僧籍贯及驻锡地分布》，第 298 页。

布带、邗沟—江南河分布带、汉水下游分布带、四川盆地西部分布带及太原盆地分布带。[①] 唐代后期，上述的河渭分布带、太原盆地分布带和四川盆地分布带、汉水下游分布带都不复存在了，继续存在的只有邗沟—江南河分布带。[②] 与高僧相比，医僧在唐前期只是形成了河渭分布带、沿太行山北部分布带及沿邗沟—江南河分布带，并且到唐后期，这些分布带均趋于消散。另外，值得注意的是，唐代后期在今天浙、闽地区的温、福、泉、建4州形成了一个新的密集分布带，江南东道南部所出的高僧绝大部分会集在这一分布带上。[③] 但是，医僧在后期并未形成这一分布带，只是在福州出有两位医僧。

　　唐代高僧籍贯分布和医僧籍生地的分布表现出较多的类似之处，只是在某些方面呈现出一些细微的差别。这是因为，唐代籍生地可稽考的医僧的资料大部分来自《高僧传》《续高僧传》和《宋高僧传》，而那些籍生地不可稽考的医僧则大部分来自文集、笔记小说及正史等资料。这就与辛氏和李氏研究高僧籍贯的分布表现出资料来源的类同特点。

　　（三）周边区域来华高僧和医僧籍生地分布的比较

　　据李氏统计，唐代外国籍的高僧有54人，[④] 前期来华者有45人，后期来华者仅有9人。前期来华者分别来自天竺（16）[⑤]、罽宾（2）、康居（3）、吐火罗（2）、何国（1）、朝鲜半岛（20）、南海诃陵（1）等。唐后期来华的高僧分别来自天竺（6）、朝鲜半岛（2），另有1人国籍不详。[⑥] 可见，唐代周边区域来华高僧表现出不均衡的分布状态，其中以天竺和朝鲜半岛最为集中，分别占总数的37.04%、40.74%；二者合之，约占总数的77.78%。就前后期而论，前期来华高僧远远高于后期，分别占总数的83.33%和16.67%，表现出极大的不均衡分布特点。

---

①　参见李映辉《唐代佛教地理研究》，第41页。

②　同上书，第45页。

③　同上。

④　其中1人只说是外国人，具体何国不得而知。

⑤　括号内为外域来华高僧人数，下同。

⑥　李映辉：《唐代佛教地理研究》，第49页。

就唐代周边区域来华医僧而言，如前所述唐代周边区域来华医僧的国籍分布存在极度的不平衡性。与高僧有所不同的是，唐代周边区域来华的医僧绝大部分来自西域诸国和印度，共有47人，国籍明确者有38人，占国籍明确稽考者的81.58%。印度最多，达24人，他们分别来自五天竺，北天竺（4）①、南天竺（3）、中天竺（7）、西天竺（2）、东天竺（3），占印度来华医僧总数的63.16%。另外，尚有一些医僧在古籍中只是记载其为婆罗门，未言是印度哪国人；也有一些周边区域来华的胡僧亦有可能是印度人。唐代来自朝鲜半岛的医僧并不多，只有5人，这与唐代来华的朝鲜半岛高僧的高度集中形成了比较鲜明的对比。这主要是因为，印度佛教医学较为发达，唐代尤其是在前期，大量的印度僧人来华，他们大多具有一定的医学知识，在弘法之中使用一些医学知识和翻译一些涉医佛经；另外，笔者所界定的医僧亦包括那些翻译佛教医经的僧人，而且，笔者的统计资料的范围不仅仅局限于李氏所统计的三传，亦包含笔记小说等资料。故印度来华医僧所占周边区域来华医僧总数的比例要比印度来华高僧所占来华高僧总数的比例高一些。但是，朝鲜半岛来华的高僧主要目的是求取佛法，其参与翻译佛经的高僧很少，是以，其知医的僧人也就较求法的高僧少得多。另外值得注意的是，从周边区域来华高僧和医僧的区域来看，唐代医僧的范围更为广泛一些。如前所述，唐代医僧除去来自印度、朝鲜半岛及西域诸国外，还来自波斯和日本。

唐代周边区域来华医僧与高僧一样大部分集中在唐前期，前、后呈现不平衡的分布状态。唐代前、后期国籍明确的外来医僧分别有27人、7人；分别占国籍明确者全国总数的71.05%、28.95%。另外，从来源的区域看，唐代周边区域来华医僧来源的区域前期较后期更为广泛，这与高僧的来源具有类似之处。但是，若从全国周边区域来华的医僧的区域进行分析，医僧亦呈现出相对均衡的局面，前、后的区域相差不大，唐前期的27位医僧分别来自印度、于阗、吐火罗、新罗和何国；后期来华的外域医僧来自印度、于阗、新罗、波斯和日本。但是唐代高僧并未有此特点，依然呈现出集中的特点。

---

① 括号内为周边区域来华医僧人数，下同。

第四节 唐代医僧籍生地分布特点

概观唐代医僧籍生地的分布，主要呈现出以下特点。（1）唐代医僧籍生地的分布呈现出不均衡的分布状态，但在有些时候又呈现出相对均衡的分布状态。从分布的基本格局看，唐代医僧籍生地的分布主要集中于长江中下游的江南东道，但是南北方整体上呈现较为均衡的分布状态。在各道内呈现出不均衡的分布状态，但是在某些道内却呈现出相对均衡的分布状态。（2）唐代医僧籍生地的分布呈现出几个较为密集的分布带，如沿邗沟—江南河分布带和河渭分布带。（3）唐代医僧籍生地的分布在前后期变化明显，整体呈现减少的趋势，尤其是后期集中分布区、带消散，均匀分布区增长，空白分布区扩大，孤立分布点形成。（4）南北方的分布差距不大，但在前后期有一些变化，南北双方较之前期都呈现减少的趋势，可较之北方，南方减少的幅度要小得多，这与后期南方佛教的发展超越北方的态势是一致的。（5）唐代医僧籍生地的分布区域主要集中在黄河中下游地区、长江中下游地区及沿运河流域，而在南方的珠江流域、东北地区无医僧籍生地的分布。（6）周边区域来华医僧籍生地分布也呈现不均衡的状态，主要来自天竺。但是与魏晋南北朝时期相比，其来源更为广泛，唐代出现了日本、新罗等国家的医僧前来寻求佛法。周边区域来华医僧大部分在唐前期来华，唐后期来华的医僧急剧减少。（7）唐代高僧籍贯分布和医僧籍生地的分布表现出较多的类似之处，只是在某些方面呈现出一些细微的差别。这与魏晋南北朝时期医僧籍生地分布和唐代医僧籍生地的分布呈现出极大的不同形成了鲜明的对比。

上述分布特点反映了医僧籍生地分布的大致状况，笔者认为出现这些特点的原因：一是与政治、经济、文化密切相关。唐代是佛教发展的鼎盛时期，当时在人口众多的政治中心和经济、文化发达的区域，佛事颇为繁盛，信奉佛法的人数就相对较多。二是自然地理环境的影响。如前所述，医僧籍生地分布的密集带都是在平原、盆地或者河谷地区。这是因为，这些地区往往人口稠密，信奉佛法的人数（指绝对数）比较多，容易产生医僧。三是家庭佛教信仰的影响。唐代，许多家族以佛教为传世信仰。"南北朝诸皇室中与佛教关系最深切者，南朝则萧梁，北朝则杨隋，两家而已。两家在唐初皆为亡国遗裔。其昔时之政治地位，虽已丧失大半，然其世代遗传之宗教信仰，固继承不替，与梁隋盛时无异也。"① 从医僧出家的年岁来看，很多医僧是"少出家"或"幼出家"，在很小的时候就有了奉佛行动，并萌发了出家之志。如慧瑜，少孤，养于舅氏。五岁随外祖往长沙寺听佛经，遂出家。② 诸如此类出家的情况，表明家庭的影响力不可低估，佛教信仰能相互影响并潜移默化，在浓郁的佛教氛围中，子女长期浸淫在佛教信仰家庭环境中，耳濡目染，自幼熟悉佛教，亲近佛教，不自觉地形成了其佛教情感倾向，以至出家为僧是很自然的选择。四是佛教基础的影响。医僧籍生地分布的密集带都是当时佛教分布的中心区域或兴盛地。据李映辉先生的研究，唐代前期，佛教发达区域有五个地区，分别是河渭分布带、邗沟—江南运河沿线分布带、四川盆地西部分布带、太原盆地分布区、汉水下游分布区；唐代后期佛教的发达区域是邗沟—江南运河沿线分布带，江赣分布区，澧、沅、自三水下游及湘水中下游分布区，京兆、凤翔地区，汉水下游分布区。③ 这是因为，在古代的农耕社会，人的活动范围相对狭小，医僧的籍生地是其生长、活动的最初环境，往往受到籍生地佛教环境的影响。五是医僧活动区域影响。唐代医僧籍生地与他们的活动区域分布有一些不同，许多著名的医僧，虽然不是长安人，如玄奘、义净、法律禅师、道宣等，但其主要的活动区域是在长安进行的。若干医僧活动集中区对医僧籍生地的变迁有一定的影响。

概言之，影响医僧籍生地分布的原因是多方面的，既与唐代整体自上而下普遍崇尚佛教的社会风气和借以形成的佛教区域分布密切相关，又与政治、经济、文化及自然地理环境密切相关，同时还与医僧自身家庭背景和家族文化的影响相关。

---

① 陈寅恪：《金明馆丛稿二编》，生活·读书·新知三联书店 2001 年版，第 154 页。
② （唐）道宣撰，郭绍林点校：《续高僧传》卷 14《唐荆州玉泉寺释慧瑜传》，第 502 页。
③ 参见李映辉《唐代佛教地理研究》，湖南大学出版社 2004 年版。

第七章　唐代医僧驻锡地分布

　　唐代高僧辈出，其中不乏一些通晓医术的僧人。僧人出行，以锡杖自随，"锡"指锡杖，"驻锡"成为僧人驻于一寺或一山的代称。"驻锡地"，即僧人居住活动的地方，医僧常有一个主要驻锡地，又在一定区域内游锡，进行一些佛教活动，有一个或多个游锡地。史籍中记述僧人驻锡地的方式，有以下几种情况：（1）在记载中，僧传目录称"某地某寺释某"，将其视为该医僧的主要驻锡地。（2）在记载中，不少医僧在一定的区域内游锡，曾驻锡多处，只要某地有医僧进行过佛教活动，也加以统计，作为游锡地考虑。（3）综合（1）、（2），唐代医僧驻锡地分为两类。A类为主要驻锡于某州的医僧，主要依据僧传目录所称的"某地某寺释某"。如果传目中所说某地并非该僧的主要驻锡地，则依据传文内容做必要的变动，此类改动将在行文中加以说明。B类是在某地从事过佛教活动或医事活动，但此地并非是其主要驻锡地。（4）史籍在对医僧驻锡地的记载上，有的比较模糊。如有的只记为"江南僧"或"蜀人"，这样就给具体空间上的定位带来了困难。此种情况在记载中并不占多数，在医僧驻锡地的统计中，把其列入驻锡地不可稽考者。（5）由于史文缺略，某些医僧史籍中并未记载其驻锡地，其他据以推测的线索亦不可得者，把其列入驻锡地不可稽考者。（6）没有明确说某医僧驻锡某地，根据文意可做比较准确的推测。

第一节　唐代医僧驻锡地名录

　　医僧驻锡地的统计，是一项繁复的工作，需要对其驻锡地进行具体考察。我们将资料所见的医僧逐一列出，制成名录，为进一步研究提供基础。

一 名录统计说明

1. 统计的基本单位、时段及资料范围，以及"医僧"的界定，第六章已有详细的论述，此处从略，不再赘述。

2. 驻锡地与游锡地。医僧常有一个主要驻锡地，名录中用 A 标示；医僧又在一地或多地游锡，即为医僧游锡地，名录中用 B 标示。有些医僧的驻锡地记载不清且不可考，则列入驻锡地待考类，如有记为"蜀僧"者，计入剑南道，但无法确定具体州（府），在道内计为待考。

3. 若医僧前、后期在同一地进行佛教活动，则驻锡地统计时各计 1 人次；若某医僧驻锡于同一州的不同县活动，在该州只计 1 次；若驻锡不同州（府）者，则分别计入。时间或驻锡地待考者，在名录中用"—"标识。

二 唐代医僧及涉医僧人驻锡地名录

（一）京畿道

1. 京兆府（雍州）

①京师（长安）

周边区域来华医僧：

波颇 a（《续》3，A，前）、慈藏 a（《续》20，A，前）、法顺 a（《续》25，A，前）、那罗迩娑寐 a（《酉阳杂俎》7，A，前）、无极高 a（《宋》2，A，前）、伽梵达摩 b（《开》8，A，前）、那提 a（《续》4，A，前）、卢伽阿逸多 a（《旧》84，A，前）、日照 a（《宋》2，A，前）、达摩战涅罗 a（《真元新定释教目录》14，A，前）、输波迦罗 b（《宋》2，A，前）、太贤 b（《三国遗事》4，A，前）、智严 b（《宋》3，A，前）

金刚智 a（《宋》1，B，前）、善无畏 b（《宋》2，B，前）、佛陀波利 b（《宋》2，B，前）、僧伽 a（《宋》18，B，前）、实叉难陀 b（《宋》2，B，前）、菩提流志 b（《宋》3，B，前）、西域婆罗门

僧 a（《普济方》228，B，前）、难陀 a（《册》971，B，前）、僧密
a（《旧》198，B，前）

不空 a（《宋》1，A，前、后）、般若力 b（《宋》3，A，后）、
般剌若 a（《宋》2，A，后）、尸罗达摩 b（《宋》3，A，后）

无漏 b（《宋》21，B，后）、永贞梵僧 a（《酉阳杂俎·天咫》1，
B，后）

汉地医僧：

智凯 a（《续》30，A，前）、僧定 a（《续》19，A，前）、智保
a（《续》21，A，前）、行矩 a（《宋》30，A，前）、昙藏 a（《续》
13，A，前）、行等 a（《续》15，A，前）、慧斌 b（《续》20，A，
前）、智通 b（《宋》3，A，前）、静之 b（《续》20，A，前）、法朗
a（《宋》24，A，前）、玄奘 b（《续》4，A，前）、道宣 a（《宋》
14，A，前）、窥基 b（《宋》4，A，前）、道世 b（《宋》4，A，
前）、和和①a（《宋》19，A，前）、义净 b（《宋》1，A，前）、文
纲 b（《宋》14，A，前）、僧齐之②a（《太》100，A，前）

静藏 a（《续》13，B，前）、慧融 a（《续》20，B，前）、龙珠
痘僧 a（《续名类医案》37，B，前）、洪昉禅师 a（《太》95，B，
前）、丰干师 a（《宋》19，B，前）、法藏2b（《宋》5，B，前）、慧
沼 b（《宋》4，B，前）、僧崇一 a（《旧》95，B，前）、鉴真 a
（《宋》14，B，前）、法慎 b（《宋》14，B，前）、一行 b（《宋》5，
B，前）

法律禅师 a（《墓》元和012，A，前、后）、法崇 b（《宋》4，
A，后）、惟宽 a（《宋》10，A，后）、惟谨 b（《大日经传法次第

---

① 《宋高僧传》卷19、《六学僧传》卷30、《神僧传》卷8均载：郑万钧娶越国公主，
和和曾向驸马郑万钧募绢三千匹，许以有嗣。《唐代国长公主碑》云："公主讳华，字花婉，
睿宗大圣真皇帝之第四女，今上之仲妹也。母曰肃明皇后刘氏……"公主下嫁郑万钧，以
开元二十二年六月廿九日薨。《新唐书》卷83载："代国公主名华，字华婉，刘皇后所生。
下嫁郑万钧。"故，郑万钧以尚代国公主为是。代国公主开元二十二年薨，故和和的主要医
事活动当在唐前期，活动地点当在长安。

② 《长安志》卷8载：高祖时，长安西南隅有胜业寺。《开元释教录》卷6载："其东
禅定寺，即今大庄严寺是也。"《辩证论》卷3亦云："为献皇后造东禅定寺。"可知，胜业
寺和东禅定寺均位于长安。

记》，A，后）、法全 b（《两部大法师资付法记》上，A，后）、广陵正师①a（《崇文目录》3，A，后）、怀感 b（《宋》6，A，一）

羊乳僧②a（《医心方》18，B，后）、少康 b（《宋》25，B，后）、大光 a（《宋》24，B，后）、僧大通 a（《旧》16，B，后）、澄观 a（《宋》5，B，后）、僧惟真 a（《旧》17，B，后）、知玄 a（《宋》6，B，后）、神智 a（《宋》25，B，后）

不详汉地或周边区域来华医僧：利言 b（《真元新定释教录》14，B，前）

②终南山

静藏 a（《续》13，A，前）、法喜 a（《续》19，A，前）

慈藏 a（《续》20，B，前）、法顺 a（《续》25，B，前）、道宣 a（《宋》14，B，前）、智严 b（《宋》3，B，前）、少林慧安 a（《宋》18，B，前）

智晖 a（《宋》28，B，后）、澄观 a（《宋》5，B，后）、慧恭 b（《宋》12，B，后）

③除长安、终南山之外的京师地　治静之病僧③a（《续》21，B，前）

2. 岐州　慧安 a④（《续》13，A，前）、文纲 b（《宋》

---

① 《崇文目录辑释》卷3、《宋史·艺文志》均记：有《广陵正师口齿论》一卷。但未载作者。《通志·艺文略》云：《广陵正师口齿论》一卷，作者为唐供奉僧普济集。另《崇文目录辑释》卷3与《通志·艺文略》亦载：《口齿玉池论》一卷，作者释普济。则僧普济与广陵正师应为一人。供奉：是大内道场供奉僧职名，始于唐肃宗至德元年以僧元皎为内供奉。普济为大内道场供奉僧，故驻锡地应在长安。

② 刘禹锡《传信方》载："贞元十一年，余至奚吏部宅坐客，有崔员外因话及此。崔云：目击有人为蜘蛛咬，腹大如有妊，遍身生丝，其家弃之，乞食于道，有僧教吃羊乳，未几而疾平。"僧名无载，姑名羊乳僧。另据刘《献权舍人书》载：贞元十一年刘"登吏部取士科，授太子校书。"故刘当在长安。

③ 据《续高僧传》卷21载：静之"小时鼻患肉塞，百方无验，有僧令诵《般若多心》万遍，恰至五千，肉铃便落。"因其幼时患病，静之出生在雍州高陵，那该僧应该在雍州活动过。故其游锡地在雍州高陵。

④ 《续高僧传》卷13载：道岳十五岁从僧粲法师出家，从九江道尼学《摄大乘论》及《俱舍论》后，欲栖形岐州之太白山，"时太白寺慧安者……岳友而亲之，便往投造。"道岳于贞观十二年（638）卒，他与慧安交善。故推测慧安生活年代当与道岳大致相同。可知，慧安驻地的地点是太白寺，在岐州，时间为唐前期。

14，B，前）

（二）关内道

灵州 智凯a（《续》30，B，前）、无漏b（《宋》21，A，后）

原州 法律禅师a（《墓》元和012，B，后）

坊州 玄奘b（《续》4，B，前）、窥基b（《宋》4，B，前）

（三）都畿道

1. 河南府（洛州）

①东都（洛阳）

周边区域来华医僧：

跋摩米帝b（《千金翼方》12，A，前）、提云般若b（《宋》2，A，前）、弥陀山b（《宋》9，A，前）、实叉难陀b（《宋》2，A，前）、善无畏b（《宋》2，A，前）、宝思惟b（《宋》3，A，前）、菩提流志b（《宋》3，A，前）、金刚智a（《宋》1，A，前）、智晖a（《宋》28，A，后）

日照a（《宋》2，B，前）、不空a（《宋》1，B，前）、般刺若a（《宋》2，B，后）

治发背胡僧a（《苏沈良方》7，B，后）

汉地医僧：

法护a（《续》13，A，前）、华严和尚a（《太》90，A，前）、慧云b（《宋》26，A，前）、法藏2b（《宋》5，A，前）

行矩a（《宋》30，B，前）、智通b（《宋》3，B，前）、玄奘b（《续》4，B，前）、胡超僧b（《朝野金载》5，B，前）、义净b（《宋》1，B，前）、慧沼b（《宋》4，B，前）、一行b（《宋》5，B，前）、鉴真a（《宋》14，B，前）、子璘a（《宋》26，B，前）、洪昉禅师a（《太》95，B，前）、法律禅师a（《唐代墓志汇编》元和012，B，前）

少康b（《宋》25，B，后）、惟宽a（《宋》10，B，后）、澄观a（《宋》5，B，后）

②嵩山

少林慧安a（《宋》18，A，前）、一行b（《宋》5，A，前）、灵

运师 a（《墓》天宝一五八，A，前）、思睿 a（《宋》24，B，前）、惟宽 a（《宋》10，B，后）

③除洛阳、嵩山之外的河南府地

如意木僧 a（《朝野金载》1，B，前）、代病 a（《宋》26，B，后）

2. 怀州　义中禅师 a（《唐文粹》64，B，后）

3. 陕州　洪昉禅师 a（《太》95，A，前）、志宽 a（《续》15，B，前）、阿足师 a（《宋》19，B，后）

（四）河南道

齐州　谢道人 a（《外台秘要》21，A，前）、义净 b（《宋》1，B，前）

濮州　慧云 b（《宋》26，B，前）

密州　慧融 a（《续》20，A，前）

滑州　少林慧安 a（《宋》18，B，前）

汴州　圆绍 b（《宋》13，A，后）、慧云 b（《宋》26，B，前）、代病 a（《宋》26，B，后）

宋州　义中禅师 a（《唐文粹》64，B，后）

许州　弥陀山 b（《开》9，B，前）、实叉难陀 b（《宋》2，B，前）

泗州　僧伽 a（《宋》18，A，前）

淄州　慧沼 b（《宋》4，A，前）

（五）河东道

代州　佛陀波利 b（《宋》2，A，前）、窥基 b（《宋》4，B，前）、澄观 a（《宋》5，A，后）、罗僧 a（《宋》21，B，后）、不空 a（《宋》1，B，后）

忻州　僧崟①a（《续》21，A，前）

太原府（并州）　智满 a（《续》19，A，前）、思睿 b（《宋》24，A，前）

---

① 《续高僧传》卷21 载："又有僧崟禅师者，住欣州秀容建国寺，恒于定襄来望人山南坐禅饵药。"《六学僧传》卷26 载僧崟"旧隶忻之秀容建国寺"，"欣州"当为"忻州"，盖古音相同，为撰写之误。

潞州　昙荣a（《续》19，A，前）

晋州　代病a（《宋》26，A，后）、异僧a（《太》107，B，后）

泽州　玄鉴a（《续》15，A，前）、灵运师a（《墓》天宝158，B，前）

绛州　僧彻a（《续》20，A，前）、绛州僧b（《太》220，A，前）、绛州游僧a（《太》220，B，前）

蒲州　志宽a（《续》15，A，前）、惠仙a（《续》20，A，前）、僧彻a（《续》20，B，前）

虢州　阿足师a（《宋》19，A，后）

（六）河北道

赵州　玄奘b（《续》4，B，前）

相州　道宣a（《宋》14，B，前）、圆绍b（《宋》13，B，后）

州（府）不详　拔镞胡僧a（《太》101，B，后）

（七）淮南道

扬州　法向b（《续》20，A，前）、鉴真a（《宋》14，A，前）、法慎b（《宋》14，A，前）、义净b（《宋》1，B，前）、玄奘b（《续》4，B，前）

楚州　僧伽a（《宋》18，B，前）

光州　鉴真a（《宋》14，B，前）、玄朗a（《宋》26，B，前）

寿州　惠符①a（《宋》19，A，前）、友禅a（《格致镜原》26，A，后）

蕲州　少林慧安a（《宋》18，B，前）

舒州　智岩a（《续》20，B，前）

（八）山南东道

商州　游僧a（《证类本草》11，B，后）

---

① 《宋高僧传》卷19《唐庐江灊山天柱寺惠符传》载："潜县之霍山……其中天柱寺可以栖神。"又《六学僧传》卷26慧符"入灊县霍山天柱峰结庵而居焉"。这里"灊山""潜县""霍山""天柱峰""天柱寺"等均为地名。《旧志》云："霍山，汉灊县，属庐江郡。隋置霍山应城三县。贞观元年，废霍州，省应城、灊城二县，以霍山属寿州。"《通典》卷181亦云："霍山县也，天宝中割盛唐县置，汉潜县是也。"以寿州为是。

邓州　智勤 b（《续》24，A，前）

房州　疗疮异僧 a（《太》107，B，后）

襄州　汰律师①b（《续》15，A，前）、法律禅师 a（《墓》元和012，B，前）

荆州　法运 a（《续》25，A，前）、慧瑜 a（《续》14，A，前）、玄奘 b（《续》4，B，前）、一行 b（《宋》5，B，前）、少林慧安 a（《宋》18，B，前）、道悟 a（《宋》10，A，后）、少康 b（《宋》25，B，后）、治会宗病僧 a（《宋》25，B，后）

州（府）不详　知玄 a（《宋》6，B，后）

（九）山南西道

梁州　智岩 a（《续》20，B，前）、智圆 a（《酉阳杂俎》14，A，后）

州（府）不详　知玄 a（《宋》6，B，后）

（十）江南东道

润州　法祥②a（《续》13，A，前）、智岩 a（《续》20，A，前）、法融 a（《续》20，A，前）、澄观 a（《宋》5，B，后）、少康 b（《宋》25，B，后）

常州　法向 b（《续》20，B，前）、湛然 b（《宋》6，B，后）、神智 a（《宋》25，B，后）

苏州　灵岩和尚 a（《宋》18，A，前）、僧伽 a（《宋》18，B，前）、僧元达 a（《吴郡志》9，A，后）、澄观 a（《宋》5，B，后）、希遁 a（《酉阳杂俎》11，B，一）

湖州　子瑀 a（《宋》26，A，前）、大光 a（《宋》24，A，后）

---

①　《续高僧传》卷15《唐襄州神足寺释慧眺》载：释慧眺"开皇末年，还住乡壤之报善寺"。后释慧眺生病，汰律师曾给他治病。故汰律师驻锡地应在襄州。

②　法祥，两次出家，关于他第二次出家的大兴国寺位于何处，诸史料记载有所出入。《续高僧传》卷13和《六学僧传》卷17只说是大兴国寺，《往生集》卷1、《西舫汇征》、《净土往生传》均载为"杨都大兴国寺"，《佛祖统纪》卷27《唐扬都法祥法师》载：法祥"住杨都大兴国寺"。《净土圣贤录》卷2载：法祥后"住扬州大兴国寺"。释（唐）道宣《集神州三宝感通录》卷上载："东晋金陵长干塔者。今在润州江宁县，故扬都朱雀门东南古越城东废长干寺内。""杨"和"扬"盖传写之误，法祥驻锡的地点是在润州。

杭州　澄观a（《宋》5，B，后）、道悟a（《宋》10，B，后）

睦州　少康b（《宋》25，A，后）

越州　玄奘b（《续》4，B，前）、灌顶a（《续》19，B，前）、玄朗a（《宋》26，B，前）、神智a（《宋》25，A，后）、宁贲a（《宋》29，A，后）、全清b（《宋》30，A，后）、湛然b（《宋》6，B，后）、澄观a（《宋》5，B，后）、惟宽a（《宋》10，B，后）、道悟a（《宋》10，B，后）、少康b（《宋》25，B，后）、龛胡僧a（《宣室志》8，B，后）

明州　道悟a（《宋》10，B，后）

婺州　玄朗a（《宋》26，A，前）、灵默a（《宋》10，A，后）

衢州　惟宽a（《宋》10，B，后）

台州　灌顶a（《续》19，A，前）、智璪b（《续》19，A，前）、丰干师a（《宋》19，A，前）、一行b（《宋》5，B，前）、湛然b（《宋》6，A，后）、慧恭b（《宋》12，A，后）、代病a（《宋》26，B，后）、灵默a（《宋》10，B，后）

温州　玄觉b（《宋》8，A，前）

福州　如一a（《宋》19，A，前）、慧恭b（《宋》12，B，后）

泉州　慧恭b（《宋》12，B，后）

漳州　义中禅师a（《唐文粹》64，A，后）

（十一）江南西道

江州　智常a（《宋》17，A，后）、五老峰法藏a（《宋》20，A，后）

澧州　道悟a（《宋》10，B，后）

朗州　慧恭b（《宋》12，B，后）

饶州　惟宽a（《宋》10，B，后）、慧恭b（《宋》12，B，后）

洪州　胡超僧a（《朝野佥载》5，A，前）、道悟a（《宋》10，B，后）、智常a（《宋》17，B，后）、灵默a（《宋》10，B，后）、惟宽a（《宋》10，B，后）、五老峰法藏a（《宋》20，B，后）、宁贲a（《宋》29，B，后）、义中禅师a（《唐文粹》64，B，后）、智晖a（《宋》28，B，后）

袁州　蔺道人a（《仙授理伤续断秘方·序》，B，后）

抚州　义中禅师a（《唐文粹》64，B，后）

吉州　慧恭b（《宋》12，B，后）、衲僧a（《太》162，B，一）

衡州　少林慧安a（《宋》18，B，前）、慧云b（《宋》26，B，前）、祝融峰禅者b（《宋》30，A，后）、道悟a（《宋》10，B，后）、灵默a（《宋》10，B，后）

虔州　五老峰法藏a（《宋》20，B，后）、义中禅师a（《唐文粹》64，B，后）

（十二）剑南道

剑州　静之b（《续》20，B，前）

梓州　治哑病老僧a（《太》107，B，后）

彭州　静之b（《续》20，B，前）、知玄a（《宋》6，A，后）、罗僧a（《宋》21，A，后）

益州　惠宽b（《续》20，A，前）、慧琳a（《续》25，A，前）、道积a（《续》28，A，前）、玄奘b（《续》4，B，前）、智深①a（《是斋百一选方》9，B，后）、西蜀胡僧②a（《太》101，B，后）、知玄a（《宋》6，B，后）、智广a（《宋》27，B，后）

遂州　志宽a（《续》15，B，前）

雅州　智广a（《宋》27，A，后）

---

①　《是斋百一选方》卷9载：唐丞相李恭公，扈从在蜀，患眼疾，后被僧智深用"地黄丸"治愈。元代《御药院方》载："地黄丸：补肾气，治眼。昔李揆相公患眼……僧智深请谒云……"其与《是斋百一选方》所载的"地黄丸"之方药构成、功能、主治等方面基本相同。翻阅史料，在两唐书中并未见"李恭"或"李恭公"其人。《旧唐书》卷126《李揆传》载："开元末，举进士……扈从剑南，拜中书舍人。"安史之乱爆发后，玄宗于756年逃往四川成都，李揆是扈从人员之一，758年玄宗返回长安。可知，李揆在蜀中患眼病的时间当在756—758年间。《新唐书》卷150《李揆传》载：李揆死后"赠司空，谥曰恭"。据此推测李揆即是《是斋百一选方》中之"李恭公"，概因其"恭"为谥号所致。是以，智深大概于756—757年之间，在四川成都，治愈李恭公之眼疾。

②　《太平广记》卷101载："唐崔宁，大历初镇西蜀。时会杨林反，健儿张国英与战，射中腹，镞没不出……梦胡僧与一丸药。至旦，泻箭镞出。疮便合瘥。""杨林"为"杨子琳"。《旧唐书》卷11载：大历三年五月，"以剑南节度使崔旰检校工部尚书，改名宁。宁为柏茂林、杨子琳所攻，宁既入朝，子琳乘虚袭据成都府。朝廷忧之，即日诏宁还成都……七月壬申，崔宁弟宽攻破杨子琳，收复成都府"。可知，地点当在成都府附近，时间为唐后期。

邛州　费鸡师 a（《太》424，A，后）

眉州　知玄 a（《宋》6，B，后）

嘉州　澄观 a（《宋》5，B，后）

泸州　静之 b（《续》20，B，前）

（十三）岭南道

韶州　玄觉 b（《宋》8，B，前）

桂州　知玄 a（《宋》6，B，后）

广州　般剌蜜帝 b（《宋》2，A，前）、金刚智 a（《宋》1，B，前）、不空 a（《宋》1，B，前）、义净 b（《宋》1，B，前）、般剌若 a（《宋》2，B，后）

潮州　义中禅师 a（《唐文粹》64，B，后）

泷州　安南治病僧 a（《太》112，B，—）

（十四）黔中道

（十五）陇右道

沙州　索恩 a（伯 4010 伯 4615《索崇恩和尚修功德记》，A，后因《索崇恩和尚修功德记》是由伯 4010 号与 P4615 号拼合连接而成，故有两处）、翟法荣 a（伯 4660《河西都僧统翟和尚邈真赞》，A，后）、索法律 a（伯 4660《敦煌名人名僧邈真赞汇集》所载《金光明寺索法律邈真赞并序》，A，后）、索智岳 a（伯 4660《敦煌名人名僧邈真赞汇集》所载《前沙州释门故索法律智岳邈真赞》，A，后）

凉州　僧伽 a（《宋》18，B，前）

秦州　法律禅师 a（《唐代墓志汇编》元和 012，B，前）

庭州　尸罗达摩 b（《宋》3，B，后）

兰州　不空 a（《宋》1，B，前）

（十六）驻锡地不可考者

神素 a（《外台秘要》13，—，前）、静智道人 a（《备急千金药方》39，—，前）

江南采药僧 a（《酉阳杂俎续集》1，—，后）、海东僧 a（《张籍诗集》2，—，后）、梅彪 a（《石药尔雅·序》，—，后）、眼医婆罗

门僧 a（《刘宾客文集》29，一，后）

行儒 a（《酉阳杂俎》13，一，一）、波驰波利 b（《通志》69，一，一）、爽师 a（《医心方》卷 25，一，一）、遁伦 b（《佛光大辞典》，一，一）、婆罗门僧 b（《佛说北斗七星延命经》，一，一）、空蜺 b（《青色大金刚药叉辟鬼魔法》，一，一）、般若惹羯罗 b（《圣欢喜天式法》，一，一）、金俱吒 b（《七曜攘灾决》，一，一）、金刚福寿 b（《髻文殊师利童子陀罗尼念诵仪轨》，一，一）

由上述唐代医僧驻锡地名录，我们得出唐代医僧共有 170 人，前期有 104 人，后期有 53 人，生活年代不详者有 13 人；汉地医僧共 122 人，周边区域来华医僧共 47 人，另外利言为不知是周边区域来华还是汉地医僧。

驻锡地可稽考的医僧 155 人，前、后期分别是 101 人、50 人，时间不详的有 4 人。其中 38 人属于周边区域来华者，前、后期分别是 29 人、9 人；汉地医僧驻锡地明确者 117 人，前期 72 人，后期 41 人，时期不详的有 4 人，分别分布于京畿道、关内道、都畿道、河南道、河东道、河北道、淮南道、江南东道、山南西道、江南西道、山南东道、剑南道、岭南道及陇右道 14 道内，黔中道是唐代医僧驻锡地分布的空白区。

驻锡地不可稽考者共 15 人，前期有 2 人，后期有 4 人，时间不详者有 9 人，占唐代医僧总数的 8.82%；周边区域来华医僧驻锡地不可考者有 9 人，后期有 2 人，来华时间不详者有 7 人，占唐代周边区域来华医僧总数的 19.15%；汉地医僧有 6 人，前、后期分别是 2 人、2 人，时间不详者有 2 人，占唐代汉地医僧总数的 4.92%。

第二节　唐代医僧驻锡地分布及变化

一　驻锡地分布

据上节《唐代医僧驻锡地名录》知，驻锡地明确可稽考的医僧共 155 人。其中，包括来自周边区域的 38 位医僧，还有诸如鉴真等曾在一定时间活动在国外，由于我们旨在研究唐王朝内部医僧的地域分布的状况，对于周边区域来华的医僧或某些汉地医僧活动在国外的情况，已逸出我们的研究范围之外，故对其在国外的活动不予论述。驻锡地明确可考的155位医僧散布于除去黔中道之外的其他14道内。上节《唐代医僧驻锡地名录》已经基本勾勒出了唐代医僧驻锡地分布的大致轮廓，为使可考医僧驻锡地更加直观，便于后面的分析研究，笔者又据《唐代医僧驻锡地名录》分道统计列出表7-1。

表7-1 　　　　　　　　　　唐代医僧驻锡地分道统计

道别	州别		前期			后期			共计			总计	备注
			A	B	小计	A	B	小计	A	B	小计		
京畿道	京兆府	京师①	33	21	54	10	10	20	42②	31	73	81	
		终南山	2	5	7	—	3	3	2	8	10		
		其他	—	1	1					1	1		
		合计	35	24③	59	10	12④	22	44	36	80		
	岐州		1		1					1		1	
关内道	灵州		—	1	1	1		1	1	1	2	5	
	原州						1	1		1	1		
	坊州		—	2	2					2	2		

① 京师、终南山均属京兆府，某医僧在此二地活动，在京兆府总数内只计一人次，为突出京师、终南山的特殊地位，本表将分别统计，若某医僧在二地均有活动，则两地各计一人次，若出现主要驻锡地和游锡地，则以主要驻锡地为标准纳入统计。是以，出现京师、终南山的A、B类数之和将大于京兆府的总数。河南府亦同。

② 因不空、法律禅师属跨前后期，在统计时，前后期各计1次，总计1次，怀感时间不详。

③ 因慈藏、法顺、道宣的主要驻锡地在长安，其在终南山的游锡在整个京兆府的统计中忽略不计；静藏主要驻锡地在终南山，故其在长安的游锡、在京兆府的统计中也忽略不计。

④ 澄观在终南山和长安都曾游锡，在京兆府的统计之时只计1次。

续表

道别	州别		前期			后期			共计			总计	备注
			A	B	小计	A	B	小计	A	B	小计		
都畿道	河南府	东都	12	13	25	1	4	5	13	17	30	39	
		嵩山	3	1	4	—	1	1	3	2	5		
		其他	—	1①	1	—	1	1	—	2	2		
		合计	15	13	28	1	5②	6	16	19	35		
	怀州		—	—	—	—	1	1	—	1	1		
	陕州		1	1	2	—	1	1	1	2	3		
河南道	齐州		1	1	2	—	—	—	1	1	2	14	
	濮州		—	1	1	—	—	—	—	1	1		
	密州		1	—	1	—	—	—	1	—	1		
	滑州		—	1	1	—	1	1	—	2	2		
	汴州		—	1	1	1	1	2	1	2	3		
	宋州		—	—	—	—	1	1	—	1	1		
	许州		—	2	2	—	—	—	—	2	2		
	泗州		1	—	1	—	—	—	1	—	1		
	淄州		1	—	1	—	—	—	1	—	1		
河东道	代州		1	1	2	1	2	3	2	3	5	20	
	忻州		1	—	1	—	—	—	1	—	1		
	太原府		2	—	2	—	—	—	2	—	2		
	潞州		1	—	1	—	—	—	1	—	1		
	晋州		—	—	—	1	1	2	1	1	2		
	泽州		1	1	2	—	—	—	1	1	2		
	绛州		2	1	3	—	—	—	2	1	3		
	蒲州		2	1	3	—	—	—	2	1	3		
	虢州		—	—	—	1	—	1	1	—	1		

① 因一行的主要驻锡地在嵩山，故其在洛阳的游锡在河南府则忽略不计。

② 因惟宽在洛阳和嵩山均有游锡，故其在河南府的游锡统计时只计1次。

道别	州别	前期			后期			共计			总计	备注
		A	B	小计	A	B	小计	A	B	小计		
河北道	赵州	—	1	1	—	—	—	—	1	1	4	
	相州	—	1	1	—	1	1	—	2	2		
	不祥	—	—	—	—	1	1	—	1	1		
淮南道	扬州	3	2	5	—	—	—	3	2	5	12	
	楚州	—	1	1	—	—	—	—	1	1		
	光州	—	2	2	—	—	—	—	2	2		
	寿州	1	—	1	1	—	1	2	—	2		
	蕲州	—	1	1	—	—	—	—	1	1		
	舒州	—	1	1	—	—	—	—	1	1		
江南东道	润州	3	—	3	—	2	2	3	2	5	47	希遁为时期不可考者，但其活动地是在苏州。
	常州	—	1	1	—	2	2	—	3	3		
	苏州	1	1	2	1	1	2	2	3	5		
	湖州	1	—	1	1	—	1	2	—	2		
	杭州	—	—	—	—	2	2	—	2	2		
	睦州	—	—	—	—	1	1	1	—	1		
	越州	—	3	3	3	6	9	3	9	12		
	明州	—	—	—	—	1	1	—	1	1		
	婺州	1	—	1	1	—	1	2	—	2		
	衢州	—	—	—	—	1	1	—	1	1		
	台州	3	1	4	2	2	4	5	3	8		
	温州	1	—	1	—	—	—	1	—	1		
	福州	1	—	1	—	1	1	1	1	2		
	泉州	—	—	—	—	1	1	—	1	1		
	漳州	—	—	—	1	—	1	1	—	1		

续表

道别	州别	前期			后期			共计			总计	备注
		A	B	小计	A	B	小计	A	B	小计		
江南西道	江州	—	—	—	2	—	2	2	—	2	26	吉州衲僧属年代不详者。
	澧州	—	—	—	—	1	1	—	1	1		
	朗州	—	—	—	—	1	1	—	1	1		
	饶州	—	—	—	—	2	2	—	2	2		
	洪州	1	—	1	—	8	8	1	8	9		
	袁州	—	—	—	—	1	1	—	1	1		
	抚州	—	—	—	—	1	1	—	1	1		
	吉州	—	—	—	—	1	1	—	2	2		
	衡州	—	2	2	1	2	3	1	4	5		
	虔州	—	—	—	—	2	2	—	2	2		
山南东道	商州	—	—	—	—	1	1	—	1	1	14	
	邓州	1	—	1	—	—	—	1	—	1		
	房州	—	—	—	—	1	1	—	1	1		
	襄州	1	—	1	—	1	1	1	1	2		
	荆州	2	3	5	1	2	3	3	5	8		
	不详	—	—	—	—	1	1	—	1	1		
山南西道	梁州	—	1	1	1	—	1	1	1	2	3	
	不详	—	—	—	—	1	1	—	1	1		
剑南道	剑州	—	1	1	—	—	—	—	1	1	19	
	梓州	—	—	—	—	1	1	—	1	1		
	彭州	—	1	1	2	—	2	2	1	3		
	益州	3	1	4	—	4	4	3	5	8		
	遂州	—	1	1	—	—	—	—	1	1		
	雅州	—	—	—	1	—	1	1	—	1		
	邛州	—	—	—	1	—	1	1	—	1		
	眉州	—	—	—	—	1	1	—	1	1		
	嘉州	—	—	—	—	1	1	—	1	1		
	泸州	—	1	1	—	—	—	—	1	1		
岭南道	韶州	—	1	1	—	—	—	—	1	1	9	泷州安南治病僧,时间不可考。
	桂州	—	—	—	—	1	1	—	1	1		
	广州	1	3	4	—	1	1	1	4	5		
	潮州	—	—	—	—	1	1	—	1	1		
	泷州	—	—	—	—	—	—	—	1	1		

续表

道别	州别	前期			后期			共计			总计	备注
		A	B	小计	A	B	小计	A	B	小计		
陇右道	沙州	—	—	—	4	—	4	4	—	4	8	
	凉州	—	1	1	—	—	—	—	1	1		
	秦州	—	—	—	—	1	1	—	1	1		
	庭州	—	—	—	—	1	1	—	1	1		
	兰州	—	1	1	—	—	—	—	1	1		
不可稽考者	神素	驻锡地不可考，时间为前期										
	静智道人	驻锡地不可考，时间为前期										
	江南采药僧	驻锡地不可考，时间为后期										
	海东僧	驻锡地不可考，时间为后期										
	梅彪	驻锡地不可考，时间为后期										
	眼医婆罗门僧	驻锡地不可考，时间为后期										
	波驰波利	驻锡地、时间皆不可考										
	行儒	驻锡地、时间皆不可考										
	爽师	驻锡地、时间皆不可考										
	遁伦	驻锡地、时间皆不可考										
	婆罗门僧	驻锡地、时间皆不可考										
	空蜞	驻锡地、时间皆不可考										
	般若惹羯罗	驻锡地、时间皆不可考										
	金俱吒	驻锡地、时间皆不可考										
	金刚福寿	驻锡地、时间皆不可考										

据表7-1知，唐代全国医僧驻锡的总人次达301人次，其中A类总数129人次，B类总数172人次，分别散布于除黔中道之外的14道内。据表7-1和《唐代医僧驻锡地名录》做出图7-1。

唐代十五道中，京畿、都畿二道情况特殊，淮南、河东两道面积较小，其余各道面积大致相仿，[①] 这就更加有利于唐代医僧驻锡地在各道之间分布的比较研究。下面分别从全国和各道内部的角度对唐代

---

① 就唐王朝的实际控制区而言。

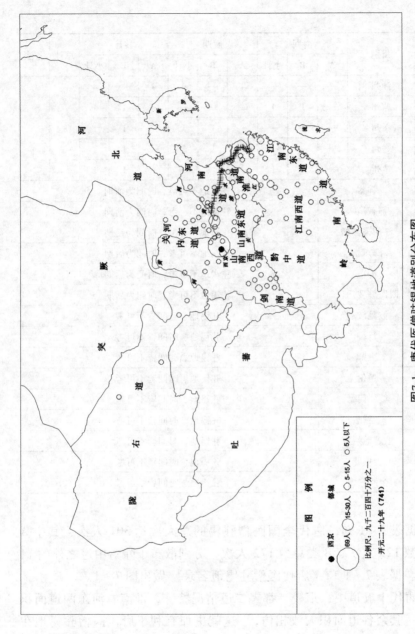

图7-1 唐代医僧驻锡地道别分布图

资料来源：谭其骧：《中国历史地图集》，第5册《隋唐五代十国时期》，（台北）晓园出版社1992年版，图34—35。

医僧驻锡地的分布进行探析。

（一）分布基本格局

唐代医僧驻锡地分布的基本格局可以从以下几个方面考察。

从各道医僧驻锡地分布的数量看：京畿道驻锡的医僧最多，其余依次是江南东道、都畿道、江南西道、河东道、剑南道、河南道及山南东道，另外几道的人数则很少，医僧驻锡地的地域分布呈现出不平衡，各道之间存在明显的差异（见图 7－1《唐代医僧驻锡地道别分布图》）。依据医僧驻锡地的总人次，可以把医僧驻锡地分为几个等级加以论述。首先京畿道最为集中，医僧在该道驻锡的总人次位居榜首，A 类数 45 人次，B 类数 36 人次，驻锡地的总人次是 81 人次，约占全国总数的 26.91%，可见，唐代医僧在京畿道是何种程度的活跃。江南东道次之，A 类数 21 人次，B 类数 26 人次，医僧驻锡的总人次是 47 人次，约占全国总数的 15.61%，虽然较之京畿道略有逊色，但是与其他道相比，还是有明显的优势的。都畿道医僧驻锡的总人次是 39 人次，约占总数的 12.96%，尤其值得注意的是该道 A 类数 17 人次，在全国中的比重是 13.18%，仅次于京畿道和江南东道，居全国第三位。上述三道合之，医僧驻锡的总人次已经超过全国一半。显然，两京所在的京畿、都畿及江南东道是唐代医僧活动最为活跃的地区。江南西道、河东道、剑南道又次之，江南西道 A 类数 4 人次，B 类数 22 人次，其中 B 类数约占全国的 12.79%，居全国第三位，与江南东道相比亦不相上下，说明江南东、西二道是医僧游锡的主要选择地。河东道 A 类数 13 人次，B 类数 7 人次；剑南道 A 类数 7 人次，B 类数 12 人次。医僧在二道的驻锡总人次不相上下，但是就 A 类数而言，河东道在全国的比重是 10.08%，居全国第四位，剑南道又次之；二道 B 类数之和尚不及江南西道，远小于京畿道和江南东二道。再次是河南、淮南及山南东三道，三道驻锡的总人次为 40 人次，占全国的 13.29%；三道 A 类数均是 5 人次，合计约占全国的 11.63%；B 类数分别是 9、7、9 人次，合计占全国的 14.53%，三道医僧的主要驻锡地虽然均小于医僧的游锡地，但是相差不远，说明这些地区医僧的游锡和驻锡较为平衡。岭南道（1，8）[①]、陇右道（4，4）又次之，合计占总数的 5.65% 左右。河北道（0，4）、关内道（1，4）、山南西道（1，2）的人数则很少，三道医僧的活动共有 12 次，仅占总数的 3.97% 左右。唐代医僧在各道驻锡地分

---

　① 括号内逗号前后数字分别是医僧在该道驻锡的 A 类数和 B 类数，下同。

布的状况可以归纳如下：第一，医僧驻锡地的分布在各道之间呈现出极度的不平衡，尤其是京畿、都畿及江南东、西四道，医僧驻锡地的分布占据全国总数的 64.12%，这些地区医僧云集，前后相望，络绎不绝。而诸如关内、河北、山南西等道，则不免冷冷清清，鲜有医僧造访或居停，尤其是黔中道全无医僧驻锡或游锡于此。第二，黄河中下游地区是唐代医僧驻锡地分布的中心区。第三，江南东道和江南西道是南方医僧驻锡或游锡最多的两个道，预示着长江流域很有可能赶超黄河流域的势头，应予以重视。第四，最南的岭南道和西部的陇右道医僧驻锡的总人次较少，但是二道因其独特的交通位置，颇有几个周边区域来华医僧或求法医僧的游锡或驻锡。

从南方、北方的角度看：唐代医僧驻锡地在南北方的分布上也表现出一些差异。秦岭—淮河一线是我国最重要的地理分界线，历来被视为中国南北的自然分界线，这是因为此线南北两侧在地貌、气候、水文等自然地理要素方面都有着明显的差异。唐代的政区是虚三级制，正式的州县二级之上，还有一级作为监察区的道。唐代按照山川河流的分布，贞观元年（627）分天下为十道，开元二十一年（733）分置为十五道。若以秦岭—淮河一线为界，则陇右道、京畿道、关内道、都畿道、河南道、河东道及河北道七道则位于北方；山南东道、山南西道、淮南道、江南东道、江南西道、剑南道、岭南道及黔中道属于南方。北方7道医僧驻锡的 A 类数（85人次）大于南方8道（44人次），南、北医僧主要驻锡地在全国总数中所占比例大概分别是 34.11%、65.89%。可见，医僧主要驻锡在北方的人数远比南方要多，南北差异较大；从医僧游锡地的角度来看，南、北方分别是 87人次、84人次，并无显著差异，表明医僧在南北方的游锡相差不大。从驻锡的总人次看，南方达130人次，北方则达171人次，在全国所占的比重分别是 43.19%、56.81%。可见，医僧在北方的活动较之南方则更为频繁一些。

从医僧驻锡地所在的州（府）看：医僧在全国驻锡地的分布又呈现出相对均衡的特点。唐代有医僧驻锡或游锡的州（府）共85个，作为主要驻锡地的有44个，作为游锡地的有66个，155位医僧就驻锡或游锡在这些州（府）内，驻锡或游锡的总人次达301人次，平均每州3.54人次。今依州（府）所驻锡或游锡的医僧人次的多少，将85个州

（府）分为以下几种情况进行分析。①30 人次以上的地区，仅有两处，即京畿道的京兆府（44，36）①和都畿道的河南府（16，17），医僧驻锡的总人次远在其他州（府）之上，二州合之占全国总数的 37.54%。②8—12 人次的地区，有以下 5 处：越州（3，9）、台州（5，3）、洪州（1，8）、荆州（3，5）、益州（3，5），此 5 处全部位于南方，一是江南东道，共 2 州，一是江南西道，一是山南东道，一是剑南道，5 州之和占全国总数的 15.05%。③3—5 人次的地区，有以下 12 处：陕州（1，2）、汴州（1，2）、绛州（2，1）、蒲州（2，1）、扬州（3，2）、润州（3，2）、常州（0，3）、苏州（2，3）、衡州（1，4）、彭州（2，1）、广州（1，4）、沙州（4，0），12 州之和为 47 人次，占总数的 15.61%。其中北方有 5 个州，即河东道 2 个，都畿道、河南道、陇右道各 1 个；南方有 7 个州，江南东道有 3 个州，淮南道、山南东道、江南西道、剑南道、岭南道各 1 个。④2 人次的地区，有以下 21 处：灵州（1，1）、坊州（0，2）、齐州（1，1）、滑州（0，2）、许州（0，2）、太原府（2，0）、晋州（1，1）、泽州（1，1）、相州（0，2）、光州（0，2）、寿州（2，0）、湖州（2，0）、杭州（0，2）、婺州（2，0）、福州（1，1）、江州（2，0）、饶州（0，2）、吉州（0，2）、虔州（0，2）、襄州（1，1）、梁州（1，1），此 21 处北方有 9 处，分别分布在河北道 1 处，关内道 2 处，河南道和河东道各 3 处；南方有 12 处，淮南道 2 处，江南东道和江南西道各 4 处，山南东道和山南西道各 1 处。21 州之和为 42 人次，占总数的 13.95%。⑤1 人次的地区，有 43 处，合之占总数的 14.38%。即：京畿道之岐州（0，1），关内道之原州（0，1），都畿道之怀州（0，1）、河南道濮州（0，1）、密州（1，0）、宋州（0，1）、泗州（1，0）、淄州（1，0），河东道之忻州（1，0）、潞州（1，0）、虢州（1，0），河北道之赵州（0，1），淮南道之楚州（0，1）、蕲州（0，1）、舒州（0，1），江南东道之睦州（1，0）、衢州（0，1）、温州（1，0）、泉州（0，1）、漳州（1，0），江南西道之澧州（0，1）、朗州（0，1）、袁州（0，1）、抚州（0，1），山南东道之商州（0，1）、邓州（1，0）、房州（0，1），剑南道之剑州（0，1）、梓州（0，1）、遂州（0，1）、雅州（1，0）、邛州（1，0），

---

① 括号内逗号前后分别是医僧在该州驻锡的 A 类数和 B 类数，下同。

眉州（0，1）、嘉州（0，1）、泸州（0，1），岭南道之韶州（0，1）、桂州（0，1）、潮州（0，1）、泷州（0，1），陇右道之凉州（0，1）、秦州（0，1）、庭州（0，1）、兰州（0，1），北方共16处，南方共27处。可见，第一，唐代医僧所驻锡的州（府）数，北方7道有33个，作为主要驻锡地的有20个，作为游锡地的有24个；南方8道有52个，作为主要驻锡地的有24个，作为游锡地的有43个，都是南方多于北方，这表明北方医僧驻锡地分布比南方更为集中一些。从北方医僧游锡的程度来看，北方医僧游锡的频率则更频繁一些。第二，医僧驻锡地的分布高度集中在两京地区。第三，前三种的州（府），北方有7处，南方有12处，南方多于北方，北方平均每州（府）17.86人次，南方平均每州（府）6.25人次，北方医僧驻锡地分布的集中程度大于南方，北方分布的不均衡性尤以两京地区最为明显。第四，3人次以下的州（府）北方有24个，平均每州1.42人次；南方有15个，平均每州1.31人次，南北虽然在州平均人次上差别不大，但分布的州（府）个数上还是有差别的。表明北方医僧驻锡或游锡的整体水平居南方之上。第五，南北双方都有一些数量比较集中的地域，医僧驻锡或游锡较多的相邻的州（府）组成医僧分布的密集地带。

（二）各道内部医僧驻锡地的分布

从道内分布看，在全国十五道中，除京畿道和都畿道的医僧驻锡地分布不均衡外，多数道内的分布相对分散。

第一类是京畿道和都畿道二道，医僧驻锡地的分布高度集中。医僧驻锡地在二道的分布高度集中在两京所在地，极不均衡。就京畿道而言，医僧驻锡的总人次是81人次，其中有73人次是在京师长安，另外10人次则是在距离京师不远处的终南山，仅有慧安1人驻锡在岐州的太白山中，道岳曾"友而亲之，便往投造"[1]。都畿道的情况与京畿道类似，医僧驻锡地也是基本上集中在洛阳和嵩山，在其他州（府）的驻锡较少，其中主要驻锡于陕州的洪昉禅师，还曾游锡于京师长安。另外志宽、阿足师则只是把陕州作为其游锡地，义中禅师游锡于靠近太行山的怀州。这些情况与长安、洛阳作为全国的政治、文化及佛教的中心密切相关。

---

① （唐）道宣撰，郭绍林点校：《续高僧传》卷13《唐京师普光寺释道岳传》，第453页。

第二类是河南、河东、关内、河北、山南西、岭南、陇右、淮南8道，医僧驻锡地的分布较为分散。道内各州府医僧驻锡地分布最高者为5，最低为1，8道均未形成集中分布点。河南道医僧驻锡的总人次是14人次，分布于齐州（1，1）①、濮州（0，1）、密州（1，0）、滑州（0，2）、汴州（1，2）、宋州（0，1）、许州（0，2）、泗州（1，0）和淄州（1，0）9州。河东道驻锡医僧总人次20人次，分布于代州（2，3）、忻州（1，0）、太原府（2，0）、潞州（1，2）、晋州（1，1）、泽州（1，1）、绛州（2，1）、蒲州（2，1）和虢州（1，0）9州。淮南道医僧驻锡地的总人次是12人次，分布于扬州（3，2）、楚州（0，1）、光州（0，2）、寿州（2，0）、蕲州（0，1）及舒州（0，1）6州。另外，关内、河北、山南西、岭南、陇右5道医僧驻锡的总人次比较少，分布更为分散，这里就不再一一赘陈。在上述诸道内部，医僧驻锡地的分布并没有形成集中的分布区，其分布还是比较均衡的。

　　第三类是江南东、江南西、剑南3道，医僧驻锡地在道内形成了一个或两个相对集中的分布点。江南东道医僧驻锡的总次数是47人次，分布于15个州，其中医僧驻锡地在越州（3，9）和台州（5，3）的分布相对集中，在其余13州［润州（3，2）、常州（0，3）、苏州（2，3）、湖州（2，0）、杭州（0，2）、睦州（1，0）、明州（0，1）、婺州（2，0）、衢州（0，1）、温州（1，0）、福州（1，1）、泉州（0，1）和漳州（1，0）］的分布均较为分散。山南东道医僧驻锡的总人次是14人次，除一人驻锡地不详外，其余分布于5州，在荆州（4，4）分布相对集中，在其余4州［商州（0，1）、邓州（1，0）、房州（0，1）、襄州（1，1）］的分布均衡。医僧在江南西道驻锡的总人次是26人次，分布在江州（2，0）、澧州（0，1）、郎州（0，1）、饶州（0，2）、洪州（1，8）、袁州（0，1）、抚州（0，1）、吉州（0，2）、衡州（1，4）和虔州（0，2）等10州内。可见，医僧在洪州和衡州的驻锡或游锡较为频繁。剑南道医僧驻锡的总人次19人次，分布在10个州，其中益州（3，5）分布相对较为集中，其他如剑州（0，1）、梓州（0，1）、彭州（2，1）、遂州（0，1）、雅州（1，0）、邛州（1，0）、眉州（0，

――――――――――

　　①　括号内逗号前后分别是医僧在该州驻锡的A类数和B类数，下同。

1)、嘉州（0，1）和泸州（0，1）分布都比较分散。上述4道中，形成了5个集中分布点，即洪州、荆州、益州、台州、越州。其中洪州9人中的惟宽、灵默、道悟、智常、法藏、智晖、宁贲、义中8人游锡洪州的主要目的是参禅马祖道。荆州的8人中，慧瑜幼年生活在荆州，法运、慧安、会宗均是荆州本地人驻锡于本州。益州的8人中，4人来自益州或附近地区，如惠宽是益州人，慧琳是绵州人，道积是蜀人，知玄是眉州人，因益州经济和佛教文化比周边地区发达，吸引他们到此驻锡或游锡。知玄和智广也在剑南道其他州驻锡或游锡过。越州的12人中，灌顶、玄朗、神智、全清、澄观、惟宽、少康6人也在本道内别的州驻锡或游锡过。台州的8人中，灌顶、智璪、丰干师3人求法于智者禅师，灌顶、智璪、惟靖、灵默、代病5人出生地是在江南东道。可见，以上5个集中分布点的医僧之所以在这里，一是因为这些地区是佛教中心或经济中心，二是因为他们的籍贯在这些地区或附近，三是因为他们又在这些区域分布点的附近驻锡或游锡。所以，减少了这些地区的集中程度。故从全国范围看，除都畿道与京畿道外，其余十三道内医僧驻锡地的分布是相对分散的。

（三）医僧驻锡地的分布区、带

通观唐代医僧驻锡地分布的状况，可以发现出现了一些相对集中的分布带。一是河渭分布带。沿渭河、黄河而东，止于河南道的汴州，包括京畿道的京兆府（44，36）①、岐州（1，0），河东道的蒲州（2，1）、虢州（1，0）、绛州（2，1），都畿道的河南府（16，19）、陕州（1，2）及河南道的汴州（1，2）。A类合计67人次，占全国的51.94%；B类合计61人次，占全国的35.47%；医僧驻锡的数量达128人次，占全国的42.52%。医僧驻锡地在此带内的分布以东、西两京为核心。二是邗沟—江南运河沿线分布带。北起淮南道的扬州，贯穿江南东道润州、常州、苏州、湖州、杭州、越州、明州、台州，医僧在这些州的驻锡人次明显高于周围地区。上述诸州A类数合计18人次，B类数共25人次，各约占全国的13.95%和14.53%。尤其是淮南道的扬州（3，2）和江南东道的越州（3，9）、台州（5，3）、润州（3，

---

① 括号内逗号前后的数字分别是医僧在该州驻锡的A类数和B类数，下同。

2）及苏州（2，3），成为这一分布带的集中分布点。扬州驻锡 A 类是 3 人次，B 类是 2 人次，分别占淮南道的 60% 和 28.57%。医僧驻锡于越、台、润、苏四州的人次分别是 12、8、5、5 人次，分别占全道的 25.53%、17.02%、10.64%、10.64%；作为医僧的主要驻锡地，四州总数为 13 人次，占全道一半以上；作为医僧的游锡地，四州共 17 人次，占全道的 65.38%。可见，四州无论是作为主要驻锡地还是作为游锡地，在江南东道中都处于绝对的优势地位。三是汉水分布带。西起山南西道的梁州（1，1），东连山南东道的邓州（1，0）、襄州（1，1）、荆州（3，5），沿着汉水谷地延伸分布。在该分布带内，两侧除了商州和房州之外，基本无医僧驻锡或游锡，以汉水下游的荆州为分布核心地带，作为主要驻锡地占汉水分布带总数的 50%，作为游锡地有 5 人次，占分布带的 71.43%，驻锡的总人次占这一分布带的 61.54%。汉水这一分布带除了最东端的荆州外，绝对密度并不是很高，体现了相对于两侧地区的集中性，故在这一分布带上医僧驻锡的总次数在全国所占的比重仅仅只是 4.32%。四是川西分布带。以益州（3，5）为中心，北起剑州（0，1），南连彭州（2，1）、梓州（0，1）、邛州（1，0）、眉州（0，1）及嘉州（0，1），向西延伸至雅州（1，0）。诸州 A 类数之和为 7 人次，在剑南道的比重高达 100%；B 类数之和为 10 人次，占据剑南道的 83.33%。医僧驻锡总数达 17 人次，占全国总数的 5.65%，与汉水分布带一样，绝对密度并不是很高。

二　唐代前后期医僧驻锡地分布的变化

唐代医僧驻锡地分布是发展变化的，与社会的安定与否、佛教文化中心的转移及经济区的变化等密切相关。天宝十四年（755）的安史之乱对唐代社会产生了很大影响，对医僧的活动同样也产生了相应的影响。下面即以"安史之乱"为分界点，将唐代分为前后两期，对比分析唐代医僧驻锡地的分布及其变化。

（一）医僧驻锡地分布基本格局在前后期的变化

唐前期黄河流域在经济文化发展水平上，尤其是佛教文化的发展上要略高于长江流域与别的地区。唐前期医僧驻锡地在黄河流域的分布也高于长江流域。不过，这种情况在唐代后期有明显变化，尤其是两京所在的京畿道和都畿道医僧驻锡地的分布呈锐减趋势，而南方的江南东、西二道则呈锐增趋势，医僧驻锡地在长江流域的分布大有赶超黄河流域的趋势。唐代医僧驻锡地分布基本格局在前后期的变化可以从以下几个方面考察。

据表7-1①，唐代医僧驻锡地的A、B类数分别为129人次、172人次，总数是301人次。唐代前期驻锡地可稽考的医僧驻锡的总人次为173人次，A类数为90人次，B类数为83人次。唐代后期，医僧驻锡地共计125人次，A、B类数分别是40人次、85人次。可见，唐代后期A类总数比唐前期减少了一半还要多，B类数变化不大。②

为了更直观地考察唐代医僧驻锡地在前、后期变化的趋势，据表7-1及唐代医僧驻锡地名录，算出唐代前、后期医僧在各道内驻锡所占比例，列表7-2，并做出图7-2。

表7-2　　　　　　唐代前后期医僧驻锡各道所占比例

道名		京畿	关内	都畿	河南	河东	河北	山南东	山南西	淮南	江南东	江南西	剑南	岭南	陇右
百分比（%）	A 前	40	0	17.78	4.44	11.11	0	4.44	0	4.44	12.22	1.11	3.33	1.11	0
	A 后	2.5	2.5	2.5	2.5	7.5	0	2.5	2.5	2.5	2.5	7.5	10	0	10
	A 总计	34.88	0.76	13.18	3.88	10.08	0	3.88	0.76	3.88	16.28	3.1	5.43	0.76	3.1
	B 前	28.92	3.61	16.87	7.23	4.82	2.41	3.61	1.2	8.43	7.23	2.4	6.02	4.82	2.41
	B 后	14.12	1.18	8.24	3.53	3.53	2.35	7.06	1.18	0	22.35	22.35	8.24	3.53	2.35
	B 总计	20.93	2.32	12.79	5.23	4.07	2.33	5.23	1.16	4.07	15.12	12.79	6.98	4.65	2.33
	总计	26.91	1.66	12.96	4.65	6.64	1.33	4.65	1.34	3.99	15.61	8.64	6.31	3	2.66

---

① 其中驻锡地不可考者之神素、静智道人所生活的时代，可以推断出来，在唐前期。苏州希遁、衡州祝融峰禅者、吉州衲僧、梁州智圆、蜀中智深、安南治病僧，时间不可考。其中行儒、波驰波利、爽师为时间及驻锡地皆不可考。是以，为行文的方便，在下文的论述中，唐代涉医僧人则为驻锡地和时间皆可考者122人，上述11人将不在考察之列，将另外论述。

② 前后期的总次数少于唐代医僧驻锡地的总次数，是因为希遁、衲僧及安南治病僧三人的驻锡地分别在苏州、吉州和泷州，但三人的时间均不可稽考，是以比总次数少3次。

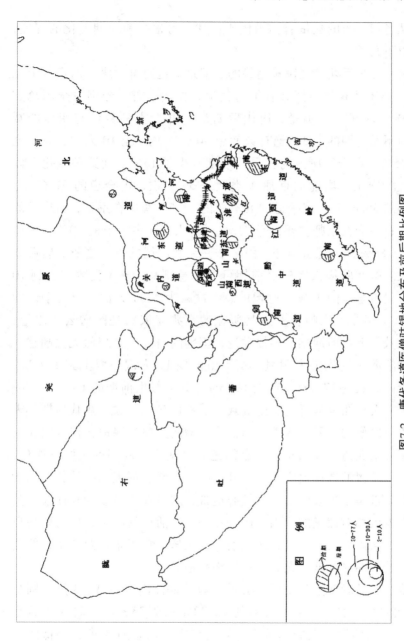

图7-2　唐代各道医僧驻锡地分布及前后期比例图

资料来源：谭其骧：《中国历史地图集》第5册《隋唐五代十国时期》，（台北）晓园出版社1992年版，图34—35。

从各道分布的数量看：为便于论述，可根据前后期变化的程度，分为以下几类。

　　第一类为后期呈现锐减趋势的。就京畿道而言，唐前期京畿道无论是 A 类还是 B 类，都具有绝对优势，位居榜首，分别占全国总数的 40%、28.92%。但是，唐代后期京畿道 A 类的数额有明显的减少，尚不及前期的 1/3，绝对数额由 36 人次减少至 10 人次，只占全国的 25%，在全国所占的比重比前期减少了 15%。而这种变化又以京师最为突出，唐前期京师 A 类数是 33 人次，占全道的 91.67%，占全国的 36.67%；京畿道的 B 类数的 87.5% 集中在京师，占全国的 25.3%；医僧在京师驻锡的总人次达 54 人次，占全道的 90%，占全国的 30.86%，可见京师是全国医僧驻锡和游锡的首选之所。唐后期京师长安医僧驻锡人次较之前期可谓是急剧减少，A 类数减少到 10 人次，仅占全国的 25%；驻锡的总人次减少了 34 人次，仅占全国的 16.26%。可是，京师长安及其所在的京兆府依然是医僧云集之地，虽然在数量上与前期难以相提并论，但别的州（府）仍然无法超越。

　　都畿道的变化更为明显，A 类由前期 16 人次，减少到 1 人次，由占全国总数的 17.78% 递减到 2.5%；B 类数由前期的 14 人次，减少到 7 人次，在全国所占的比重减少了 8.63%。这说明唐代后期都畿道不再是医僧的主要驻锡地，但仍是医僧的主要游锡地，在全国成为仅次于江南西道、江南东道、京畿道和剑南道一起同列全国第四位，成为医僧游锡的选择地之一。究其原因，京畿、都畿二道的长安、洛阳及其附近是全国政治、文化核心地带，这里人数的减少有社会动乱和经济发展相对缓慢的原因。医僧在都畿道活动的减少，也与唐朝皇帝不住在洛阳有关。可见，唐代前期，医僧会集于东、西二京，但是后期其趋势明显降低，尤其是东都洛阳地区。

　　第二类是后期呈现锐增趋势的。唐前期江南东道 A、B 类分别是 11 人次和 6 人次，占全国总数的 12.22% 和 7.23%。后期 A 类数是 10 人次，比前期有微弱的减少，但是在唐后期总的 A 类数降低的情况下，其占全国总数的 25%，仅次于京畿道，居全国第二位；而 B 类人次呈增长的趋势，由前期的 6 人次增加到 19 人次，占全国的 22.35%，和江南西道并列全国第一。江南西道的 A 类由前期的占全

国总数的 1.11% 增加到 7.5%；B 类的变化更为明显，由前期的占全
国的 2.41% 增加到 22.35%，一跃和江南东道并列全国之首。从江南
西道医僧驻锡的州（府）数看，唐代后期有医僧的分布更多，前期
只有洪州和衡州有医僧的驻锡或游锡，但是在后期却形成了以洪州为
集中分布点涉及 10 个州的广大分布区，可见后期这一地区医僧的活
动更为频繁。

　　第三类为唐代后期 A、B 类数在全国所占比重均呈增长趋势，但
增长的幅度相对有限。从表 7-1、表 7-2 可以看出，剑南道前期
（3，5）①，后期（4，7）。剑南道 A 类增长了 6.67%，B 类只是略有
增加，增长幅度并不明显。究其原因，如前所述，这里地处巴蜀，属
于"天府之国"，僧人逃避战乱等的避难之所，是以"四方多难，总
归绵益"②。安史之乱，两京地区的佛教文化受到破坏，剑南道的佛
法较少受到影响，依然呈现出繁荣的趋势，是以医僧在这一地区的驻
锡或游锡的次数都有所增加，但毕竟因其交通条件的限制，其增长幅
度有限。

　　第四类为唐代后期 A、B 类数在全国所占比重均呈递减趋势，且
递减幅度不甚明显，主要有河南道、河东道、淮南道、岭南道四道。
河南道前期（4，6），后期（1，3）；河东道前期（10，4），后期
（3，3）；淮南道前期（4，7），后期（1，0）；岭南道前期（1，4），
后期（0，3）。河南道和岭南道 A 类数在全国所占的比重比前期分别
减少了 1.94%、1.11%，B 类数河南道由占全国的 7.23% 减少到
3.53%，岭南道略有减少，不甚明显。河东道 A 类数只是略有减少，
但 B 类数减少的幅度稍大于 A 类。后期河东道的 A 类数在全国所占
的比重减少了 3.61%；B 类数减少的幅度较之 A 类数略小一些，减
少了 1.29%；河东道医僧驻锡的总人次数在全国所占比重总体上减
少了 3.12%。与京畿道和都畿道二道相比，河东道递减的幅度较小，
其原因是，河东道虽然也有社会动乱，但程度不及京畿、都畿二道。

---

①　括号内第一个数字为 A 类数，第二个数字为 B 类数，下同。
②　（唐）道宣撰，郭绍林点校：《续高僧传》卷 4《唐京师大慈寺释玄奘传》，第
96 页。

河东道内山环水绕，是一个较安定的地区，在经济上亦能自给，是以后期经济、文化发展受扰较小，再加之五台山这个佛教文化的中心区域的存在。岭南道没有大的社会动乱，而且也处于与印度相联系的交通要道，再加上自六祖慧能驻锡曹溪之后，曾一度成为禅学的中心，这里也是诸多医僧游锡求法之所。

　　第五类为后期变化呈 A 类数增加，B 类数减少。唐前期关内道前期（0，3），后期（1，1）；河北道前期（0，2），后期（0，2）；陇右道前期（0，2），后期（4，2）；山南西道前期（0，1），后期（1，1）。其四道本身的驻锡人数就有限，增长或减少幅度也不是很明显。关内、山南西及陇右三道在前期是没有医僧驻锡的，后期逐步有医僧驻锡于此。

　　第六类为前后期所占比重，A 类数呈减少，B 类数呈增加趋势。山南东道前期（4，3），后期（1，6），医僧在山南东道驻锡或游锡的人次较之关内、河北、山南西、陇右四道较高，前后期变化不明显；但 A 类数在全国所占比重前期较后期减少了 1.94%，B 类数增加了 3.45%。

　　由以上分析可知，（1）变化最明显的是东西两京所在的京畿道和都畿道。京畿道前期医僧驻锡总人次位居全国之首，后期京畿道比前期减少了一半以上。都畿道后期驻锡的总人次由前期 30 人次减少至 8 人次，仅占全国总数的 6.5%。江南东西二道和上述二道相反，在唐后期成为医僧活动最多的地区，究其原因，一是安史之乱迫使大量僧人南迁，医僧自然也不例外；二是自永嘉之乱后，经济重心不断南移到长江流域；三是唐代禅宗也在南方取得了蓬勃的发展。（2）河南、河东及淮南诸道医僧驻锡地的 A、B 类数，都有一些变化，但并不明显。如河东道 A 类数只是略有减少，B 类数减少的幅度稍大于 A 类数，与河南道相比，河东道递减的幅度较小。另外从分布的地域看，河南和河东二道医僧驻锡的范围不断缩小，以河南道为例，后期只有大运河沿岸的宋州和汴州有医僧游锡；前期河南道作为医僧主要驻锡地，北部的齐州、密州及靠近淮南的泗州均有医僧驻锡，后期则无医僧把河南道作为其主要驻锡地，医僧的游徙去向也自北向南不断迁移。淮南道屡有动乱，这与江南东西二道社会相对安定的情况是不能比的。唐前期，淮南道医僧驻锡人次无论是在数量还是在分布区域上都比后期要大和广泛，前期 A 类数为 4 人次，占淮南道总数的 80%；B 类数有 7 人次，占据总数的全部。前期医僧在淮南道驻锡的州（府）数有 6 个，后期只剩下扬州和寿州还有医僧的驻锡，其他诸州再无医僧游锡或驻锡。作为运河枢纽的扬州虽然富甲天下，但其医僧在此间的活动却有所减少，原因一是扬州一带交通、商业发达，人员的流动性也就较大；二是该地先后遭受安史之乱和藩镇争夺的破坏。（3）剑南道前后期驻锡的总次数变化不明显，但医僧驻锡地的分布还是有变化的。尤其是成都府的变化较为明显，唐前期，益州是医僧的主要驻锡地，其他诸州则无医僧作为主要驻锡地，但是后期，雅州、彭州及邛州成为医僧的主要驻锡地，尤其是彭州曾被 2 位医僧作为主要驻锡地，而益州却再无医僧主要驻锡。不过，益州在后期依然是医僧游锡的集中地，曾有 4 人游锡于此，占后期本道总数的 36.36%。雅、邛、眉、嘉、普诸州医僧的活动增强，使得四川盆地西南部医僧分布带得以出现。若就游锡的区域看，前期医僧驻锡的州（府）有 5 个，后期则达到 9 个，可见后期医僧在剑南道的分布较前期更为分散一些。（4）因关内、河北、陇右、山南西及岭南五道，本来医僧驻锡地的分布就比较少，虽在唐代后期逐步有医僧驻锡或游锡，但其偶然性较大。以陇右道为例，其驻锡人次有所增加，尤其是沙州的敦煌地区，前期这里并无医僧居住，后期把该地作为主要驻锡地的医僧达 4 人之多，可与京畿道的京师地区相媲美，占全国 10%。但因笔者统计资料的局限性，其偶然性很大。

从南方、北方的角度看：唐代前后期医僧驻锡地分布的另一重大变化是南、北方分布对比的变化。唐代前期，北方七道医僧的主要驻锡地 A 类数是 66 人次，占全国的 73.33%，游锡地 B 类数是 55 人次，占全国总数的 66.27%。南方八道 A、B 类数分别为 24 人次和 28 人次，分别占全国总数的 26.67% 和 32.94%。唐代前期医僧驻锡的总数北方为 121 人次，南方为 52 人次，北方远比南方要多。唐代后期，北方七道医僧驻锡 A 类总数 20 人次，占全国总数的一半；B 类总数 30 人次，占全国总数的 35.29%。其中 A 类数不足唐前期的 1/3，B 类数亦有一定程度的减少。南方八道 A、B 类数分别为 20 人次和 55 人次，分别占全国总数的 50% 和 64.71%。唐代后期医僧驻锡地总数，北方与南方分别是 49 人次、75 人次，分别占全国总数的 40% 和 60%。可见，唐代后期医僧驻锡北方的数量低于南方，北方无论是作为主要驻锡地还是游锡地都不及南方，其主导地位被南方取代。另外，从南、北双方医僧驻锡的州（府）的数量看，唐前期北方医僧驻锡的州（府）数有 25 个，被当作医僧主要驻锡地的有 13 个。南方二者数值分别为 28 个和 13 个，可见唐代前期北方医僧驻锡地的分布较之南方集中一些，医僧的游锡地则南方分散一些。唐后期北方七道医僧所驻锡的州（府）数有 12 个，被当作医僧主要驻锡地的有 7 个。南方前者是 40 个，后者有 17 个。可知，唐代北方后期医僧驻锡地的分布要比前期更为集中一些，南方则后期比前期分散一些。

从医僧驻锡地所在的州（府）看：唐代前期有医僧驻锡或游锡的州（府）数共 53 个，作为主要驻锡地的有 30 个，作为游锡地的有 37 个，驻锡或游锡的总人次达 173 人次，平均每州 3.26 人次。唐代后期医僧驻锡的总人次共 125 人次，医僧驻锡或游锡的州（府）数共 56 个，平均每州 2.23 人次；作为主要驻锡地的有 22 个，作为游锡地的有 44 个。今依医僧驻锡于州（府）的人次的多少，将唐代前、后期各个州（府）分为以下几等：第一等，20 人以上的地区，仅有两处，即唐前期京畿道的京兆府（35，24）①，都畿道的河南府（15，13），医僧驻锡的总人次远在其他州（府）之上，二州合之占前期全国总数的将近一半。第二等，5—9 人次的地区，有 4 处，即唐代前期淮南道的扬州（3，2）和山南东道的荆州（2，3），二州之和占前期总数的 5.78%；后期江南东道的越州（3，6）和江南西道的洪州（0，8），二州之和占后期总数的 13.6%。第三等，3—4 人的地区，前期有以下 7 处：即绛州（2，1）、蒲州（2，1）、润州（3，0）、越州（0，3）、台州（3，1）、益州（3，1）、广州（1，3），此 7 处北方只有 2 处，全部在河东道，南方则有 5 处，江南东道有 3 州，剑南道和岭南道各 1 州，此

---

① 括号内逗号前后分别是该州医僧驻锡的 A 类数和 B 类数，下同。

7州之和占前期总数的 13.87％；后期则有 6 处，具体分布如下：北方有 2 处，即河东道之代州（1，2）和陇右道之沙州（4，0），南方有 4 处，江南东道之台州（2，2）、江南西道之衡州（1，2）、山南东道之荆州（1，2）及剑南道之益州（0，4），6 州合之共 21 人次，占后期总数的 16.8％。第四等，2 人次的地区，前期有 10 处，占总数的 11.56％。它们的分布是这样的：北方 7 处，关内道之坊州（0，2），都畿道之陕州（1，1），河南道之齐州（1，1）和许州（0，2），河东道之代州（1，1）、太原府（2，0）和泽州（1，1）；南方有 3 处，即淮南道之光州（0，2），江南东道之苏州（1，1），江南西道之衡州（0，2）。后期有 9 处，即河南道之汴州（1，1），河东道之晋州（1，1），江南东道之润州（0，2）、常州（0，2）及杭州（0，2），江南西道之江州（2，0）、饶州（0，2）、虔州（0，2），剑南道之彭州（2，0），9 州之和占总数的 14.4％。第五等，1 人次地区，前期有 32 处，占总数的 18.5％，具体分布如下：京畿道之岐州（1，0），关内道之灵州（0，1），河南道之濮州（0，1）、密州（1，0）、滑州（0，1）、汴州（0，1）、泗州（1，0）及淄州（1，0），河东道之忻州（1，0）和潞州（1，0），河北道之赵州（0，1）和相州（0，1），淮南道之楚州（0，1）、寿州（1，0）、蕲州（0，1）及舒州（0，1），江南东道之常州（0，1）、湖州（1，0）、婺州（1，0）、温州（1，0）及福州（1，0），江南西道之洪州（1，0），山南东道之邓州（1，0）和襄州（1，0），山南西道之梁州（0，1），剑南道之剑州（0，1）、彭州（0，1）、遂州（0，1）及泸州（0，1），岭南道之韶州（0，1），陇右道之凉州（0，1）和兰州（0，1）。后期有 36 处，占总数的 29.6％，具体分布如下：即关内道之灵州（1，0）和原州（0，1），都畿道之怀州（0，1）和陕州（0，1），河南道之滑州（0，1）和宋州（0，1），河东道之虢州（1，0），河北道之相州（0，1），淮南道之寿州（1，0），江南东道之湖州（1，0）、睦州（1，0）、明州（0，1）、婺州（1，0）、衢州（0，1）、福州（0，1）、泉州（0，1）及漳州（1，0），江南西道之澧州（0，1）、朗州（0，1）、袁州（0，1）、抚州（0，1）及吉州（0，1），山南东道之商州（0，1）、房州（0，1）及襄州（0，1），山南西道之梁州（1，0），剑南道之梓州（0，1）、雅州（1，0）、邛州（1，0）、眉州（0，1）及嘉州（0，1），岭南道之桂州（0，1）、广州（0，1）及潮州（0，1），陇右道之秦州（0，1）和庭州（0，1），北方共10处，南方共26处。可见，第一，唐代前期北方有25个州（府）、南方有28个州（府）有医僧的驻锡或游锡，作为主要驻锡地的州（府），南、北方均是15个，作为游锡地的州（府），南、北方分别是19个、18个，南北相差不大。唐代后期北方有16个、南方有40个州（府）有医僧的驻锡或游锡，作为主要驻锡地的州（府），南、北方分别是14个、8个，作为游锡地的州（府），南、北方分别是31个、13个，南北相差较大。可见唐代前期北方医僧驻锡地的分布较之南方集中一些，医僧的游锡地则南方分散一些。北方后期医僧驻锡地的分布要比前期更为集中一些，南方则后期比前期分散一些。第二，唐代前期医僧驻锡地高度集中分布在两京所在地，唐代后期医僧驻锡或游锡长安的人次急剧减少，但长安依然保持其优势地位；东都洛阳之地位则在后期明显丧失，被江南东道之越州和江南西道之洪州所赶超。第三，二、三等的州（府），前期9处，平均每州（府）3.78人次；后期有8处，平均每州（府）4.75人次，前期多于后期。可见，前期医僧驻锡地分布的集中程度小于后期。第四，3人次以下的州（府）前期有42个，医僧在此驻锡或游锡共38人次，平均每州1.24人次；后期有46个，平均每州1.2人次，前后期相差不大。表明前期医僧驻锡或游锡的整体水平居后期之上。第五，前后期都有一些数量比较集中的地域，医僧驻锡或游锡较多的州（府）共同组成医僧驻锡地分布的密集地带。

另外，与前期相比，有医僧驻锡地分布减少的州（府）数，北方有17个，南方有14个；有医僧驻锡地分布增加的州（府）数，北方有11个，南方有27个；前、后期有医僧驻锡地分布的州（府）数目没有变化的北方有4个，南方有8个。可见，在一增一减之间，北方医僧驻锡的州（府）数呈现减少的趋势，南方则呈现增加的趋势。若就十五道而言，医僧驻锡地所在的州（府）减少的道是京畿、河南、河东、河北和淮南5道，关内和山南西2道没有变化，增加的道则是都畿、江南东、江南西、山南东、剑南、岭南和陇右7道，尤其是江南西道增加的最多。另外，唐前期医僧驻锡人次较多的州（府），在后期绝大部分驻锡人次减少，如京兆府（59，22）[①]、河南府（28，6）、扬州（5，0）、广州（4，1），蒲州（3，0）、绛州（3，0），增加较多的只有越州（3，9）、洪州（1，8）、沙州（0，4），而且后期驻锡医僧人数增加的州（府）绝大部分是前期无医僧籍生地分布的地区。

（二）医僧驻锡地在各道内部的分布在前后期变化

唐代医僧驻锡地分布在前、后期的变化从在各道内部分布的变化中可以看得更清楚些。依据医僧驻锡地分布在各道前后期的变化，可分为以下几类：

第一类，是京畿道、关内道、都畿道、河南道、河东道、淮南道及岭南道，医僧驻锡的总人次数减少，在全国所占的比重也下降。

就京畿道论之，唐代前期医僧驻锡地高度集中在京兆府，A类数为35人次，占全道的97.22%，占全国的38.89%；全道B类数为24人次全部集中在京兆府，占全国的28.92%。京兆府医僧又会集于京师长安，A、B类数分别高达33人次、21人次。京师之外，就是终南山，A、B类数分别是2人次、5人次。其余地区驻锡的医僧则较少，岐州曾有1位医僧驻锡。可见，京兆府是全国医僧驻锡或游锡的首先之所。唐代后期京畿道医僧驻锡人次较之前期急剧减少，A类数减少了26人次，B类数减少了12人次，唐代后期A、B类数在全国所占比重分别是25%、14.12%。但是，京师长安及其所在的京兆府依然是医僧云集之地，虽然在数量上与前期难以相提并论，但仍无一个州（府）可与之匹敌。终南山医僧的驻锡或游锡也不如前期，在全国的地位有所下降。另外，从医僧在京畿道驻锡或游锡的区域范围看，后期较之前期也有缩小趋势。都畿道的变化趋势与京畿道有类似之处，后期医僧的驻锡或游锡与前期一样仍集中分布在洛阳及其所在的河南府，但是，医僧驻锡地的A、B类数都极度减少，与京畿道

[①]　括号内，逗号前是该州前期医僧驻锡的总人次，逗号后则是后期医僧驻锡的总人次，下同。

表7-3　　　　　　　　　　唐代前后期医僧驻锡地分布对比

道别	前期			后期		
	驻锡总人次数（人次）	百分比（%）	名次	驻锡总人次数（人次）	百分比（%）	名次
京畿道	60	34.68	1	22	17.6	2
关内道	3	1.73	10	2	1.6	9
都畿道	30	17.34	2	8	6.4	4
河南道	10	5.78	6	4	3.2	7
河东道	14	8.09	4	6	4.8	6
河北道	2	1.16	11	2	1.6	9
淮南道	11	6.36	5	1	0.8	10
山南东道	7	4.05	8	7	5.6	5
山南西道	1	0.58	12	2	1.6	9
江南东道	17	9.83	3	29	23.2	1
江南西道	3	1.73	10	22	17.6	2
剑南道	8	4.62	7	11	8.8	3
岭南道	5	2.89	9	3	2.4	8
陇右道	2	1.16	11	6	4.8	6

相比，在全国中的地位急剧下降。到了后期，东都洛阳的优势地位不复存在，被江南东道之越州和江南西道之洪州所超越。唐前期中岳嵩山（3，1）①也是医僧喜欢驻锡或游锡之地，但是后期无一个医僧以之为主要驻锡地，只有1位医僧曾游锡于该山，其地位与整个都畿道一样，有所下降。从医僧在都畿道驻锡或游锡的区域范围看，后期医僧游锡或驻锡的地域范围扩大，逐步向西边的怀州和陕州游锡。

关内道较少有医僧驻锡或游锡，且医僧活动的范围也很狭小。前期西北重镇灵州有1位医僧游锡于此，后期有1位医僧驻锡于此；毗邻泾州与隆州的原州只在后期有1位医僧游锡此间。唐前期坊州的玉华寺，是一个重要的译经场所，玄奘和窥基曾译经于此，当然也包含

---

① 括号内第1个数字为A类数，第2个数字为B类数，下同。

一些涉医佛经，盛极一时。随着玄奘的故去，坊州的译经事业和佛法也逐步衰落，后期竟无一个医僧驻锡或游锡。河南道医僧驻锡地的分布，不但是数量在减少，且驻锡或游锡的范围也不断地缩小。唐代前期，河南道（4，6）医僧驻锡地的分布，相对来说，比较分散。分别分布在北部的齐州（1，1）、濮州（0，1）、密州（1，0）、滑州（0，1）、汴州（0，1）、许州（0，2）、泗州（1，0）及淄州（1，0），而许州医僧游锡的人次比较多，这与佛经的翻译也有一些关联，弥陀山和实叉难陀曾在许州翻译涉医佛经。后期只有大运河沿岸的汴州（1，1）、滑州（0，1）及宋州（0，1）有医僧的游锡或驻锡，且汴州驻锡或游锡的医僧超过了前期，这或许与汴州交通便利有关系。唐代前期北部的齐州、密州及淮南的泗州有医僧的活动，到唐代后期无医僧的驻锡或游锡，医僧在河南道活动的区域范围呈现缩小的趋势。河东道驻锡医僧总人次为20人次，A、B类数分别是13人次、7人次。唐代前期医僧在河东道驻锡的总数有14人次，分布于代州（1，1）、忻州（1，0）、太原府（2，0）、潞州（1，0）、泽州（1，1）、绛州（2，1）、蒲州（2，1）等7州；后期共6人次，分布于代州（1，2）、晋州（1，1）和虢州（1，0）等3州。可见，唐代后期代州的医僧驻锡人次较前期有一定的增加，且代州的医僧全部集中于五台山。与代州相反，前期医僧驻锡或游锡较为频繁的太原府、泽州、蒲州和绛州，在后期无医僧驻锡或游锡。就医僧驻锡的区域范围看，前期河东道作为医僧主要驻锡的州（府）数有6个，后期则减少到3个；作为游锡地的州（府）数有4个，后期则减少到2个，说明后期医僧在河东道的驻锡或游锡的范围也在缩小。淮南道医僧驻锡地的总人次是12人次，A、B类数分别是5人次、7人次。前期共11人次，分布于扬州（3，2）、楚州（0，1）、光州（0，2）、寿州（1，0）、蕲州（0，1）及舒州（0，1）6州；后期只有1位医僧曾游锡于寿州。可见，淮南道医僧驻锡人次无论是在数量还是在分布区域上都比后期大且广泛，尤其是运河沿岸的扬州，驻锡的总人次达5人次，占前期该道总数的45.45%；A、B类数分别占据前期总数的3/4、2/7。作为运河枢纽的扬州虽然富甲天下，但医僧在此地的活动日益减少，其原因一是扬州一带交通、商业发达，人员的流动性也就较大；二是该地先后遭受安史之乱和藩镇争夺的破坏；三是后期扬州律学的衰落。岭南道医僧驻锡地的总人次是9人次，A、B类数分别是1人次、8人次，分布于广、韶、潮、桂、泷5州。唐代前期，般剌蜜帝把广州作为主要驻锡地，另有金刚智、不空和义净3人把广州作为游锡地，这与广州地处中印交通要道有关。岭南道医僧主要在珠江三角洲附近的广州、韶州居停，唐代后期二州医僧驻锡或游锡的人次均减少，韶州无医僧驻锡或游锡，广州也只有般剌若途经。但是，桂、潮及泷三州前期均无医僧驻锡或游锡，后期则成为医僧游锡地的选择之一。

第二类，是江南东道、江南西道、山南西道、剑南道及陇右道，医僧驻锡的总人次数增加，在全国所占的百分比也增加。

江南东道，唐前期医僧驻锡人次A类数为11人次，B类数为6人次，医僧曾驻锡于润州（3，0）、常州（0，1）、苏州（1，1）、湖州（1，0）、越州（0，3）、婺州（1，0）、台州（3，1）、温州（1，0）及福州（1，0）9州，其分布带大概沿运河沿线，尤其是润州、越州及台州，三州合之共10人次，占该道前期分布总数的58.82%。后期，三州依然是该道医僧活动的集中地区，但呈现出一定的差异，就越州而言，前期只有3位医僧游锡于此，无医僧把其作为主要驻锡地，后期有3位医僧主要驻锡于此，占全道的30%。润州则相反，前期共有3位医僧把此地作为主要驻锡地，但后期则没有医僧主要驻锡此地，只有2位医僧游锡于此。台州的变化与润州有类似之处，虽然前后期医僧驻锡的总人次都是4人次，但是前期有3位医僧将其作为主要驻锡地，游锡于此的只有1人次，后期则驻锡和游锡的人次均是2人次。此外，后期除了润州、温州和苏州医僧驻锡人次减少外，其他地区全部是增加的，特别是杭州和越州，增加幅度相当可观，成为医僧驻锡密集之处。另外，就医僧驻锡的州（府）数，前期医僧把润、苏、湖、婺、台、温、福7州作为他们主要的驻锡地，作为游锡地的有常、苏、越、台4州。后期，润、苏、温、福4州不再是医僧的主要驻锡地，而睦、越、漳3州上升到医僧主要驻锡地的地位，而润、杭、明、福、泉5州成为医僧新的游锡地。概言之，前期共有9州曾有医僧活动，作为主要驻锡地的州有7个，游锡地的有4个，后期则分别是14

个、5 个、10 个。可见，前期医僧在江南东道的分布较后期更为集中一些，而且医僧的分布带逐步南移的趋势亦十分明显，这与经济和佛教文化南移是一致的。江南西道前期较少有医僧的驻锡或游锡，只有 1 人曾驻锡于洪州，另外有 2 人游锡于衡州，其余地区则是大面积的空白区。唐代后期这种情况发生了变化，医僧在该道驻锡的总人次达 22 人次，A、B 类数分别是 3 人次、19 人次。比较医僧驻锡人次增长的幅度，江南西道远大于江南东道，江南西道驻锡总人次在全国所占的比重由前期的 1.73% 跃升为 17.6%；江南东道则由前期的 9.83% 上升到 23.2%。唐代后期，江南西道医僧驻锡的州分别是：江州（2，0）、澧州（0，1）、朗州（0，1）、饶州（0，2）、洪州（0，8）、袁州（0，1）、抚州（0，1）、吉州（0，1）、衡州（1，2）和虔州（0，2）；形成了医僧驻锡分布密集带之一的江赣分布带，前期大面积的空白区域随之减少。由以上分析可知，江南东道和江南西道在唐后期成为医僧活动最多的地区，究其原因，一是安史之乱迫使大量僧人南迁，医僧自然也不例外；二是自永嘉之乱后，经济重心不断南移到长江流域；三是唐代佛教也在南方取得了蓬勃发展。

若就前、后期论，剑南道医僧驻锡地的分布还是有区别的。尤其是益州（成都府）的变化较为明显，唐前期，益州是医僧的主要驻锡地，其他诸州则无医僧驻锡，但是后期，雅、彭及邛州成为医僧的主要驻锡地，尤其是彭州曾被 2 位医僧作为主要驻锡地，而益州却再无医僧将其作为驻锡地。不过，益州在后期依然是医僧游锡的集中地，曾有 3 人游锡于此，占本道医僧游锡总数的 42.86%。医僧在雅、邛、眉、嘉、普诸州的活动增强，使得四川盆地西南部分布带呈现。若就游锡的区域看，前期医僧驻锡或游锡的州（府）有 5 个，后期则达到 9 个，可见后期医僧在剑南道的分布较前期更为分散一些。陇右道 A、B 类数是 4 人次和 3 人次，医僧在此道驻锡或游锡比较少。就前、后期论，陇右道的驻锡人次有所增加。尤其是沙州的敦煌地区，前期这里并无医僧居住，后期把该地作为主要驻锡地的医僧达 4 人之多，可与京畿道的京师相媲美，在全国占 10% 之多。但就像第六章所述，由于笔者统计资料包含敦煌文书，而在敦煌驻锡的 4 位医僧全部来自敦煌文书，这具有一定的偶然性。山南西道鲜有医僧驻停，唐代前期只有1位医僧游锡于梁州，后期除1位医僧驻锡于梁州之外，还有1位医僧在该道游锡。该道内的其余地区，形成大面积的空白区域。

第三类，是河北道和山南东道，医僧驻锡的总人次没有变化，在全国所占的比重有所上升。河北道没有医僧选择把其作为主要驻锡地，只有4位医僧游锡于此，而医僧游锡的州（府）主要是沿太行山一线的赵州和相州，且均发生在前期。山南东道的医僧驻锡人次的变化不算很大，荆州在前后期均为该道医僧驻锡或游锡的集中地。唐代后期襄州和邓州均无医僧驻锡或游锡，商州和房州在后期开始有医僧游锡。从分布的区域范围看，后期有医僧分布的州（府）数较之前期变化不大，但作为医僧主要驻锡地的州（府）数有所减少。

（三）医僧驻锡地分布区、带在前后期的变化

首先，就唐前期而言，医僧驻锡地形成了河渭分布带、邗沟—江南运河沿线分布带及汉水分布带。但唐前期医僧驻锡地并没有形成太行山分布带，也未出现川西分布带，只是出现了益州集中分布点。具体如下：

第一，河渭分布地带。沿渭河、黄河而东，止于河南道的汴州（0，1），包括整个京畿道的京兆府（35，24）、岐州（1，0），河东道的蒲州（2，1）、绛州（2，1），都畿道的河南府（15，13）、陕州（1，1）。A类数合计56人次，占全国的62.22%；B类人次数合计41人次，占全国的49.4%；医僧驻锡的数量达97人次，占全国的56.1%。此带内分布以东、西两京为集中分布区。

第二，邗沟—江南运河沿线分布带。包括淮南道的扬州（3，2）和江南东道的润州（3，0）、常州（0，1）、苏州（1，1）、湖州（1，0）、越州（0，3）及台州（3，1）。上述诸州A类数合计11人次，占全国总数的12.22%，B类数共8人次，占全国总数的9.64%。尤其是淮南道的扬州和江南东道的越州、台州及润州，成为这一分布带的集中分布点。医僧在扬州驻锡的A类数是3人次，B类数是2人次，分别占淮南道的3/4和2/7。作为医僧的主要驻

锡地，越、台及润三州总数为 6 人次，占全道的 54.55%；作为医僧的游锡地，三州共 4 人次，占全道的 83.33%。可见，在唐前期，三州无论是作为主要驻锡地，还是作为游锡地，都在江南东道中处于绝对的优势地位。

第三，汉水分布带　由山南西道的梁州（0，1）和山南东道的荆州（2，3）、襄州（1，0）组成。三州 A 类数之和为 3 人次，占二道总数的 3/4；B 类数之和为 4 人次，为二道总数的全部。唐后期，医僧在这一地带的活动主要集中在荆州，但前期的密集分布带则趋于消散。

第四，益州（3，1）为集中点　唐前期，剑南道医僧的主要驻锡地全部在益州，医僧在益州游锡的人次为 1 人次，占全道的 1/4。

其次，与前期相比，唐代后期医僧驻锡地分布的另一重要变化是原有的集中分布区、带的消散，一些新的集中分布区、带的形成及孤立分布点的增多。集中分布区、带的消散表现为原区、带内医僧驻锡的人次下降和周围区域特别是空白区域医僧驻锡增加。如在河渭分布带的核心——东西两京在后期驻锡的医僧人次急剧减少，长安医僧的主要驻锡人次是 4 人次，游锡人次为 10 人次；洛阳则分别是 1 人次和 2 人次。这样就使得前期的高度集中淡化，逐步与相邻的均匀分布区趋同。

唐后期，形成一些新的集中分布区、带及孤立分布点。一是苏、浙、闽东部分地带。这是在前期邗沟——江南运河沿线分布带的基础上，进一步发展而形成的。包括润、常、苏、湖、杭、越、明、台、睦、衢、婺、福、泉、漳 14 州。其中睦、衢、婺、福、泉、漳 6 州是新增加的，而且杭、睦、衢、明、泉、漳 6 州在唐前期并无医僧的活动，说明在江南东道佛法已经向南有所扩展。这些州在唐后期 A 类数合计 10人次，B 类数合计 19 人次，二者分别占全国总数的 25%、22.35%。二是江赣分布带。包括赣水流域的洪州、袁州、抚州、饶州、吉州、虔州6 州及长江南岸的江州，其中除了洪州在唐前期有一位医僧活动之外，其他各州无医僧的活动。这是唐后期新形成的密集分布带，其中又以洪州为中心。7 州 A 类数合计 2 人次，B 类数合计 15 人次，二者分别占江南西道总数的 66.67%、78.95%，在整个唐代江南西道总数中所占的比重分别为 50%、68.18%。三是川西分布带。唐前期，在剑南道形成的益州集中分布点，唐后期逐步发展成以益州（0，4）为中心，包括彭州（2，0）、邛州（1，0）、眉州（0，1）、嘉州（0，1），向西延伸至雅州（1，0）的川西分布带。唐后期上述诸州 A 类数之和为 4 人次，在剑南道的比重高达 100%；B 类数之和为 6 人次，占据剑南道的6/7。医僧驻锡的数量达 10 人次，占全国的 9.09%，绝对密度并不高。四是敦煌孤立分布点。唐代后期沙州的敦煌地区成为一个新的涉医僧人密集点，共有 4 人在此驻锡，但其周围的大面积区域却很少有医僧的驻锡或游锡。

三　周边区域来华医僧驻锡地的分布

周边区域来华医僧驻锡地基本上分布于两京。唐代 47 位周边区域来华医僧，除去慈藏、无漏、太贤、游僧及遁伦 5 人是新罗僧，波驰波利为波斯僧，海东僧为日本僧人外，其余主要来自印度及西域地区。在 47 人中，除去波驰波利、遁伦、婆罗门僧、空蜈、般若惹羯罗、金俱吒及金刚福寿 7 人时间不可考外，唐代前期来华者 29 人，占唐代周边区域来华医僧总数的 61.7%，后期来华的医僧只有 11 人，占唐代周边区域来华总数的 23.4%，尚不及前期的一半。

为了考察唐代周边区域来华医僧在汉地驻锡地分布的状况，这里只以驻锡地明确稽考的周边区域来华的医僧为研究对象，驻锡地不可考者不在研究范围之内。

由前文《唐代医僧驻锡地名录》，大概可以看出唐代周边区域来华医僧驻锡地分布的轮廓。唐代驻锡地可稽考的周边区域来华医僧共有 38 位，驻锡的总人次为 58 人次，在全国所占的比重是 19.27%。A、B 类数均是 29 人次，分别占全国总数的 22.48%、16.76%。这些周边区域来华医僧驻锡或游锡在京畿道、都畿道、陇右道等 12 道内，尤其是在京畿道和都畿道的分布最为集中。为了使唐代周边区域来华医僧驻锡地分布的情况更为清晰和直观，笔者以《唐代医僧驻锡地名录》为基础，对周边区域来华医僧驻锡地进行重新的整理，见表7－4。

表7－4　唐代周边区域来华医僧驻锡地分布

道别	州别		前期 A	前期 名录	前期 B	前期 名录	后期 A	后期 名录	后期 B	后期 名录	合计 A	合计 B
京畿	京兆府	长安	12	波颇、慈藏、那罗迩娑寐、无极高、伽梵达摩、那提、智严、达摩战涅罗、日照、阿逸多、大贤、不空	9	佛陀波利、僧伽、实叉难陀、西域婆罗门僧、善无畏、菩提流志、金刚智、僧密、难陀	3	般若力、般若、尸罗达摩	2	无漏、永贞梵僧	15	11
京畿	京兆府	终南山	—	—	1	智严	—	—	—	—	—	—
都畿	河南府	洛阳	8	骏摩米帝、提云般若、弥陀山、宝思惟、菩提流志、金刚智、实叉难陀	2	日照、不空	—	—	—	—	8	3
关内	灵州		—	—	—	—	1	无漏	1	治发背胡僧	1	—
河南	许州		—	—	2	弥陀山、实叉难陀	—	—	—	—	—	2
河南	泗州		1	僧伽	—	—	—	—	—	—	1	—
河北	不详		—	—	—	—	—	—	1	拔镞胡僧	—	1

续表

道别	州别	前期 名录	前期 A	前期 B	后期 名录	后期 A	后期 B	合计 A	合计 B
河东	代州	佛陀波利	1	—	—	—	—	1	—
淮南	楚州	僧伽	—	1	—	—	—	—	1
淮南	寿州	—	1	—	友禅	—	—	—	—
江南东	苏州	灵岩和尚	1	1	兔胡僧	—	1	1	2
江南东	越州	—	—	—	—	—	—	—	—
山南东	商州	—	—	—	游僧	—	1	—	1
剑南	益州	金刚智 不空	—	2	西蜀胡僧	—	1	—	1
岭南	广州	般剌蜜帝	1	—	般剌若	1	1	1	3
陇右	伊州	—	—	—	尸罗达摩	—	1	—	3
陇右	兰州	不空	—	1	—	—	—	—	—
陇右	凉州	僧伽	—	1	—	—	—	—	—

不考者：眼医婆罗门僧（《刘宾客文集》29，—，—，后）、海东僧（《张籍诗集》2，—，前）、婆罗门僧（《佛说北斗七星延命经》，—，—）、空慧（《青色大金刚药叉辟鬼魔法》，—，—）、金俱吒（《佛说北斗七星延命经》，—，—）、金刚福寿（《七曜攘灾决》，—，—）、波驰波利（《宋史》207，—，—）、通伦（《佛光大辞典》，—，—）、金刚佛寿（《圣欢喜天式法》，—，—）、般若慈揭罗（《警文殊师利童子陀罗尼念诵仪轨》，—，—）

下文将对周边区域来华医僧驻锡地分布及在前后期的变化进行分析，从而找出周边区域来华医僧驻锡地分布的特点和规律。

　　（一）周边区域来华医僧驻锡地分布

　　周边区域来华医僧驻锡地分布的状况可以从以下几个方面考察。

　　从各道分布的数量看：周边区域来华医僧驻锡地分布的不平衡程度更为明显。周边区域来华医僧主要集中分布在京畿道和都畿道，尤其是京师长安和东都洛阳最多，形成了两京孤立的分布点。就京畿道而言，外来医僧均驻锡在京兆府，尤其是京师长安附近。京兆府 A 类数为 15 人次，占全国的 51.72%；B 类数是 11 人次，占全国的 37.93%；A、B 类数之和为 26 人次，占据全国的 44.83%，这表明京兆府是全国外来医僧活动最集中之地。而在这 26 位医僧中，有 15 位把京师长安作为主要驻锡地，11 位把长安作为游锡地，即使曾游锡于终南山的智严，亦把京师长安作为其主要的驻锡地。从某种程度上来看，京畿道的医僧是全部集中分布在京师长安的。

　　都畿道亦是周边区域来华医僧集中的分布区，同京畿道类似，周边区域来华医僧在都畿道的分布以河南府的洛阳为集中分布点，跋摩米帝、提云般若、弥陀山、善无畏、宝思惟、菩提流志、金刚智、实叉难陀等 8 位外来医僧把洛阳作为他们的主要驻锡地，另外主要驻锡在京师长安的日照、不空也曾游锡此地，还有一位治发背胡僧亦曾游锡于洛阳。洛阳周边区域来华医僧 A、B 类数分别占全国的 27.59% 和 10.34%，二者之和有 11 人次，占据全国周边区域来华医僧驻锡地总数的 18.97%。曾驻锡或游锡于长安和洛阳的周边区域来华医僧共有 37 人次，在全国所占的比重达 63.79%；A、B 类数分别是 23 人次、14 人次，分别占全国总数的 79.31%、48.28%。可以想见，周边区域来华医僧在二京的集中分布。周边区域来华医僧高度集中在两京地区，笔者以为主要有以下几方面的原因。其一是长安和洛阳是当时的国都，是全国的文化和政治中心；其二是两京地区是佛教翻译佛经的主要场所；其三是政府的征召。

　　另外值得注意的是，周边区域来华医僧游锡区域亦集中在两京地区，且交互游锡于两京之间。驻锡地明确可稽考的 38 位周边区域来华医僧中，有永贞梵僧、西域婆罗门僧、治发背胡僧、西蜀胡僧、拔镞胡僧、尪胡僧、友禅及游僧8人的资料来自笔记小说，对于其主要驻锡地基本上难以考察，笔者根据他们从事医事的地点，作为他们的游锡地考虑，是以，他们是没有所谓的主要驻锡地。余下的30位周边区域来华的医僧中，曾游锡于别地的有日照、智严、不空、尸罗达摩、弥陀山、善无畏、菩提流志、金刚智、实叉难陀、僧伽、无漏、佛陀波利12人。12人的主要驻锡地和游锡地见表7-5。

表7-5 周边区域来华医僧驻锡或游锡于两京地区

僧人	A	B	僧人	A	B
日照	长安	洛阳	尸罗达摩	长安	伊州
智严	长安	终南山	弥陀山	洛阳	许州
金刚智	洛阳	长安、广州	善无畏	洛阳	长安
不空	长安	洛阳	菩提流志	洛阳	长安
僧伽	泗州	长安、楚州、苏州、凉州	佛陀波利	代州	长安
无漏	灵州	长安	实叉难陀	洛阳	长安、许州

由表7-5可知，12人中有5人把洛阳作为主要驻锡地，分别是善无畏、菩提流志、金刚智、弥陀山及实叉难陀，除去弥陀山和实叉难陀曾因奉旨在许州翻译佛经之外，善无畏、菩提流志、实叉难陀又曾游锡于长安。主要驻锡于京师长安的有日照、智严、不空、尸罗达摩四人，其中不空和日照就曾游锡于洛阳，尸罗达摩是因为其来华的第一站是在伊州，伊州是其游锡地，智严游锡于京师长安附近的终南山。从严格意义上讲，主要驻锡于长安的周边区域来华医僧基本上是在两京间游锡。这主要是与翻译佛经和皇帝的征召密切相关。据史料记载，开元十二年（724），不空于洛阳广福寺受具足戒。高宗仪凤四年（679），日照至唐，表请翻度。垂拱末，于两京东西太原寺及西京广福寺译《大乘显识经》《大乘五蕴论》等凡一十八部。开元八年（720），金刚智入洛阳、长安。实叉难陀，证圣元年（695）持梵本《华严经》至洛阳，住东都大遍空寺，后又于京师清禅寺及东都佛授记寺译《文殊授记》等经。开元四年（716），善无畏以八十高龄抵达中国长安，玄宗礼之为国师，奉诏住兴福寺南塔院，后移西明

寺，后于开元二十三年（735）圆寂于洛阳大圣善寺。另外，诸如无漏和僧伽，虽未主要驻锡于京畿道，但亦曾游锡于此。另外，从上表还可以看出，驻锡于代州的佛陀波利，驻锡于泗州的僧伽，亦曾游锡于京师长安，只有弥陀山没有游锡于长安的记载。可见，除去主要驻锡于京师长安的那四位周边区域来华医僧，曾游锡于他地的周边区域来华医僧除去弥陀山外，都曾游锡于长安。

陇右道和岭南道成为唐代周边区域来华医僧分布较为集中之地，游锡或驻锡的有 7 人，占周边区域来华医僧总数的 14.89%。就岭南道而言，周边区域来华医僧全部集中在广州。唐代就有般剌蜜帝把广州作为主要驻锡地，其于神龙元年（705）来到广州，适遇房融被贬广州，请于制止寺（今光孝寺），从事佛经翻译。① 金刚智于唐开元七年（719），携弟子不空由海路经锡兰、苏门答腊至广州，建立大曼荼罗灌顶道场，化度四众。② 可见广州是金刚智、不空二人来华的第一站。般剌若于唐德宗建中二年（781）抵广州，翌年至长安。③ 可见，广州是医僧从海路来华的第一站，他们的目的地是两京。就周边区域来华医僧驻锡或游锡的总人次看，广州仅次于京师长安和东京洛阳，位居全国第三位。唐代岭南道医僧的 A、B 类数分别是 1 人次、8 人次；周边区域来华医僧在岭南道的 A、B 类数分别是 1 人次、3 人次，分别占全道 A、B 类总数的 100%、37.5%，总人次占全道医僧驻锡地总数的 41.67%。就广州而言，除去义净曾游锡此地外，其余游锡于此地的全部是周边区域来华的医僧。这与广州所处的交通位置密切相关，广州是海上中印交通的枢纽所在。陇右道的情况与岭南道具有类似之处，唐代医僧驻锡或游锡于陇右道的总人次是 8 人次，周边区域来华医僧就有 3 人次。陇右道是中印交通的门户，在中印交通史上具有重要作用，是佛教的中心所在。贞元年中，于阗尸罗达摩，受节度使杨袭古之请，于北庭（新疆孚远）龙兴寺翻译佛经。④ 僧伽于

---

① （宋）赞宁撰，范祥雍点校：《宋高僧传》卷 2《唐广州制止寺极量传》，第 31 页。
② （宋）赞宁撰，范祥雍点校：《宋高僧传》卷 2《唐洛阳广福寺金刚智传》，第 4 页。
③ （宋）赞宁撰，范祥雍点校：《宋高僧传》卷 2《唐洛京智慧传》，第 22—23 页。
④ （唐）圆照：《贞元新定释教目录》卷 17《总集群经录上》，《大正新修大藏经》第 55 册，第 896 页。

龙朔初年经西凉府，后又游历楚州、苏州、长安等地。① 不空曾奉诏前往河西，遂到武威，住开元寺从事佛经翻译。② 如前所述，陇右道敦煌所出的 4 位医僧具有很大的偶然性，要是把其排除在外的话，可以看出周边区域来华医僧在陇右道所处的重要地位了。值得注意的是，陇右道的周边区域来华医僧较为分散，散布在伊州、兰州和凉州境内，而不像岭南道那样高度集中在广州。

其他诸道少有周边区域来华医僧的游锡或驻锡。河南道稍微多一些，僧伽曾把泗州作为其主要驻锡地，弥陀山和实叉难陀曾因奉召在许州翻译佛经，而游锡于此地。佛陀波利因闻文殊菩萨在清凉山，远涉流沙，躬来礼谒，于唐高宗仪凤元年（676）杖锡五台山。无漏乘船来华，欲游五竺，涉于阗以西，后遇僧人指点，返回，驻锡在灵州。③ 灵岩和尚曾驻锡于苏州，但其神话色彩较重，基本可以予以忽略。另外诸如拔镞胡僧、龛胡僧、游僧、西蜀胡僧、友禅等的不确定因素都比较大，而且这些人均较为分散地分布在各道内。

从南方、北方的角度看：周边区域来华医僧的分布亦呈现出不平衡的特点。北方七道均有周边区域来华医僧的驻锡或游锡，而南方只有五道有周边区域来华医僧的驻停。在驻锡的人次上，南方诸道更是无法与北方几道相提并论，北方周边区域来华医僧驻锡的人次 A、B 类数分别是 26 人次、21 人次，分别占周边区域来华医僧驻锡总数的 89.66%、72.41%，分别占全国医僧驻锡总数的 20.31%、12.21%；南方分别是 3 人次、8 人次，根本无法与北方相提并论。而且从分布的州（府）数上看，北方周边区域来华医僧驻锡的总人次有 47 人次，分布在 10 个州内，以长安（15，11）④、洛阳（8，3）为集中分布点，其他为灵州（1，0）、许州（0，2）、泗州（1，0）、河北道不详州（府）（0，1）、代州（1，0）、伊州（0，1）、兰州（0，1）及凉

---

① （宋）赞宁撰，范祥雍点校：《宋高僧传》卷 18《唐泗州普光王寺僧伽传》，第 448—452 页。

② （宋）赞宁撰，范祥雍点校：《宋高僧传》卷 1《唐京兆大兴善寺不空传》，第 8 页。

③ （宋）赞宁撰，范祥雍点校：《宋高僧传》卷 21《唐朔方灵武下院无漏传》，第 545—546 页。

④ 括号内，前者是 A 类数，后者是 B 类数，下同。

州（0，1）。南方的 11 人次，以广州（1，3）为集中分布点，其余的分布在楚州（0，1）、寿州（1，0）、苏州（1，0）、越州（0，1）、商州（0，1）及益州（0，1）。可见，无论是从分布的州（府）数，还是每州所驻锡的人次，北方周边区域来华医僧的分布比南方更为集中。

概而言之，周边区域来华医僧驻锡地分布呈现出极度的分布不均衡，而且高度集中在两京地区，形成了两京这两个孤立的分布点，广州亦算一个较为集中的分布点，其余的则零星分布，没有形成分布带、区。

（二）周边区域来华医僧驻锡地在前后期的变化

周边区域来华医僧驻锡地的分布在前、后期依然呈现出不均衡的特点。

从驻锡的人次来看：唐代前期周边区域来华医僧驻锡的 A、B 类数分别是 24 人次、20 人次，在全国医僧中所占的比重分别是 26.67%、24.1%；后期分别是 5 人次、9 人次，在全国所占的比重分别是 12.5%、10.59%。可见，后期无论是驻锡的人数，还是在全国所占的比重，均呈现减少和下降的趋势。但前期 B 类数在周边区域来华医僧总人次中的比重是 45.45%，后期则是 64.29%，亦说明唐代后期周边区域来华医僧的游锡较之前期频繁一些。

从驻锡的州（府）数看：前期作为主要驻锡地的有 6 个州，分别是京兆府、河南府、泗州、代州、苏州、广州；游锡地的州（府）数是 8 个，分别是京兆府、河南府、许州、楚州、苏州、广州、兰州、凉州。后期分别是前者是 3 个，京兆府、灵州、寿州；后者是 8 个，分别是京兆府、河南府、河东道的不详州（府）、越州、商州、益州、广州、伊州。可见，后期周边区域来华医僧在各个州（府）的分布呈现向南方转移的形态，这与后期佛教的南移是同步的；而且在总人次急剧减少的情况下，分布的州（府）数减少的幅度却不算很大，这再一次反映出唐代后期周边区域来华医僧的分布较之前期更为分散，表现出一定的均衡性。此外，周边区域来华医僧驻锡或游锡的分布点在前后期变化比较大。唐代前期所形成的周边区域来华医僧驻锡地集中分布点，主要是长安、洛阳及广州，但是唐后期洛阳作为集中分布点的地位已经丧失，这与唐代后期周边区域来华医僧驻锡在洛阳急剧减少是同步的。但是，虽然在后期周边区域来华驻锡或游锡京师长安的医僧的总人次明显减少，但是其在全国的比重却依然位居首位。唐代前期周边区域来华医僧驻锡长安的 A、B 类数分别是 12 人次、9 人次，在全国周边区域来华医僧中所占的比重分别是 50%、45%；后期 A、B 类数分别是 3 人次、2 人次，在全国周边区域来华医僧中所占的比重分别是 60%、22.22%。这说明了唐代后期周边区域来华医僧向长安游锡的频率少于前期，但是长安作为主要其驻锡地的地位依然是不可撼动的。

从南方、北方的角度看：唐代后期周边区域来华医僧驻锡或游锡地的分布上也发生了一些变化。前期北方七道中除去关内道和河北道外，其余五道均有周边区域来华医僧的驻锡或游锡，而南方只有淮南道、江南东道、岭南道有周边区域来华医僧的驻停。后期，北方有周边区域来华医僧驻停的总道数虽无太大变化，但河南道和河东道无周边区域来华医僧的驻停，而关内道及河北道则有医僧驻锡或游锡；南方则增加了山南东道、剑南道二道有周边区域来华医僧的游锡。这说明，后期，南方周边区域来华医僧的驻锡或游锡的范围在扩大，北方的变化不明显。在驻锡的人次上，前期北方周边区域来华医僧驻锡的A、B 类数分别是 22 人次、16 人次，分别占前期周边区域来华医僧总数的 91.67%、80%；南方诸道是无法与北方几道相提并论的，A、B 类数分别是 2 人次、4 人次，分别占前期周边区域来华医僧总数的8.33%、20%。唐代后期，北方驻锡的人次 A、B 类数分别是 4 人次、5 人次，分别占唐代周边区域来华医僧总数的 80%、55.56%；南方分别是 1 人次、4 人次，分别占周边区域来华医僧总数的 20%、44.44%。较之前期，南方则有一些增长，与北方的总体差距在逐步减小。从分布的州（府）数上看，唐前期北方的周边区域来华医僧驻锡或游锡在 7 个州内，形成了长安（12,9）、洛阳（8,2）这样的集中分布点，其余分布在许州（0,2）、泗州（1,0）、代州（1,0）、兰州（0,1）及凉州（0,1）5 州内；后期，周边区域来华医僧主要驻锡或游锡在长安（3,2）、洛阳（0,1）、灵州（1,0）、河北道不详州府（0,1）及伊州（0,1）。可见，唐代后期周边区域来华医僧在北方驻锡或游锡的人次，与前期相比急剧减少，尤其是洛阳和长安，甚至前期北方所形成的洛阳这样的集中分布点也为之消散。唐代前期，周边区域来华医僧驻锡于南方的总人次有6人次，分布在广州（1，2）、楚州（0，1）、苏州（1，1）；后期，周边区域来华医僧驻锡地的分布向南部转移，驻锡的A、B类数分别是1人次、4人次，分布在寿州（1，0）、越州（0，1）、商州（0，1）、益州（0，1）及广州（0，1）。可见，唐代后期周边区域来华医僧驻锡地在南方的分布较之前期更为扩大，具有更大的分散性。

第三节 唐代医僧驻锡地分布的比较研究

比较研究，可使某些问题在多维坐标中表现得更加明晰。下文将魏晋南北朝时期医僧驻锡地分布、唐代高僧驻锡地分布及唐代医僧籍生地分布，分别与唐代医僧驻锡地分布进行比较研究，从中找出医僧驻锡地分布的共性和发展趋势，更清楚地了解唐代医僧驻锡地分布的状况，同时与佛教、社会、政治和文化背景等结合起来，通过理性分析与思考，寻求影响医僧驻锡地分布的原因。

一 与魏晋南北朝时期医僧驻锡地分布的比较

随着佛教医学的传入，一些通晓医术的外域僧人也来到中国，并在汉地进行弘传佛法和医事的活动，为更好地研究唐代医僧驻锡地分布的特点及规律，有必要将魏晋南北朝时期与唐代的医僧驻锡地分布进行比较研究。

（一）魏晋南北朝时期医僧驻锡地分布概况

将唐代医僧驻锡地分布与魏晋南北朝时期医僧驻锡地分布进行比较研究，为方便起见，均以唐代的道为基本的行政区划，并将魏晋南北朝时期具体的行政区划归入相应的道，制成名录，详见附录2。据附录2，统计得出这一时期驻锡地确切的医僧共98人，其中有41人来自天竺和西域等周边区域。驻锡地生地不可稽考者9人，包括3位周边区域来华医僧。为使驻锡地可稽考的医僧更加直观，便于后面的分析研究，笔者又据附录2列表7-6，并绘制图7-3。

表 7 - 6 　　　　　　　　魏晋南北朝时期医僧驻锡地分道统计

道别	州别		A	B	共计	道别	州别		A	B	共计
京畿道	京兆府	京师①	20	5	26	都畿道	河南府	洛阳	7	10	26
		终南山	1	—				嵩山	1	6	
		合计	21	5				其他	1	—	
								合计	9	16	
河南道	青州		—	4	8		怀州		—	1	
	徐州		1	2			妫州		—	1	
	不详		—	1			幽州		—	1	
河东道	云州		3	1	13		冀州		—	4	
	代州		—	1			赵州		—	2	
	太原府		1	1		河北道	邢州		1	—	36
	潞州		—	1			镇州		1	—	
	汾州		—	1			定州		—	2	
	泽州		—	3			洺州		—	1	
	虢州		—	1			相州		8	11	
淮南道	扬州		1	2	10		卫州		—	4	
	光州		—	2			襄州		1	2	
	寿州		—	1		山南东道	荆州		4	5	13
	和州		—	1			均州		—	1	
	濠州		—	1		山南西道	衡州		1	—	1
	舒州		—	2			润州		28	18	
江南西道	宣州		—	1	13		苏州		—	2	
	鄂州		2	—			湖州		1	—	
	江州		—	6		江南东道	杭州		—	1	60
	潭州		—	1			越州		2	3	
	洪州		—	1			婺州		—	1	
	衡州		—	1			台州		1	2	
	虔州		—	1			泉州		—	1	

　　① 京师、终南山均属京兆府，某医僧在此二地活动，在京兆府总数内只计一人次，为突出京师、终南山的特殊地位，本表将分别统计，若某医僧在二地均有活动，则两地各计一人次，若出现主要驻锡地和游锡地，则以主要驻锡地为标准纳入统计。是以，出现京师、终南山的 A、B 类数之和有可能大于京兆府的总数。河南府亦同。

道别	州别	A	B	共计	道别	州别	A	B	共计
岭南道	韶州	—	2	15	陇右道	沙州	1	3	15
	广州	4	7			肃州	—	1	
	交州	—	1			凉州	5	3	
	不详	—	1			鄯州	1	1	
剑南道	梓州	—	1	8	不可稽考者	罗什、支法度、迦留陀伽、治蚰蜒僧、道洪、治范光禄病僧、智宣、智斌、释莫满			9
	益州	4	—						
	绵州	1	—						
	嘉州	—	1						
	不详	—	1						

由表 7 - 6 统计得出，魏晋南北朝时期驻锡地明确的医僧有 98 人，其中有 41 人来自天竺和西域等周边区域。驻锡地不可考者有 9 人，包括 3 位周边区域来华医僧。由于我们旨在研究魏晋南北朝时期中国境内医僧的地域分布状况，故周边区域来华医僧在中国的活动情况亦在我们的研究范围之内，但其在中国之外的活动已逸出范围之外，故对其不予论述。这 98 位医僧驻锡或游锡在除黔中道以外的 14 道内，全国十五道 A 类数总数为 102 人次，B 类数总数为 142 人次，医僧活动的总数是 244 人次。

从各道医僧驻锡地分布的数量看：这一时期医僧驻锡地的分布和籍生地的分布一样，呈现出不平衡的分布状态，各道之间存在明显的差异（参见图 7 - 3）。江南东道最为集中，驻锡的总人次达 60 人次，占这一时期总数的 24.59%；A、B 类数分别是 32 人次、28 人次，分别占这一时期总数的 31.37%、19.72%。河北道次之，A、B 类数分别是 10 人次、26 人次。上述二道合之，驻锡的总人次达 96 人次，占全国总数的 39.34%。显然，上述二道是医僧活动最为活跃的地区。京畿道和都畿道又次之，驻锡的总人次均是 26 人次，其中京畿道 A、B 类数分别是 21 人次、5 人次，都畿道则分别是 9 人次、17 人次；二道合之，驻锡的总人次达 52 人次，占这一时期总数的 21.31%。岭南道、陇右道、江南西道、河东道及山南东道又次之，岭南道 A 类

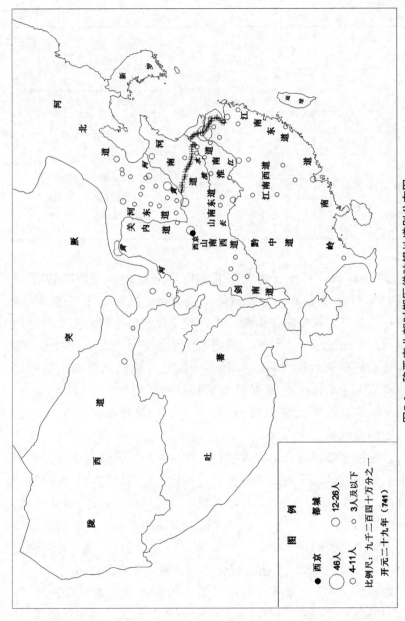

图7-3 魏晋南北朝时期医僧驻锡地道别分布图

资料来源：谭其骧：《中国历史地图集》第5册《隋唐五代十国时期》，（台北）晓园出版社1992年版，图34—35。

数是 4 人次，B 类数是 11 人次；陇右道 A、B 类数分别是 7 人次、8
人次；江南西道 A、B 类数分别是 2 人次、11 人次；河东道 A、B 类
数分别是 4 人次、9 人次；山南东道 A、B 类数分别是 5 人次、8 人
次；五道合之，驻锡的总人次是 69 人次，占总数的 28.28%；A 类数
之和是 22 人次，B 类数之和是 47 人次，分别占这一时期总数的
21.57%、33.1%。淮南道、河南道、剑南道再次之，三道 A、B 类
数分别是 1 人次、9 人次，1 人次、7 人次，5 人次、3 人次，三道 A
类数之和是 7 人次，B 类数之和是 19 人次，分别占这一时期总数的
6.86%、13.38%；驻锡的总人次是 26 人次，占总数的 10.66%。最
后则是山南西道，只有 1 人曾驻锡于此。

　　从南、北方的角度看：魏晋南北朝时期医僧驻锡地的分布，则呈
现出均衡的分布特点。A 类数北方诸道之和是 52 人次，B 类数之和
是 72 人次，驻锡的总人次是 124 人次，分别占这一时期总数的
50.98%、50.7%、50.82%。南方诸道 A、B 类数之和分别是 50 人
次、70 人次，分别占这一时期总数的 49.02%、49.3%。可见，综合
比较 A、B 二类数，则这一时期医僧在南北方的活动并无明显的差异
性，北方略大于南方。被医僧当作主要驻锡地的州（府）数北方有
11 个，游锡的州（府）数是 24 个，有医僧活动的州（府）数 27 个；
南方分别是 12 个、27 个、32 个；基本上都是南方多于北方，这表明
北方医僧活动的集中程度高于南方。

　　从医僧驻锡地所在州（府）看：医僧在这一时期的分布又呈现
出均衡的分布特点。魏晋南北朝时期有医僧驻锡或游锡的州（府）
共 58 个，作为主要驻锡地的州（府）数是 23 个，作为游锡地的州
（府）数是 51 个，98 位驻锡地可稽考的医僧就驻锡或游锡在这些
州（府）内，驻锡或游锡的总人次达 244 人次，平均每州 4.21 人
次。依州（府）所驻锡或游锡的医僧人次的多少，将 58 个州（府）
分为以下几种情况进行分析。一是 20 人次以上的地区，有 3 处，
即京畿道的京兆府（21，5）①、都畿道的河南府（9，16）、江南东
道的润州（28，18），医僧驻锡的总人次远在其他州（府）之上，

―――――――――――

　　① 括号内逗号前后分别是该州医僧驻锡的 A 类数和 B 类数，下同。

三州合之占这一时期总数的 39.75%。二是 8—19 人次的地区，有以下 4 处：即河北道之相州（8，11）、山南东道之荆州（4，5）、岭南道之广州（4，7）、陇右道之凉州（5，3），四州之和占这一时期总数的 19.26%。三是 4—6 人次的地区，有以下 8 处：有河南道之青州（0，4）、河东道之云州（3，1）、河北道之冀州（0，4）和卫州（0，4）、江南东道之越州（2，3）、江南西道之江州（0，6）、剑南道之益州（4，0）、陇右道之沙州（1，3），驻锡或游锡的总人次共 35 人次，占这一时期总数的 14.34%。四是 2 人至 3 人次的地区，有以下 13 处：河南道之徐州（1，2），河东道之太原府（1，1）和泽州（0，3），河北道之赵州（0，2）和定州（0，2），淮南道之扬州（1，2）、光州（0，2）及舒州（0，2），山南东道之襄州（1，2），江南东道之苏州（0，2）和台州（1，2），岭南道之韶州（0，2），陇右道之鄯州（1，1），驻锡或游锡的总人次共 31 人次，占这一时期总数的 12.7%。五是 1 人次的地区，共 28 处，具体分布如下：都畿道之怀州（0，1），河东道之代州（0，1）、潞州（0，1）、汾州（0，1）及虢州（0，1），河北道之妫州（0，1）、幽州（0，1）、邢州（1，0）、镇州（1，0）及洺州（0，1），淮南道之寿州（0，1）、和州（0，1）及濠州（0，1），山南东道之襄州（1，0），山南西道之衡州（1，0），江南东道之湖州（1，0）、婺州（0，1）及泉州（0，1），江南西道之宣州（0，1）、潭州（0，1）、洪州（0，1）、衡州（0，1）及虔州（0，1），剑南道之梓州（0，1）、绵州（1，0）及嘉州（0，1），岭南道之交州（0，1），陇右道之肃州（0，1），驻锡的总人次共 28 人次，占这一时期总数的 11.48%。可见，第一，魏晋南北朝时期医僧所驻锡的州（府）数，北方 7 道有 26 个，作为主要驻锡地的有 11 个，作为游锡地的有 24 个；南方 8 道有 32 个，作为主要驻锡地的有 12 个，作为游锡地的有 27 个，都是南方多于北方，这表明北方医僧驻锡地分布比南方更为集中一些。从北方医僧游锡的程度来看，北方医僧游锡的频率则更为频繁一些。第二，医僧驻锡地的分布高度集中在江南东道之润州，余下依次是长安、相州、洛阳和广州。第三，3 人次以上的州（府），北方有 9 处，南方有 6 处，北方多于南方，北方平均每州（府）10.89 人次，南方平均每州（府）

13.5 人次，北方医僧驻锡地的分布的集中程度小于南方，南方分布的不均衡性尤以润州地区最为明显。第四，3 及 3 人次以下的州（府）北方有 17 个，平均每州 1.47 人次；南方有 26 个，平均每州 1.42 人次，南北相差不大。第五，南、北方都有一些数量比较集中的分布点，如京畿道之长安，都畿道之洛阳，河北道之相州，山南东道之荆州，江南东道之润州，岭南道之广州等。

从周边区域来华医僧的角度看：魏晋南北朝时期周边区域来华的医僧有 41 位，除去 2 人驻锡地无考外，其余驻锡地皆可稽考。为研究的方便起见，把这一时期周边区域来华医僧驻锡地分布的具体情况，列表 7－7。

由表 7－7，可看出，魏晋南北朝时期周边区域来华医僧驻锡的总人次有 80 人次，在这一时期所占的比重是 32.79%。A、B 类数分别是 40 人次、40 人次，分别占全国总数的 39.22%、28.17%。

从各道周边区域来华医僧驻锡地分布的数量看：江南东道分布最多，A、B 类数分别是 11 人次、6 人次；其次是京畿道和岭南道，A 类数分别是 11 人次、2 人次，京畿道没有医僧游锡，岭南道医僧游锡的有 8 人次；余下依次是都畿道（5，4）①、江南西道（2，6）、河北道（4，4）、陇右道（2，5）、山南东道（0，5）、剑南道（1，2）。可见，魏晋南北朝时期周边区域来华医僧驻锡地的分布呈现出较为均衡的状态。

从周边区域来华医僧驻锡的州（府）的分布看：其中大部分分布在江南东道的润州（11，4），京畿道之长安（11，0），都畿道之洛阳（4，4），岭南道之广州（2，6），河北道之相州（3，3），陇右道之凉州（2，3）。其次是山南东道之荆州（0，4）、江南西道之江州（0，3）、鄂州（2，0），河东道之云州（2，0），陇右道之沙州（0，2），岭南道之韶州（0，2）。再次是河北道之镇州（1，0）、卫州（0，1），山南东道之襄州（0，1），江南东道之杭州（0，1）和泉州（0，1），江南西道之洪州（0，1）、宣州（0，1）及虔州（0，1），剑南道之梓州（0，1）、益州（1，0）及不详州（府）（0，1）。从

———————

① 括号内逗号前后分别是该州医僧驻锡的 A 类数和 B 类数，下同。

表7-7　魏晋南北朝时期周边区域来华医僧驻锡地分布名录

道	州	A	名录	B	名录
京畿	京兆府长安	11	佛陀跋陀罗;僧伽跋澄;佛陀耶舍;鸠摩罗什;昙摩耶舍;昙摩崛多;筏提摩多;耶舍崛多;摄那跋陀罗;毗尼多流支;昙摩流支	—	—
江南东	润州	11	帛尸梨密多罗;竺无兰;求那跋陀罗;求那跋摩;阿那邠低;僧伽跋摩;昙摩蜜多;真谛;佛陀什;佛驮跋陀罗地;僧伽婆罗	4	竺律炎;佛陀跋陀罗;月婆首那;菩提达摩
	杭州	—	—	1	真谛
	泉州	—	—	1	真谛
江南西	江州	2	竺律炎;维只难	3	佛陀跋陀罗;佛陀耶舍;月婆首那
	鄂州	—	—	—	真谛
	洪州	—	—	1	求那跋陀罗
	宣州	—	—	1	真谛
	庐州	—	—	1	明达
剑南	梓州	—	—	1	昙摩蜜多
	益州	1	明达		
不考		罗什;迦留陀伽			

道	州	A	名录	B	名录
都畿	河南府洛阳	4	康僧铠;耆域;菩提流支;勒那漫提	4	佛图澄;僧伽跋澄;昙景般若流支;菩提达摩
	嵩山	1	菩提达摩	—	—
河东	云州	2	昙迦夜;师贤	—	—
河北	镇州	1	竺佛调	3	竺佛调;菩提流支;那连提黎耶舍
	相州	3	佛图澄;月婆首那;昙景般若流支	1	那连提黎耶舍
	卫州	—	—	2	那连提黎耶舍;真谛
岭南	韶州	—	—	6	耆域;昙摩耶舍;求那跋陀罗;求那跋摩;菩提达摩;真谛
	广州	2	僧伽跋陀罗;伽陀耶舍	1	耆域
山南东	襄州	—	—	4	明达;昙摩耶舍;求那跋陀罗;那跋陀罗
	荆州				
陇右	凉州	2	浮陀跋摩圣坚;昙无谶	3	鸠摩罗什;师贤;昙摩蜜多
	沙州	—	—	2	昙摩蜜多;昙无谶

以上的数据分析来看，魏晋南北朝时期周边区域来华医僧驻锡地分布呈现较为均衡的状态。

通观魏晋南北朝时期医僧驻锡地分布状况，可以归纳出如下几个特点。

首先，呈现出总体分布上不均衡和相对均衡的特点。其次，在南北方对比上，南北差别不大。如上所述，秦岭—淮河线以北诸道医僧驻锡的总人次约占总数的 50.82%，而该线以南诸道所占总数的 49.18%。陇右道和岭南道驻锡的医僧总人次均是 15 人次，大约相等，南北方除去此二道，黄河流域和长江流域之间的差别亦不大。再次，这一时期医僧驻锡地分布并未形成密集分布区或带，医僧往往以中心城市为集中地，呈点式分布，在医僧较多的道内，一般形成一个集中分布点。如江南东道之润州、京畿道之长安、都畿道之洛阳、河北道之相州、岭南道之广州。最后，周边区域来华医僧驻锡地较为均衡地分布。

（二）唐代医僧驻锡地分布与魏晋南北朝时期的比较

佛教传入中国之初，最初只在洛阳、丹阳、广陵、武昌、建业等地流传，历魏晋南北朝三百余年，逐步在全国大部分地区传播开来。随着佛教在全国的传播，医僧游锡或驻锡的脚步也遍布全国。迄于唐代，佛教在全国臻于全盛，其弘布地域也更为广泛，医僧驻锡或游锡的范围也不断地扩大。为更好地研究唐代医僧驻锡地分布的特点，有必要将魏晋南北朝时期与唐代的医僧驻锡地分布进行比较。

据笔者统计，魏晋南北朝时期共有医僧 98 人，有 9 人驻锡地无考。魏晋南北朝时期医僧驻锡的总人次数是 244 人次，作为主要驻锡地的 A 类数是 102 人次，作为游锡地的 B 类数是 142 人次。可见，无论是从医僧的人数还是从驻锡地的次数，魏晋南北朝时期都不及唐代。

魏晋南北朝时期医僧驻锡地的分布较之唐代有一些区别，主要如下：

从医僧驻锡地分布的基本格局看：魏晋南北朝时期医僧驻锡地与唐代一样，出现了几个集中分布区。不过，魏晋南北朝时期医僧驻锡地集中分布在江南东道，而非唐代的京畿道。魏晋南北朝时期江南东道医僧驻锡的 A 类数、B 类数分别是 32 人次和 28 人次，分别占这一时期总数的 31.37% 和 19.72%，驻锡总人次达 60 人次，占这一时期总数的 24.59%。尤其在润州的分布最为集中，驻锡总人次 46 人次，占全道的 76.67%，占全国总数的 18.85%；A 类数是 28 人次，占本道的 87.5%，占全国总数的 27.45%；B 类数有 18 人次，占全道的一半以上。唐代的京畿道是京城长安的所在地，佛寺林立，故大量的医僧驻锡于此。魏晋南北朝时期江南东道的润州建康，是南朝诸国的都城，所以大量医僧前来游锡或驻锡。此外，从全国的分布来看，医僧驻锡地除去在江南东道集中分布外，在其他地区呈现较为均衡的分布状态。现把这一时期医僧在其余各道的分布罗列如下：河北（10，26）①、京畿（21，5）、都畿（9，17）、岭南（4，11）、陇右道（7，8）、河东（4，9）、江南西（2，11）、山南东（5，8）、淮南（1，9）、河南（1，7）、剑南（5，3）和山南西（1，0）12 道，分别占这一时期总数的 14.75%、10.66%、10.66%、6.15%、6.15%、5.33%、5.33%、5.33%、4.1%、3.28%、3.28%、0.41%。如前所述，唐代医僧驻锡地分布于京畿（45，36）、江南东（21，26）、都畿（17，22）、江南西（4，22）、河东道（13，7）、剑南（7，12）、河南（5，9）、山南东（5，9）、淮南（5，7）、岭南（1，8）、陇右（4，4）、关内（1，4）、河北（0，4）、山南西（1，2）等 14 道内，分别占全国总数的 26.91%、15.61%、12.96%、8.64%、6.64%、6.31%、4.65%、4.65%、3.99%、2.99%、2.66%、1.66%、1.33%、1%。从以上数据看来，无论是从医僧驻锡的人次数，还是从在全国所占的比重，魏晋南北朝时期医僧驻锡地的分布较之唐代更为均衡一些。

另外，魏晋南北朝时期医僧集中分布于江南东、河北、京畿、都畿四道，四道合之，驻锡游锡的总人次达 148 人次，占总数的 60.66%；A、B 类数分别是 72 人次、76 人次，分别占这一时期总数的 70.59%、53.52%。唐代医僧驻锡地集中分布于京畿、都畿、江南东、江南西四道，四道合之，总人次达 193 人次，占总数的

64.12%；A、B类数分别是87人次、106人次，分别占唐代总数的67.44%、61.63%。可见，单就四道而言，两个时期其在全国所占的比重相差不大。但仔细探析，魏晋南北朝时期，四道医僧的A类数分别是32人次、10人次、21人次、9人次，分别占这一时期总数的31.37%、9.8%、20.6%、8.82%；B类数分别是28人次、26人次、5人次、17人次，分别占这一时期总数的19.72%、18.31%、3.52%、11.97%。唐代医僧的驻锡地集中分布于京畿（45，36）、江南东（21，26）、都畿（17，22）和江南西（4，22）四道，A类数在全国所占的比重分别是34.88%、16.28%、13.18%、3.1%，B类数在全国所占的比重分别是20.93%、10.43%、12.79%、12.79%。可知，唐代医僧的游锡地较之魏晋南北朝时期更为均衡一些，而主要驻锡地则不均衡一些。

这两个时期各有几个道的医僧驻锡地分布变化明显。如魏晋南北朝时期河北道医僧驻锡的总人次仅次于江南东道，居全国第二位；作为主要驻锡地的A类数是10人次，占这一时期全国总数的9.8%，居全国第三位；作为游锡地B类数有26人次，仅比江南东道少两人次，占这一时期总数的18.31%，这与唐代鲜有医僧驻锡或游锡于河北道形成了鲜明的对比。在魏晋南北朝时期岭南道和陇右道医僧驻锡地分布情况与唐代有较大的区别。就岭南道而言，魏晋南北朝时期医僧驻锡的总人次是15人次，占这一时期总数的6.15%，其中11人次集中在广州，外来医僧就占了8人次；唐代岭南道医僧驻锡的总人次有9人次，占全国的2.99%，但主要集中于前期。陇右道的情况与此类似，不再赘述。魏晋南北朝时期京畿和都畿二道，与唐代相比，其驻锡的医僧明显要少，在全国的地位也不及江南东道和河北道，但其地位还是很重要的。以京畿道为例，虽然驻锡的总人次不及江南东道和河北道，但A类数有21人次，仅次于江南东道。唐代医僧在剑南道的游锡或驻锡较之魏晋南北朝时期有了明显的增长，尤其是益州成为这一地区甚至全国的集中分布点，魏晋南北朝时期医僧在益州驻锡的总人次虽然在该道内较多，占全道总数的一半，但益州在全国却不是医僧的集中分布点。江南西道虽然在唐前期医僧驻锡地的总数比较少，但是后期呈现明显的增长趋势，在全国位居第四位，占全国总数的8.64%。但是，在魏晋南北朝时期则较为冷清，只有13人游锡或驻锡于此。

从医僧驻锡或游锡的州（府）看：唐代医僧驻锡地分布比魏晋南南北朝时期要广泛得多。唐代十五道除去黔中道没有医僧驻锡或游锡外，其余十四道均有医僧的活动；魏晋南北朝时期除去黔中道没有医僧活动外，关内道亦无医僧的驻锡或游锡。从医僧分布的州（府）数论之，魏晋南北朝时期医僧驻锡、游锡的州（府）数分别是22个、51个，有医僧活动的州（府）数则是59个；唐代三者则分别是44个、65个、88个。可见，无论是作为主要驻锡地，还是作为游锡地，唐代均多于魏晋南北朝时期，这表明唐代医僧活动更为分散，集中程度低于魏晋南北朝时期，唐代医僧游锡的频率更为频繁一些。

如前所述，魏晋南北朝时期医僧驻锡地并未形成一些密集的区或带，而只是形成了一些集中分布的点，这与唐代医僧驻锡地所形成的集中分布区、带，形成了鲜明的对比。另外，从南北方论之，魏晋南北朝时期医僧驻锡呈现出均衡的分布特点，这与唐代医僧驻锡地分布类似，南北差异性不甚明显。

从医僧驻锡地在各道内部分布的状况看：魏晋南北朝时期，江南东道医僧驻锡地的分布最多，而且高度集中分布在润州（28，18），另外的则散布于苏州（0，2）、湖州（1，0）、杭州（1，0）、越州（2，3）、婺州（0，1）、台州（1，2）、泉州（0，1）。唐代医僧驻锡或游锡于江南东道的总人次有47人次，A、B类数分别是21人次、26人次，散布于润州（4，2）、常州（0，3）、苏州（1，3）、湖州（2，0）、杭州（0，2）、睦州（1，0）、越州（3，9）、明州（0，1）、婺州（2，0）、衢州（0，1）、台州（5，3）、温州（1，0）、福州（1，1）、泉州（0，1）、漳州（1，0）。可见，无论是驻锡还是游锡人次数，魏晋南北朝时期都比唐代要多；但医僧驻锡或游锡的州（府）数则相反，是以，唐代医僧在江南东道的分布较之魏晋南北朝时期均衡一些。医僧在河北道驻锡或游锡的总人次，魏晋南北朝时期比唐代要多；从州（府）数上看，魏晋南北朝时期医僧在河北道作为主要驻锡的州（府）是邢州、镇州和相州，而且医僧高度集中在相州，占该道总数的4/5；游锡的州则有妫、幽、冀、赵、定、洛、相和卫8州，而且亦集中在相州。唐代河北道医僧的活动则不免冷冷清清，没有医僧驻锡于此，而且鲜有医僧前来游锡，只有相州和赵州曾有过医僧的游锡。陇右道和岭南道与河北道类似，驻锡的总人次及在全国所占的比重，均比唐代要多；从驻锡或游锡的州（府）数上看，魏晋南北朝时期则比唐代要少一些，岭南道的潮州、泷州、桂州，陇右道的秦州、伊州、兰州，在唐代开始有医僧的活动。这表明，魏晋南北朝时期医僧在此二道的活动较唐代则要集中。而且，魏晋南北朝时期陇右道的集中分布点是凉州，到唐代则让位于沙州。唐代医僧在剑南道驻锡的总人次虽然比魏晋南北朝时期多，但是两个时期该道在全国所占的比重则相差不大，只是唐代该道有医僧活动的州（府）数有 10 个，而魏晋南北朝时期则只有 4 个，唐代的范围要广泛。

　　京畿道和都畿道的情况，魏晋南北朝时期和唐代类似，均表现为高度集中在长安和洛阳地区，但是从分布的范围看，唐代之岐州、陕州亦有医僧的活动，较之魏晋南北朝时期则要广泛，这表明唐代医僧在二道的活动较之魏晋南北朝时期要均衡一些。唐代医僧在河东道、河南道、山南东道活动的范围较之魏晋南北朝时期要广泛。魏晋南北朝时期医僧驻锡或游锡于河东道的总人次是 13 人次，散布于云州、代州、太原府、潞州、汾州、泽州、虢州；唐代医僧在该道活动的总人次是 20 人次，散布于代州、忻州、太原府、潞州、晋州、泽州、绛州、蒲州和虢州。两个时期医僧驻锡地在该道均没有形成集中分布点，可见该道医僧驻锡地分布在两个时期均较为均衡。河南道和山南东道的情况类似，这里就不再一一赘述，但是值得一提的是荆州在两个时期都是这一地区的集中分布点。淮南道和江南西道在两个时期的变化不大，不再赘述。魏晋南北朝时期关内道是医僧活动的空白区域，唐代在关内道的灵州、原州和坊州有医僧的驻锡或游锡。

　　从周边区域来华医僧来看：两个时期也有很大的区别。魏晋南北朝时期周边区域来华医僧有 41 人，并且全部来自天竺或西域地区，占这一时期医僧总数的 41.84%，这比唐代突出，据上文研究唐代周边区域来华医僧共有 47 人，占总数的 27.65%。概因魏晋南北朝时期僧人大量来华有关，而且魏晋南北朝时期来华的僧人懂医术的相对也较多。佛教发展的初期，外来僧人以传教为目的来到汉地，他们带来印度原始佛教，其中医学成分高于后来中国的佛教，所以医僧较多。如上所述，魏晋南北朝时期周边区域来华医僧驻锡地的分布呈现出较为均衡的特点，形成了诸如润州、长安、广州、洛阳、相州等较为密集的多个分布点。而不是像唐代那样高度集中在两京地区，形成了长安和洛阳两个孤立分布点。这是因为，魏晋南北朝时期润州的建邺是当时的政治、经济、文化中心，周边区域来华医僧来到中国之后往往选择京城作为他们弘传佛法的首选之地。河北道的相州与此类似，亦曾多次作为都城。

从医僧驻锡或游锡州（府）看，唐代有周边区域来华医僧活动的州（府）数是 16 个，作为主要驻锡地的有 7 个，游锡地的有 12 个；魏晋南北朝时期分别是 22 个、10 个、17 个。这说明了在魏晋南北朝时期的周边区域来华医僧活动的范围较之唐代要广泛，周边区域来华医僧在唐代的分布更为分散。再从周边区域来华医僧在各道内部的分布看，唐代和魏晋南北朝时，黔中道和山南西道均无医僧活动。唐代江南西道无周边区域来华医僧的活动，但是魏晋南北朝时期江南西道的江州、洪州、宣州、虔州均有周边区域来华医僧游锡，竺律炎和维只难甚至把鄂州作为他们的主要驻锡地。魏晋南北朝时期河南道和关内道虽没有周边区域来华医僧的活动，但是唐代医僧在二道的活动也较少，关内道只有无漏曾主要驻锡于灵州，僧伽曾主驻锡于泗州、弥陀山和实叉难陀 2 人游锡于许州，其余的地方亦无周边区域来华医僧的活动。河东道，两个时期相差不大。与唐代不同，魏晋南北朝时期河北道、岭南道、剑南道、山南东道，无论是医僧驻锡的总人次，还是医僧活动的区域范围都比唐代多且广。魏晋时期陇右道的范围虽比唐代少一个伊州，但是驻锡的总人次却比唐代要多。可见，魏晋南北朝时期医僧活动的范围较之唐代要广泛，其活动的空白区域也要小一些。

二　与唐代高僧驻锡地分布的比较

僧侣驻地，多有徙转，关于僧人驻锡地的分布是一个较为复杂，需要细致分析的问题。[①] 高僧和医僧更是常常游徙于各地的名寺之间。

---

① 辛德勇：《唐高僧籍贯及驻锡地分布》，第 299 页。

为更好地研究唐代医僧驻锡地分布的特点及规律，有必要将唐代医僧驻锡地与高僧驻锡地分布进行比较研究。有关唐代高僧驻锡地分布，辛德勇和李映辉二位先生曾做了比较细致的研究，将以辛氏和李氏的研究作为比较的基础。

（一）唐代高僧与医僧驻锡地分布的基本格局之比较

严耕望先生的《唐代佛教之地理分布》一文，在研究唐代高僧活动分布时，就从高僧的驻锡地点论述唐代佛教地理分布状态，曾经做过统计。辛氏认为严氏所论略嫌简疏，故根据《续高僧传》《宋高僧传》及《大唐西域求法高僧传》三书所著录的诸高僧驻锡地作为主要驻锡地，对唐代高僧驻锡地进行了统计，作《唐高僧籍贯及驻锡地分布》一文，进一步探究了唐代高僧的驻锡地分布的基本轮廓及其变迁。辛氏统计得出主要驻地明确的高僧有699人，其中包括主要活动于国外的11人，而在国内的688人，散布于除黔中道之外的14道内。① 另外，李英辉先生在辛德勇先生研究的基础上，使用不同的方法，又对唐代高僧的驻锡地分布进行了研究。据李先生的统计，② 全国十道高僧的主要驻锡人次总数为834人次，在某地进行过佛事活动的高僧人次达1772人次，③ 是以，游锡于全国的高僧达938人次，散布在除去黔中道之外9道之间。据笔者统计，唐代医僧主要驻锡地A类数是129人次，B类数是172人次，散布在除去黔中道之外的14道之间。是以，从医僧和高僧的从活动频率来看，二者相近。

从各道分布的数量看：医僧和高僧一样均呈不均衡的分布状态，据辛德勇先生指出唐代高僧驻锡地分布具有极大的不均衡性，京畿道

① 严耕望：《唐代佛教之地理分布》，《现代佛教学术丛刊》，（台北）大乘文化出版社1997年版；辛德勇：《唐高僧籍贯及驻锡地分布》，载史念海《唐史论丛》第4辑，三秦出版社1988年版。

② 李映辉先生的统计标准与我们有所不同，李先生以全国十道为基本单位，在其统计中把龟兹、于阗纳入到陇右道，因龟兹、于阗的医僧与汉地医僧有较多不同，是以，在我们的研究中将其纳入到周边区域来华之中。

③ 李映辉先生的统计标准与我们有所不同，李先生文中之甲类数则是指主要驻锡于某州的高僧人次，这与我们的A类数一致；李先生文中之乙类数指的是在某地进行过佛教活动的高僧，这与本书之B类数有所不同，我们统计的B类数则为李先生之乙类数减去甲类数所得之人次数。

最为集中，占总数32%以上，江南道次之，占总数的20%左右，二者合之，已超过全国之半。再次为河东道，约占总数的10%。黔中道既未出过高僧，也未曾驻有高僧，两方面都是空白。除此之外，山南西道、关内道、岭南道合计尚不足总数的2%。① 李映辉先生以不同的统计方法及区域单位的划分，对唐代高僧驻锡地的分布进行了较为细致的研究，得出的结果与辛氏基本一致。② 据上文笔者的研究，从全国看，唐代医僧驻锡地的分布与高僧的分布一样，极不平衡。京畿道和江南东西二道均是高僧和医僧活动最为活跃的地区，二者在黔中道都没有驻锡或游锡，唐前期均出现河渭分布带及邗沟—江南运河沿线分布带，前后期的变化较明显。

从南方、北方的角度看：李氏经研究发现，整个唐代高僧活动南北方并无显著差别；从被高僧当作主要驻锡地的州（府）数论之，南方多于北方，北方高僧活动的集中程度高于南方。③ 而唐代医僧在南北方的分布则与高僧呈现出不同，据上文研究，主要驻锡在北方的医僧人数远比南方要多，南北差异较大；从医僧游锡地的角度来看，并无显著差异，表明医僧在南北方的游锡相差不大。比较南、北双方有过医僧驻锡的州（府）的数量，南方多于北方，北方医僧驻锡地分布比南方更为集中一些，这与高僧分布类似。但是，从北方医僧游锡的程度来看，北方医僧的频率更为频繁一些。

从驻锡地所在州（府）看：据李氏的研究，唐代被高僧当作主要驻锡地的州（府）北方有45个，南方有60个；有高僧活动的州（府），北方是66个，南方78个，都是南方多于北方。④ 南、北方都有一些数量比较集中的地域，所出高僧比较多的州（府）共同组成高僧驻锡地分布的密集地带。与高僧类似，医僧驻锡地分布也形成了一些较为密集的分布区、带。后文将从前、后期的角度进行具体分析，此处从略。

从各道内部的分布看：唐代高僧驻锡地分布在各道内部也呈现出

---

① 辛德勇：《唐高僧籍贯及驻锡地分布》，第300页。
② 李映辉：《唐代佛教地理研究》，第65页。
③ 同上书，第66页。
④ 同上。

不均衡的特点。据李氏的研究，唐代前期，关内道高僧驻锡地高度集中在京兆府，是全国高僧活动最集中的地方，而京兆府的高僧又会集于京师长安。另外，东都洛阳高僧云集。① 这与医僧驻锡地的分布基本一致，前文已述，不再赘述。据上文的研究不难发现，唐代医僧驻锡地的分布在各道内部，呈现出不均衡的特点。但是，医僧和高僧驻锡地的分布在某些道内不同。以河东道为例，医僧在河东道驻锡的总数为 20 人次，在全国所占的比重为 6.64%，高僧则为 8.18%。医僧驻锡地在该道分布比较均匀，分别散布在代、忻、并、潞、晋、泽、绛、蒲及虢 9 州，在全道所占的比重分别是 25%、5%、10%、5%、10%、10%、15%、15%、5%。高僧在该道活动的总人次达 145 人次，分布于河中府、绛、晋、隰、汾、潞、泽、沁、辽、太原府、代、忻 12 州（府），其中辽、沁、汾、隰 4 州并没有医僧驻锡但 4 州高僧活动的总数也只有 15 人次，仅占高僧活动的 10.34%。高僧在该道的分布集中于河中府、汾州、太原府及代州，分别占河东道总数的 16.55%、6.9%、24.83%、35.17%；这 4 州 A 类数之和是 72 人次，占全道的 84.71%，医僧在这 4 州的分布仅占 46.15%；高僧 B 类数 49 人次，占全道总数的 81.67%，医僧仅仅 4 人次，占全道的 20%。可见，与高僧相比，医僧在河东道的分布较为分散一些。而且，唐前期高僧驻锡地的太原分布带包括太原府和汾州，其中 A 类数之和是 22 人次，占河东道的 38.6%，而唐前期仅有 2 位医僧驻锡于此，并没有形成分布带。再看淮南道，医僧在淮南道驻锡地分布在沿运河沿岸的扬州和楚州及另外的光州、寿州、蕲州和舒州 4 州，尤其扬州是集中分布点，几乎占据全道的一半；其次是光州和寿州，均占全道的 16.67%。高僧驻锡地在淮南道的分布又呈现出另外的一种情形，除了上述几州之外，还有滁、庐、黄及安州 4 州，而且形成扬、蕲及安州三个集中分布点，分别占全道的 22.86%、25.71%、14.28%。可见，医僧驻锡地在淮南道的分布比高僧要集中。陇右道医僧驻锡的总次数是 8 人次，作为主要驻锡地的 A 类数为 4 人次，游锡地 B 类数是 4 人次，分别占全国的 3.1% 和 2.33%。高僧在陇右道驻锡的人次也

----

① 李映辉：《唐代佛教地理研究》，第 68 页。

很少，据李氏统计，驻锡的总人次数是 16 人次，A 类数为 3 人次，B 类数为 13 人次，但李氏把龟兹和于阗及其他不属于唐政府直接统辖的地方也统计在内，这超出我们研究的范围，将之剔除后我们得出高僧在陇右道驻锡的总人次是 11 人次，A 类数是 2 人次，B 类数是 9 人次，在全国所占的比重分别是 0.62%、0.24%、0.96%，似乎是医僧的驻锡地的分布较高僧集中一些。这与统计资料的范围有一定的联系，因我们统计资料包括敦煌文书等，是以医僧高于高僧也在情理之中。

（二）唐代高僧与医僧驻锡地在前后期分布变化的比较

据辛氏的统计，唐代前期驻锡地明确的高僧共得 408 人，其中 40% 以上居于京畿道，为诸道之首；其次为江南东道；再次是河东道；都畿道和剑南道同居全国第四位；山南东道位居全国第五……① 李氏统计得出，唐代前期全国十道高僧的主要驻锡地总数为 485 人次，游锡地总数为 441 人次。② 据上文统计得出，唐代前期医僧驻锡的总数达 173 人次，驻锡和游锡的人次数分别是 90 人次和 83 人次。可见，医僧驻锡和游锡的人次数相差不大，与高僧类似，相差不大。

通过两位先生的研究，唐代前期高僧驻锡地分布呈现以下分布特点：第一，在南北方的分布对比上，北方驻锡的高僧数量远比南方要多，黄河流域超过长江流域，南北对比明显。医僧的分布亦呈现出这样的特点，唐代前期，北方七道 A、B 类数分别为 66、55 人次，在全国总数中的比重分别是 73.33%、66.27%；南方八道 A、B 类数分别为 24、28 人次，分别占全国总数的 26.67%、33.73%。可见，唐代前期北方医僧人驻锡的数量亦远比南方要多。比较南北双方有过高僧和医僧驻锡的州（府）的数量，二者均表现出北方较之南方集中一些的特点。高僧所居的州（府）数，南方多于北方，北方高僧驻锡地的分布比南方更集中一些；唐前期医僧所驻锡的北方州（府）数有 25 个，被当作医僧主要驻锡地的有 13 个。南方二者数值分别为 28、13，可见唐代前期医僧在北方驻锡较之南方集中一些。

① 辛德勇：《唐高僧籍贯及驻锡地分布》，第 300—301 页。
② 李映辉：《唐代佛教地理研究》，第 66—69 页。

第二，道与道之间极不平衡。辛氏研究，唐代前期所出的408位驻锡地明确的高僧，其中40%以上居于京畿道，为诸道之首；其次为江南东道；再次是河东道；都畿道和剑南道同居全国第四位；山南东道位居全国第五……①医僧驻锡地在唐前期亦呈现出这样的分布特点，京畿道亦位居全国第一位，其次是都畿道；再次是江南东道；余下依次是淮南道、河东道和河南道、剑南道、山南东道……其中京畿道占据前期全国总数的34.68%，其集中程度较之高僧稍小。都畿道医僧驻锡地排名比该道高僧人数在全国中的排名要靠前，这主要是因为当时周边区域来华医僧集中分布在两京地区，而且洛阳是当时重要的翻译佛经的场所，这就包含了大部分的翻译佛教医经的医僧。

　　第三，唐代高僧驻锡地分布形成了几个密集分布带，即邗沟—江南运河沿线分布带、汉水下游分布带、四川盆地西部分布带、河渭分布带、太原盆地分布带。就唐前期而言，如前所述，医僧驻锡地分布与高僧也有类似之处，形成了诸如河渭分布带、邗沟—江南运河沿线分布带、汉水下游分布带。但是医僧驻锡地并没有形成四川盆地西部分布带，只是出现了益州这一集中分布点。上述医僧的分布带往往包含在高僧的分布带内，较之高僧的分布带，其区域范围较小，而且密集度亦不如高僧那么高。

　　第四，高僧驻锡地往往以中心城市或著名山岳为集中地，呈点式分布，在高僧较多的道内，一般有一至几个点。在那些高僧较少的道内，则没有形成集中分布点。唐前期，在医僧驻锡地分布比较多的道内与高僧类似，但在一些医僧较少的道内，也有一些孤立的分布点，如山南东道的荆州，剑南道的益州，岭南道的广州；另外，在医僧分布更少的道内，诸如山南西道、江南西道、河北道及关内道，更是在大面积的空白区存在一个或几个孤立的分布点。

　　第五，各地高僧荟萃于东西二京。唐代前期医僧亦高度集中于两京地区，各地医僧徙居两京地区。

　　唐代后期，共得驻锡地明确的高僧280人，较之前期大幅度减

---

　　①　辛德勇：《唐高僧籍贯及驻锡地分布》，第300—301页。

少。① 据李氏研究，唐代后期高僧驻锡地人次甲类数共有 349 人次，乙类数 846 人次，都比前期减少。② 唐代后期，医僧 A 类人数比唐前期减少了一半以上，只有 40 人次；B 类数变化不大，有 85 人次。可见，无论是唐代医僧还是高僧，主要驻锡地的人次数均呈现减少的趋势，游锡地人次数方面无论是医僧还是高僧变化均不大，医僧增加了 2 人次，而高僧则减少了 56 人次，这说明唐代后期医僧较之高僧更喜游锡。

从各道分布的数量看：就数量而论，唐代后期，各道中只有江南东、西两道高僧有明显的上升，关内道和山南西道微有上升，陇右道持平，其余各道均有不同程度的下降。③ 唐代医僧数量有明显上升的道则是江南西道，江南东道、剑南道及陇右道有所上升，河北道、山南东道及山南西道持平，余下诸道则均呈现不同程度的减少，尤其是京畿道、都畿道、河东道和淮南道减少的幅度比较大。唐代各道高僧人数在全国总数中所占的比例则是升降各居其半，上升者为江南东道、江南西道、淮南道、山南东道、山南西道、陇右道及关内道；下降者为京畿道、都畿道、河东道、河南道、河北道、剑南道和岭南道。④ 如前所述，唐代医僧驻锡人次在全国所占的比例上升的有河北、山南东、山南西、江南西、江南东、剑南和陇右·七道；下降者则是京畿、都畿、河东、淮南、河南、关内和岭南七道。可见，唐代医僧在京畿道和都畿道的驻锡人数和在全国所占比例都有减少且幅度较大，河东、淮南、河南三道的人数和所占比例减少的幅度较之京畿道和都畿道则要小一些。与之相对应，江南西道无论是人数还是所占比例均呈现增长的趋势；江南东道、剑南道和陇右道医僧的人数有所增长，增长幅度则不如江南西道那么剧烈。河北、山南东和山南西三道的人数与前期持平，但在后期医僧人数整体减少的情况下，它们所占的比例也呈现出不同的增长。

从南方、北方的角度看：事实上，不仅仅是两大流域中下游地

---

① 辛德勇：《唐高僧籍贯及驻锡地分布》，第 304 页。
② 李映辉：《唐代佛教地理研究》，第 70 页。
③ 辛德勇：《唐高僧籍贯及驻锡地分布》，第 304 页。
④ 同上。

区，从两大流域平均对比及南北方平均对比来看，南升北降，南方超过北方，正是高僧驻锡地前后期变化的转折性的标志。① 唐代后期北方 5 道高僧驻锡的州（府）数，无论是主要驻锡地还是游锡地均少于前期，无论哪个道，高僧活动的范围都呈缩小之趋势；南方则相反，除去剑南、岭南高僧活动范围略有缩小外，其余均有所扩大。② 唐代高僧驻锡地分布在前后期的这一变化与医僧有类似之处，唐代后期北方无论是作为医僧主要驻锡地还是游锡地都不及南方，其主导地位被南方取代。前有所述，此处不再赘述。唐代后期南方之淮南道医僧活动的范围呈现缩小的趋势，唐代前期扬州、楚州、光州、寿州、蕲州和舒州有医僧的驻锡或游锡，到了后期只有一人把寿州作为主要驻锡地。剑南道在唐代后期医僧活动的范围呈现扩大的趋势，唐代前期只有益州曾被医僧作为主要驻锡地，剑州、彭州、遂州及泸州各有一人游锡；后期，被作为主要驻锡地的有彭州、雅州和邛州，益州却无医僧作为主要驻锡地，只是有医僧前来游锡，另外医僧亦在梓州、眉州和嘉州游锡。

唐代后期高僧驻锡地密集地带亦不同于前期，在前期邗沟—江南运河沿线分布带的基础上，进一步扩大形成了苏、浙、闽东部分布带。如前所述，唐代后期医僧亦形成了这一分布带，只不过这一分布带依然包含在高僧分布带的范围之内。另外同高僧的江赣分布带一样，医僧也在唐后期基本上形成了这一密集分布带。但与高僧不同的是，唐代后期医僧驻锡地在前期益州分布点的基础上形成了川西分布带，却没有形成像高僧那样的澧、沅、资三水下游及湘水中下游分布带。同高僧的情况一样，前期所形成的河渭分布带和汉水中下游分布带也消散了。

唐代后期，医僧同高僧一样，一些集中分布点如著名山岳及其附近地区的驻锡人次有变化。如江南西道之衡州，前期仅有一位医僧把其作为主要驻锡地，但是后期却有 8 位医僧前来游锡，明显高于周边地区，而且基本上居住于南岳山中，形成了新的集中分布点。但是这

---

① 辛德勇：《唐高僧籍贯及驻锡地分布》，第 305 页。
② 李映辉：《唐代佛教地理研究》，第 71 页。

种变化不是普遍现象，如驻锡或游锡终南山和嵩山的医僧在后期就明显减少。江南东道的天台山在前后期变化不甚明显。

三 唐代医僧驻锡地与籍生地分布的比较

从各道的数量看，唐代医僧籍生地在各道分布的数量如下：江南东道（24）[①]、京畿道（11）、河东道（9）、河南道（7）、山南东道（5）、剑南道（5）、陇右道（4）、淮南道（4）、河北道（3）、江南西道（3）及都畿道（2），在全国所占的比重分别是31.67%、14.29%、11.6%、9.09%、6.49%、6.49%、5.19%、5.19%、3.9%、3.9%、2.6%。唐代医僧按驻锡地在各道分布的数量从多到少依次是京畿道（45，36）[②]、江南东道（21，26）、都畿道（17，20）、江南西道（4，22）、河东道（13，7）、剑南道（7，12）、河南道（5，9）、山南东道（5，9）、淮南道（5，7）、岭南道（1，8）、陇右道（4，4）、关内道（1，4）、河北道（0，4）、山南西道（1，2），在全国所占的比重分别是26.91%、15.61%、12.96%、8.64%、6.64%、6.31%、4.65%、4.65%、3.99%、2.99%、2.66%、1.66%、1.33%、1%。可见，医僧籍生地与驻锡地在各道间的分布并不完全重合，尤其是都畿道和江南西道作为医僧驻锡或游锡的重要地区，但却较少有医僧出自该道，而京畿道和江南东道二道无论是医僧籍生地还是驻锡地的分布都位居前列，只是二者范围并不完全重合。

从医僧籍生地和驻锡地分布的州（府）数看：由表6-1、表7-1统计可知，唐代有医僧籍生地分布的州（府）是40个，有医僧驻锡或游锡的州（府）数是85个，说明医僧驻锡地分布的范围比籍生地分布的范围要广。而且被医僧作为主要驻锡地的州（府）为44个，也略大于出有医僧的州（府）数，表明医僧的主要弘法活动的范围也比其籍生地分布的范围要广一些，具有相对分散性的特点。若以道为单位，亦是表现出此种特点，唐代没有医僧所出的道有关内道、山

---

① 括号内为该道医僧籍生地分布的人数，下同。
② 括号内逗号前后分别是该道医僧驻锡的A类数和B类数，下同。

南西道、岭南道及黔中道，而没有医僧游锡或驻锡的道只有黔中道。可见，医僧驻锡地的分布要比籍生地广泛。

从南方、北方分布看：南、北双方有医僧所出的州（府）数分别是22个、18个，南方多于北方，南北相差并不大，也表现出了相对均衡的特点。南、北双方有医僧驻锡的州（府）分别是52个、33个，作为主要驻锡地分别是24个、20个，作为医僧的游锡地分别是43个、24个。可见，无论是籍生地还是驻锡地，均是南方多于北方。北方有医僧所出的州（府）数比医僧在北方的主要驻锡地少2个，而南方亦少2个，南北差距不大。另外，南、北双方有医僧所出的州（府）数都远少于医僧活动的州（府）数，北方七道除了关内道没有医僧所出之外，其他六道有医僧所出的州（府）数比有医僧活动的州（府）数少了15个，而南方少30个，南北双方还是有一定的差距。

就前、后期分布看：有医僧籍生地分布的州（府）数，前期有30个，后期是15个；有医僧驻锡或游锡的州（府）数前、后期分别是53个、56个，这说明唐代后期医僧的驻锡地分布的范围比前期要广，也比后期其籍生地分布的范围要大。但是，被医僧当作主要驻锡地的州（府）数，前期为30个，后期为22个，唐代前期有医僧主要驻锡地分布的州（府）数与有医僧所出的州（府）数大致相当，后期有医僧主要驻锡的州（府）数则多于有医僧所出的州（府）数。

唐代后期医僧籍生地分布格局与驻锡地分布格局总体上是一致的，都反映出了南方在唐后期佛教发展超越北方，佛教文化的中心向南移动的趋势，尤其南方东部沿海地区。医僧的驻锡地密集分布带与籍生地密集分布带都有向南扩充的趋势。江南西道所居、所出医僧相对于前期来说都有明显的增加。北方河东道、河北道在后期没有医僧所出，这与这一时期该地区医僧所居减少的态势是吻合的。

从形成的密集分布带看：唐代医僧籍生地所形成的密集分布带则囊括在驻锡地所形成的密集分布带之内。如前所述，唐代前期形成了医僧籍生地的密集分布带有河渭分布带、沿太行山北部分布、四川盆地西部分布带、沿邗沟—江南河分布带。而唐代前期所形成的医僧的驻锡地密集分布带则有河渭分布带、邗沟—江南运河沿线分布带、汉水分布带，但没有形成四川盆地西部分布带，只是在益州形成了集中分布点。

医僧籍生地的密集分布带在唐后期大部分趋于消散，而医僧驻锡地的密集分布带诸如河渭分布带、汉水下游分布带也趋于消散，但医僧驻锡地的某些密集分布带前期进一步扩张，形成了苏、浙、闽东部分布带，甚至还形成了新的密集分布带诸如江赣分布带、川西分布带。

第四节　唐代医僧驻锡地分布特点

综上，唐代医僧驻锡地的分布具有以下特点。第一，在全国范围内，驻锡地分布不均衡。医僧高度集中分布于京畿道、江南东道和都畿道，三道合之占全国 55.48% 。且北方医僧驻锡地分布比南方更为集中，尤其京畿道、都畿道内部分布不均较为突出。京畿道医僧主要集中在京兆府，尤其是京师地区，特别是长安；都畿道医僧主要集中在河南府，尤其是洛阳。第二，从各道内部分布看，多数道内部分布相对分散。除京畿道和都畿道外，其余各道的情况可以分为两种类型：第一类是医僧驻锡地分布分散的，如河南、河东、关内、河北、山南西、岭南、陇右、淮南8道。第二类是道内医僧驻锡地形成了一个或两个集中分布点，如江南东、江南西、剑南3道就属于这种情况。第三，出现几个集中分布带。通观唐代医僧驻锡地分布的状况，出现了一些相对集中的分布带，如河渭分布地带、邗沟—江南运河沿线分布带、汉水分布带、川西分布带，后二者属于密度不高的。第四，唐代前后期医僧驻锡地分布变化显著。主要反映在两个方面：一是唐代前后期总体分布变化明显。变化最明显的是东西两京所在的京畿道和都畿道，呈现急剧减少的趋势，江南东道和江南西道在唐后期成为医僧活动最多的地区。二是南、北方分布有变化。唐代后期北方医僧驻锡地分布明显低于南方，无论是作为主要驻锡地还是游锡地都不及南方，其主导地位被南方取代。第五，周边区域来华医僧驻锡地基本上分布于两京。第六，唐代医僧驻锡地的分布区域主要集中在黄河中下游地区、长江中下游地区及运河流域。第七，唐代高僧驻锡地分布和医僧驻锡地的分布表现出较多的类似之处，只是在某些方面呈现出一些细微的差别。这与魏晋南北朝时期医僧驻锡地分布和高僧驻锡地分布呈现出极大的不同形成了鲜明的对比。第八，文化发达之地和佛教兴盛之地与医僧驻锡地密集之地基本相一致。

影响医僧地域分布的原因有不少，大致如下：一是佛教宗派及所研习的佛教医经的影响，诸如天台宗、律宗僧人知医者比较多，这是因为律宗和天台宗所研习的佛经中，有较多的涉医经文。二是佛经翻译地点的影响。因为按照我们的统计标准，翻译涉医经文的僧人亦是医僧，那么佛经翻译的地点往往成为医僧驻锡或游锡之地。三是佛教文化基础的影响。医僧驻锡地分布的密集带都是当时佛教分布的中心区域或兴盛地。据李映辉先生的研究，唐代前期，佛教发达区域有五个地区，分别是河渭分布带、邗沟—江南运河沿线分布带、四川盆地西部分布带、太原盆地分布区、汉水下游分布区。① 再结合前文可知，医僧驻锡地的密集带大概也在这些地区之内。因此这里的人信仰佛法也是顺理成章的，而且这些地区往往是佛教的中心区域，医僧为了寻求佛法和弘传佛法，往往在这里游锡或驻锡。四是自然地理环境的影响。如前所述，医僧驻锡地分布与籍生地不同，医僧驻锡地的密集带和集中分布点不仅在平原、盆地或者河谷地区，风景秀丽的山川亦是医僧乐于驻锡或游锡之所。五是政治、经济、文化的因素。唐代是佛教发展的鼎盛时期，当时在人口众多的政治中心和经济、文化发达的区域，佛事颇为繁盛，信奉佛法的人数就相对较多，亦是医僧驻锡或游锡之所。以上诸因素对医僧驻锡地的分布都有不同程度的影响。

---

① 参见李映辉《唐代佛教地理研究》，湖南大学出版社 2004 年版。

第八章　唐代医僧的游徙区域

　　医僧往往云游各地，择地而居。尽管唐代每个医僧的活动地点、游徙路线因人而异，但总体上还是可以发现一些规律和特点。从医僧的游徙地区和游徙流向两方面考察，各地表现出一些不同：有的地区医僧云集，有的地区则鲜有医僧居停。唐代医僧游徙的流向有何特点？哪种地方是医僧乐于居停之地？哪些地方又是医僧不喜欢驻锡或游锡之所？哪些地方是医僧迁入地？又有哪些地方是医僧的迁出地？这些是本章要研究的问题，并以此为基础大概总结出唐代医僧游徙的区域规律。

　　所谓的游徙区域是指医僧自出家之后至去世，活动的主要区域范围，包括求法和弘法的区域。因我们旨在研究唐王朝内部医僧地域分布的概况，周边区域来华医僧来华之前的活动已超出我们的研究范围，故对其不予论述。另外，诸如玄奘和义净等曾外出寻求佛法的医僧，我们只考虑他们在唐王朝内部的活动，其在外域的活动亦超出我们的研究范围，不予论述。

第一节　唐代医僧的游徙区域

　　据前文研究，唐代籍生地确切可稽考的医僧有 115 人，驻锡地名确可稽考者共 155 人；如前所述，这些医僧籍生地和驻锡地的分布并不完全相同，如江南东道是医僧籍生地分布最多的道，却不是医僧驻锡最多的道，表现为迁出区域。为更好地说明唐代医僧的游徙区域，以籍生地和驻锡地可稽考的医僧为研究对象，从《唐代医僧籍生地分道统计表》中计算出各道所出医僧在全国籍生地可稽考者（包括周边区域来华医僧）总数中的百分比，用 D 表示；从《唐代医僧驻锡地分道统计表》中计算出各道所居医僧人次（A 类数）占全国所居医僧总数（A 类数）的百分比，用 E 表示。然后制成表 8－1。

表 8－1　　　　　**唐代各道所出、所居医僧比例表**

道别	前期			后期			总计		
	D（%）	E（%）	E-D（%）	D（%）	E（%）	E-D（%）	D（%）	E（%）	E-D（%）
京畿	10.98	40	29.02	6.9	25	18.1	9.57	34.88	25.31
关内	—	—	—	—	2.5	2.5	—	0.78	0.78
都畿	2.44	17.78	15.34	—	2.5	2.5	1.74	13.18	11.44
河南	6.1	4.44	−1.66	6.9	2.5	−4.4	6.09	3.88	−2.21
河东	10.98	11.11	0.13	—	7.5	7.5	7.83	10.08	2.25
河北	3.66	—	−3.66	—	—	—	2.61	—	−2.61
淮南	4.88	4.44	−0.44	—	2.5	2.5	3.48	3.88	0.4
山南东	6.1	4.44	−1.66	—	2.5	2.5	4.35	3.88	−0.47
山南西	—	—	—	—	2.5	2.5	—	0.78	0.78
江南东	17.07	12.22	−4.85	34.48	2.5	−9.48	20.87	16.28	−4.59
江南西	1.22	1.11	−0.11	6.9	7.5	0.6	2.61	3.1	0.49
剑南	3.66	3.33	−0.33	6.9	10	3.1	4.35	5.43	1.08
岭南	—	1.11	1.11	—	—	—	—	0.78	0.78
陇右	—	—	—	13.79	10	−3.79	3.48	3.1	−0.38

　　一般而言，若某道的 E 大于 D，则该道是医僧游徙的聚集地；相反，则该道是医僧游徙的发散地。这只是相对而言，若从绝对人数上分析，则可能会出现一些特殊的情况。下面具体从空间和时间的角度对唐代医僧的游徙区域进行分析。

一　唐代医僧的游徙空间

　　根据唐代医僧驻锡地名录及唐代医僧籍生地名录考订，检出唐代医僧籍生地及主要驻锡地皆可稽考者，共有 104（汉 76、外 28）人，其中汉地医僧驻锡于本道的人数有 46 人，徙出本道驻锡于别道的有

30 人。为更直观地论述医僧游徙空间，制成表 8-2。

表 8-2 唐代各道所居医僧籍生地之地区构成表①

	京畿	关内	都畿	河南	河东	河北	淮南	山南东	山南西	江南东	江南西	剑南	岭南	陇右	周边区域	合计
京畿	7	—	2	2	3	1	1	1	—	5	—	—	—	—	15	37
关内	—	—	—	—	—	—	—	—	—	—	—	—	—	—	1	1
都畿	2	—	2	—	1	—	—	—	—	—	1	—	—	—	8	14
河南	—	—	2	—	—	—	2	—	—	—	—	—	—	—	1	5
河东	—	—	—	6	1	—	—	—	—	2	—	—	—	—	1	10
河北	—	—	—	—	—	—	—	—	—	—	—	—	—	—	—	—
淮南	—	—	—	—	—	—	3	—	—	1	—	—	—	—	1	5
山南东	—	—	—	—	—	—	3	—	—	1	—	—	—	—	—	4
山南西	—	—	—	—	—	—	—	—	—	—	—	—	—	—	—	—
江南东	1	—	—	1	—	—	—	—	—	15	—	—	—	—	—	17
江南西	—	—	—	—	—	—	—	—	—	—	2	—	—	—	—	2
剑南	—	—	—	—	—	—	—	—	—	—	—	4	—	—	—	4
岭南	—	—	—	—	—	—	—	—	—	—	—	—	—	—	1	1
陇右	—	—	—	—	—	—	—	—	—	—	—	—	—	—	4	4
合计	10	—	2	7	9	3	4	6	—	24	3	4	—	4	28	104

据表 8-1 和表 8-2，可以看出：在全国十五道中，京畿道和都畿道所居医僧在全国的比重远远高于二道所出医僧在全国的比重。京畿道所居、所出的医僧分别是 37 人和 10 人，相差悬殊。京畿道的两处地方

---

① 说明：（1）本表横向是唐各道所居医僧籍生地之地区构成；竖向则是各道所出医僧游徙去向。以京畿道为例，京畿道所居医僧共 37 人，分别来自京畿道 7 人，都畿道和河南道各 2 人，河东道 3 人，河北道、淮南道及山南东道各 1 人，江南东道 5 人，周边区域 15 人；京畿道所出的医僧共 10 人，除去 7 人驻锡本道外，2 人迁往都畿道，1 人迁往江南东道。以下前、后期的各道所居医僧籍生地之地区构成同。

（2）表中各道所居医僧包括周边区域来华者，所出医僧则不包括周边区域来华医僧。

（3）表中各道所居、所出医僧人数均小于医僧驻锡地分道统计表、医僧籍生地分道统计表的数目，因为本表统计的医僧要求籍生地和主要驻锡地皆为明确可考。

对医僧颇具吸引力，一是京师长安，一是离长安不远的终南山。从表 8-2可以看出，驻锡京畿道的医僧来源最为广泛，除去本道医僧外，都畿、河南、河东、河北、淮南、山南东、江南东以及周边区域的医僧纷纷涌向这一地区。尤其值得注意的是，周边区域来华医僧共有 15 位，占京畿道所居医僧总数的 40.54%，占周边区域来华医僧（籍生地和驻锡地皆可稽考者）总数的 53.57%，占全部周边区域来华医僧总数的近 1/3。此外，京畿道所居的汉地医僧主要来源于京畿、河东及江南东三道，分别占京畿道所居医僧总数的 18.92%、8.11%、13.51%，三道合之共有 15 人，占京畿道所居汉地医僧总数的 68.18%。京畿道所出的医僧也有徙居他地的，主要是与其邻近的都畿道和江南地区的江南东道，其中智晖和法藏 2 人徙居都畿道，法祥①曾徙居江南东道，占全国徙出总数的 10%。智晖在晚年曾返回终南山之故居；法藏俗姓康，本康居人，因祖父侨居长安，其出生在长安，年二十八在京师之太原寺出家，后来在洛阳和长安参与翻译佛经。可见，虽然京畿道的医僧移居他地，但往往又游锡于京畿道。除去 15 位周边区域来华医僧外，外地徙居京畿道的医僧共有 15 位，京畿道徙居他地的医僧只有 3 位，二者相抵，可见迁入者远远多于徙出者。都畿道所居、所出的医僧分别是 14 人和 2 人，相差十分悬殊。驻锡于都畿道的医僧全部来自别道，主要是与其临近的京畿道、河南道和河北道、江南西道及周边区域，来源也十分广泛。都畿道所出的医僧全部迁往京畿道。同京畿道一样，都畿道所居周边区域来华医僧有 8 人，占都畿道所居医僧的 57.14%，占驻锡地和籍生地皆可稽考的周边区域来华医僧总数的 28.57%，仅次于京畿道。各地医僧会集于京畿和都畿二道即京师长安、东都洛阳及二京附近的终南山和嵩山。

江南西道所居医僧在全国的比重高于所出医僧在全国的比重，但其差值较之京畿和都畿二道则要小一些。该道所出 3 人中的 2 人居于本道，慧云则迁往都畿道。慧云十岁依南岳初祖慧思出家，并且于南岳寺受具足戒，后游历荆、郢、江、浙等地，亦曾挂锡于汴州之安业

---

① 法祥属于隋唐间僧，其在隋的主要驻锡地是京畿道的同州，但在唐代主要驻锡地则是江南东道。

寺、濮州之报成寺，于延和元年（712），住于洛阳之建国寺（后改名为相国寺）。是以，慧云属于爱好游锡之僧。再看驻锡本道的两位医僧智常和五老峰法藏。智常的籍生地是江南西道的袁州，驻锡在江南西道的江州之庐山归宗寺，游锡于本道之洪州的马祖道一，习江西禅道。五老峰法藏的籍生地是南康，属虔州，出家于本郡平田山宝积院，后游谒马祖禅师，后至江州之庐山五老峰驻锡。可见，居住于江南西道的二位医僧并没有游锡本道之外的州（府）。

江南东道所居的医僧占全国总数比与所出医僧占全国总数比之差为负数，且其差额的绝对值较京畿、都畿二道为小。江南东道所出医僧有24人，位居全国之首，占籍生地和驻锡地皆可稽考的汉地医僧总数的31.58%。江南东道所出医僧的37.5%徙居外地，迁徙京畿道的有5人，占本道徙出总数的55.56%，而且，徙居长安的医僧则较少游锡别地，如僧定、法朗及文纲3人主要驻锡于京师长安，并无游锡他地；道宣主要驻锡于京师长安，仅游锡于京师长安附近的终南山及河北道的相州，惟宽则游锡于本道的越州、衢州，江南西道的洪州、饶州及东都洛阳、嵩山地区，在5人中属于游锡较为频繁的医僧。另外2人徙居河东道，澄观驻锡于代州，曾游锡于京师长安；医僧代病驻锡于晋州，曾游锡于河南府。可见，徙居河东道的往往游锡于两京所在的州（府）。另外惠符徙居于临近的淮南道，道悟徙居山南东道的荆州。但是江南东道徙出的医僧绝大部分不游锡于本州或本道，只有澄观、惟宽2人曾游锡于本州，游锡于本道的也仅有澄观、道悟、惟宽3人。江南东道所居医僧有17人，在全国仅次于京畿道，占全国总数的16.35%。江南东道所出的24位医僧有15位驻锡在本道，其中驻锡地和籍生地属于同一州的有9人，占江南东道驻锡本道医僧总数的60%，另外的6人驻锡于本道的其他州。在江南东道的诸州中，医僧驻锡台州最多，有湛然、灌顶、智璪、慧恭4人，占江南东道驻锡本道医僧总数的26.67%，其中灌顶和智璪的籍生地就是台州，湛然籍生地是常州，慧恭的籍生地是福州。可见，台州作为佛教的文化中心，吸引着周围的医僧前来驻锡。此外，江南东道所出医僧驻锡在润州、湖州、婺州、越州的均是2人，驻锡在睦州、温州及漳州各1人。而且，江南东道驻锡于本道或游锡于本道的医僧共有18

人，占所出医僧总数的75%；江南东道驻锡于本道的医僧亦往往游锡于本道的其他州，这样的医僧有8人，占本道所出医僧总数的1/3。可以想见，江南东道所出医僧往往喜欢在本道游锡或驻锡。江南东道所居医僧来自外地的有2人，分别来自京畿道和河南道，占该道所居医僧总数的11.76%，江南东道所出与所入的差额值很大。从江南东道所出医僧的流向看，流向于京畿道、河东道、淮南道及山南东道，而所徙入的医僧则来自京畿道和河南道，明显是徙出的范围大于徙入的范围。江南东道共徙出9人，占徙出总人数的30%，位居诸道之首。可见，无论是从徙出的医僧人数，还是从徙出的范围看，江南东道是医僧的主要徙出地。

表8-3　　江南东道医僧籍生地、驻锡地皆可稽考者医僧名录①

僧名	J	A	B	僧名	J	A	B
僧定 Q	润州	长安		智岩 Q	润州	润州	舒州、梁州
法融 Q	润州	润州		灵默 H	常州	婺州	台州、洪州、衢州
湛然 Q	常州	台州	常州、越州	法朗 Q	苏州	长安	
大光 H	湖州	湖州	长安	道宣 Q	湖州	长安	终南山、相州
子瑀 Q	湖州	湖州	洛阳	文纲 Q	越州	长安	
全清 H	越州	越州		澄观 Q	越州	代州	长安、终南山、润州、苏州、杭州、越州、嘉州
惠符 Q	越州	寿州		玄朗 Q	婺州	婺州	光州、越州
惟宽 H	衢州	长安	洛阳、嵩山、越州、衢州、饶州、洪州	道悟 H	婺州	荆州	杭州、明州、澧州、洪州、衢州
神智 H	婺州	越州	长安、常州	代病 H	台州	晋州	台州、河南府、汴州
灌顶 Q	台州	台州	越州	智璪 Q	台州	台州	

---

① J表示籍生地，A表示主要驻锡地，B为游锡地，Q为前期，H为后期。

续表

僧名	J	A	B	僧名	J	A	B
少康 H	括州	睦州	长安、荆州、洛阳、润州	玄觉 Q	温州	温州	韶州
义中禅师 H	福州	漳州	洪州、抚州、虔州、潮州、怀州、宋州	慧恭 H	福州	台州	长安、福州、泉州、朗州、饶州、吉州

　　河北道所出的 3 位医僧，分别是镇州的昙荣、邢州的一行和行矩，占徙出医僧总数的 10%。其中昙荣徙居河东道的潞州，一行徙居都畿道的嵩山，行矩徙居京师长安，而且行矩亦曾游锡于洛阳。可见，当时佛教文化发达的两京地区，吸引着其周围的医僧前来驻锡或游锡。河北道所居医僧在全国的比重与所出医僧在全国的比重虽然有差距，但因河北道无医僧所居，所以在绝对数额上并不是很大。

　　河南道所居医僧在全国的比重小于所出医僧的比重，但差额不算很大。河南道所居的 5 位，2 人来自本道，2 人来自山南东道，另外 1 人来自周边区域，徙入医僧占全国总数的 5.17%。河南道所出的 7 位医僧中，除去 2 人驻锡于本道之外，另外 5 人则徙居他道，徙居京畿道 2 人、都畿道 2 人、江南东道 1 人。河南道徙出医僧占本道所出医僧总数的 71.43%，占徙出总数的 16.67%，可见，与其他道相比，河南道医僧对外界的兴趣较为强烈。

　　河东道所居医僧在全国所占的比重大于所出医僧的比重，其差额也不算很大。河东道所居医僧有 10 人，其中 60% 来自本道，1 人来自与其相邻的河北道，2 人来自唐代佛教中心之一的江南东道，1 人来自周边区域，徙入医僧占全国总数的 6.9%。本道所出医僧有 9 人，其中 6 人全部留居本道，占全国驻锡本道总数的 13.04%；余下 3 人徙居京畿道，占全国徙出总数的 10%。可见，从徙出的人数上看，河东道与京畿道、河北道、山南东道一样，为数不算很少，同列全国第三位。但从徙出的范围看，则较之京畿道、河北道、山南东道要窄一些。

　　山南东道所出医僧在全国的比重大于该道所居医僧全国的比重，但其差额较之河东道略小。山南东道所出的医僧有 6 位，徙居外地者占

50％，即京畿道1人、河南道2人，占徙出总数的10％。该道所居医僧有4位，其中1位来自江南东道医僧迁入，占徙入总数的1.72％；余下的3人，全部来自本道，占本道所居医僧总数的75％。

剑南道所居医僧在全国的比重高于所出医僧在全国的比重，但其差值较山南东道略大。剑南道所出的医僧全部留居本道，而且也无他道医僧迁入此地。绵州的慧琳、汉州的惠宽、益州的道积，三人的主要驻锡地均在益州，且无别的游锡地；籍生地是眉州的知玄，主要驻锡地在彭州，但他亦游锡于益州，此外还下三峡，历荆壤，达京师之资圣寺，入湖湘，后僖宗避难巴蜀之时，诏赴行在，并赐号悟达国师，后乞归九陇旧庐。可见，知玄一生游锡之地颇为广泛，主要是长安、山南东道、山南西道、益州、眉州及桂州等。可见，剑南道的医僧大多不外出，多在本道内活动，其向外活动并不很明显。

关内、山南西及岭南三道所居医僧在全国的比重略大于所出医僧在全国的比重，但差额不是很大。三道均无医僧所出，关内道除有1位周边区域来华医僧驻锡之外，再无僧人驻锡于此。因驻锡于梁州的智圆其籍生地无考，山南西道实际上所居、所出医僧均为零。岭南道无医僧所出，只有般刺蜜帝曾驻锡于岭南道的广州。般刺蜜帝于神龙元年（705）来到广州，适遇房融被贬广州，被融请于制止寺（今光孝寺），在广州翻译佛经。三道所居医僧仅2人，并且全部为周边区域来华医僧，实际上三道所居、所出的汉地医僧均为零。

淮南、江南西及陇右三道所出医僧在全国的比重与所居医僧在全国的比重大体相当。淮南道位居江、淮之间，尤其是扬州不但是道内的佛教中心，也是重要的交通枢纽。是以，该道进进出出的医僧也比较多。驻锡于淮南道且籍贯可稽考者，除去本道的3人外，其中1人来自江南东道，另外1人来自天竺，占徙入总数的3.45％。淮南道所徙出医僧有1人，迁往京畿道。江南西道所出的3位医僧，其中2人留住本道，1人迁往都畿道，占徙出总数的3.33％。陇右道有4位医僧驻锡，全部来自本道内的敦煌地区，无医僧徙居外地，亦无医僧徙入。由此可见，敦煌作为中印佛教交流的主要地区，医僧当颇具一定的规模，只是因为资料的所限，难以搜罗出。三道徙出的总人数是2人，徙入的总人次是2人，一进一出，并无太大的变化。

黔中道所出医僧在全国的比重和所居医僧在全国的比重均为零。就是说此地区既无医僧所居，亦无医僧所出。

另外，从南北区域的角度进行分析，以籍生地和驻锡地皆可稽考的医僧为研究对象，北方七道所出、所居的医僧分别是 35 人、71 人次，在全国所占的比例分别是 33.65%、68.27%；南方则分别是 41 人、33 人次，39.42%、31.73%；周边区域来华医僧驻锡在北方的有 26 人，南方有 2 人，在全国所占的比重分别是 92.86%、7.14%。据表 8 - 2 知，北方各道徙出的医僧有 16 人，徙入南方的医僧有 2 人；南方各道徙出的医僧有 14 人，徙入北方的则有 12 人。可见，无论是从比例来看，还是从徙出与迁入的人数看，北方是主要的徙入地，南方则是医僧的徙出地。再从徙入与徙出的区域看，北方诸道有医僧迁入的是京畿、关内、都畿、河南及河东五道，京畿道医僧来自都畿、河南、河东、河北、淮南、山南东、江南东各道及周边区域，关内道的来自周边区域，都畿道的来自京畿、河南、河北、江南西各道及周边区域，河南道的来自山南东道和外域，河东道的来自河北、江南东道各道及周边区域；南方则是淮南、山南东、江南东及岭南四道有医僧迁入，淮南道的来自江南东道和周边区域，山南东道的来自江南东道，江南东道的来自京畿和河南二道，岭南道的来自周边区域。可见，无论是从医僧迁入的道的数目，还是从迁入的范围看，北方诸道比南方诸道要多且广泛。相反，徙出的区域，北方则比南方集中，京畿道的医僧主要流向江南东道和都畿道，都畿道的迁往京畿道，河南道的迁往京畿道、都畿道、江南东道，河东道的迁往京畿道，河北道的迁往京畿道、都畿道和河东道。南方淮南道的迁往京畿道，山南东道的迁往京畿道和河南道，江南东道的迁往京畿道、河东道、淮南道、山南东道，江南西道的迁往都畿道。可见，北方诸道迁往南方的只有江南东道医僧，其余的在北方诸道之间交互迁徙；而南方迁往北方的则来自京畿道、都畿道、河南道、河东道，要广泛得多。这一进一出依然显示北方是医僧的集聚地，而南方则是医僧的徙出地。

综上所述，归纳如下：第一，京畿道——主要是京师长安及终南山是全国医僧向往的地方，是最大的医僧聚集地。都畿道的洛阳及嵩山亦如此。第二，河东道、淮南道均有医僧的迁入、徙出，且大体相当。

而且二道移住在外的医僧少于外地进驻的医僧。第三，河南、河北和江南东三道其迁入与徙出的变化较为明显，属于医僧的发散区域。河北道无医僧迁入，河南和江南东二道虽有医僧迁入，但移住于外地的远大于迁入的。第四，关内和岭南二道均无医僧所出，而且亦无汉地医僧所居，仅各有 1 位周边区域来华医僧迁入。第五，江南西、剑南及陇右三道，所居医僧全部来自本道，而且亦无医僧徙出。第六，山南西、黔中二道所出和所居医僧均为零。第七，医僧徙居他乡大体上遵循就近和面向两京及江南地区这一规律。第八，北方是医僧的徙入地，南方呈现徙出的形态。第九，周边区域来华医僧高度聚集在两京地区。

二　唐代医僧游徙空间的变化

依据表 8 - 2 的方法列表 8 - 4。参考以上诸表，将唐代各道医僧游徙的情况论述如下：

表 8 - 4　　　　唐代前期各道所居医僧籍生地之地区构成表

	京畿	关内	都畿	河南	河东	河北	淮南	山南东	山南西	江南东	江南西	剑南	岭南	陇右	周边区域	合计
京畿	7	—	2	2	3	1	1	1	—	4	—	—	—	—	12	33
关内	—	—	—	—	—	—	—	—	—	—	—	—	—	—	—	—
都畿	1	—	—	2	—	1	—	—	—	1	—	—	—	—	8	13
河南	—	—	—	1	—	—	—	2	—	—	—	—	—	—	1	4
河东	—	—	—	—	6	1	—	—	—	1	—	—	—	—	1	9
河北	—	—	—	—	—	—	—	—	—	—	—	—	—	—	—	—
淮南	—	—	—	—	—	—	3	—	—	1	—	—	—	—	—	4
山南东	—	—	—	—	—	—	—	3	—	—	—	—	—	—	—	3
山南西	—	—	—	—	—	—	—	—	—	—	—	—	—	—	—	—
江南东	1	—	—	—	—	—	—	—	—	8	—	—	—	—	—	9
江南西	—	—	—	—	—	—	—	—	—	—	1	—	—	—	—	1
剑南	—	—	—	—	—	—	—	—	—	—	—	3	—	—	—	3
岭南	—	—	—	—	—	—	—	—	—	—	—	—	—	—	1	1
陇右	—	—	—	—	—	—	—	—	—	—	—	—	—	—	—	—
合计	9	—	2	5	9	3	4	6	—	14	1	3	—	—	23	79

（一）就唐代前期来看，共有79位籍生地和驻锡地皆可稽考的医僧，汉地医僧徙出者有25人，占汉地医僧总数的44.64%。结合表8-1和表8-4，可以得出以下结论：

首先，在全国十五道中，京畿、都畿、河东、岭南四道所居医僧占全国总数比高于其所出医僧占全国总数比。但是京畿道和都畿道二道的差距十分明显，岭南道的差距并不明显。就京畿道而言，所居和所出医僧在全国所占的比重差距最大，达到29.02%；从数额上看，所居和所出医僧的差额达到24人；差距十分明显，位居全国之最。唐代京畿道所出的10位医僧中，有9位是在唐前期，居住在本道的7位医僧也全部在唐前期，前期该道有2位医僧徙出，分别迁往都畿道和江南东道。唐前期，京畿道的医僧来源十分广泛，除去本道7位医僧外，其余分别来自都畿、河南、河东、河北、淮南、山南东、江南东各道以及周边区域。就江南东道而言，唐代共有5位医僧徙居于京畿道，其中就有4人集中在唐前期，占唐代江南东道徙出医僧总数的4/9；唐代都畿道和河东道所徙出的医僧全部徙居京畿道，而且从时段上看，全部在唐前期。唐代前期，河南道徙出3人中的2人集中在京畿道，占唐代河南道徙出医僧总数的2/5；此外，河北道、淮南道、山南东道亦在前期各有1人徙居京畿道。就周边区域来华医僧而言，前期共有12位周边区域来华医僧驻锡于京畿道，占唐代京畿道所居周边区域来华医僧总数的4/5，占前期周边区域来华医僧总数的一半还要多。

都畿道的情况和京畿道有类似之处，京畿、都畿二道迁入数远远大于徙出数。唐前期都畿道所居和所出医僧在全国所占比重的差额也比较大，达到15.34%；所居和所出医僧差额11人。唐前期有13位医僧驻锡于此，全部来自外地。河南道有2位医僧徙居此地，占前期河南道徙出医僧总数的一半；京畿、河北及江南西三道各有1人徙入；周边区域来华医僧有8人驻锡都畿道，占驻锡都畿道总数的61.54%，占前期周边区域来华医僧总数的34.78%。唐代前期都畿道所出的2位医僧，全部徙居京畿道。

岭南道和河东道所居和所出医僧在全国所占比重的差额很小，分别为1.11%、0.13%；从绝对数额上看，岭南道的差距仅有1人，河东道为 3 人。具体分析，岭南道在唐代只有周边区域来华医僧般刺蜜帝徙居，而且是在唐前期；岭南道在唐代并无医僧所出。是以，岭南道所居医僧的比重才略大于所出医僧的比重，某种程度上这种偶然性因素比较大。唐前期，河东道所居和所出的医僧均是 9 人，在全国都居前列。迁入者 1 人来自其邻近的河北道，另外 2 人分别来自江南东道和境外；徙出者 3 人，全部徙居京畿道，徙出与迁入的人数一致。

可见，唐前期京畿和都畿二道徙入的医僧比重均大，尤其是周边区域来华医僧，二道共有 20 人，在全国中的比重高达 86.96%，是周边区域来华医僧集中分布地。唐前期关于二道所出的医僧，京畿道共有 9 人，有 2 人分别徙居都畿道；都畿道所出的 2 位医僧徙居京畿道；二道的医僧在唐前期是交互迁徙的。

其次，河南、河北、淮南、山南东、江南东、江南西及剑南七道所居医僧的人数在全国的比重低于所出医僧在全国的比重。

江南东、河北、山南东三道所出医僧占全国的总数比与该道所居医僧占全国总数比的差额明显。江南东道在唐前期所出和所居医僧的差额较之京畿道和都畿道要小很多，位居全国第三位。唐前期江南东道所出的医僧有 14 人，在全国十五道中位居首位，除去驻锡本道的 8 位外，余下的分别徙居京畿道、河东道和淮南道，其中徙居京畿道的最多，占江南东道徙出人数的 2/3；江南东道共徙出 6 人，占前期徙出医僧总数的 24%，位居十五道之首。这一时期江南东道徙入的医僧只有 1 位，是来自京畿道的法祥。徙出与徙入，两相相抵，江南东道在唐前期的差额是 5 人，在全国之中处于首位。可见，唐代前期江南东道是医僧的发散地。就河北道而言，既无医僧在这一时期迁入，也无医僧驻锡；其所出的 3 位医僧全部集中在唐前期，分别徙居京畿道、都畿道和河东道。三道之中，山南东道的变化不甚显著，该道所出的医僧一半徙居外地，京畿道 1 人，河南道 2 人；而道内驻锡的医僧全部来自本道。同河北道一样，该道所出的医僧全部集中在唐前期，且无医僧迁居此地，迁出大于徙入，属于医僧的发散地。

唐代前期，河南道所出医僧占全国的总数比与该道所居医僧占全国总数比之差较之上述三道又小一些。河南道所出的医僧共有 5 人，除去 1 人驻锡本道外，其余分别涌向两京所在的京畿道和都畿道，各

2 人，占徙出汉地医僧总数的 16% ，居全国第二位。河南道所居医僧有 4 位，除去 1 人来自本道外，其余分别是来自山南东道密州茂盛寺的慧融、荆州的少林慧安及何国的僧伽。可见，河南道的迁入与徙出的医僧的差额是 1 人，而且迁入与徙出的区域并无重合。

淮南、江南西及剑南三道所出的医僧占全国的总数比与该道所居医僧占全国总数比，大体相当。三道之中，淮南道的差额较大，所居和所出的医僧均为 4 人，迁入与徙出各为 1 人。迁入者来自与其相邻的江南东道，徙出者涌向了京城所在的京畿道。唐前期江南西道，无医僧驻锡，所出的医僧仅 1 人，徙居都畿道。剑南道无医僧徙出，亦无迁入，驻锡于本道的医僧全部来自本道内部。

最后，关内、山南西、陇右及黔中四道均无医僧所居或所出。

另外，从南北区域的角度进行分析，唐代前期籍生地和驻锡地皆可稽考的医僧有 79 人，北方七道所出、所居医僧的人数分别是 28 人、59 人次，南方则分别是 28 人、20 人次；周边区域来华医僧驻锡在北方的有 22 人，南方有 1 人。据表 8-4 可知，前期北方各道徙出的医僧有 14 人，徙入南方的医僧有 1 人；南方各道徙出的医僧有 11 人，徙入北方的则有 10 人。可见，北方是主要的徙入地，南方则是医僧的徙出地，而且北方各道所出医僧则只是在北方诸道之间徙入与徙出，较少徙居南方；南方则相反，医僧各道往往徙居北方诸道。再从徙入与徙出的区域看，唐前期各道迁入和徙出的医僧与整个唐代类似，即北方是医僧的集聚地，而南方则是医僧的徙出地，此处不再一一赘述。

综上，第一，唐前期两京所在的京畿道和都畿道，是全国医僧向往的地方，是最大的医僧聚集地，尤其是周边区域来华医僧高度聚集于此。第二，河东、山南东二道无论是医僧所居还是所出都位居前列，而且本道所出的医僧大部分留居本地。二道均有徙出，亦有迁入，而且徙入与徙出的区域并不重合。第三，江南东、河北、河南三道医僧的迁入与徙出的不同较为明显。江南东道虽有医僧迁入，但移住外地的远大于迁入的。河南道所出医僧基本上迁居他道。河北道所出的医僧全部徙居他道，而且无医僧驻锡。三道属于医僧游徙的发散区域。第四，医僧徙居他乡大体上遵循就近和面向两京及江南地区这一规律。第五，北方是医僧的集聚地，而南方则是医僧的徙出地。

（二）唐代后期医僧游徙的空间与前期相比，又呈现出不同的特点。

依据前文表8-2的方法列表8-5。参考以上诸表，将唐代后期各道医僧游徙的情况论述如下：

表8-5　　　　　唐代后期各道所居医僧籍生地之地区构成表

	京畿	关内	都畿	河南	河东	河北	淮南	山南东	山南西	江南东	江南西	剑南	岭南	陇右	周边区域	合计
京畿	—	—	—	—	—	—	—	—	—	1	—	—	—	—	3	4
关内	—	—	—	—	—	—	—	—	—	—	—	—	—	—	1	1
都畿	1	—	—	—	—	—	—	—	—	—	—	—	—	—	—	1
河南	—	—	—	1	—	—	—	—	—	—	—	—	—	—	—	1
河东	—	—	—	—	—	—	—	—	—	1	—	—	—	—	—	1
河北	—	—	—	—	—	—	—	—	—	—	—	—	—	—	—	—
淮南	—	—	—	—	—	—	—	—	—	—	—	—	—	—	1	1
山南东	—	—	—	—	—	—	—	—	—	1	—	—	—	—	—	1
山南西	—	—	—	—	—	—	—	—	—	—	—	—	—	—	—	—
江南东	—	—	—	1	—	—	—	—	—	7	—	—	—	—	—	8
江南西	—	—	—	—	—	—	—	—	—	—	2	—	—	—	—	2
剑南	—	—	—	—	—	—	—	—	—	—	—	1	—	—	—	1
岭南	—	—	—	—	—	—	—	—	—	—	—	—	—	—	—	—
陇右	—	—	—	—	—	—	—	—	—	—	—	—	—	4	—	4
合计	1	—	—	2	—	—	—	—	—	10	2	1	—	4	5	25

唐代后期，共有25位医僧驻锡于除去黔中和山南西二道之外的其他13道，其中徙出的总数为5人，占总数的20%。与前期相比，无论是人数还是比重均大幅度减少。可见，唐后期医僧的活跃性明显下降，大部分医僧选择留居本道。

首先，京畿、关内、都畿、河东、淮南、山南东、山南西、江南西、剑南九道所居医僧占全国的总数比高于其所出医僧占全国的总数比。

京畿道所居医僧比例高出所出医僧比例18.1%，依然是差额最大的地区。京畿道所居医僧全部来自外地，分别来江南东道和周边区域。与前期相比，无论是医僧迁入数量，还是医僧来源范围都急剧下降和缩小。可见，京畿道对医僧的吸引力已远不如前期。京畿道徙出医僧较之前期减少1人。这里值得注意的是，此道所居周边区域来华医僧虽然在人数上与前期难以平齐，但是其在全国所占的比重依然保持优势，占后期周边区域来华医僧总数的2/3，后期京畿道依然是周边区域来华医僧的首选之地。

　　都畿道后期所居医僧的比例与前期相比，减少幅度十分明显，减少了15.28个百分点，位居全国第一；而且后期无医僧所出。前期所出医僧有2位，徙居京畿道；前期所居医僧有13位，从徙入区域看，分别来自京畿、河南、河北、江南西各道及周边区域，所涉及的区域可谓广泛，到后期仅有1位来自京畿道的医僧驻锡该道。可见，无论是就其所出、所居医僧的数量，还是迁入者的来源而言，都畿道前后变化十分显著。尤其值得注意的是，都畿道后期没有周边区域来华医僧迁入，其在前期作为周边区域来华医僧的集中地的地位也丧失了。

　　关内、河东、淮南及山南东四道均没有医僧所出，驻锡该地的医僧全部来自外地。从迁入人数看，四道均为1人，关内道医僧来自周边区域，河东道和山南东道迁入的医僧均来自江南东道。与前期相比，河东道和山南东道迁入医僧的区域和人数有所缩小和减少；关内道则呈现出与二道完全相反的现象，其迁入的人数和区域均增加和扩大；淮南道迁入的区域减小迁入的人数未变；山南东道后期所居医僧比例超出所出医僧比例，迥异于前期，并且该道所出、所居的医僧在全国的比重均有所减少，尤其是所出医僧所占的比例减少至零。

　　江南西和剑南二道所出的医僧全部留居本道。与前期相比，江南西及剑南二道无论是其所出、所居医僧在全国的比重均有所增加，并且增加幅度也十分明显。若从人数上分析，江南西道前期无医僧驻锡，所出的1位医僧也徙居他道，后期该道出有2位医僧，并全部居留本道。剑南道前后期都一样，既无医僧徙入，亦无医僧徙出，本道所出的医僧全部停居本道，只是在人数上前期比后期多出1人。

　　唐代后期山南西道所居医僧在全国所占的比例是2.5%，一改前期零的局面，但如前所述，若以籍生地和驻锡地皆可稽考的医僧范围看，其实该道也可以算作无医僧所出和所居的。

其次，河南、江南东及陇右三道所居医僧占全国的总数比低于其所出医僧占全国的总数比。唐代后期河南道只有 1 位医僧驻锡，而且来自本道，其所出的另外 1 位医僧徙居江南东道。若说前、后期医僧徙出的方向，则大相径庭，前期徙居两京所在的京畿、都畿二道，后期转向南方江南东道，这与唐后期江南地区的佛教的发展是一致的。江南东道所出、所居医僧比例均有较大幅度的增长，但就数量而言，变化不大。然而就其游徙的情形来看，前后期有所不同，前期徙出医僧占江南东道所出医僧的比例是 42.86%，后期为 30%，唐后期居住在江南东道的医僧虽然大部分仍是本道所出，可来自外地的医僧亦占据一定的比重。可见，唐代后期随着佛教在南方的发展，江南东道成为医僧主要聚集的地区之一。陇右道一改前期无医僧所出、所居之局面，后期有 4 位医僧驻锡于此，而且全部来自本道沙州的敦煌地区。陇右道所出、所居的医僧均占全国的 16%，仅次于江南东道，反而超越了以往的两京地区。而且，前、后期所出、所居医僧比例的变化也十分显著，其变化幅度不亚于江南东道。

最后，河北、岭南及黔中三道，所出、所居的医僧人均为零。就河北道而言，前、后期既没有医僧在这一时期迁入此地，也无医僧人驻锡此地。但是，其在前期所出的 3 位医僧徙居他道，后期则无医僧徙出。黔中道前后期的变化是一致的，不但没有医僧驻停，也无医僧所出，更无医僧迁入。岭南道前期，尚有 1 人驻锡，但是和黔中道一样在前后期均无医僧所出，当然也无医僧徙出了。

另外，从南北区域的角度进行分析，唐代后期籍生地和驻锡地皆可稽考的医僧有 25 人，北方七道所出、所居医僧的人数分别是 7 人、12 人；南方则分别是 13 人、13 人；周边区域来华医僧驻锡在北方的有 4 人次，南方有 1 人次。与前期相比，从徙出与迁入的人数看，北方虽然依然是主要的徙入地，徙入的总人数有 6 人，但是周边区域来华医僧就占据 4 人，其实从南方徙入北方的只有 2 人而已，分别是京畿道的 1 人迁往都畿道，河南道迁往江南东道 1 人，与前期相比，则有明显的减少。南方作为医僧的主要徙出地的地位，也较前期有了明显的降低，南方徙出医僧的总数只有 3 人次，而且全部集中在江南东道，其中分别迁往山南东道、京畿道和河东道。无论是从徙出和迁入的人数，还是从徙入与徙出的区域看，后期北方不再是医僧的集聚地，而南方也不再是医僧的主要徙出地。

唐代前期有医僧迁入或徙出的道有京畿、都畿、河南、河东、河北、山南东、江南东及江南西八道，北方有五道，南方有三道；唐代后期则有京畿、关内、都畿、河南、河东、山南东及江南东七道，北方依然是五道，南方则只有两道。可见，唐代后期医僧迁入或徙出的频率明显降低，医僧更多选择居留本道，且南方医僧的迁入或徙出的频率明显低于北方。

概而言之，有以下几点需要注意：

第一，长安、洛阳已失去其昔日的绝对优势地位，被江南东道所替代。第二，关内、河东、都畿、山南东及淮南五道医僧游徙人数虽然并非很多，但因无医僧所出，故属于只进不出类型；河南道因所出医僧只有2人，1人徙居江南东道，1人留居本道，也没有医僧迁入，属于只出不进；京畿、江南东二道分别徙入4人、1人，徙出1人、3人，属有进有出。江南西、剑南和陇右三道不出不进，医僧全部为本道所出。第三，医僧徙居他乡大体面向江南地区，两京地区及河东地区次之，并往往喜居本道，迁徙的次数及比例均不如前期。驻锡虽仍然遵循就近驻锡，但这一特征已不甚明显。第四，周边区域来华医僧的人数明显减少，但依然是集中在京畿道，但都畿道作为外域医僧聚集地的地位不复存在。第五，医僧游徙的频率明显低于前期。

第二节　唐代医僧游徙的流向

医僧群体作为佛教活动和医疗活动的主体，其游徙的流向不断地变化。在地域流向上，每个医僧个体都有自己的独特经历，且这种独特的经历往往是一次性的，不可重复的。然而，当无数个医僧个体汇合成医僧群体的整体流向之时，就可以发现一些共通的规律与轨迹。医僧游徙的流向主要是以城市为轴心，从外邑流向都城；从佛教文化的边缘地区流向佛教文化的中心区域。唐代医僧群体的迁徙的原因主要有以下几种：求法与弘法、被征诏与隐逸、游锡与驻锡。据医僧普遍的人生历程，其中的逻辑关系是：医僧个体在其降生于世之后的成长过程中，往往离开家庭，出家于本州或附近的寺院，然后择地修持或云游求师。此后，医僧往往在驻锡地或云游各地弘传佛法。之后，某些医僧成为名僧大德，往往会被政府征召至两京地区，但也有一些医僧拒绝政府的征召，隐逸于山林或两京之外的区域。总体而论，则是政府征召的时候，医僧往往游锡或驻锡于两京，较少医僧会拒绝政府的征召。这主要是因为医僧可以借助唐王朝之政治权力，达到其弘传佛法的目的。

　　为了更好地说明唐代医僧游徙的流向，根据医僧籍生地、驻锡地的具体情况，分别做下面各表。

表 8-6　　唐代籍生地、主要驻锡地皆可稽考的医僧流向①

京畿道							
僧名	J	A	B	僧名	J	A	B
洪昉禅师 Q	京兆府	陕州	长安	道世 Q	京兆府	长安	—
法藏 Q	京兆府	洛阳	长安	法顺 Q	京兆府	长安	终南山
窥基 Q	京兆府	长安	坊州、代州	智晖 H	京兆府	洛阳	终南山、洪州
静之 Q	京兆府	长安	梁州、剑州、彭州、泸州	昙藏 Q	京兆府	长安	—
法祥 Q	同州	润州	—	行等 Q	同州	长安	—
都畿道							
僧名	J	A	B	僧名	J	A	B
玄奘 Q	河南府	长安	坊州、洛阳、赵州、扬州、越州、荆州、益州	法律禅师 Q	河南府	长安	原州、襄州、秦州
河南道							
僧名	J	A	B	僧名	J	A	B
义净 Q	齐州	长安	洛阳、齐州、扬州、广州	慧斌 Q	兖州	长安	—

---

① J 为医僧的籍生地，A 为医僧的主要驻锡地，B 为医僧的游锡地；Q 代表唐前期，H 代表唐后期，？代表时间不考者。下同。

续表

河南道

僧名	J	A	B	僧名	J	A	B
圆绍 H	滑州	汴州	相州	灵运师 Q	沂州	嵩山	泽州
慧沼 Q	淄州	淄州	长安、洛阳	法护 Q	曹州	洛阳	—
宁贲 H	亳州	越州	洪州	—	—	—	—

河东道

僧名	J	A	B	僧名	J	A	B
智满 Q	太原府	并州	—	思睿 Q	太原府	并州	洛阳、嵩山
静藏 Q	太原府	长安、终南山	长安	玄鉴 Q	泽州	泽州	—
智通 Q	河中府	长安	洛阳	志宽 Q	河中府	蒲州	遂州、陕州
智保 Q	河中府	长安	—	惠仙 Q	河中府	蒲州	—
僧彻 Q	河中府	绛州	蒲州	—	—	—	—

河北道

僧名	J	A	B	僧名	J	A	B
昙荣 Q	镇州	潞州	—	行矩 Q	邢州	长安	洛阳、嵩山
一行 Q	邢州	洛阳、嵩山	台州、荆州	—	—	—	—

淮南道

僧名	J	A	B	僧名	J	A	B
智凯 Q	扬州	长安	灵州	法慎 Q	扬州	扬州	长安
鉴真 Q	扬州	扬州	长安、洛阳、光州	法向 Q	扬州	扬州	常州

山南东道

僧名	J	A	B	僧名	J	A	B
智勤 Q	邓州	邓州	—	慧融 Q	邓州	密州	长安

山南东道							
僧名	J	A	B	僧名	J	A	B
法喜 Q	襄州	终南山	—	慧瑜 Q	荆州	荆州	—
少林慧安 Q	荆州	嵩山	长安、终南山、滑州、蕲州、衡州、荆州	法运 Q	荆州	荆州	—

江南东道							
僧名	J	A	B	僧名	J	A	B
僧定 Q	润州	长安	—	智岩 Q	润州	润州	舒州、梁州
法融 Q	润州	润州	—	灵默 H	常州	婺州	台州、洪州、衡州
湛然 Q	常州	台州	常州、越州	法朗 Q	苏州	长安	—
大光 H	湖州	湖州	长安	道宣 Q	湖州	长安	终南山、相州
子瑀 Q	湖州	湖州	洛阳	文纲 Q	越州	长安	—
全清 H	越州	越州	—	澄观 Q	越州	代州	长安、终南山、润州、苏州、杭州、越州、嘉州
惠符 Q	越州	寿州	—	玄朗 Q	婺州	婺州	光州、越州
神智 H	婺州	越州	常州、长安	道悟 H	婺州	荆州	杭州、明州、澧州、洪州、衡州
惟宽 H	衢州	长安	洛阳、嵩山、越州、衢州、饶州、洪州	代病 H	台州	晋州	台州、河南府、汴州
灌顶 Q	台州	台州	越州	智璪 Q	台州	台州	—
少康 H	括州	睦州	荆州、长安、洛阳、润州	玄觉 Q	温州	温州	韶州
义中禅师 H	福州	漳州	洪州、抚州、虔州、潮州、怀州、宋州	慧恭 H	福州	台州	福州、泉州、朗州、饶州、吉州、长安

续表

江南西道							
僧名	J	A	B	僧名	J	A	B
智常 H	袁州	江州	洪州	五老峰 法藏 H	虔州	江州	洪州、 虔州
慧云 Q	不详	洛阳	衡州、濮州、汴州				

剑南道							
僧名	J	A	B	僧名	J	A	B
慧琳 Q	绵州	益州	—	惠宽 Q	汉州	益州	—
道积 Q	益州	益州	—	知玄 H	眉州	彭州	眉州、桂州、 长安、州府不详 （山南东道）、 州府不详 （山南西道）、 益州

陇右道							
僧名	J	A	B	僧名	J	A	B
索恩 H	沙州	沙州	—	翟法融 H	沙州	沙州	—
索法律 H	沙州	沙州	—	索智岳 H	沙州	沙州	—

周边区域来华医僧							
僧名	J	A	B	僧名	J	A	B
实叉难陀 Q	于阗	洛阳	长安、许州	提云般 若 Q	于阗	洛阳	—
智严 Q	于阗	长安	长安、终南山	尸罗达 摩 H	于阗	长安	伊州
弥陀山 H	睹货 逻国	洛阳	许州	僧伽 Q	何国	泗州	楚州、苏州、 凉州、长安
慈藏 Q	新罗	长安	—	太贤 Q	新罗	长安	—
无漏 Q	新罗	灵州	长安	宝思惟 Q	北天竺	洛阳	—
佛陀波利 Q	北天竺	代州	长安	般若力 H	北天竺	长安	—
不空 Q	北天竺	长安	洛阳、代州、广 州、兰州	般剌若 H	北天竺	长安	广州

续表

周边区域来华医僧							
僧名	J	A	B	僧名	J	A	B
金刚智 Q	南印度	洛阳	广州、长安	菩提流志 Q	南印度	洛阳	长安
那罗迩娑寐 Q	中天竺	长安	—	波颇 Q	中天竺	长安	—
				无极高 Q	中天竺	长安	—
那提 Q	中天竺	长安	—	日照 Q	中天竺	长安	洛阳
般刺蜜帝 Q	中天竺	广州	—	跋摩米帝 Q	中天竺	洛阳	—
伽梵达摩 Q	西天竺	长安	—	友禅 H	不详	寿州	—
善无畏 Q	东天竺	洛阳	长安	卢伽阿逸多 Q	东天竺	长安	—
达摩战涅罗 Q	东天竺	长安	—				

表 8 - 7　　唐代籍生地可稽考、主要驻锡地不可稽考医僧流向

僧名	J	B	僧名	J	B
蔺道人 Q	京兆府	袁州	梅彪	松州	—
波驰波利?	波斯	—	游僧 H	新罗	商州
遁伦?	新罗	—	海东僧 H	日本	—
金俱咤?	西天竺	—	婆罗门僧?	印度	—
西域婆罗门僧 Q	印度	—	眼医婆罗门僧 H	印度	—

表 8 - 8　　唐代籍生地不可稽考、驻锡地可稽考医僧流向

僧名	A	B	僧名	A	B
慧安 Q	岐州	—	龙珠痘僧 Q	—	长安
治静之病僧 Q	—	京兆府	和和 Q	长安	—
僧崇一 Q	—	长安	僧齐之 Q	长安	—
法崇 H	长安	—	羊乳僧 H	—	长安
僧大通 H	—	长安	惟谨 H	长安	—
僧惟真 H	—	长安	法全 H	长安	—

僧名	A	B	僧名	A	B
广陵正师 H	长安	—	怀感?	长安	—
永贞梵僧 H（外）	—	长安	如意木僧 Q	—	河南府
华严和尚 Q	洛阳	—	治发背胡僧 H 外	—	洛阳
谢道人 Q	齐州	—			
绛州僧 Q	绛州	—	绛州游僧 Q	—	绛州
僧奇 Q	忻州	—	阿足师	赣州	陕州
异僧 H	—	晋州	拔镞胡僧 H 外	—	河北道
汰律师 Q	襄州	—	疗疮异僧 H		房州
治会宗病僧 H	—	荆州	智圆 H	梁州	—
丰干师 Q	台州	长安	希遁?		苏州
如一 Q	福州	—	灵岩和尚 Q（外）	苏州	
戳胡僧 H（外）	—	越州	祝融峰禅者 H	衡州	—
胡超僧 Q	洪州	洛阳	衲僧?		吉州
智深 H	—	益州	治哑病老僧 H	—	梓州
费鸡师 H	邛州	—	罗僧 H	彭州	代州
智广 H	雅州	益州	安南治病僧?	—	泷州
惠镜上人 H	扬州	—	西蜀胡僧 H（外）		益州
籍生地、驻锡地皆不可稽考者	静智道人 Q、神素 Q、爽师？行儒？空蜺？般若惹羯罗？金刚福寿？				

上述三表基本上为我们勾勒出了唐代医僧流向的大致轮廓。唐代籍生地和驻锡地皆可稽考的医僧共 104 人，其中包括 28 位周边区域来华医僧，汉地医僧则有 76 人。就汉地医僧而言，主要驻锡地的 A 类数共 76 人次，游锡地的 B 类数共 114 人次；周边区域来华医僧 A、B 类数分别是 28 人次、21 人次。唐代籍生地可稽考，主要驻锡地不可稽考的医僧共 10 人，周边区域来华医僧有 8 位，汉地医僧只有蔺道人和梅彪；其中，蔺道人游锡于袁州，游僧游锡于商州。唐代籍生地不可稽考、驻锡地可稽考的医僧共 46 人，汉地医僧和周边区域来

华医僧分别是 42 人、4 人；驻锡的总人次是 50 人次，A、B 类数分别是 24 人次、26 人次。下面分别从求法与弘法、被征召与隐逸、驻锡与游锡三个方面来分析唐代医僧的流向。

一 求法、弘法与医僧流向

佛教对于医术的观念是道法为重，医术为次。医术只是僧人要求的一部分，不可以以医学为生，不可以以医谋求供养，否则，就是犯戒。①《摩诃僧祇律》卷 38 对此作了明确的规定，如"若比丘尼作医师活命，波夜提。比丘尼者如上说。医者持根药、叶药、果药治病。复有医咒、蛇咒、毒咒、乃至咒火、咒星宿日月"。"若比丘尼授俗人外道医方者，波夜提。比丘尼者如上说……授医方者，咒蛇、咒毒、乃至咒火、咒星宿日月。"② 可见，印度佛教中虽包含医术，但是医法从属于佛法。求法和弘法是医僧的主要活动和任务，构成医僧流向的两个基本途径。

先从弘法者来看，首先他们都曾是求法者，然后从求法者转化为弘法者。通过这样的角色转换而使佛法和医学知识得以不断地延续。其次对于求法者来说，求法是医僧开始接受佛法和医学知识然后进入医僧行列的奠基阶段。不可否认，并不是所有的求法者都能成为医僧。但医僧需要经过求法这一知识学习和积累阶段，而且一些医僧在求法阶段即已具备一定的医学知识，开始以其医学知识开展弘法的历程，为其日后进入医僧的行列奠定良好的基础。故求法与弘法就构成了医僧群体流向的两个基本环节，其对医僧的医事活动和佛教活动产生了持久性的影响。

（一）求法

所谓求法，就是佛教徒为了学习并获得新的或更高的教义与经典佛像等有形无形的佛教文化，而前往佛教文化更为发达的地区巡礼，拜师学习，搜寻经书和法宝。求法是佛教徒修习佛法的途径之一，故

---

① 陈明：《古印度佛教医学教育略论》，《法音》2000 年第 4 期。

② （唐）佛陀跋陀罗、法显译：《摩诃僧祇律》卷 38《明一百四十一波夜提法》，《大正新修大藏经》，第 22、531 页。

许多高僧大德不远万里，置生死不顾，西行求法，为法忘躯，求法不懈。唐代义净法师所作《取经诗》云："晋宋齐梁唐代间，高僧求法离长安，去人成百归无十，后者安知前者难。路远碧天惟冷结，沙河遮日力疲殚，后贤如未谙斯旨，往往将经容易看。"为了探寻佛法，佛教徒不仅向外域寻求佛法，亦在国内各地寻求佛法。唐代佛教的发展臻于鼎盛，形成了相对完整的佛教理论体系，各宗派逐步有了自己的佛学基地，尤其是律宗和密宗等宗派僧人研习的佛法，多涉猎医药知识，这就吸引着医僧前来求法，以达到他们慈悲普度，医疗众生的目的。故求法成为医僧群体流动的最基础的环节。

兹据籍生地和主要驻锡地皆可稽考的汉地医僧来探究医僧求法的流向，可以分为以下几种类型。（1）只求法于外州的地域流向。有两种情况，一是驻锡于本州，而后因各种原因，游锡于别州寻求佛法。如慧沼，淄州淄川人，初从玄奘受学，后转依窥基习学唯识。①二是医僧不驻锡本州，为了寻求佛法而驻锡或游锡于外州。如玄奘，曾在出国之前到赵州、扬州、越州、荆州、益州寻求佛法。（2）只求法于本州的地域流向。医僧驻锡或游锡于本州，并在本州内寻求佛法。如法运，荆州长林人，依止智旷出家，驻锡于荆州开圣寺，"尝诵《七佛咒》等，救济无不辄应……所获施物，即入悲敬二田"②。（3）既求法于本州又求法于外州的地域流向。有两种情况，一是医僧驻锡于本州，并在本州和外州均寻求佛法。如五老峰法藏，虔州南康人。研寻史籍，工于医方。年长，投本郡平田山宝积院从愿师下受教，纳戒。后游谒马祖禅师。又北至庐山登五老峰，爱其灵异，独止寒林，采橡栗，掬溪涧，聊延形气，而止数年。③ 如鉴真，广陵江阳县人，驻锡于扬州大云寺。十四岁从扬州大云寺就智满禅师出家。神龙元年（705），依止光州道岸律师，受菩萨戒。景龙元年（707），游学至东都洛阳，继而至长安。至二年（708），于实际寺依荆州恒景律师受具足戒。开元二十一年（733）自长安归扬州，于大明寺讲

---

① （宋）赞宁撰，范祥雍点校：《宋高僧传》卷4《唐淄州慧沼传》，第73页。

② （唐）道宣撰，郭绍林点校：《续高僧传》卷27《唐初荆州开圣寺释法运传》，第1067页。

③ （宋）赞宁撰，范祥雍点校：《宋高僧传》卷20《唐江州庐山五老峰法藏传》，第520页。

律传法。天宝十二年（753），第六次启航去日本，终达日本。① 二是
医僧驻锡于外州，并于本州和外州均寻求佛法。如澄观，越州山阴
人，依宝林寺霈禅师出家，后依润州栖霞寺醴律师学《相部律》，又
依本州开元寺昙一学《南山律》，诣金陵玄璧习《三论》。②

　　影响医僧求法的地域流向的原因大概如下：①佛学的影响。医僧求
法的目的是探寻佛法，佛学的中心区域自是医僧求法的主要目的地。②
医僧出家。不少医僧，在幼时出家，往往选择于本州出家。③佛教宗派
的影响。如医僧出家，行菩萨戒时，往往前往律学的分布中心。

　　（二）弘法

　　唐代佛教中心区域往往是高僧大德集聚之地，也是佛教义学和寺
院的密集地，这就吸引了大量僧人前来游锡或驻锡。佛教以弘法作为
其主要任务之一，既然这些地区是佛教徒的集聚地，故那些著名的医
僧亦往往前来驻锡或游锡，以弘传佛法。

　　兹据籍生地和主要驻锡地皆可稽考者的汉地医僧来探究医僧弘法
的区域流向，可以分为以下几种类型。一是弘法于外州的地域流向。
首先，医僧驻锡于本州，而后因各种原因，游锡于别州弘传佛法。法
向，扬州海陵葛冈人，驻锡于扬州。后到摄山栖霞寺恭禅师所习业。
后恭禅师被诏入京，法向返还江北，在海陵、宁海二县教化传法。后
欲往天台寻觅智者古迹，途径江阴县时，因道俗留连，遂于县东南山
起寺建定山寺说法，便经年稔。后又还海陵盐亭，建正见寺住之。③
其次，驻锡于外州者，均为弘法于外州。此类医僧为数不少，是医僧
弘法的主要流向。前文在医僧的游徙区域中已详细论述，此处不再赘
述。二是只弘法于本州的地域流向。此类医僧驻锡本州，并在本州内
弘传佛法。此类医僧不少，没有游锡经历的医僧可归入该类。另外，
虽驻锡于外州，但因一些原因重新返还本州，弘传佛法。如慧恭，福
州闽人，十七岁举进士，因游终南山奉日寺，释然世网，遂求出家。

　　① （宋）赞宁撰，范祥雍点校：《宋高僧传》卷14《唐扬州大云寺鉴真传》，第349—
350页。

　　② （宋）赞宁撰，范祥雍点校：《宋高僧传》卷5《唐代五台山清凉寺澄观传》，第
105页。

　　③ （唐）道宣：《续高僧传》卷21《唐扬州海陵正见寺释法向传》，第805—806页。

二十二岁至新创安国寺受具足戒。至武陵德山，诣宣鉴禅师，领会风飞，施门人礼。后游玉山，至信州，刺史营西禅院而礼之。居岁余，复入福州长溪马冠山，又抵泉州富阳山。景福三年（894），与门人游天台山，州牧京兆杜雄留之，创瑞龙院于紫凝山，弘传佛教。① 三是既弘法于本州又弘法于外州的地域流向。一是驻锡于本州，并在本州和外州都弘传佛法。如智岩，江苏曲阿人。四十岁，入舒州（治所在今安徽潜山）皖公山，从宝月禅师出家。贞观十七年（643），入牛头山，谒法融禅师而开悟，承嗣正法。"多在白马寺，后往石头城疠人坊住，为其说法，吮脓洗濯，无所不为。"② 二是驻锡于外州，并于本州和外州均弘传佛法者。洪昉禅师，京兆人。幼而出家，贞观十九年（645）参与玄奘弘福寺译经，武则天在位时，曾诏至宫中，赐墨敕所行之处，修造功德。后卒于陕中。"昉于陕城中，选空旷地造龙光寺，又建病坊，常养病者数百人。"③

　　另外，兹据周边区域来华医僧驻锡或游锡地可稽考者，探究周边区域来华医僧弘法的区域流向，可以得出周边区域来华医僧主要弘法于两京地区，前文在周边区域来华医僧驻锡地分布中已经较为详细地论述，此处从略。

　　概言之，在求法和弘法的关系中，因求法和弘法的一致性在地域界限上表现出大部分重合。例如一个医僧从出家之后，就开始寻求佛法，往往在一地出家之后，前往别的地方寻求佛法，而寻求佛法之地亦往往是佛教文化的中心区域，这就形成医僧流向京都和著名佛教名山的地域流向。而医僧在寻求佛法的同时，往往伴随着弘传佛法的行为，这就表现在地域流向上的趋于同向的特点，而医僧在游锡各地寻求佛法之后，有的回归故里，有的留在求法之地，这又表现出地域流向上的一致性。但也有医僧前往佛法薄弱之地进行佛教活动或医事活动，他们多从佛教区域的中心城市和山林流向佛教文化的边缘，在地域流向上又有些许的

　　① （宋）赞宁撰，范绍雍点校：《宋高僧传》卷12《唐天台紫凝山慧恭传》，第291—292页。
　　② （唐）道宣撰，郭绍林点校：《续高僧传》卷21《唐丹阳沙门释智岩传》，第793—794页。
　　③ 《太平广记》卷95《洪昉禅师》，第633页。

差异性。从总体上看，求法和传法都集中于佛教文化比较发达的城市和山林之间，尤其是两京地区和佛教的名山大川。

二　被征召、隐逸与医僧流向

若说求法是僧人成为医僧的准备阶段，被征召便是医僧走向弘法的关键性一步，与被征召相对应的则是隐逸，但隐逸并不代表不弘传佛法和医法。无论是被征召还是隐逸，医僧均以弘传佛法作为其主要目的，只是弘传佛法的形式不同而已。故被征召与隐逸不同于求法与弘法，医僧在后者表现为同向流动，而在前者表现为逆向流动。即被征召是从外邑或山林流向两京，从边缘流向中心，而隐逸则与之相反，是从都城流向区域中心城市或山林，从中心流向边缘。

（一）被征召

自佛教传入中国后，就与政治有着千丝万缕的联系。唐代是佛教发展的鼎盛时期，佛教与政府间的联系也比较紧密。一些名僧大德往往被征召至两京地区，或是被敕令前往两京之外的地方弘传佛法。故我们可以以被征召医僧的驻锡地为起点，以驻锡或游锡于京都为终点，从中间的路径来考察被征召医僧群体的具体流向。据统计，唐代曾被征召的医僧共47人，汉地医僧和周边区域来华医僧分别是25人、22人；汉地医僧前、后期分别是18人、6人；[1] 周边区域来华医僧前、后期分别是17人、3人[2]。

为便于研究唐王朝对医僧的征召的具体情况，我们以《续高僧传》《宋高僧传》《旧唐书》《新唐书》等资料为基础，将唐代曾被政府征召的医僧逐一列出，并做表8－9。

表8－9　　　　　　　　　唐代被征召医僧名录

汉地医僧	驻锡地	游锡地	被征召之地	周边区域来华医僧	驻锡地	游锡地	被征召之地
昙藏	长安	—	长安	波颇	长安	—	长安

---

① 法律禅师为跨前后期之人。
② 不空为跨前后期之人，波驰波利来华时间不详。

续表

汉地医僧	驻锡地	游锡地	被征召之地	周边区域来华医僧	驻锡地	游锡地	被征召之地
法顺	长安	终南山	长安	慈藏	长安	终南山	长安
法护	洛阳	—	洛阳	那罗迩娑寐	长安	—	长安
慧斌	长安	—	长安	无极高	长安	—	长安
慧融	密州	长安	长安	那提	长安	—	长安
智通	长安	洛阳	长安	卢伽阿逸多	长安	—	长安
静之	长安	剑州、彭州、泸州、利州	长安	日照	长安	洛阳	长安、洛阳
道世	长安	—	长安	提云般若	洛阳	—	洛阳
道宣	长安	终南山、相州	长安	弥陀山①	洛阳	许州	许州
窥基	长安	坊州、代州	坊州	实叉难陀②	洛阳	长安、许州	许州
玄奘	长安	坊州、洛阳、赵州、扬州、越州、荆州、益州	长安、坊州	僧伽③	泗州	凉州、长安、楚州、苏州	长安
如意木僧	—	洛阳	洛阳	善无畏	洛阳	长安	长安
洪昉禅师	陕州	洛阳、长安	洛阳	智严	长安	终南山	终南山
少林慧安	嵩山	滑州、衡州、荆州、蕲州	召不赴	宝思惟	洛阳	—	洛阳
义净	长安	齐州、扬州、广州、洛阳	洛阳	菩提流志	洛阳	长安	长安
法藏	洛阳	长安	长安、洛阳	达摩战涅罗	长安	—	长安
一行	嵩山	台州、荆州、洛阳、长安	长安	金刚智	洛阳	广州、长安	长安
文纲	长安	岐州	岐州	无漏	灵州	长安	长安

① 奉召于许州翻译佛经，在此之前驻锡于洛阳。
② 奉召于许州翻译佛经，在此之前驻锡于洛阳，在此之后游锡于长安。
③ 受诏之前后，驻锡于泗州，游锡于凉州、楚州、苏州。

续表

汉地医僧	驻锡地	游锡地	被征召之地	周边区域来华医僧	驻锡地	游锡地	被征召之地
知玄	彭州	长安、益州、眉州、桂州、山南东道不详州、山南西道不详州	长安、剑南道	不空	长安	代州、长安、广州、沙州、洛阳	广州、沙州、代州、长安
湛然	台州	常州、越州	召不赴	般若力	长安	—	长安
惟宽	长安	洛阳、嵩山、越州、衢州、饶州、洪州	长安	般剌若	长安	洛阳、广州	长安
大光	湖州	长安	长安	波驰波利	—	—	—
澄观	代州	苏州、杭州、越州、嘉州、长安、终南山、润州	长安	—			
法全	长安	—	长安				
法律禅师	长安	原州、襄州、秦州	长安、原州				

　　兹据医僧被征召的地域流向，可分为以下两种：一种是被征召入京。唐代以长安与洛阳为东西两京，国家的重大佛事活动往往在两京举行，尤其是国家佛经翻译的主要场所也集中于二地，在这些活动中，高僧大德往往被召入两京，其中不乏一些知医的僧人。他们以其博学的学识或精湛的医学手段，获得统治者的支持，从而达到弘传佛法的目的。其流向由两种情况构成，一是征召之地与驻锡地重合者，表现为驻锡于两京地区。此类医僧共26人，其中长安有22人，前、后期分别是20人、5人；① 洛阳有4人，全部集中于前期。二是征召之地与驻锡地不重合者，表现于游锡两京地区。此类医僧共12人，周边区域来华的医僧有5人，前期有4人，后期只有1人；汉地医僧

———————

① 不空为跨前后期之人。

有 7 人，前期有 4 人，后期有 3 人。另一种是被征召出京。驻锡地在两京，而被政府征召出京，以弘传佛法，表现于游锡某地。此类医僧较少，共 5 人，全部集中于唐前期。窥基、文纲、智严均驻锡于长安，后分别奉召前往坊州、岐州、终南山。弥陀山和实叉难脱分别驻锡于洛阳，后奉召前往许州翻译佛经。

可见：第一，唐代被征召的医僧在前、后期变化很大，前期明显高于后期；从被征召医僧的主要驻锡地的分布看，集中分布于北方，南北差距较大。第二，唐代被征召入京的医僧同样以区域中心城市和山林为主要来源地，向两京流动。第三，唐代前期被征召入京的医僧有 35 人，他们的驻锡地主要集中于北方，而南方只有曾驻锡于泗州僧伽，这也就意味着从北方黄河流域流向长安和洛阳，是唐代前期被征召医僧的主体流向。长安和洛阳作为东西两都，是医僧流向的两大中心，而驻锡于这两地区的被征召的医僧也是最多的。但是，这种情况在唐后期发生了变化，被征召医僧的驻锡地位于长江流域的人数增加了 2 人，而位于北方的则减少了 27 人，虽然被征召医僧的驻锡地依然集中于北方，但是南方出现了增长的态势。第四，就长安与洛阳的重要性论之，唐后期被征召至长安的医僧依然人数不少，但是后期没有医僧被征召至洛阳的，唐后期洛阳不再是医僧被征召的目的地。第五，周边区域来华医僧被征召至长安和洛阳，往往亦驻锡于两京地区。即使驻锡地不与被征召之地重合，诸如善无畏和金刚智的驻锡地均在洛阳，但被征召至长安，仍表现出游锡于长安的特点。

唐代医僧被征召原因主要有以下几种：一是翻译佛经。唐代佛经翻译的主要地点是两京地区，上表中的玄奘、义净、道宣、窥基、智通、昙藏、不空、波颇、实叉难陀、弥陀山、宝思惟、善无畏、菩提流志、智严、无极高及般刺若等均是因为翻译佛经而被征召于两京或者其他地区。如医僧道宣，即"南山律"的创始人，曾晦迹于终南山仿掌之谷，后又被征召充西明寺上座，贞观十九年玄奘还京师，诏道宣于长安弘福寺参与翻译。① 二是弘传佛法。如法律禅师，上元年

---

① （宋）赞宁撰，范绍雍点校：《宋高僧传》卷 14《唐京兆西明寺道宣传》，第 327—330 页。

中，奉敕于三原县化城寺修功德。又奉敕于化度寺修功德。① 三是治病。如昙藏，具有良好的医术，据《续高僧传》卷13载："及皇储失御，便召入宫，受菩萨戒，翌日便瘳……至皇后示疾，又请入宫。"且因其精湛的医术受到朝廷的重视："（昙藏）素患腰脚，敕令舆至寝殿受戒，施物极多，并充功德。"② 如意木僧，因其精湛的医术被则天闻之，乃召入内，"宫人病，拄之即愈"③。四是医僧名望较高。知玄不仅精于佛法，而且研习外典，经籍百家之言，无不该综。武宗诏与道士抗论，出言锋利……宣宗朝，诏入京，归宝应寺。广明二年（881），僖宗避难西蜀，诏赴行在。帝接谈论，颇解上心，锡号悟达国师。④

（二）隐逸

所谓隐逸是指隐居、隐遁，也指隐居之士。《抱朴子·贵贤》："世有隐逸之民，而无独立之主者，士可以嘉遁而无忧，君不可以无臣而致治。"⑤ 广义的隐逸是不出仕，若以此而论，医僧基本上都属于隐逸者，隐逸于都市或山林。所谓医僧的隐逸是相对于政府的征召而言的，是狭义的。兹据医僧隐逸的地域流向，可分为以下两种：一种是曾被政府征召，但没有应召者。这样的医僧较少，只有湛然和少林慧安曾受到政府征召，但均以各种理由予以推脱，不赴两京。另一种是有的医僧在被朝廷征召后，虽受礼遇，却仍表请归隐，最后没有居停两京，而是驻锡于别地。大兴善寺的不空和尚即是在为朝廷服务一段时间以后，呈表请求入山。《宋高僧传》卷1云："（天宝）十五载，诏还京，住大兴善寺。至德初，銮驾在灵武凤翔，空常密奉表起居，肃宗亦密遣使者求秘密法。洎收京反正之日，事如所料。乾元中，帝请入内，建道场护摩法，为帝受转轮王位七宝灌顶。上元末，帝不豫，空以《大随求真言》被除，至七过，翼日乃瘳，帝愈加殊

① 周绍良、赵超：《唐代墓志汇编》元和〇一二《大唐荷恩寺故大德法律禅师塔铭并序》，第1956—1957页。

② （唐）道宣撰，郭绍林点校：《续高僧传》卷13《唐京师普光寺释昙藏传》，第446—447页。

③ （唐）张鷟：《朝野佥载》，中华书局1979标点本，第3页。

④ （宋）赞宁撰、范祥雍点校：《宋高僧传》卷6《唐彭州丹景山知玄传》，第131页。

⑤ （晋）葛洪：《抱朴子外篇校笺上》，中华书局1991年标点本，第312页。

礼焉。空表请入山。李辅国宣敕令于终南山智炬寺修功德。念诵之夕，感大乐萨埵舒毫发光，以相证验，位邻悉地，空曰：'众生未度，吾安自度耶？'"① 诸如此类的医僧共6人，表现于游锡两京地区。周边区域来华的医僧有2人，分别是前期驻锡于泗州的僧伽和后期驻锡于灵州的无漏；汉地医僧有4人，前期有驻锡于密州的慧融和驻锡于陕州的洪昉禅师，后期有驻锡于彭州的知玄和驻锡于湖州的大光。

医僧隐逸的原因，主要是医僧个人的隐逸情怀，如慈藏以贞观十二年（638），率门人僧实等十有余人至长安，安置于胜光别院，厚礼殊供。但"性乐栖静，启敕入山，于终南云际寺东，悬崿之上架室居焉。"② 对于医僧而言，征诏必须首先经历求法，而求法则往往是流向佛教文化的中心区域，这就体现出从佛教文化的边缘向佛教中心区域的流动。在寻求佛法之后，医僧往往又开始了弘传佛法的活动，往往是在佛教的中心区域，但亦有可能到佛教欠发达的地区弘传佛法。医僧往往在求法和弘传佛法的过程中，被政府征诏，表现出流向京都的地域流向。但是医僧亦存在隐逸的情结，隐逸在地域流向上与被征诏完全相反，即从京城到外邑或山林，从中心到边缘，而医僧所选择的隐逸之地，往往因人而异，或是其故里，或是其在征诏之前的驻锡地，或是一些名山大川，抑或隐逸于城市之中。

三 游锡、驻锡与医僧流向

游锡与驻锡作为医僧群体流动的两种重要方式，表现为一种动与静的关系，彼此在地域流向上，即不同于求法与弘法的同向流动，也不同于征召与隐逸的逆向流动，而表现出一种异向的流动。与游锡始终处于游动状态不同，驻锡则是始于动并终于静。驻锡之"驻"意味着于某地驻停下来，至少是经常居停之所，是一静态的结果。同样，游锡本身也有可能转化为驻锡，关键是看医僧的徙居流向，并最终是否在该地驻锡下来，甚至在某地驻锡下来之前，也可能游锡于该

---

① （宋）赞宁撰，范绍雍点校：《宋高僧传》卷1《唐京兆大兴善寺不空传》，第9页。
② （唐）道宣撰，郭绍林点校：《续高僧传》卷25《唐新罗国大僧统释慈藏传》，第966页。

地。如玄奘，在驻锡长安之前，就曾游锡长安。根据我们的统计原则，只记驻锡地，忽略游锡地。就此而论，驻锡外州的医僧与移民颇有几分相似，但我们这里关注的是医僧特定群体的整体性的流动去向。

（一）游锡

自佛教传入中国后，游锡就成为医僧群体广泛流动的一种重要方式，并成为医僧的一种生存方式。如西晋天竺来华的医僧耆域，经扶南到达广州，游行至襄阳。以晋惠之末，至于洛阳，其善以法术治病，颇多神异事迹。①杯度，数有异迹，众人神事之。初见在冀州，后抵刘宋京师建康，曾一度游至广陵一带，至彭城，后东游吴郡、历松江、涉会稽、剡县、登天台，数月而返京师，犹停都少时，游止无定，请召，或往不往。②进入唐代之后，医僧的游锡区域及频率较之魏晋南北朝时期更为广泛与频繁。唐代医僧游锡的总体趋向，是以两京为核心，以区域中心城市和佛教名山为辅的分布趋势。究其原因，一是求法和弘传佛法，二是政府的征召和医僧的隐逸情怀。

游锡作为医僧地域流动的重要方式，主要表现在以下几方面：一是唐代医僧游锡的人数比较多，唐代大部分医僧都有游锡的经历。在唐代167位医僧中，驻锡地或游锡地可稽考的医僧有152人，其中101位医僧有游锡的记载。唐代医僧游锡的总人次是163人次，占医僧驻锡总人次一半以上。二是医僧游锡的时间长。唐代不少医僧一生都在不停的游锡之中，游锡几乎成了他的主要活动和生存方式。三是医僧游锡的地域广。除去长安、洛阳东西两京为医僧游锡的首选之地外，在唐王朝辽阔的版图上，到处留下了医僧的足迹。许多医僧游锡的足迹遍及边疆偏远之地，西越葱岭，经陆路达于天竺，东至滨海，南至岭表，并经海路达于天竺，北达于云州。

兹据籍生地和驻锡地皆可稽考的汉地医僧名录，大致得出医僧游

① （梁）释慧皎著，汤用彤校注：《高僧传》卷9《晋洛阳耆域》，第365页。
② （梁）释慧皎著，汤用彤校注：《高僧传》卷10《宋京师杯度》，第379—384页。

锡的流向。此类医僧共有 76 人，有游锡记录的有 47 人，游锡的总人次是 114 人次。各道所出医僧的游锡流向如下：京畿道（3，2，1）①、都畿道（0，1，1）、河南道（0，4，1）、河东道（1，4，0）、河北道（0，2，0）、淮南道（0，4，0）、山南东道（0，1，1）、江南东道（0，12，5）、江南西道（0，1，1）②、剑南道（0，0，1）。可知，第一，只游锡于本州的游锡流向。这类医僧虽驻锡于别州，但却游锡于本州。此类医僧共 4 人；只游锡于外州的游锡流向。此类医僧驻锡于本州，却游锡于别州，共 31 人；既游锡于本州又游锡于外州的游锡流向。这类医僧驻锡于外州，不但游锡于本州，且还游锡于别的州（府），共 11 人。第二，此类医僧更喜欢游锡于外州，只游锡于本州的医僧极少，这说明医僧游锡的区域范围要大得多。第三，江南东道医僧游锡于外州者最多，京畿道医僧更喜游锡于本州。

兹据籍生地和驻锡地皆可稽考的周边区域来华医僧名录，大致得出周边区域来华医僧游锡的流向。此类医僧有 28 人，有游锡记录的有 13 人，游锡的总人次是 21 人次。他们游锡的主要流向是京师长安，13 人中有 7 人曾游锡于长安，此外 2 人游锡于洛阳，3 人游锡于广州，2 人游锡于许州，楚州、苏州、代州、兰州、伊州、凉州 6 州也有周边区域来华医僧游锡。值得注意的是，诸如广州、兰州、伊州及凉州位于中西方的交通要道，是周边区域来华医僧途径之地。可见，此类医僧游锡的主要流向是京师，游锡的区域主要是黄河流域，长江流域则鲜有此类医僧的游锡。

兹据籍生地不可稽考，驻锡地可稽考的医僧名录，大致得出医僧游锡的流向。此类医僧共 46 人，有游锡记录的有 26 人，游锡的总人次是 26 人次。他们游锡的主要流向是京师长安，26 人中有 8 人曾游锡于长安，3 人游锡于洛阳，3 人游锡于益州，北方的晋州、绛州、陕州、河北道不详州（府）及代州各有 1 人游锡，南方的荆州、房州、越州、苏州、吉州、梓州及泷州各有 1 人游锡。可见，从游锡的

---

① 括号内为该道所出医僧游锡去向，第一个数字是只游锡于本州的人数，中间数字是只游锡外州的人数，第三个数字是既游锡于本州又游锡于外州的人数。下同。

② 江南西道有医僧游锡的是 3 人，但慧云籍生地具体不详，只知是江南西道人，故不能详细判定其游锡的去向。

人次看，此类医僧游锡于北方的有16人次，南方有10人次，北方多于南方。但若从游锡的区域看，北方4道7州（府）有医僧的游锡，南方5道8州有医僧的游锡，南方较之北方要广泛。

从各道医僧游锡的人次来看医僧游锡的主要去向：京畿道（31）①、关内道（4）、都畿道（20）、河南道（9）、河东道（7）、河北道（4）、淮南道（7）、江南东道（28）、江南西道（22）、山南东道（9）、山南西道（2）、剑南道（12）、岭南道（8）、陇右道（4）。按照医僧游锡的州（府）的人次知，10人次以上的有京兆府（31）②和河南府（17）；5—10人次的州有越州（9）、洪州（8）、益州（5）和荆州（5）；3—4人次的州有代州（3）、常州（3）、苏州（3）、台州（3）、衡州（4）、广州（4）；2人次的州共有13个，分别是关内道的坊州，都畿道的陕州，河南道的滑州、汴州及许州，河北道的相州，淮南道的扬州和光州，江南东道的润州和杭州，江南西道的饶州、吉州和虔州；1人次的州共有41个，即关内道的灵州和原州，都畿道的怀州，河南道的齐州、濮州及宋州，河东道的晋州、泽州、绛州及蒲州，河北道的赵州，淮南道的楚州、蕲州和舒州，江南东道的明州、衢州、福州和泉州，江南西道的澧州、朗州、袁州和抚州，山南东道的商州、房州和襄州，山南西道的梁州，剑南道的剑州、梓州、彭州、遂州、眉州、嘉州和泸州，岭中道的韶州、桂州、潮州及泷州，陇右道的凉州、秦州、庭州和兰州。可见，第一，医僧游锡的主要去向是京畿道、都畿道和江南东、西二道，其次是剑南道、河南道、山南东道。第二，医僧游锡的总人次共163人次，南方88人次，北方75人次，南方多于北方。第三，医僧游锡于北方的区域较之南方要窄。

医僧游锡的整体趋向与佛教的中心区域基本是一致的。据李映辉先生的研究，唐前期佛教发达的区域有五个，即河渭分布带、邗沟—江南运河沿线分布带、四川盆地西部分布带、太原盆地分布区和汉水

下游分布区。前三个区域范围宽广，后两个地区面积相对小一些。①
兹据《唐代医僧驻锡地分道统计表》，唐前期医僧游锡区域主要集中
于两京地区，主要是游锡于北方。唐代前期医僧游锡的州（府）及
人次如下：长安（17）、洛阳（11）、终南山（4）、越州（4）、荆州
（3）、广州（3），而坊州、许州、扬州、光州、常州和衡州6州均有
2人游锡，此外，灵州、嵩山、陕州、齐州、濮州、滑州、汴州、代
州、泽州、绛州、蒲州、赵州、相州、楚州、蕲州、苏州、台州、梁
州、剑州、益州遂州、泸州、韶州和兰州24州则各有1人游锡。可
见，唐前期医僧游锡的主要区域：一是两京所在的河渭分布带，但是
并未形成一条完整的分布带，只是形成某些区域点，其中以两京所在
的京兆府和河南府为核心，另外包括河中府、陕州和汴州。二是邗沟
—江南运河沿线分布带，和河渭分布带一样，并没有形成完整的分布
带，只是在扬州、常州、苏州、越州和台州有医僧游锡，其中以越州
为中心区域。可见，这一南一北成为医僧游锡的主要区域。唐后期医
僧游锡的主要地区是长安（11）、洪州（8）、越州（5）、洛阳（4）、
益州（4），另外终南山、代州、润州、杭州、台州、饶州、衡州、
虔州、荆州均有2人游锡，此外原州、嵩山、怀州、陕州、滑州、汴
州、宋州、晋州、相州、常州、苏州、明州、衢州、福州、泉州、澧
州、朗州、袁州、抚州、吉州、商州、房州、襄州、梓州、眉州、嘉
州、桂州、广州、潮州、秦州、庭州31个州亦有1人游锡，其游锡
的区域明显偏于南方，这与唐后期佛教发达区域多在南方是基本一致
的。李映辉先生认为唐后期佛教发达区域有下列五个地区：邗沟—江
南运河沿线分布带；江赣分布区；澧、沅、资三水下游及湘水中下游
分布区；京兆、凤翔地区；汉水下游分布区。这是因为安史之乱后，
唐代社会各方面发生了巨大变化，佛教发展的地区差异也有别于前
期，主要表现为北方发达区域的萎缩和南方发达地区的成长、壮大。②
可见，医僧游锡的区域与唐代佛教的地域分布基本一致，并且较之佛
教分布区域较少。医僧游锡的区域中心是佛教的区域中心，主要是因

① 李映辉：《唐代佛教地理研究》，第182页。
② 同上书，第240页。

为这些佛教的区域中心不仅聚集着当时的高僧大德，也是当时佛教义学的中心区。

医僧游锡于某地的目的是多方面的，主要是寻求佛法。游锡对于医僧来说，其自主性比较高，往往能够脱离政治因素的影响，抛开功利目的，以提高自身佛法和医学为主要目的，这就与求法形成一致。而佛教文化呈以双都为中心、以区域中心城市与名山大川为辅的分布，这就使医僧游锡地表现出以两京为主，以区域中心城市和山林为辅。另外医僧游锡于某地的原因也可能是弘法，且往往与政府的佛教文化宣扬行为相结合，这又使游锡方向表现为离开两京和著名山林，向周围辐射。

（二）驻锡

驻锡作为医僧流动的方式之一，与游锡一样，前文所言的求法、弘法、被征召、隐逸都有可能导致驻锡，这对医僧个体的佛教活动和医事活动都会产生重大影响。唐代医僧驻锡的人数比较多。在唐代167位医僧中，主要驻锡地可稽考的医僧有128人；医僧驻锡的地域广泛，除去长安、洛阳两京为医僧驻锡的首选之地外，在唐王朝空间辽阔的版图上，留下了众多医僧的足迹。许多医僧驻锡的足迹甚至到达边疆偏远之地，如岭表之广州，西至沙州。

兹据籍生地和主要驻锡地皆可稽考的汉地医僧名录，大致得出医僧驻锡的去向。此类医僧共有76人，京畿道（5，5）①、都畿道（0，2）、河南道（1，6）、河东道（5，4）、河北道（0，3）、淮南道（3，1）、山南东道（3，3）、江南东道（9，15）、江南西道（0，2）②、剑南道（1，3）、陇右道（4，0）。可知，第一，把本州作为主要驻锡地，这类医僧共31人；把外州作为主要驻锡地的医僧共44人。从整体来看，驻锡外州的多于驻锡本州的，医僧更喜欢驻锡外州。第二，江南东道、河南道、河北道、剑南道及江南西道的医僧更喜欢驻锡外州，陇右道、河东道及淮南道的医僧更喜欢驻锡

---

① 括号内为该道所出医僧驻锡去向，第一个数字是只驻锡于本州的人数，第二个数字是驻锡外州的人数。下同。

② 江南西道有医僧驻锡的是3人，但慧云籍生地具体不详，只知是江南西道人，故不能详细判断其驻锡的去向。

本州。

兹据籍生地和驻锡地皆可稽考的周边区域来华医僧名录，大致得出周边区域来华医僧驻锡的流向。此类医僧有 28 人，其中有 15 人驻锡于长安，8 人驻锡于洛阳，另外 5 人分别驻锡于灵州、代州、广州、泗州和寿州。此类医僧驻锡的主要流向是长安和洛阳。

兹据籍生地不可稽考、驻锡地可稽考的医僧名录，大致得出医僧驻锡的流向。此类医僧共 46 人，有主要驻锡地记录的有 20 人。他们驻锡的主要流向是京师长安，20 人中有 7 人曾驻锡于长安，另外的 13 人分别驻锡于岐州、洛阳、绛州、虢州、忻州、齐州、扬州、襄州、苏州、台州、福州、梁州、洪州、衡州、邛州、雅州及彭州。

医僧驻锡的整体趋向与佛教的中心区域基本是一致的。唐代前期医僧驻锡的州（府）及人次如下：京兆府（35）、河南府（15）、扬州（3）、润州（3）、台州（3）及益州（3）；太原府、绛州、蒲州、荆州则有 2 人驻锡；岐州、陕州、齐州、密州、泗州、淄州、代州、忻州、寿州、苏州、湖州、婺州、温州、福州、洪州、邓州、襄州和广州各有 1 人驻锡。可见，唐前期医僧驻锡的主要区域：一是两京所在的河渭分布带；二是邗沟—江南运河沿线分布带。前文已详述，不再赘述。唐后期医僧诸锡的主要地区是京兆府（10）、沙州（4）、越州（3）、台州（2）、江州（2）、彭州（2），另外灵州、河南府、汴州、代州、晋州、虢州、扬州、寿州、湖州、睦州、婺州、漳州、衡州、荆州、梁州、雅州、邛州各有 1 人驻锡。其驻锡的区域明显偏于南方，这与唐后期佛教发达区域的变化是基本一致的。

医僧驻锡于某地的目的是多方面的，但主要是弘传佛法。驻锡对于医僧来说，其自主性比较低，往往受政治因素的影响，医僧很难抛开弘传佛法的目的。佛教文化分布是以双都为中心，以区域中心城市与名山大川为辅的，这就使医僧驻锡地又表现为以两京为中心，以区域中心城市和山林为辅。另外医僧驻锡于某地的原因也可能是求法，摆脱政府的干扰，表现为自主的求法行为，这在唐代不占主流，而且在求法的时候亦可能受政治的影响比较大。这又表现为医僧离开两京和著名山林，驻锡地向周围辐射的分布特点。

概观之，在游锡与驻锡的动静关系中，医僧流动在地域界限上有交错，无法趋于一致。游锡与驻锡不仅本身可以相互衔接甚至转化，而且被征诏与隐逸，求法与弘法，都有可能促使医僧游锡或驻锡。从整体地域流向看，游锡与驻锡一样，多是由边缘趋于佛教文化的中心区域，从区域中心城市趋于京都，从普通山林趋于佛教的名山大川。

综观医僧以上几种地域流向，表现为从边缘趋向中心，但也表现出一定的从中心向边缘的流向。但大体上，求法、被征诏、游锡属于前者，即在整体的地域流向上是从小城市向大城市流动，再趋于京都，从边缘趋于中心。隐逸属于远离京都，但并不是远离佛教文化的中心。弘法、驻锡则介于上述两种之间，有时候界限不甚明显。

第三节 唐代医僧游徙区域的比较研究

魏晋南北朝时期由于南北分裂，医僧的游徙区域受到很大的限制。唐代是我国古代社会大一统的朝代，南北统一，医僧南来北往，游徙区域也随之扩大。将魏晋南北朝时期医僧游徙区域和唐代高僧游徙区域，分别与唐代医僧游徙区域进行比较研究，从而在多维坐标中找出医僧游徙区域的共性和发展趋势，进而寻求影响医僧游徙的原因，从而更明晰地了解唐代医僧游徙区域的状况。

一 与魏晋南北朝时期医僧游徙区域的比较

（一）魏晋南北朝时期医僧游徙的概况

按照前述的统计方法，据《魏晋南北朝时期医僧籍生地分道统计表》，计算出各道所出医僧在魏晋南北朝时期籍生地可稽考者（包括周边区域来华医僧）总数中的百分比，用 D 表示；据《魏晋南北朝时期医僧驻锡地分道统计表》，计算出各道所居医僧人数（A 类数）占魏晋南北朝时期所居医僧总数的百分比，用 E 表示。列表 8－10。

表 8 – 10　　　　　　魏晋南北朝时期各道所出、所居医僧比例表

道别	D（%）	E（%）	E-D（%）	道别	D（%）	E（%）	E-D（%）
京畿	2.06	20.59	18.53	都畿	2.06	8.82	6.76
关内	1.03	—	–1.03	河南	6.19	0.98	–5.21
河东	10.31	3.92	–6.39	河北	8.25	9.8	1.55
淮南	1.03	0.98	–0.05	山南西	—	0.98	0.98
山南东	2.06	4.9	2.84	江南东	5.15	31.37	26.22
江南西	1.03	1.96	0.93	剑南	2.06	4.9	2.84
岭南	2.06	3.92	1.86	陇右	11.34	6.86	–4.48
黔中	—	—	—	周边区域来华	43.3		

　　如前所述，一般而言，若某道的 E 大于 D，则该道是医僧游徙的聚集地；相反，则该道是医僧游徙的发散地。这只是相对而言，若从绝对人数上分析，则可能会出现一些特殊的情况。

　　根据《魏晋南北朝时期医僧驻锡地名录》及《魏晋南北朝时期医僧籍生地名录》之考订，检出这一时期籍生地及主要驻锡地皆可稽考者，共有 85（汉 45、外 40）人，其中汉地医僧驻锡于本道的人数有 16 人，徙出本道驻锡于别道的有 29 人。见表 8 – 11。①

表 8 – 11　　　魏晋南北朝时期各道所居医僧籍生地之地区构成表

	京畿	关内	都畿	河南	河东	河北	淮南	山南东	山南西	江南东	江南西	剑南	岭南	陇右	周边区域	合计
京畿	2	—	1		1	3								2	10	19
关内	—	—														—

---

　　① 说明：本表横列是各道所居医僧籍生地之地区构成；竖列则是各道所出医僧游徙去向，而且表中不包括周边区域来华医僧。表中各道所居、所出医僧人数均小于《医僧驻锡地分道统计表》《医僧籍生地分道统计表》的数目，因为本表统计的医僧要求籍生地和主要驻锡地皆为明确可考者。

	京畿	关内	都畿	河南	河东	河北	淮南	山南东	山南西	江南东	江南西	剑南	岭南	陇右	周边区域	合计
都畿	—	1	—	—	—	—	—	—	—	—	—	—	—	—	5	6
河南	—	—	—	—	—	—	—	—	—	—	—	—	—	—	—	—
河东	—	—	—	—	1	—	—	—	—	—	—	—	—	—	2	3
河北	—	—	1	1	—	1	—	—	—	—	—	—	—	—	4	7
淮南	—	—	—	—	—	1	—	—	—	—	—	—	—	—	—	1
山南东	—	—	—	—	1	—	—	1	1	—	—	—	—	—	—	3
山南西	—	—	—	—	—	—	—	—	—	—	—	—	—	—	—	—
江南东	—	—	—	4	1	1	1	—	—	4	1	—	1	4	11	28
江南西	—	—	—	1	—	—	—	—	—	—	—	—	—	—	2	3
剑南	—	—	—	—	—	—	—	—	1	—	—	2	—	—	1	4
岭南	—	—	—	—	—	—	—	—	—	—	—	—	1	1	2	4
陇右	—	—	—	—	—	—	—	—	—	—	—	—	—	4	3	7
合计	2	1	2	6	4	6	1	1	2	4	1	2	2	11	40	85

　　根据上述二表及《魏晋南北朝时期医僧驻锡地分道统计表》，可以看出：全国十五道除去黔中道既无医僧所出又无医僧所居之外，其余十四道中只有关内道、河东道、淮南道、河南道、陇右道所居医僧占这一时期的总数比低于所出医僧占这一时期的总数比。

　　江南东道所居医僧占这一时期总数比大大高于该道所出医僧占这一时期的总数比。据表8－11，驻锡于江南东道的医僧除去来自剑南道、京畿道、关内道、都畿道、山南东道、山南西道之外的全国各地，还有超过1/4的周边区域来华医僧也居住于该道，其来源范围最为广泛。江南东道所出的医僧全部留居本道，无有徙出者。江南东道所出、所居医僧分别是4人、28人，迁入达24人之多。可见，各地医僧会集于江南东道，更确切地说是聚集于润州之建邺。

　　京畿道所居医僧占这一时期总数比亦远高于该道所出医僧占这一时期的总数比。据表8－11，京畿道所出的2位医僧，全部驻锡于本道，没有徙出。此外，驻锡于该道的医僧主要来自都畿道、河东道、河北道及陇右道，分别是 1 人、1 人、3 人、2 人；另外，还有 10 人来自周边区域，占周边区域来华医僧总数的 1/4。可见，京畿道医僧徙入的范围还是相当广泛的，而且各地医僧聚集于京畿道，确切地说是聚集于长安。

淮南、江南西、山南西和关内四道所出医僧占这一时期的总数比与所居医僧占的总数比大体相当，只是淮南道和关内道前者略高一些，江南西道和江南东道后者略高一些。这四道所居、所出的医僧在人数上都比较少，在绝对数额上差别不大。淮南道所居、所出医僧一样，均是 1 人，徙出与迁入呈持平状态；所出的 1 位医僧徙居与其临近的江南东道，来自河北道的 1 位医僧驻锡此道。江南西道所居的医僧有 3 人，1 人来自河南道，另外 2 人则来自周边区域；所出的医僧只有 1 人，徙居与其临近的江南东道，徙入大于徙出。山南西道所出医僧有 2 人，分别迁居山南东道和剑南道；山南西道没有医僧所居，迁出大于徙入。关内道和山南西道一样，徙出大于迁入，该道没有驻锡，所出的 1 位医僧徙居都畿道。

河北、岭南、山南东和剑南四道所居医僧占这一时期的总数比与所出医僧占的总数比之差较淮南道、江南西道、山南西道、关内道四道大。就河北道而言，所居、所出的医僧分别是 7 人、6 人，所出医僧中的 3 位徙居京畿道，1 人驻锡本道，另外 2 人分别迁入淮南道和江南东道；所居的医僧除去本道所出的 1 人外，其余分别来自都畿道、河南道及周边区域，其中周边区域最多，占该道徙入总数的2/3，而河南道和都畿道每道各 1 人。可见，外地移入者多于本道移出者。岭南道所出的 2 位医僧，1 人驻锡本道，1 人迁往江南东道；迁入岭南道的医僧分别来自陇右道和周边区域，分别是 1 人和 2 人；可见，岭南道医僧徙入是大于徙出的。山南东道和剑南道所出与所居医僧所占的总数比之间的差额是一样的，但二道所居、所出医僧的绝对数额上存在着差别。山南东道所居、所出的医僧人数分别是 3 人、1 人，剑南道则分别是 4 人、2 人。山南东道所居的医僧除去来自本道的 1 人外，其余两人分别来自河东道和山南西道；剑南道所居的医僧除去来自本道的 2 人外，另外 2 人分别来自山南西道和周边区域。可见，山南东道和剑南道所出的医僧全部驻锡于本道，无有医僧徙出，这就表现出徙入大于徙出的特点。

河东、都畿和陇右三道所出医僧与所居医僧占这一时期的总数比的差额在十四道中处于中间位置。河东道，所居的 3 位医僧除去 1 人来自本道外，另外 2 人则来自周边区域，占本道所居医僧总数的 2/3；所出的 4 位医僧则大部分徙居外地，占本道所出医僧的 3/4，分别徙往京畿道、山南东道及江南东道。都畿道所出的 2 位医僧全部徙出本道，分别徙居京畿道和河北道。驻锡于都畿道的医僧有 1 人来自关内道，另外的 5 人来自周边区域。其实这些周边区域来华医僧驻锡于都畿道，实际上是集聚洛阳和嵩山。陇右道所出的医僧有 11 位，占这一时期汉地医僧总数的 24.44%，居十五道之首位。这 11 位医僧除去 4 人驻锡本道外，余下的分别徙居京畿道、江南东道、岭南道，其中徙居江南东道的最多，占该道徙出总数的 4/7；徙入陇右道的医僧全部来自周边区域，陇右道的医僧徙出远大于徙入，其绝对差额达 4 人，这主要与陇右道独特的地理位置密切相关，也表现出陇右道的医僧对外界的兴趣更为强烈。

综上，魏晋南北朝时期医僧游徙的特点如下：第一，江南东道和京畿道，主要是建邺、长安，是这一时期医僧向往的地方，是最大的医僧游徙聚集地。第二，剑南、山南东、江南东、岭南几道，无有医僧徙出，但是却有医僧的徙入，说明这些地区是医僧游徙的聚集区。第三，陇右道和河南道是医僧游徙的发散区域。河东道和关内道所出医僧的绝对数额较少，是以，其游徙的发散程度不如陇右道和河南道。第四，淮南、河东、河北三道医僧的迁入、徙出都不多，并且大体相当。河北道移居在外的医僧还是少于外地进驻的医僧，河东道则相反，淮南道则相等。第五，关内道和山南西道所出医僧较少，全部徙居外地，而且二道无医僧迁入。第六，医僧徙居主要面向建邺、长安二地。第七，周边区域来华医僧居建邺、长安最多，其次是洛阳、相州、凉州，可见这些地区对周边区域来华医僧具有强烈的吸引力。

（二）唐代医僧游徙区域与魏晋南北朝时期的比较

唐代籍生地及主要驻锡地皆可稽考的医僧有 104 人，其中汉地医僧有 76 人，驻锡于本道的医僧有 46 人，徙出本道驻锡于别道的有 30

人；周边区域来华医僧有 28 人。魏晋南北朝时期籍生地和主要驻锡地皆可稽考的医僧有 85 人，汉地医僧有 45 人，周边区域来华医僧有 41 人；汉地医僧驻锡于本道的有 16 人，徙出本道驻锡于别道的有 29 人。可见，虽然魏晋南北朝时期医僧的总人数小于唐代，但是周边区域来华医僧却几乎占了这一时期总人数的一半，而唐代只是总数的 26.92%，在数额上也远远小于魏晋南北朝时期。这是因为魏晋南北朝时期大量周边区域僧人来华，在早期的印度佛教中，知医的僧人较多。经过魏晋南北朝时期佛教在中国的发展，唐代佛教臻于繁盛，涉医佛经大量被翻译，但是到了唐代后期，周边区域来华的僧人逐步减少，是以唐代周边区域来华的医僧亦逐步减少。

魏晋南北朝时期医僧的游徙空间与唐代有较大的区别，主要区别如下：

首先，经过上文的研究发现，唐代的河南道、河北道、山南东道、江南东道和陇右道五道所出的医僧在全国所占的总数比大于所居医僧在全国所占的总数比。魏晋南北朝时期则是关内道、河南道、河东道、淮南道和陇右道所出医僧在这一时期所占的总数比大于所居医僧在这一时期所占的总数比。

这里尤其值得注意的是江南东道和陇右道，两道在这两个时期变化比较大。就江南东道而言，魏晋南北朝时期它是医僧最为向往之地，没有医僧徙出，来自河南、河东、河北、淮南、江南西、岭南、陇右各道及周边区域的医僧齐聚此地，徙入该道的汉地医僧有 13 人，占徙入汉地医僧总数的 44.83%，徙入的周边区域来华医僧占周边区域来华医僧总数的 27.5%，是当时最大的医僧徙入地。但是，唐代这里却是医僧的主要徙出地，所出的 24 位医僧有 9 位徙居外地，占唐代医僧徙出总数的 30%，分别徙居京畿、河东、淮南及山南东四道，尤其是徙居京畿道最多，占该道徙出总数的一半以上，并且唐代无周边区域来华医僧徙居该道。因为魏晋南北朝时期，江南东道的建邺是南方重要的经济、政治、文化中心，亦是佛教文化的中心，吸引着大量汉地医僧和周边区域来华医僧前来驻锡和游锡；唐代这一地区虽然依然保留着浓厚的佛教文化底蕴，但其作为首都的政治地位丧失，而长安和洛阳的政治地位得到大大的提升，是以长安、洛阳吸引着大量的医僧前去驻锡，尤其是唐代前期江南东道就有 4 位医僧徙居长安。陇右道在唐前期即无医僧居留，也无医僧徙出，后期所出的医僧共有 4 位，全部驻锡于沙州。如前所述，这有很大的偶然性。但是魏晋南北朝时期陇右道所出的医僧人数最多，其中有 7 位徙出本道，占这一时期徙出医僧总数的 43.75%，是这一时期最大的徙出地，只是当时医僧主要徙居江南东道之建邺，而非长安。

河南道和河北道在这两个时期均是医僧的主要徙出地，河南道在唐代和魏晋南北朝时期徙出的医僧人数分别是 5 人、6 人，分别占当时徙出总数的 16.67%、20%；河北道分别是 3 人、5 人，分别占当时徙出总数的 10%、16.67%。只是在魏晋南北朝时期河北道有医僧的迁入，而且是迁入大于徙出；唐代河北道则无医僧驻锡。河南道在两个时期的情况则相反，魏晋南北朝时期该道无医僧驻锡，唐代则有出自本道的医僧及来自山南东道和周边区域来华的医僧前来驻锡。

关内道在两个时期所居、所出的医僧数额很少。关内道在魏晋南北朝时期所出医僧只有 1 人，并徙居外地，而且也没有医僧迁入该道；唐代则相反，没有医僧所出，但却有 1 位周边区域来华医僧前来驻锡。山南西道在两个时期均无医僧徙入，亦无医僧驻锡，魏晋南北朝时期所出的 2 位医僧全部徙居外地。淮南道在两个时期的变化，较之山南西道则更为明显一些。魏晋南北朝时期该道迁出、迁入的医僧都是 1 人；唐代随着运河的开通，扬州迅速发展起来，成为当时淮南道内最大的佛教中心，又因处于重要的交通枢纽地位，吸引着医僧前来驻停。唐代徙入淮南道的医僧主要来自江南东道和周边区域，而且与魏晋南北朝时期不同，这一时期该道所出的医僧更多地选择驻锡本道。

其次，都畿道所出、所居医僧在全国所占的总数比变化也比较明显。两个时期都畿道所出的医僧均是 2 人，并全部移居外地；徙入该道的医僧却有所不同，魏晋南北朝时期有 1 位来自关内道和 5 位周边区域来华医僧徙入都畿道，唐代徙入都畿道的医僧来源则要广泛，分别来自京畿道、河北道、江南西道及周边区域，而且在人数上无论是周边区域来华医僧还是汉地医僧都比魏晋南北朝时期要多，尤其是周边区域来华医僧有 8 位驻锡于都畿道，占唐代周边区域来华医僧总数的 28.57%，仅次于京畿道，居全国第二位。

京畿道虽然在两个时期都是医僧的主要迁入地，但是其地位却有很大的不同。魏晋南北朝时期，京畿道所出的医僧全部驻锡本道，无医僧迁出；唐代京畿道所出的医僧除大部分驻锡本道外，还迁往都畿道和江南东道。京畿道所居医僧的来源，唐代较之魏晋南北朝时期要广泛得多，唐代有医僧所出的 11 道，除去江南西、剑南、陇右三道没有医僧迁入京畿道外，其余 8 道均有医僧徙居京畿道。魏晋南北朝时期迁入京畿道的只有都畿道、河东道、河北道和陇右道的医僧。魏晋南北朝时期徙入京畿道的医僧在数量上根本无法与唐代相提并论，唐代徙入该道的汉地医僧有 22 人，占唐代徙入汉地医僧总数的73.33%；魏晋南北朝时期只有 9 人，占这一时期徙入汉地医僧总数的 30%。尤其是周边区域来华医僧，唐代集中于京畿道，唐代周边区域来华医僧中的 53.57% 驻锡京畿道。魏晋南北朝时期只有 10 人驻锡于该道，仅占这一时期周边区域来华医僧总数的 24.39%。可见无论是在数量上还是所占比重上，魏晋南北朝时期周边区域来华医僧驻锡该道的情况都无法与唐代相提并论。

河东道和山南东道在两个时期，均表现为徙入与徙出大体相当，不同的是河东道是徙入略大于徙出，山南东道则相反。但是在绝对数额上，唐代江南东道所出的医僧较之魏晋南北朝时期多出 5 人，而且唐代该道所出的医僧大部分选择居留本道，另外的 3 人则迁往京畿道。魏晋南北朝时期该道所出的医僧则大部分选择徙居外地，分别迁往京畿、山南东和江南东三道，可见魏晋南北朝时期该道医僧对外面更有兴趣。从迁入的地域来看，魏晋南北朝时期则较唐代要小，只有周边区域来华医僧选择驻锡于此，唐代除去周边区域来华医僧外，还有来自河北道和江南东道的医僧选择居停该道。

江南西道所居、所出医僧的数量在魏晋南北时期和唐代差距不大，分别是 3 人、1 人，2 人、3 人，唐代徙出略大于徙入，魏晋南北时期则表现为迁入大于徙出。剑南道所出的医僧在两个时期全都选择居留本道，只是在魏晋南北朝时期有来自山南西道和周边区域的医僧迁入，而唐代则无医僧迁入。唐代岭南道在唐代没有医僧所出，只有 1 位来自周边区域的医僧驻锡于此；魏晋南北朝时期该道不但有医僧所出，而且还有迁居外地者，徙入该道的医僧则主要是来自周边区域和陇右道的医僧。

综上所述，魏晋南北朝时期和唐代医僧徙居的空间分异，可以归纳如下：第一，与唐代不同，魏晋南北朝时期江南东道是医僧极度向往的地方，是最大的医僧游徙聚集地，唐代其地位被京畿道所取代，尤其是长安及终南山成为医僧游徙的集聚地。都畿道的洛阳及嵩山亦如此。第二，唐代周边区域来华医僧游徙的集中程度明显高于魏晋南北朝时期。唐代高度集中在京畿道和都畿道，而魏晋南北朝时期则较为均衡地分布于京畿道、江南东道、都畿道、河北道等。第三，唐代医僧徙居他乡大体上遵循就近和面向两京及江南地区这一规律，而魏晋南北朝时期则无此规律。第四，唐代医僧徙居的方向主要是由南向北，北方是医僧的徙入地，南方呈现徙出的形态，而魏晋南北朝时期则表现为由北向南徙居。第五，魏晋南北朝时期医僧徙居的集中度小于唐代，表现出相对分散。

二　与唐代高僧游徙空间的比较

为了更好地了解医僧在唐代游徙的具体情况，有必要将其与唐代高僧的游徙空间进行比较研究。李映辉先生在《唐代佛教地理研究》一书中对唐代高僧的游徙空间分异进行了较为细致的研究。下文将根据李先生研究的成果，从唐代前、后期的角度对医僧和高僧的游徙空间进行比较研究。

（一）唐代前期高僧与医僧游徙空间的比较

由于李先生研究的基本单位是按贞观十道划分的，而我们统计的基本单位是开元十五道，为了更好比较，将开元十五道的相关数据归入十道。即京畿道和关内道合并为一道，都畿道和河南道合并为一道，江南东、西二道合并为江南道，山南东、西二道合并为山南道，黔中道和剑南道合并为一道。

据李先生统计，唐代前期全国的高僧有346人，分别在全国十道间游徙，周边区域来华的高僧有23人，占总数的6.64%。据我们统计，唐代前期全国十五道的医僧有79人，在除去黔中道、关内道、山南西道、陇右道之外的11道间游徙，周边区域来华医僧的有23

位，占总数的 29.12%。可见，唐代前期周边区域来华的医僧较高僧在全国所占的比重要高，是不可忽视的一特点。

下面分别以贞观十道为基本单位进行比较研究。

首先，据李先生的统计得出，唐前期，全国十道中只有关内道和剑南道所居高僧占全国的总数比高于其所出高僧占全国的总数比。据前文研究，医僧则呈现出些许的不同。据我们的统计发现，由于唐代前期，关内道和黔中道即无医僧所出、亦无医僧所居，是以我们统计的关内道和京畿道，剑南道和黔中道，就相当于李先生之关内道和剑南道。通过数据可以看出，京畿道的医僧和高僧一样，所居占全国的总数比远远高于所出占全国的总数比，医僧和高僧都会集于关内道之京师长安及附近的终南山地区。但医僧和高僧有所不同的是，剑南道所居医僧占全国总数比略低于所出医僧占全国的总数比，但是剑南道所出医僧全部驻锡本道，也无医僧迁入本道；高僧则大部分居留本道，极少数的徙居京畿道和陇右道，亦有高僧徙居本道，而且是徙入大于迁出。

与高僧所居、所出占全国的总数比有所不同，都畿道所居医僧占全国的总数比远高于所出医僧占全国的总数比。李先生的统计得出唐前期河南道所出高僧占全国的总数比与所居高僧占全国的总数比之差为 -3.5%，但都畿道医僧二者之差为 15.34%，河南道二者之差仅是 1.66%，两者相抵，则是 13.46%。可见，都畿道所居的医僧远远高于所出的医僧，迁入者远大于徙出者；而高僧则有所不同，迁入者少于迁出者，是高僧的迁出地。从医僧的数额上看，河南道和都畿道所出、所居医僧总数分别是 7 人、17 人，分别占总数的 12.5%、21.52%；二道所居、所出的高僧总数分别是 42 人、49 人，在全国所占的比重分别是 10.1%、13.6%。可见，河南道所出的高僧在全国的比重高于医僧，但是所居医僧的比重则相反，说明这里对医僧具有较大的吸引力，是其理想的驻锡之所。

江南东、西二道，所居高僧占全国的总数比与所出高僧占全国的总数比之差是 -2.8%，医僧则是 -4.96%。江南道高僧是少出少进，江南道所出的高僧移住关内道的最多，关内道的高僧却没有居住在江南的；江南道高僧去河南道的不多，河南道高僧徙居江南却是诸道中最多的。^① 但是，唐代前期，江南东、西二道所出的 15 位医僧中，有将近一半的选择移住外地，其中以徙居京畿道最多，有 4 人，其余的则分别徙居都畿道、河东道和淮南道；迁入江南东、西二道的医僧只有 1 人，来自京畿道。可见，与高僧不同，江南东道是医僧的主要徙出地，加上江南西道，所迁出的医僧多达 7 人，占徙出总数的 28%；而迁入则很少只有 1 人，仅占迁入总数的 4%，属于多出少进。而且，从徙出的范围看，高僧较之医僧也更为广泛一些。

山南东、西二道所出的医僧有 6 位，所居医僧有 3 人，所出、所居全部集中在山南东道。山南东道所居、所出医僧占全国的总数比之差是 -1.60%，与高僧类似。山南道所出的高僧有一半以上移住外地，主要是移住关内道，其次是河南道，再次是江南道，其他地方则较少。^② 山南东道所出的医僧，有一半选择徙居外地，主要方向是河南道，其次是京畿道，这与高僧略有不同。山南东道无医僧迁入，属于只出不进；高僧则有 7 人迁入，占所居高僧总数的 38.89%，但是迁入的人数少于徙出，而且来源亦比较广泛，分别来自关内道、河南道、河北道、江南道等。

河北道所居的高僧占全国的总数比与该道所出高僧占全国的总数比的差额是 -5.9%，医僧是 -3.66%。该道所出的高僧绝大部分徙居外地，所居高僧的绝大部分是本道人，该道是一个比较大的高僧移徙区域。^③ 河北道所出的医僧全部徙居外地，而且也没有医僧迁入，属于医僧驻锡的空白区，亦是一个比较大的医僧移徙区域。

陇右道所居高僧甚少，1 人出自本道，1 人来自剑南道。陇右道所出高僧绝大部分为他方所吸引而驻锡在外，与河北道相比，陇右道的高僧对外界的兴趣更为强烈。^④ 但是，如前所述，唐代前期陇右道既无医僧所出，亦无医僧驻锡，属于医僧分布的空白区域。

淮南、河东、岭南三道所出高僧占全国的总数比与所居高僧占全国的总数比大体相当。三道所出、所居的医僧在全国的总数比亦大致

---

① 李映辉：《唐代佛教地理研究》，第 79 页。
② 同上。
③ 同上。
④ 同上。

相当，淮南道和河东道与高僧类似，都是所出略大于所居，但岭南道医僧则表现为所出略小于所居。这是因为，岭南道没有医僧所出，却有来自周边区域的医僧迁入。

从全国的范围看，唐代前期全国十道均有高僧徙出和迁入，就医僧而言，关内、山南西、剑南、岭南、陇右及黔中六道无医僧徙出，其中这六道除去剑南道有医僧所出之外，其余五道均无医僧所出；唐代只有京畿、都畿、河南、河东、淮南、江南东及岭南七道有医僧迁入。可见，从迁入和徙出的范围看，唐代前期医僧更为集中一些，也就是医僧的游徙空间较之高僧更为集中。

从迁徙的南北方论之，唐代前期，北方诸道迁入的高僧有 131 人，其中有 20 人属于外域来华高僧；徙出的高僧人数是 94 人。南方迁入的高僧共有 30 人，包括 3 位外域来华高僧；迁出的高僧共 44 人。可见，就汉地高僧而言，北方的迁入大于徙出，南方则相反，这说明就南北论之，南方属于高僧的迁出区。这与医僧类似，前文已述，此不再赘述。

从外域来华高僧和周边区域来华医僧驻锡于诸道的情况观之，二者均表现出高度集中于京畿道之长安和都畿道之洛阳。唐代前期有 23 位外域来华高僧分别徙居于关内道、河南道、河东道、江南道和岭南道，人数分别是 8、10、2、2、1。唐代前期，周边区域来华医僧徙居于京畿道、都畿道、河南道、河东道及岭南道，人数分别是 12、8、1、1、1。可见，周边区域来华医僧和外域来华高僧一样，集中分布于长安和洛阳所在的两京地区，但是医僧较之高僧则更为集中一些，更多的徙居于北方。

综上，可以发现以下几点：第一，无论是医僧还是高僧，京畿道和都畿道都是主要的迁入地，尤其是长安和洛阳，是全国高僧和医僧向往的地方，是主要的游徙聚集地。第二，河北道是医僧和高僧的移徙的区域；河南道、江南东道、河东道、山南东道几道的高僧和医僧徙居外地者比较多，是主要的徙出地。具体而言，高僧在河南、山南、河东三道出略大于进，江南道属于少进少出之地。但医僧则略有不同，河南道属于出略大于进，河东道进出一样，江南东道属于大出少进之地，山南东道属于只出不进。剑南道的医僧和高僧徙出者均比较少，基本上选择驻锡本道。第三，陇右、岭南二道属于高僧游徙的发散区域，医僧则有所不同，岭南道属于医僧的迁入区域，陇右道则属于医僧游徙的空白区域。第四，高僧和医僧一样，徙居外地基本上遵循就近和面向长安、洛阳二京的规律。第五，长安和洛阳对于外域来华的高僧和周边区域来华医僧的吸引力最大，周边区域来华的医僧和外域来华高僧一样，居长安、洛阳者最多，而且基本上是在北方。第六，医僧和高僧一样，徙居的方向遵循从南向北的移徙。第七，从全国游徙的范围看，唐代医僧和高僧一样均呈不均衡的特点。第八，医僧和高僧游徙的空间在某些方面也呈现出不同的特点。从医僧和高僧游徙的整个布局来看，高僧的徙居较为分散，医僧徙居更为集中。

（二）唐代后期高僧与医僧游徙空间的比较

唐代后期较之前期，高僧和医僧的人数都呈现明显减少的趋势。据李先生的统计，唐代后期全国十道所出和所居的高僧有256人，占全唐期总数的41.83%；后期医僧则只有25人，比前期有明显的减少，尚不及前期的1/3，只占全唐期总数的24.51%。可见，在绝对数额上和所占的比重上，医僧减少的幅度大于高僧。

从游徙的区间范围而言，唐代后期高僧游徙的区间范围依然是全国十道，但医僧的游徙区间较之前期则有稍微的缩小，只在京畿、都畿、河南、河东、山南东、江南东、江南西、陇右和剑南9道有医僧的迁入或徙出。可知，从迁入和徙出的范围看，唐代后期医僧和前期一样较之高僧则更为集中一些。

从迁徙的南北方论之，唐代后期，北方诸道迁入的高僧有55人，其中有10人属于外域来华者；徙出的高僧人数是54人。南方迁入的高僧有62人，包括5位外域来华高僧；迁出的高僧共48人。可见，就汉地高僧而言，南方的迁入大于徙出，北方则一改前期迁入大于徙出的局面，成为高僧的徙出地，南方则属于高僧的迁入地。这与医僧有所不同，如前所述，唐代后期北方依然是医僧主要的徙入地，南方诸道徙出的总人数依然大于北方诸道，但是南方作为医僧的徙出地的状态较之前期有明显的降低。

就周边区域来华医僧而言，周边区域来华医僧和外域来华高僧一样，后期无论是在人数还是在全国所占的比重较之前期都有明显的减少和降低。唐代后期周边区域来华的医僧只有 5 人，在数额上比前期有明显的减少，在全国所占的比重仅是 20%，减少的幅度高达 9.91%；后期外域来华的高僧则有 15 人，虽然较之前期有所减少，但是在全国所占的比重则变化不大，减少的幅度仅是 0.55%。可见，周边区域来华的医僧在后期减少的幅度较之外域来华的高僧要大得多。从外域来华高僧和周边区域来华医僧驻锡于诸道的情况观之，唐后期外域来华的高僧分别驻锡于关内道、河南道、江南道及剑南道，人数分别是 9 人、1 人、4 人、1 人；周边区域来华医僧则分别驻锡于京畿道、关内道和淮南道，人数分别是 3 人、1 人和 1 人。可见，唐代后期外域来华高僧和周边区域来华医僧集中分布程度均较前期有一定的增强，都依然集中分布于京畿道之长安，但前期集中分布于洛阳的情况在后期不复存在。

　　唐代后期各道高僧和医僧的游徙区域又有一些变化，下面分道论之：

　　首先，关内、河东、山南、剑南四道所居高僧和医僧占全国的总数比高于其所出的高僧和医僧占全国的总数比。关内道所居高僧的比例高出所出高僧的比例 9.6 个百分点，医僧则是 20.6 个百分点，均是差额最大的地区。迁入该道的高僧主要来自外域，其次是江南道，再次是陇右道和河东道，以下依次是河南道、河北道、剑南道；与高僧情况有所不同的是，居住于该道的医僧则基本上来自周边区域，占迁入总数的 4/5，只有 1 人来自江南东道。可知，长安依然是全国高僧和外域高僧的荟萃之地，但长安已经不是汉地医僧的荟萃之地。从迁出看，后期关内道迁出的高僧有 8 人，占迁出总数的 7.84%，并且以居江南道者居多，与前期关内道高僧不大愿意徙居江南道不同。后期只有 1 位医僧出自京畿道，并徙居于都畿道。唐后期河东道同前期一样，进进出出的高僧都比较多，但是后期外地进驻的高僧多于本地徙出的。[1] 唐代后期河东道没有医僧所出，只有 1 位来自江南东道的医僧前来驻锡。山南道后期所居高僧和医僧的比例超过所出高僧和医僧的比例，迥异于前期。山南道高僧的迁入大于迁出，迁入和徙出的

----

　　① 李映辉：《唐代佛教地理研究》，第 80 页。

人数分别是 11 人和 9 人，迁入和徙出的区域主要是江南、河南、河北和淮南四道。唐后期，山南东、西二道没有医僧所出，仅有 1 位来自江南东道的医僧迁入。剑南道是高僧移入大于徙出的地区，但是就医僧而言，后期与前期一样，所出的医僧全部居留本道。剑南道所出的医僧和高僧一样，不喜外出，本道的吸引力更大。

其次，河南、江南及陇右三道所居高僧和医僧占全国的总数比小于各道所出高僧和医僧占全国的总数比。唐代后期，河南道所居高僧占全国的总数比略低于其所出高僧占全国的总数比，与高僧有所不同的是，医僧所居、所出的差额是 −1.9%。唐代后期高僧在河南道的进出和前期类似，属于大进大出，只是徙出略大于徙入。① 如前所述，都畿道医僧无论是就其所出、所居的数量，还是迁入者的来源而言，前后期的变化都十分显著。河南道在后期所出的 2 位医僧，其中 1 位居留本道，另外 1 人徙居江南东道。唐代后期江南道高僧游徙情形与前期不大相同，唐后期居住在江南道的高僧虽然大部分依然是本道所出，但来自外地的高僧所占的比例也是不小的。外域高僧驻锡于江南道的人数，仅次于关内道；迁入江南道的高僧来自于除去陇右道的其余九道，最多的是河南道，江南道在后期对于高僧的吸引力及高僧来源的范围是别道所不能及的；江南西道在后期已是一个高僧游徙的聚集地。而江南东道后期则成为高僧游徙的发散区。② 唐代后期，江南东、西二道所出的医僧共有 12 位，其中 9 人居留本道，另外 3 人分别徙居京畿、河东和淮南。迁入江南东道的医僧只有 1 位，来自河南道。可见，唐代后期江南东道依然是医僧的主要徙出地，占徙出总数的 3/5，是医僧游徙的发散区，但与高僧情况所不同的是，医僧徙居的方向主要是北方，而非江南西道。而江南西道在唐后期也不是医僧游徙的聚集地，这里没有医僧迁入，所居留的 2 位医僧全部出自本道。可见，江南东、西二道对于医僧的吸引力小于高僧。陇右道前后期高僧的游徙状况近乎一致，是发散地区。③ 就医僧而言，陇右道一

---

① 李映辉：《唐代佛教地理研究》，第 83 页。
② 同上书，第 84 页。
③ 同上书，第 83 页。

改前期无医僧所出、所居之局面，所出的 4 位医僧全部居留本道，全部来自本道沙州的敦煌地区，而且没有外地医僧徙居该道。如前所述，由于我们统计资料的来源的特殊性，这具有很大的偶然性。

最后，唐代后期，淮南道、河北道和岭南道所出、所居医僧在全国的总数比之差与高僧有所不同。唐代后期淮南道所居高僧占全国的总数比略高于其所出医僧占全国的总数比，与高僧情况有所不同的是，后期淮南道无医僧所出，只有 1 位周边区域的医僧徙居该道。河北和岭南二道，在唐代后期均无医僧所出，亦无医僧所居，成为医僧游徙的空白区域。就高僧而言，唐代后期和前期一样，河北道所居高僧比例小于所出高僧比例，徙出的总人数是 17 人，仅次于江南道，是高僧的主要徙出地。岭南道在前期是高僧游徙的一个发散区域，后期所出的 3 位高僧，全部徙居江南道，亦有来自于江南道和剑南道的高僧徙入该道，徙出和迁入大致相当。①

综上所述，唐代后期医僧和高僧徙居的空间分异，可以归纳如下：第一，唐代后期，高僧移徙主流方向有所改变，即由前期荟萃两京，改为流向京畿道、山南西道、江南西道。上述三道所居高僧占全国总数比例明显高于本道所出高僧占全国的总数比。其他诸道除都畿、河东、关内三道所居高僧比略高于所出高僧比，均呈相反状态（黔南道不计入内）。② 但医僧与高僧不一样，游徙的总人数只有 5 人次，分别是流向京畿道、都畿道、河东道、江南东道、淮南道，而且每道均是 1 人，游徙的主流方向不甚明显。第二，唐代后期，京畿道的长安和都畿道的洛阳依然是高僧游徙的聚集地，但医僧与高僧不同，尤其是洛阳不再是医僧的聚集地。第三，唐代后期，河北道、陇右道和江南东道是高僧移徙的发散区域，河北道和陇右道是医僧迁入和徙出的空白区域；江南东道在唐代后期依然是医僧的主要徙出地，是游徙的发散区，只是徙居的方向与高僧情况不同。第四，河东道、山南道、淮南、剑南四道高僧的游徙人数不是很多，有出有进，而且是进略大于出；后期河东、山南东、淮南三道属于医僧的迁入区域，河

---

① 李映辉：《唐代佛教地理研究》，第 83 页。
② 辛德勇：《唐高僧籍贯及驻锡地分布》，第 305 页。

东、山南东、山南西、淮南和剑南五道没有医僧迁出，属于医僧迁出的空白区域；是以，江南西道和剑南道属于医僧迁徙的空白区。第五，河南和岭南二道高僧的迁入略少于徙出。河南道高僧则表现为大出大进，岭南道属于迁出和迁入都比较少；河南道医僧在唐后期，进出的数额都比较少，岭南道则属于医僧移徙的空白区域。第六，唐代后期高僧徙居外地大体上遵循面向江南和长安、洛阳、五台山以及就近驻锡的原则，但医僧确无此特点。第七，唐代后期，长安对于外域来华的高僧和周边区域来华医僧的吸引力仍然最大，周边区域来华的医僧和外域来华高僧一样，居长安者最多，只是外域来华高僧表现出对江南道兴趣的增强。第八，唐代后期高僧徙居的方向表现为从北向南，医僧似乎依然保持着自南向北游徙的特点。从全国游徙的区间范围看，唐代后期呈现大面积医僧游徙的空白区域，只有少数区域有医僧的游徙。从医僧和高僧游徙的整个布局来看，高僧的徙居较为分散，医僧的徙居更为集中。

第四节　唐代医僧游徙区域及流向的特点

概观唐代医僧游徙区域及流向，主要呈现出以下特点。第一，唐代医僧游徙区域与流向，呈现出不均衡的特点。唐代医僧主要游徙于两京及一些佛学的中心区域。第二，唐代出现了几个较为密集的医僧游徙区域，如两京、衡山、天台山等。第三，唐代医僧游徙区域在前后期变化明显，前期明显流向两京所在的北方，表现为南方医僧徙居北方，后期这种趋势有所降低。第四，唐代医僧的游徙区域与医僧的游徙流向二者之间有着比较密切的联系。医僧游徙的密集区域往往也是医僧主要的流向之地。第五，周边区域来华医僧主要集中于两京地区。第六，唐代高僧和医僧的游徙区域出现较多的重合，只是在某些方面呈现出一些细微的差别。唐代医僧的游徙区域与南北朝时期医僧的游徙区域有较大的不同。

上述分布特点反映了游徙区域和流向的大致状况，出现这些特点的原因有以下几方面：一是政治、经济、文化因素的影响。通都大邑和名山大川，往往是人口众多的政治中心和经济、文化发达的区域，佛事颇为繁盛，信奉佛法的人数就相对较多，是医僧求法和弘法的主要场地。二是自然地理环境的影响。一些风景秀丽之地，是医僧流向之地。如五老峰法藏北至庐山登五老峰，"爱其灵异，独止寒林，采橡栗，掬溪涧，聊延形气，而止数年"。三是佛教中心区域影响。如前所述，医僧的首要任务是求法，佛教发达区域自然吸引医僧前来寻求佛法，因此是医僧求法的集聚之地，也是医僧游锡与驻锡之地，亦是医僧迁入之地。如佛教中心区域的河渭分布带和邗沟—江南运河沿线分布带，就是医僧的游徙区域和流向之地。

结语　唐代佛教医学的特点

通过上述研究，可见唐朝佛教医学具有以下几个特点：

第一，唐朝佛教医学不断中国化。首先，从病因方面看，原始佛教医学的病因理论主要为四大不调说、三体液学说等，唐朝佛教医学不仅吸收了中医阴阳五行学说和脏腑学说的内容，且与其哲学观融合形成了一种区别于四大不调病因说的新理论，即五大归纳法。该理论随着密宗经典的大量翻译而日益兴盛，成为佛教医学的基础理论之一，对后世佛教医学产生了深远影响。此外，唐朝佛教病因说比魏晋时更重视吸收中国传统的星宿命理风水理论，大藏经中收录有关星宿命理风水病因说的佛经魏晋时两部，而唐朝时六部。且含有星宿命理风水理论的经书，魏晋时多为僧人翻译，唐朝则多为僧人所作。可见，唐朝僧人对该病因说更重视。其次，从疾病诊疗方面看，一些唐朝僧人直接采用中医治疗法，如智保以"寒则水淋，热则火灸"的方法治疗疟疾，运用的是中医的反治法。还有唐朝僧人直接采用中药方，如敦煌文书中的中土僧人所传"白术饮子方"与道宣的"天王补心丹方"。此外，还有唐代僧人吸收道教的外丹术，炼制服用丹药，甚至直接使用道教咒语如"急急如律令"等。

第二，唐朝佛教医学对中医学、道教医学产生了深刻影响。首先，佛教医学理论对中医学和道教医学产生了深刻影响。唐朝中医文献和敦煌道教文献中，反复出现原始佛教的四大不调病因说，体现出中医学对佛教医学的吸收与认可。在孙思邈的《千金要方》中，他反对杀生且要求医者要有普救众生的医德，这显然是受佛教医学的影响。《千金方》的药物种类比《唐本草》多出 680 种，且强调了乳、蜜等食药的功效，这与佛教医学"万物为药"及重视食药的做法十分相近。其次，佛教治疗方法被唐朝医家接受。唐朝中医籍中有多个佛教医学药方，如《千金要方》中有印度著名医僧耆婆的"耆婆万病丸"，其服用方法体现了佛教医学的特点，而非中医学"君臣佐使"的特点。《千金要方》中的"芫花散"一方，出自隋初定州山僧惠通道人，是典型的佛教药方。此外，《千金翼方》中的阿伽陀药方、正禅方、惊禅方，《外台秘要》中的"耆婆汤"及《医心方》中的多个"耆婆方"，都是直接吸收了佛教医方。从治疗方法看，《千金要方》卷28的佛门调气法，要求"仰下徐徐定心，作禅观之法"等，也显示出唐代医家对佛教医学的治疗方法的接受。

第三，佛教医学在唐朝出现了内科学发展较快而外科学发展缓慢的特点。唐代佛教医学内科学的发展与其中国化的进程密切相关。唐代佛教医学在诊疗手段、治疗方法等方面从本土医学中汲取了营养，内科学有了长足的进步。从方药来看，唐朝包含有治病专方的汉译佛经由魏晋时的4部发展为29部，且这些专方还不断地被重复翻译和记载，笔者所见唐译佛经中重复或相近的药方有39个，有的药方甚至重复8次之多，这都说明了唐朝僧人对佛教治病专方的重视和认可。佛教医学的外科手术源于印度，第三章第二节我们介绍了《奈女祇域因缘经》中印度僧医所做的三例大手术，即肠梗阻手术、肝脏手术和脑部寄生虫清除术。这三例手术从术前诊断、术中操作、术后效果等方面看，都是当时条件下高水平的大手术，反映了印度佛教外科学的发达。但是，唐朝内地的佛教医学却难以找到这样的大手术。主要原因是中医内科治疗学的发展，使保守治疗有了一定优势，同时外科手术缺乏有效的止血、消毒和麻醉措施，风险很大。因为无论是《奈女祇域因缘经》中的大手术还是前述隋唐时期的大手术，都是患者在休克甚至昏迷、生命垂危的情况下进行的。也就是说，都是在不手术肯定保不住性命，做手术还有一线希望的情况下选择手术的。这恰恰说明，在人体解剖知识极不完善、消毒抗菌问题难以很好解决的情况下，做这种外科大手术的风险是极高的。正因如此，在唐代大医家孙思邈的《千金方》中，对大型外科手术则采取消极抵制的态度，认为"我道纯正，不述剖腹易心之异"。此外，中国传统的"身体发肤，受之父母"观念，要求保持身体的完整性，也是古人拒绝外科手术的重要原因之一。

第四，唐代前后期佛教医学体现出不同的特点。主要可从两方面看，一是佛教的医用咒语在唐后期大量出现。医咒合一是许多宗教的共同特点，佛典中也始终没有一部纯粹、专门的医学著述。开元时期随着密教的传入，以开元三大士为代表的密宗领军人物善无畏、金刚智、不空等，翻译了大量含有医用咒语的密教经典，使唐后期医咒书的数量增加，如义净翻译的《观自在菩萨如意心陀罗尼咒经》《曼殊室利菩萨咒藏中一字咒王经》、不空的《除一切疾病陀罗尼经》《能净一切眼陀罗尼经》等都出现在这一时期。佛教本认为，在佛法与医术的关系中，佛法既是医法、医法从属于佛法，唐后期这一精神得到了更充分的体现。密宗传入虽促使了唐代佛教的总体发展，但从医学的角度看，唐代佛教医学的科学因素却减少了。二是唐代医僧的籍生地、驻锡地、游锡区域的分布，前后期变化明显。籍生地整体呈现减少的趋势，尤其是后期集中分布区、带的消散，均匀分布区的增长，空白分布区的扩大，以及孤立分布点的形成。驻锡地分布变化主要反映在两个方面：一是唐代前后期总体分布变化明显。变化最明显的是东西两京所在的京畿道和都畿道，呈现急剧减少的趋势，江南东道和江南西道在唐后期成为医僧活动最多的地区。二是南、北方分布对比的变化。唐代后期北方医僧驻锡地分布明显低于南方，无论是作为主要驻锡地还是游锡地都不及南方，其主导地位被南方取代。游徙区域在前后期变化也明显，前期较为明显地流向两京所在的北方，后期这种趋势有所降低。这与唐朝前后期的众所周知的政治、经济形势的变化密切相关。

附录 1 魏晋南北朝时期医僧籍生地名录

　　说明：本名录的统计中关于籍生地等体例与唐代一致，此处不再说明。下面就不同之处略做说明。

　　一是为了研究的方便，道为基本的行政区划，以开元二十九年的行政区划为基准，根据魏晋南北朝时期具体的行政区划归入相应的道。

　　二是关于时段。本书研究时段以魏晋南北朝时期为主，故医僧应生活于魏晋南北朝时期，但因这一时期政权的更替颇为频繁，故需要具体的分析。笔者对僧传中的僧人逐一分析，依据下列标准而定：第一，如僧传中的晋僧，出生于汉但在魏晋也有活动的，则视为魏晋僧计入名录，否则不计。第二，一部分唐僧，若在南北朝时期已经入佛，且在隋也有活动，以南北朝僧计，否则不计。第三，周边区域来华医僧以其来华时间为主要标准。第四，在统计名录时，生卒年代不详者，需具体分析。是以，本书的统计的时期的概念较为宽泛，包括生于汉卒于魏晋以及在隋代前已经入佛的僧人等，而不以僧传中的"某僧"为唯一的标准。

　　三是资料范围。本书主要据《高僧传》《续高僧传》《历代三宝纪》《开元释教录》《出三藏集记》、笔记小说等，对魏晋南北朝时期医僧的籍生地进行统计。为节省篇幅，上述史籍在名录中使用简称，如《高僧传》简称《高》、《续高僧传》简称《续》、《历代三宝纪》简称《历》、《开元释教录》简称《开》、《出三藏集记》简称《出》、《太平广记》简称《太》。名录中只出现一两次的史籍则用原名。阿拉伯数字"3""4"等表示卷数。

（一）京畿道（2）①

京兆府（雍州） 僧肇b（《高》2，东晋）

泾阳 普安a（《续》27，南北朝隋）

（二）关内道（1）

竺法慧a（《高》10，东晋十六国）

（三）都畿道（2）

怀州 白法祖b（《古今译经图记》2，西晋）

郑州

虎牢 僧可a（《续》16，B，北朝齐）

（四）河南道（6）

兖州 令宗尼a（《比丘尼传》1，东晋十六国）

淄州 普明a（《高》5，刘宋）

豫州 慧思b（《续》5，B，南朝陈）

徐州

彭城 竺道生b（《高》7，B，刘宋）

沛县 僧谨a（《高》7，A，刘宋）

泗州 竺法旷a（《高》5，东晋）

（五）河东道（10）

代州

雁门 昙峦a（《高》6，B，北魏）

太原府（并州）

祁县 僧副b（《续》5，B，南朝梁）

晋州 法显b（《高》3，东晋十六国）

晋城县 慧远b（《续》8，北周隋）

河中府（蒲州） 昙询a（《续》16，北周隋）、昙迁b（《续》2，南北朝隋）

虞乡 慧海b（《续》11，南北朝隋）

河东县 童真a（《续》12，南北朝隋）

潞州 灵干b（《续》12，535—612 南北朝隋）

---

① 括号内为医僧籍生地人数，下同。

绛州

正平　僧善 a（《续》21，南北朝隋）

（六）河北道（8）

镇州（恒州）

扶山　道安 b（《高》5，东晋十六国）

定州

曲阳　灵裕 a（《续》9，南北朝隋）

赵州　彦琮 a（《续》2，南北朝隋）

洺州　僧昙①b（《续》9，南北朝隋）

沧州　僧远 a（《高》9，萧齐）

贝州

武城　江都慧海 a（《续》12，南北朝隋）

相州　信行 a（《续》16，南北朝隋）、洪遵 b（《续》21，南北朝隋僧）

（七）淮南道（1）

寿州　慧芬 a（《高》13，A，萧齐）

（八）山南东道（2）

襄州

襄阳　慧达 a（《续》29，南北朝隋）

荆州　智旷 a（《续》25，南北朝隋）

（九）山南西道（2）

涪州　僧崖 a（《续》27，北朝周）

澧州　惠成 b（《续》16，南朝梁）

（十）江南东道（5）

润州　吉藏 b（《续》11，南北朝唐）

湖州　法愿 a（《续》5，南朝梁）、法匮 b（《高》11，萧齐）

越州

会稽　昙颖 a（《高》13，刘宋）

---

①《六学僧传》卷22载："出洺州张氏。"这与《续高僧传》之记载的"洺州"有出入，根据传记中记载，僧昙的活动区域没有在洺州及其附近地区，是以笔者推测《六学僧传》所载应该是传写之误，故其籍生地以洺州为准。

婺州

东阳县　慧约a（《高》6，B，南朝梁）

（十一）江南西道（1）

岳州

华容　智颛a（《续》17，陈隋）

（十二）岭南道（2）

广州　支法存a（《法》77，东晋）

交州　康僧会a（《高》1，东吴）

（十三）剑南道（2）

绵州　宝象a（《续》8，北朝周）

汉州　尚圆b（《续》25，南朝梁）

（十四）黔中道（0）

（十五）陇右道（11）

沙州　竺法护b（《高》1，西晋）、于道邃a（《高》4，东晋十六国）、单道开a（《高》9，东晋）、昙霍a（《高》11，东晋十六国南凉）、法颖a（《高》11，萧齐）

凉州　竺佛念b（《高》1，东晋十六国符姚）、道泰b（《开》4，东晋）、慧觉b（《开》6，北魏）、宝云b（《高》3，刘宋）、智严a（《高》3，刘宋）

兰州　保志a（《高》11，萧齐梁）

（十六）周边区域（42）

西域（4）

竺昙无兰b（《开》3，东晋）、迦留陀伽b（《开》3，东晋）、僧伽跋陀罗b（《开》6，萧齐）、圣坚b（《开》4，东晋十六国）

龟兹（3）

帛尸梨密多罗b（《高》1，东晋）、佛图澄①a（《高》9，东晋

---

① 　西域人也，亦云天竺人。《高僧传》云本姓帛氏，但《世说新语注》引《澄别传》曰："不知何许人"，从其姓氏似乎为龟兹人，但王静安先生引《封氏闻见记》所引用光初五年碑，认为澄为罽宾王子。据赵明诚《金石录》卷20所记，此碑原文做"天竺"大国附庸小国之元子也。合校《闻见记》各种版本，"庸"字先误为"宾"字，而"附"字尚不误。最后乃有人将"附"字改为"罽"。故澄为罽宾人本因字之讹误也。（详见汤用彤《汉魏两晋南北朝佛教史》，武汉大学出版社2008年版，第131页。）故从其姓氏推测其为龟兹人。

十六国后赵）、鸠摩罗什 a（《高》2，东晋十六国姚秦）

　　康居（2）

　　康僧铠①b（《历》5，曹魏）、明达 a（《续》27，南朝梁）

　　天竺（33）

　　僧伽婆罗 b（《续》1，梁）、攘那跋陀罗 b（《开》7，北周）、毗尼多流支（《历》12，南北朝隋）、那连提黎耶舍 b（《续》2，南北朝隋）、佛陀跋陀罗 b（《高》2，东晋）、僧伽跋澄 b（《高》1，东晋十六国符秦）、佛陀耶舍 a（《高》2，东晋十六国姚秦）、弗若多罗 b（《高》2，B，东晋十六国姚秦）、昙摩耶舍 b（《高》1，东晋十六国姚秦）、菩提流支 b（《续》1，北东魏）、师贤 a（《魏书·释老志》114，北魏）、求那跋摩 a（《高》3，刘宋）、昙摩蜜多 b（《出》14，刘宋）、佛陀什 b（《开》5，刘宋）、菩提达摩 b（《续》16，北魏）、昙无谶 a（《高》2，十六国北凉）、月婆首那 b（《历》9，南北朝东魏）、瞿昙般若流支 b（《开》6，北东魏）、求那跋陀罗 a（《高》3，刘宋）、求那毗地 b（《高》3，萧齐）、昙摩伽陀耶舍 b（《开》6，萧齐）、耶舍崛多 b（《开》7，北周）、真谛 b（《续》1，梁陈）、竺律炎 b（《历》3，东吴）、维只难 b（《高》1，东吴）、耆域 a（《高》9，西晋）、竺佛调② a（《高》9，东晋十六国后赵）、昙摩崛多 b（《出》10，东晋十六国姚秦）、浮陀跋摩 b（《高》3，十六国北凉）、吉迦夜③ b（《开》6，北魏）、勒那漫提 a（《续》25，北魏）、阿那摩低④ b（《高》3，刘宋）、僧伽跋摩 b（《高》3，刘宋）

　　（十七）籍生地不可稽考者（30）

　　汉地医僧籍生地不考者（28）

　　支法度 b（《开》2，西晋）、法立 b（《开》2，西晋）、法矩 b（《开》2，西晋）、安慧则 a（《高》10，西晋）、治蚯蚓僧 a（《肘

　　────────

　　① 然从其所冠之康姓，推测可能与康居国有关。故认为其为康居人。

　　② 未详氏族，或云天竺人。这里归其为天竺人。

　　③ 《开元释教录》《历代三宝纪》均言其是西域人，但《佛祖历代通载》云"天竺三藏"，故认为其为天竺人。

　　④ 本康居人，世居天竺。

后备急方》7，晋）、治南郡掾病僧 a（《太》161，晋?）、仰道人 a
（《备急千金药方》10，东晋）、于法开 a（《高》4，东晋）、惠怜 a
（《北史》27，北魏）、昙曜 b（《续》1，北魏）、隐逸沙门 a（《魏
书》91，北魏）、僧坦 a（《魏书》91，北魏）、圆通 a（《续》25，
北齐）、道洪 a（《隋书·经籍志》，北朝齐）、道丰 a（《续》25，北
朝齐）、慧简 b（《开》5，刘宋）、杯度 a（《高》10，刘宋）、治元
稚宗病僧 a（《太》131，刘宋）、治范光禄病僧 a（《太》218，刘
宋）、圣火沙门 a（《南史》4，萧齐）、僧慧 a（《高》10，萧齐）、
昙景 b（《开》6，萧齐）、慧龙 a（《梁书》22，南朝梁）、智宣 a
（《宋史》207，隋之前）、智斌 a（《隋书》34，隋之前）、释莫满 a
（《隋书》34，隋之前）、宝贵 b（《开》7，北周隋初）、法进 a
（《续》18，? —617 南北朝隋）

外来医僧籍生地不可稽考者（2）

罗什① a（《晋书·艺文志》，晋）、筏提多摩 b（《釋摩訶衍論
序》，东晋十六国姚秦）

---

① 从其名字，可推知概为西域或印度僧。

附录2　魏晋南北朝时期医僧驻锡地名录

说明：本名录的统计中关于驻锡地等体例与唐代一致，此处不再说明。下面就不同之处略做说明。参考《唐代医僧驻锡地名录》和附录1的说明。

（一）京畿道

京兆府（雍州）

①长安

周边区域来华医僧：竺法护b（《高》1，A，西晋）、佛陀跋陀罗b（《高》2，A，东晋）、僧伽跋澄b（《高》1，A，东晋十六国符秦）、竺佛念b（《高》1，A，东晋十六国符姚）、佛陀耶舍a（《高》2，A，东晋十六国姚秦）、鸠摩罗什a（《高》2，A，东晋十六国姚秦）、弗若多罗b（《高》2，A，东晋十六国姚秦）、昙摩耶舍b（《高》1，A，东晋十六国姚秦）、昙摩崛多b（《出》10，A，东晋十六国姚秦）、筏提多摩b（《釋摩訶衍論序》，A，东晋十六国姚秦）、耶舍崛多b（《开》7，A，北周）、攘那跋陀罗b（《开》7，A，北周）、毗尼多流支（《历》12，A，南北朝隋）

汉地医僧：道安b（《高》5，A，东晋十六国）、白法祖b（《古今译经图记》2，A，西晋）、僧肇b（《高》2，A，东晋）、宝贵b（《开》7，A，北周隋初）、僧昙b（《续》9，A，南北朝隋）、彦琮a（《续》2，A，南北朝隋）、童真a（《续》12，A，南北朝隋）

法显b（《高》3，B，东晋十六国）、于道邃a（《高》4，B，东晋十六国）、宝云b（《高》3，B，刘宋）、智严a（《高》3，B，刘宋）、竺道生b（《高》7，B，刘宋）

420

②终南山：普安 a（《续》27，南北朝隋）

（二）关内道

（三）都畿道

1. 河南府（洛州）

①洛阳

周边区域来华医僧：康僧铠 b（《历》5，A，曹魏）、耆域 a（《高》9，A，西晋）、菩提流支 b（《续》1，A，北东魏）、勒那漫提 a（《续》25，A，北魏）

竺法护 b（《高》1，B，西晋）、佛图澄 a（《高》9，B，西晋十六国后赵）、僧伽跋澄 b（《高》1，B，东晋十六国符秦）、瞿昙般若流支 b（《开》6，B，北东魏）、菩提达摩 b（《续》16，B，北魏）

汉地医僧：法立 b（《开》2，A，西晋）、法矩 b（《开》2，A，西晋）、安慧则 a（《高》10，A，西晋）

诃罗竭 a（《高》10，B，西晋）、道安 b（《高》5，B，东晋十六国）、昙峦 a（《高》6，B，北魏）、僧可 a（《续》16，B，北朝齐）、灵干 b（《续》12，B，南北朝隋）

②嵩山：菩提达摩 b（《续》16，A，北魏）、竺法慧 a（《高》10，B，东晋十六国）、僧可 a（《续》16，B，北朝齐）、僧副 b（《续》5，B，南朝梁）、慧远 b（《续》8，B，北周隋）、洪遵 b（《续》21，B，南北朝隋僧）、灵干 b（《续》12，B，南北朝隋）

③除洛阳、嵩山之外的河南府地：诃罗竭 a（《高》10，A，西晋）

2. 怀州　慧远 b（《续》8，B，北周隋）

（四）河南道

青州　法显 b（《高》3，B，东晋十六国）、隐逸沙门 a（《魏书》91，B，北魏）、僧远 a（《高》9，B，萧齐）、江都慧海 a（《续》12，B，南北朝隋）

徐州　僧坦 a（《魏书》91，A，北魏）、杯度 b（《高》10，B，刘宋）、昙迁 b（《续》2，B，南北朝隋）

州（府）不详　慧思 b（《续》5，B，南朝陈）

（五）河东道

云州　吉迦夜 b（《开》6，A，北魏）、师贤 a（《魏书·释老志》

114，A，北魏）、惠怜a（《北史》27，B，北魏）、昙曜b（《续》1，A，北魏）

代州　昙峦a（《高》6，B，北魏）

太原府（并州）昙峦a（《高》6，A，北魏）、彦琮a（《续》2，B，南北朝隋）

潞州　僧善a（《续》21，B，南北朝隋）

汾州　昙峦a（《高》6，B，北魏）

泽州　道安b（《高》5，B，东晋十六国）、慧远b（《续》8，B，北周隋）、僧善a（《续》21，B，南北朝隋）

虢州　慧海b（《续》11，B，南北朝隋）

（六）河北道

妫州　道安b（《高》5，B，东晋十六国）

幽州　灵裕a（《续》9，B，南北朝隋）

冀州　道安b（《高》5，B，东晋十六国）、令宗尼a（《比丘尼传》1，B，东晋十六国）、杯度a（《高》10，B，刘宋）、彦琮a（《续》2，B，南北朝隋）

赵州　灵裕a（《续》9，B，南北朝隋）、彦琮a（《续》2，B，南北朝隋）

邢州　令宗尼a（《比丘尼传》1，A，东晋十六国）

镇州（恒州）　竺佛调a（《高》9，A，东晋十六国后赵）

定州　灵裕a（《续》9，B，南北朝隋）、昙迁b（《续》2，B，南北朝隋）

洺州　灵裕a（《续》9，B，南北朝隋）

相州

周边区域来华医僧：佛图澄a（《高》9，A，东晋十六国后赵）、月婆首那b（《历》9，A，南北朝东魏）、瞿昙般若流支b（《开》6，A，北东魏）、那连提黎耶舍b（《续》2，B，南北朝隋）

竺佛调a（《高》9，B，东晋十六国后赵）、菩提流支b（《续》1，B，北东魏）

汉地医僧：圆通a（《续》25，A，北朝齐）、僧可a（《续》16，A，北朝齐）、道丰a（《续》25，A，北朝齐）、灵裕a（《续》9，A，

5 南北朝隋)、道安 b (《高》5，B，东晋十六国)、单道开 a (《高》9，B，东晋)、昙询 a (《续》16，B，北周隋)、慧远 b (《续》8，B，北周隋)、信行 a (《续》16，B，南北朝隋)、昙迁 b (《续》2，B，南北朝隋)、洪遵 b (《续》21，B，南北朝隋)、江都慧海 a (《续》12，B，南北朝隋)、灵干 b (《续》12，B，南北朝隋)

卫州　慧远 b (《续》8，B，北周隋)、昙询 a (《续》16，B，北周隋)、僧善 a (《续》21，B，南北朝隋)、那连提黎耶舍 b (《续》2，B，南北朝隋)

(七) 淮南道

扬州　僧谨 a (《高》7，B，刘宋)、杯度 a (《高》10，B，刘宋)、江都慧海 a (《续》12，A，南北朝隋)

光州　慧思 b (《续》5，B，南朝陈)、智顗 a (《续》17，B，陈隋)

寿州　法愿 a (《续》5，B，南朝梁)

和州　慧芬 a (《高》13，B，萧齐)

濠州　治元稚宗病僧 a (《太》131，B，刘宋)

舒州　僧可 a (《续》16，B，北朝齐)、智顗 a (《续》17，B，陈隋)

(八) 山南东道

襄州　耆域 a (《高》9，B，西晋)、道安 b (《高》5，B，东晋十六国)、竺法慧 a (《高》10，A，东晋十六国)

荆州

周边区域来华医僧：昙摩耶舍 b (《高》1，B，东晋十六国姚秦)、求那跋陀罗 a (《高》3，B，刘宋)、昙摩蜜多 b (《出》14，B，刘宋)、明达 a (《续》27，B，南朝梁)

汉地医僧：法显 b (《高》3，A，东晋十六国)、僧慧 a (《高》10，A，萧齐)、惠成 b (《续》16，A，南朝梁)、智旷 a (《续》25，A，南北朝隋)、治南郡掾病僧 a (《太》161，B，晋？)

均州　慧达 a (《续》29，B，524—610 南北朝隋)

(九) 山南西道

衡州　慧思 b (《续》5，A，南朝陈)

（十）江南东道

润州

建邺：

周边区域来华医僧：康僧会 a（《高》1，A，东吴）、帛尸梨密多罗①b（《高》1，A，东晋）、竺昙无兰 b（《开》3，A，东晋）、求那跋陀罗 a（《高》3，A，刘宋）、求那跋摩 a（《高》3，A，刘宋）、阿那摩低 b（《高》3，A，刘宋）、僧伽跋摩 b（《高》3，A，刘宋）、昙摩蜜多 b（《出》14，A，刘宋）、佛陀什 b（《开》5，A，刘宋）、求那毗地 b（《高》3，A，萧齐）、僧伽婆罗 b（《续》1，A，梁）、真谛 b（《续》1，A，梁陈）、竺律炎 b（《历》3，B，东吴）、佛陀跋陀罗 b（《高》2，B，东晋）、月婆首那 b（《历》9，B，南北朝东魏）、菩提达摩 b（《续》16，B，北魏）

汉地医僧：昙颖 a（《高》13，A，刘宋）、宝云 b（《高》3，A，刘宋）、普明 a（《高》5，A，刘宋）、智严 a（《高》3，A，刘宋）、僧谨 a（《高》7，A，刘宋）、杯度 a（《高》10，A，刘宋）、竺道生 b（《高》7，A，刘宋）、法颖 a（《高》11，A，萧齐）、圣火沙门 a（《南史》4，B，萧齐）、僧远 a（《高》9，A，萧齐）、慧芬 a（《高》13，A，萧齐）、法匮 b（《高》11，A，萧齐）、昙景 b（《开》6，A，萧齐）、保志 a（《高》11，A，萧齐梁）、慧约 a（《高》6，A，南朝梁）、法愿 a（《续》5，A，南朝梁）、僧副 b（《续》5，A，南朝梁）、法显 b（《高》3，B，东晋十六国）、于道邃 a（《高》4，B，东晋十六国）、于法开 a（《高》4，B，东晋）、竺法旷 a（《高》5，B，东晋）、昙峦 a（《高》6，B，北魏）、慧简 b（《开》5，B，刘宋）、慧龙 a（《梁书》22，B，南朝梁）、惠成 b（《续》16，B，南朝梁）、尚圆 b（《续》25，B，南朝梁）、智颛 a（《续》17，B，陈隋）、昙迁 b（《续》2，B，南北朝隋）、慧达 a（《续》29，B，南北朝隋）、吉藏 b（《续》11，B，南北朝唐）

苏州　杯度 a（《高》10，B，刘宋）、竺道生 b（《高》7，B，刘宋）

---

① 其在西晋永嘉年间到达中国，并于东晋永昌元年（322）过江，达建康。

424

湖州　竺法旷 a（《高》5，A，东晋）

杭州　真谛 b（《续》1，B，梁齐）

越州　于法开 a（《高》4，A，东晋）、帛道猷 a（《高》5，A，东晋）、竺法旷 a（《高》5，B，东晋）、杯度 a（《高》10，B，刘宋）、慧约 a（《高》6，B，南朝梁）

婺州　慧约 a（《高》6，B，南朝梁）

台州　杯度 a（《高》10，B，刘宋）、智顗 a（《续》17，A，陈隋）、慧达 a（《续》29，B，524—610 南北朝隋）

泉州　真谛 b（《续》1，B，梁陈）

（十一）江南西道

宣州　求那跋陀罗 a（《高》3，B，刘宋）

鄂州　竺律炎 b（《历》3，A，东吴）、维只难 b（《高》1，A，东吴）

江州　佛陀跋陀罗 b（《高》2，B，东晋）、佛陀耶舍 a（《高》2，B，东晋十六国姚秦）、月婆首那 b（《历》9，B，南北朝东魏）、竺道生 b（《高》7，B，刘宋）、惠成 b（《续》16，B，南朝梁）、智顗 a（《续》17，B，陈隋）

潭州　智顗 a（《续》17，B，陈隋）

洪州　真谛 b（《续》1，B，梁陈）

衡州　智顗 a（《续》17，B，陈隋）

虔州　真谛 b（《续》1，B，梁陈）

（十二）剑南道

梓州　明达 a（《续》27，B，南朝梁）

益州　僧崖 a（《续》27，A，北朝周）、明达 a（《续》27，A，南朝梁）、尚圆 b（《续》25，A，南朝梁）、法进 a（《续》18，A，南北朝隋）

绵州　宝象 a（《续》8，A，北朝周）

嘉州　僧副 b（《续》5，B，南朝梁）

州（府）不详　昙摩蜜多 b（《出》14，B，刘宋）

（十三）岭南道

韶州　求那跋摩 a（《高》3，B，刘宋）、真谛 b（《续》1，B，

梁陈）

广州　支法存 a（《法》77，A，东晋）、僧伽跋陀罗 b（《开》6，A，萧齐）、昙摩伽陀耶舍 b（《开》6，A，萧齐）——单道开 a（《高》9，A，东晋）、耆域 a（《高》9，B，西晋）、昙摩耶舍 b（《高》1，B，东晋十六国姚秦）、求那跋陀罗 a（《高》3，B，刘宋）、求那跋摩 a（《高》3，B，刘宋）、真谛 b（《续》1，B，梁陈）、菩提达摩 b（《续》16，B，北魏）——法愿 a（《续》5，B，南朝梁）

交州　于道邃 a（《高》4，B，东晋十六国）

州（府）不详　仰道人 a（《备急千金药方》10，B，东晋）

（十四）黔中道

（十五）陇右道

沙州　竺法护 b（《高》1，B，西晋）、昙无谶 a（《高》2，B，十六国北凉）、昙摩蜜多 b（《出》14，B，刘宋）、于道邃 a（《高》4，A，东晋十六国）

肃州　竺法护 b（《高》1，B，西晋）

凉州　鸠摩罗什 a（《高》2，B，东晋十六国姚秦）、昙无谶 a（《高》2，A，十六国北凉）、浮陀跋摩 b（《高》3，A，十六国北凉）、师贤 a（《魏书·释老志》114，B，北魏）、昙摩蜜多 b（《出》14，B，刘宋）、圣坚 b（《开》4，A，东晋十六国）、慧觉 b（《开》6，A，北魏）、道泰 b（《开》4，A，东晋）

鄯州　单道开 a（《高》9，B，东晋）、昙霍 a（《高》11，A，东晋十六国南凉）

（十六）驻锡地不可稽考者

罗什①a（《晋书·艺文志》，晋）、支法度 b（《开》2，西晋）、迦留陀伽 b（《开》3，东晋）、治蚯蚓僧 a（《肘后备急方》7，晋）、道洪 a（《隋书·经籍志》，北朝齐）、治范光禄病僧 a（《太》218，刘宋）、智宣 a（《宋史》207，隋之前）、智斌 a（《隋书》34，隋之前）、释莫满 a（《隋书》34，隋之前）

---

① 从其名字，可推知概为西域或印度僧。

后　记

　　这本书是近年来研究唐代佛教医学的总结。全书的构架和通稿工作由勾利军负责，其他各章作者分工如下：第一章，勾利军；第二章，华夏；第三章，勾利军、陈洁、华夏；第四章，华夏；第五章，华夏、勾利军；第六章，付爽、勾利军；第七章，付爽；第八章，付爽；结语，勾利军。作者中陈洁是暨南大学第一附属医院的主任医师；付爽和华夏是勾利军的博士和硕士研究生，现付爽在河南周口师范学院任教，华夏在河北沧州电视大学任教。

　　感谢教育部人文社科基金的资助与暨南大学高水平建设经费的资助，使本书得以问世；感谢中国社会科学出版社责任编辑刘芳女士认真、负责、细心的工作，使本书减少了错讹之处。